新刊海外藏中医古籍传世珍本

基础卷

医宗三法　日本江户抄本
洁古老人注王叔和脉诀　元刻本
洁古明备论　日本宽政二年刊本
玄门脉诀内照图　明正德《养生集览》本

"十四五"时期国家重点出版物
出版专项规划项目

主　编
王旭东　陈丽云

湖南科学技术出版社·长沙

图书在版编目（CIP）数据

新刊海外藏中医古籍传世珍本. 基础卷. 医宗三法 洁古老人注王叔和脉诀 洁古明备论 玄门脉诀内照图 / 王旭东，陈丽云主编. -- 长沙：湖南科学技术出版社，2025. 5. -- ISBN 978-7-5710-3471-9

Ⅰ. R2-5

中国国家版本馆CIP数据核字第2025KL1238号

"十四五"时期国家重点出版物出版专项规划项目

新刊海外藏中医古籍传世珍本 基础卷

YIZONG SANFA JIEGU LAORENZHU WANG SHUHE MAIJUE JIEGU MINGBEILUN XUANMEN MAIJUE NEIZHAOTU

医宗三法 洁古老人注王叔和脉诀 洁古明备论 玄门脉诀内照图

主　　编：王旭东　陈丽云
出 版 人：潘晓山
责任编辑：李　忠
出版发行：湖南科学技术出版社
社　　址：长沙市芙蓉中路一段416号泊富国际金融中心
网　　址：http://www.hnstp.com
湖南科学技术出版社天猫旗舰店网址：
　　　　　http://hnkjcbs.tmall.com
邮购联系：0731-84375808
印　　刷：长沙艺铖印刷包装有限公司
　　　　　（印装质量问题请直接与本厂联系）
厂　　址：长沙市宁乡高新区金洲南路350号亮之星工业园
邮　　编：410604
版　　次：2025年5月第1版
印　　次：2025年5月第1次印刷
开　　本：880 mm×1230 mm 1/16
印　　张：28.25
字　　数：624千字
书　　号：ISBN 978-7-5710-3471-9
定　　价：570.00元

（版权所有·翻印必究）

"十四五"时期国家重点出版物出版专项规划项目

《新刊海外藏中医古籍传世珍本》编委会名单

主　编

王旭东　陈丽云

副主编

沈　劼　于莉英　卞雅莉　衣兰杰　朱蕴菡　周　敏　杨艳卓

编　委

（以姓氏笔画为序）

于莉英　于雯倩　马慧敏　王　鹏　王元彪　王心愉　王世豪
王旭东　王佳妮　王慕然　卞雅莉　代秀娟　朱蕴菡　刘　瑶
衣兰杰　江杨洋　江孟璿　李月玮　李欣宁　杨　萌　杨艳卓
杨蕙菡　沈　劼　宋亚芳　陈丽云　林彧含　罗　奕　周　敏
　　　　郑钦予　赵雅璠　施圣杰　奚飞飞　郭　镜

学术秘书

马慧敏　郑钦予　李欣宁

玄珠在梦需象罔　华胥踣迍叹兔爰

——代前言

一个艰涩的标题，表达中国传统文化的精深和玄奥，也是向读者宣告，古代文字的功力是研究中医药古籍的必备素养。现在，了解传统文化的人越来越少了，整理中医古籍的人越来越难了，读懂中医古籍所需的知识越来越远离现代人的知识结构了。

虽然标题生涩，但熟知典籍的文化人却都知道，这两句话的内容全都来自典籍。"玄珠"者，典出赤水玄珠，喻古籍之珍贵，寻求之不易；"象罔"者，本心之谓，非名利、非功利者也。"华胥"者，传说中的理想国，亦即振兴中医的追求和愿望；"踣迍"者，不顺利，蹉跎前行之意，是说古代文献研究注定不是一条坦途。"兔爰"则来自《诗经·兔爰》，意寓悲凉伤感，犹如中医文献研究者现实之下的无奈和坚守，在努力工作外，剩下的也只能读读古书，寻求一丝伤怀叹惜的共情。

尽管古人留下来的文献与现代人的知识结构渐行渐远，尽管当前中医界崇尚和奉行的是西医的认知标准和科学实验，但中医古籍是中华民族的智慧结晶和医学知识的源头活水，作为业界共识，甚至以法律形式坚定地铆进了大部分中医人的骨血之中。因而，凭着一腔情怀而甘心青灯黄卷的文献工作者，也更加坚定了自己初始的信念，一次又一次地继续深耕和发掘，视野也越来越广阔。直至21世纪初，文献工作者们开始走向世界，在本土之外更为广阔的空间里，探寻自己祖先们散失在世界各地的遗产，搜求到越来越多的海外中医药古籍。

海外收藏的中医药古籍到底有多少

这个问题似乎无解，因为世界那么大，中国人那么多，中国历史那么久，世界的变化那么复杂，作为文化传播和生活实用兼具的中医药古籍，可能被华人和喜爱中国文化的任何人带到任何地方。凭借目前的人力、物力、财力，我们没有办法搜寻地球的每一个角落。或许地球上某个小镇的图书馆，某位名不见经传的收藏家，某位祖上行过医的海外华人，他们的家中都有可能静悄悄地藏着一两部中国古代医书……尽管如此，我国的学者们还是竭尽所能，找到多少是多少，获取了不同程度的成果。

比较有代表性的数据，是2000年国家科技部国家科技基础性工作专项项目"国内失传中医善本古籍的抢救回归与发掘研究"所得到的统计数据，这是中国近代以来最大的一次海外中医善本古籍调查工作。由马继兴教授、郑金生教授带领的项目课题组，通过两年多的努力，在11个国家、2个地区的137家图书馆寻访调研，共发现所藏中医古籍27 250种。课题组复制了其中266种宋元明清善本医籍达174 152页。该项目于2003年2月21日通过专家组验收（《中国中医药信息杂志》2003年10卷4期47页）。

此外，有关中医药古籍文献种类的调查报告有很多，但是数据出入很大，上文介绍的科技部项目成果验收情况，在另一篇报道中，中医古籍种类变成了31 250种，比上一篇报道多出4 000种（《世界中西医结合杂志》2013年8卷4期425页）。

以上两组数据说明了不同来源的统计之不可信。由于目前被查的国家和地区还很少（上述项目亦仅涉及11个国家和2个地区），只有全球国家和地区总数的1/20，而所涉藏书单位、收藏家更是寥寥无几，并非网罗殆尽，巨细无遗。众所周知，仅我国近邻，东亚的日本、韩国、朝鲜、蒙古，东南亚的新加坡、马来西亚、泰国、缅甸、越南、柬埔寨、菲律宾、老挝、印度尼西亚，这些地方华人聚居，汉语流行，中华文化非常普及，尚且未能全部调研，遑论全球？因此，很难给出海外收藏的中医药古籍总数。

海外收藏中医药古籍的国家以日本为重头，其藏书量和善本数直追中国。仅日本国立公文书馆内阁文库所藏中医古籍，据日本茨城大学人文学部真柳诚教授、黑龙江中医药大学王铁策教授的调查研究，该文库共藏有清代以前汉医药书籍1 632种、11 591册，去除重复版本及抄本，有书目956种。其中，不见于中国中医科学院图书馆的元明古籍多达306种（《中华医史杂志》1998年4月28卷2期65页）。美国、欧洲国家、东南亚国家也是收藏中医书籍相对较多的国家。

有关海外收藏的研究，相关论文已不少见，在此不赘。

笔者近数年走访过一些国家，职业惯性也促使自己对此加以关注。在有限的范围内，大约了解到一些概况，结合相关报道，再经分析考查，估计海外分布的中医药古籍有2 000～3 000种，由于明清时期的复本较多，其总量还是比较可观的，其册数可能达到5万册以上。其中国内失传的中医药古籍有三四百种（不含抄本）。

中医药古籍散落在海外的主要原因

一、捐赠

捐赠包括政府之间的互赠礼物，慈善家、收藏家、政治家、外交家的私人捐赠。获得捐赠最多的当属美国国会图书馆的中文藏书。该馆目前馆藏中文图书达105万余册，是除中国本土外收藏中文书籍最多的图书馆。因为1867年美国国会通过了国际书籍交换法案，两国开始互相赠书，当时的同治皇帝回赠了《本草纲目》《梅氏丛书》等10种共933册中文古籍。此后，清政府向美国赠送中文图书以联络感情已成惯例。例如，慈禧太后亲赠哥伦比亚大学斯塔尔东亚图书馆5 000多册；清政府感激美国退还庚子赔款而赠送《古今图书集成》5 044册和其他善本1 900册；1904年清政府赠送了参展美国圣路易斯万国博览会的全部图书，等等。较大规模捐赠图书的个人也有不少，如美国首任驻华特使顾盛捐赠全部藏书、驻华外交官柔克义的捐赠、容闳赠送耶鲁大学善本1 000余册……其他欧美国家亦如是。近代欧美驻华外交官在华工作期间，或获赠，或购置中国古籍，回国后赠送本国相关藏书机构。

二、购买

20世纪初，美国政府鼓励购置中文图书，1910—1940年代施永格和恒慕义等曾在中国和日本大力搜购古籍。一些国家的采购工作还得到中国政府的首肯甚至支持。例如，1917年中国留美学者江亢虎回国探亲，美国国会图书馆馆长具函中国政府，请求协助征集各地方志。

美国普林斯顿大学葛思德东亚图书馆收藏的中医药古籍最多，有367种，其中一些国内已失传。葛思德是商人，患眼病不得治，用河北定州眼药，意外获愈。遂钟情于中医，开始出资购买中医书，逐渐扩展到经史子集各部古籍，形成了规模较大的葛思德东亚图书馆。

日本各地所藏大量中医药古籍，从总体上看，也是以购买的方式为多。例如，下文将要涉及的弘治定本《本草品汇精要》。

流散海外的中医药善本，有一些确实是通过购买的方式获取，但是在特定的历史条件下，却是乘人之危，落井下石，中国古籍被以极低的价格"贱卖"。其中最具代表性的莫过于"皕（bì）宋楼事件"。

笔者复制的宋版中医药古籍《新刊图解素问要旨论》八卷、《伤寒总病论》六卷、《新刊晞范句解八十一难经》八卷、《重校证活人书》十八卷（为朱肱亲自校正刊行）等宋元珍本，国内无缘得见，现仅存孤本于日本静嘉堂。而静嘉堂所藏，则来自清代著名藏书家陆心源之皕宋楼。这些珍贵图书从浙江湖州飘零海外，成为日本"重要文化财"，是中国古籍收藏历史上不堪回首的屈辱史。

浙江湖州陆心源皕宋楼、江苏常熟瞿氏铁琴铜剑楼、山东聊城杨氏海源阁、浙江杭州丁氏八千卷楼，是我国明清时期的著名私人藏书楼，并称为"四大藏书楼"。而陆心源所藏，以宋、元版本数量之众，价值之高，在海内无与伦比，为世人所瞩目。陆心源对此亦颇为自豪。他以"皕宋"作楼名，表面上指收藏的宋版书有200种之多，"皕"为概数，实际上远不止于此。这在"一页宋版一两金"的清末，不仅经济价值无与伦比，更是收藏家历史、文化、社会地位和身份、名誉的标志。此外，陆心源"皕宋"楼名，还隐含着另一层深意，即针对另一位著名藏书家黄丕烈的著名藏书楼"百宋一廛楼"，不仅攀比，更在标榜炫耀，自矜自高，尽显得意洋洋之态。

陆氏藏书多得自上海郁松年宜稼堂，其中大部分为汪士钟艺芸书舍所收乾嘉时苏州黄丕烈士礼居、周锡瓒水月亭、袁廷梼五砚楼、顾之逵小读书堆等四大家之旧藏，极为珍贵。尽管陆心源费尽心机，耗尽钱财，但儿孙却不争气，其子陆树藩未能继承父亲学业，转而经商，可惜经商无术，不得不出售前辈藏书，遂致皕宋楼日渐衰败。即便如此，至清末光绪年间皕宋楼藏书售出时，藏书数仍有4 000种共20万卷。

光绪三十三年（1907）六月，陆树藩经商失利，在日本人岛田翰（1879—1915，字彦桢，东京都人）的游说之下，将家中藏书中最精华的15万卷售予日本岩崎氏三菱财团静嘉堂文库，售价仅10万元。消息传出，国内学子及藏书界极为感慨和震动，全国学术界为之震惊，将其称作"皕宋楼事件"。近代学者董康赴日访书日记《书舶庸谭》有如下评述："古芬未坠，异域长归，反不如台城之炬；绛云之烬，魂魄犹长守故都。"在如此海量的珍贵古籍加持下，日本静嘉堂文库因此成为国际汉学重镇。该文库共有18种古籍被列为日本"重要文化财"，而陆心源之宋元版藏书就占16种之多，由此可见皕宋楼藏书的文献价值。亦可见国家孱弱对文化遗产的保护之软弱无力，令人扼腕痛心。

三、战争

美国国会图书馆藏有一批日本运来的中文古籍，约1 000种（其中包括中医药书）。第二次世界大战结束后，日本是战败国，美国占领军没收了日本外务省、陆军省、海军省、内务省等机构大量文献资料书刊，加上经济困难，民生凋敝，民间售卖家藏古籍以换取粮米，驻日美军司令麦克阿瑟借此收购到这些古籍，当作战利品运回华盛顿，于20世纪50年代初入藏国会图书馆。

第二次世界大战后美国不仅在日本大量购买中文古籍，同样也在中国广泛收购。例如，哈佛燕京图书馆在北平大量购买图书，仅保留的购书发票就多达十余箱（被粘贴并装订成册）。这种情况下的购买都与第二次世界大战有关。

四、攫掠

最具代表性的事件，当属敦煌西域出土文献，多达数十万件的珍贵文物分别收藏于俄罗斯、英国、法国、美国、日本等境外国家，其获取方式可以用掠夺来形容，而元凶则是列强国家派来的传教士、探险队、考察团。而这些文献中，包括国内失传的极其珍贵的典籍，如藏于日本的《小品方》《黄帝内经明堂》《本经集注》等。

五、翻刻

在中外文化交流中，中华文化圈内的邻国不满足于购买等途径获取中医药古籍，为了获得更大范围内的传播和盈利，开始了自己刻印刊行的自产模式。日本的"和刻本"，已经具备了自成一体的出版体系。朝鲜、越南等东亚、东南亚国家，历史上都有自己刊行中医药古籍的习惯。而在各国自己刊行书籍的过程中，一些国内失传的古医书，亦因翻刻而得以存世。

六、抄录

日本的江户写本十分有名，也是海外中医药文献留存的重要方式。不只是江户时期，日本人抄录中医药古籍，唐代已经形成规模。例如，日本的《康平本伤寒论》，早于北宋治平二年（1065）校正医书局进呈定本，最大限度地保留了宋本之前的样貌。由于抄写年代为北宋之初，故底本应是唐代传入日本的《伤寒论》古本。此本保留了汉代竹简书写的形制，不仅抄本的书写格式严格遵守简牍格式，还以不同格式（旁注、嵌注等）将后人编次整理的内容标注列出，而这些内容在传世本《伤寒论》中已经与正文融合，后世读者已无法看到，也无法分辨。就这一点来看，《康平本伤寒论》具有极高的文献价值。

目前越南存有300多种古医书，但刻本不足50种，其他都是手写抄录。

七、走私

历史上中医药古籍外流不包括走私一途，因为过去没有走私概念。这是近年来文物走私形成的新的流散手段。在各类文物中，医药古籍也在其中。据报道，我国少数民族古籍文献是走私者盯上的目标。

八、其他

海外获取中医药古籍的途径非常复杂，一些珍贵古籍的获取方式匪夷所思。例如，抗日战争中，日军烧杀抢掠，为避免古籍文物蒙难，当时采用异地转移的方式以避难，北平图书馆曾将精挑细选的地方志、善本、手抄本、地图手稿、《永乐大典》等2 720种共100箱，辗转运到美国，寄存在国会图书馆亚洲部。从此一去不复返，成了别人家的珍宝。

海外收藏的中医药古籍，其来源非常复杂，常常各种因素混杂，缘由交错。例如，欧美国家获得的捐赠中，有属于购买后捐赠、有属于遗产捐赠、有属于掠夺所得捐赠。极其珍贵的《永乐大典》嘉靖抄本，则是清政府腐败，官员偷盗、转售海外，英法联军及八国联军劫掠等多种原因，导致2万多卷的鸿篇巨制荡然无存。

海外藏中医药古籍的价值

从目前所能接触的古籍原貌来看，流散海外中医药书籍最有价值的是国内失传的部分，因为国内无存，国外仅有，其文物价值、学术价值、艺术价值自然不言而喻。其次则是国内虽有存世，但是善本却在国外，其版本价值抬高了身价。例如，《新编类要图注本草》四十二卷，南宋建安余彦国的励贤堂刊本，国内仅存残本，而日本宫内厅书陵部却藏有两部同一版本者。

其中亦有一些明清古籍，尽管国内未见存世版本，但却是没有学术价值的赝品。从这个角度看，部分中医药古籍失传，不是无缘无故，而是自然淘汰的结果。

现介绍几种海外遗珍，展示其珍贵之处：

一、美国国会图书馆藏《本草纲目》金陵本

目前金陵本《本草纲目》仅存世七部，而美国国会图书馆的最为珍贵[1]。

该本初由我国流入日本，再由日本传入美国。其珍贵之处在于：

1. 初刻初印本。品相基本完好，浅黄色竹纸印刷，部分被蛀。另外，在现存金陵本中缺页最少。

2. 传承有序，源流清晰，藏主均为著名学者。书首有四方朱印，按时间顺序应为："八卷氏"、"三品三避险书斋藏书"、"出云国藤山氏藏书记"（以上均为篆文）、"俳谐书二酉精舍第一主萩原乙彦记"（楷书）。其中"三品三"为《易经》中的"井卦"。以上四印均为日本藏书家私印。此书最后一个藏主萩原乙彦（1816—1883），是19世纪日本著名作家，著有《造化机论》等书。前三位藏主则为江户时代人物。

3. 该藏本书首王世贞序言有藏主标注的日文片假名注音。

4. 藏本经日本著名本草学家森立之（1807—1885）校读，留有眉批朱笔校字和校注题款。例如，卷十三有"辛巳八月二十六日一读过，七十九翁枳园"，下钤"立之"朱印；卷十四有

---

[1] 尚志钧. 《本草纲目》版本简介 [J]. 安徽中医学院学报, 1988, 7 (4): 45-49.

"一读过,加朱笔。森立之"。

森立之,字立夫,号枳园,医号养足,江户人,精于本草,长于考证,以"54年辑录《神农本草经》"而著名。这几款校读记录弥足珍贵,为该藏本加分不少,抬高了身价,在文物价值、文化价值和历史价值上超出了其他藏本,使其成为现存金陵版中最为珍贵者。

二、美国国会图书馆藏《本草纲目拾遗》刘履芬抄本

该书为钱塘赵学敏所辑。学敏撰《利济十二种》,凡百卷,《纲目拾遗》其一也。是书有同治十年(1871)张应昌校刻本,应昌跋云:"鲍氏汇刻书目亦载十二种之目,但有传抄本,皆未刻。至嘉庆末年,传抄本则只有是编与《串雅》二种,其十种已不传。且是编每药品下论列各条,颠倒错乱,眉目不晰。余因访知杭医连翁楚珍藏其稿本,假阅乃先生手辑未缮清本者。初稿纸短,续补之条,皆黏于上方,黏条殆满,而未注所排序次,故传抄错乱耳。余乃按其体例,以稿本校正排比传抄本之误,然后各条朗若列眉,还其旧观。原稿本仍归返连翁。迨庚申寇乱,翁家原稿本亡失,余编缮此本,幸携带仅存。"这段论述介绍了现存传世版本抄录于《利济十二种》本,而藏于美国国会图书馆的这部抄本,则出身不凡,应是同治本的母本。

刘履芬(1827—1879),字彦清,一字㳗生,号泖梦,祖籍浙江江山,随父客居江苏苏州。幼承家教,又从名儒王韬斋学文,工诗词,通晓音律,为文渊雅深厚。清道光二十六年(1846),入国子监为太学生。咸丰七年(1857),捐户部主事。光绪五年(1879),代理嘉定知县,因为民雪冤与两江总督沈葆桢不洽,含愤自杀。巡抚吴元炳闻其为民雪冤而死,从厚殓恤。著作有《古红梅阁集》《鸥梦词》。

刘氏生平性嗜书籍,遇善本不惜重金全力求购,有不能购者,则手自抄录,每日抄数十张,终日伏案抄写。所居有书屋名"古红梅阁",书籍环列,箧满架溢,藏书富一时。编有《古红梅阁书目》,著录图书400余种。与藏书家叶昌炽为忘年交,交谊颇深。卒时,其子年幼,书不能传,亦流散。后来叶昌炽、章钰、潘景郑、叶景葵等藏家均有其旧藏之本。藏书印有"江山刘履芬彦清氏收藏""莎厅课经""彦清珍秘"等。

刻本为同治十年(1871),刘履芬则于1879年去世,抄本之年应在此前。

三、日本杏雨书屋藏《本草品汇精要》明弘治彩绘本

该书即明弘治帝(孝宗)命宦官刘文泰编撰的明代彩绘本《本草品汇精要》。该书于弘治十八年(1505)绘制完成,因为是手绘本,仅有一部,称为"弘治定本",献给皇上。时值弘治帝驾崩,刘文泰等因医获罪,书存于内府,未予刊刻,仅供皇室浏览。直至民国十二年(1923),故宫失火,原书流落民间。后被收藏家郭葆昌之子郭昭俊携至香港,由日本著名学者冈西为人(《医籍考》作者)作中介,被杏雨书屋出资购买收藏至今。该书图画部分精工细描,工笔重彩,绚丽非常,不惜工本。文字秀丽端庄,豪华无比,美轮美奂。其艺术价值远超学术价值,颇受喜爱。

李约瑟《中国科学技术史》称:"十六世纪中国有两大天然药物学著作,一是世纪初的《本草品汇精要》,一是世纪末的《本草纲目》,两者都非常伟大。而前者的名声和影响之所以低

于后者，只是因为它从未出版过。"

《中国医学大辞典》主编谢观称："（《本草品汇精要》）搜采之广，较《本草纲目》为多，而分类去取之谨严，又较《纲目》为精审。综其大体，实驾于《本草纲目》之上，可谓集中国药物学之大成矣。"

意大利著名东方文化学者卡罗·罗伦泽亚称："《御制本草品汇精要》不仅是一部关于医疗艺术的书籍，而且也可以认为是一部关于自然史的百科全书。它是一种在中国都罕见的精美手抄本。"

四、法国巴黎国家图书馆藏《本草补》康熙刻本

该书乃中医药史上第一部，也是唯一一部由西方学者撰集的本草著作，约成书于清康熙三十六年（1697）。作者石铎琭（Pedro de Pinuela，1650—1704），号振铎，墨西哥人。全书共收录药物13种，分为三类：一为香草、臭草，是方济各会传教士由西方引种中国，"今携种来，可以遍植"。二为非全草类的吕宋果、避惊风石、椴树皮、保心石、吸毒石、日精油。吕宋果来自菲律宾，避惊风石来自西班牙，椴树皮来自西洋多国，保心石既有天然生成亦有人工制造，吸毒石、日精油则是来自异邦的成品制剂，其配方所用药料多为西域所生。三为域外本土均有，但我国"知其为大药者鲜矣"，即国内虽有却很少有人知道其良好功效者，共5种，分别为薄荷、萎叶、芥蓝、马齿苋、金丝草（烟叶）。上述13种药物及其配方可用于治疗多种疾病，如腹痛、心痛、疟疾、胃痛、头痛等，亦可治刀枪所致外伤以及痈疖疥疮等外科疾病，亦有接骨或愈合伤口者，祛风寒解燥热者，或用于强身健体。书中药物制剂简单，使用方便，符合传教士职业特点。

序者刘凝（1620—1725），江西南丰人，社会名流，一生未得功名，因仕途不得志而皈依天主教。序言称：石氏遵循方济各会宗旨，将医药作为媒介，作为传播教义之辅助手段，并未有著书之意。经刘氏劝导并协助，方有付诸剞劂之举。书中所载药物，确实丰富了传统本草品种和临床疾病防治。但成书之后流传不广，著录仅见清代藏书家赵魏（1746—1825）《竹崦庵传钞书目》："《本草补》一卷，西士石铎琭述，计二十六页。"国内无传本存世，以至于现代著名史学家范行准先生"访求多年，渺无所得"。虽未访得原书，但范先生却给出很高评价："自邓玉函、罗雅谷诸人所译《人身说概》《人身图说》为西洋初次传入之两部解剖生理学书，而《本草补》则为西洋传入药学之嚆矢，与邓、罗之书可称鼎足而三。"评价依据应是来自清代赵学敏《本草纲目拾遗》，因赵氏引用了《本草补》全部内容，方能令后世学者得见具体情由。

21世纪初，国内学者甄雪燕、郑金生于法国巴黎国家图书馆发现此书，并复制回国，但至今未见影印出版。中国中医科学院图书馆虽有复制本，但《馆藏中医古籍目录》中未见著录，而将其列入《馆藏中文书目》之现代书籍之中，并未作为古籍对待，给读者检索查阅造成了困难。另外，因采录时间为2002年之前，彼时复制手段不足，导致书影质量不佳，为黑白图像。此次重新获取了全彩高清图像。

除了上述刻本之外，中国台北利氏学社2002年出版之《罗马梵蒂冈档案馆藏明清天主教文献》第12册中亦收录该书全部内容，因此，《本草补》实际上有两个版本。本丛书采用法国巴黎国家图书馆所藏之清康熙三十六年本为影印底本。

五、因学术价值不高而流失的中医古籍

在寻访海外古籍过程中，也发现不少学术价值不高，为求名或求利而出书的品种。以现代人的观点，这些古籍本身就没有存在的价值。因此，一些古籍的失传有其先天不足而难以存活的原因。

例如，《本草定衡》十三卷，明万历刻本。该书作者题为龚廷贤之父龚信，但该书疑点甚多。如《中国医籍考》称"龚氏（廷贤）本草定衡，医藏目录十三卷，未见"，将作者认作"龚廷贤"。其次，是书卷首将《本草纲目》张鼎思序、夏良心序以及李建元"进《本草纲目》疏"等文之"本草纲目"统统改为"本草定衡"，甚为奇怪，其中原因不得而知。书中内容也是抄录拼凑，没有新意。虽然国内失传，亦无著录，但没有任何阅读价值。

明代中期之候，刻书业发展，书坊林立，书商为竞争而欺售，达到不择手段的地步，抄袭、改写、摘录、类编，甚或拼凑、截取，无所不用其极，典型的如"二层楼"形式，上层刻上《药性赋》，下层刻上方剂书，其实就是两本书的合刻，再改头换面，换作者之名。即便名著《本草纲目》，崇祯时金陵本原版被新安程嘉祥摄元堂收购，李时珍全家姓名竟然被全部篡改，全部换上程家人姓名："新安婺源县后学程嘉祥少岐甫校正重刻，赐进士出身中宪大夫江西袁州府知府前刑部郎中伯程汝继简阅，山东济南府邹平县儒学教谕叔程升校正，徽州府儒学廪知程士玉同校，歙县门人宋宗殷惟存甫同阅。"附图作者改题为："新安婺源县后学程嘉祥集，徽州府儒学廪生程士玉、徽州府歙县门人宋宗殷仝校。"此类书籍，受到时人唾弃也是非常正常的。

几点思考

海外藏中医药古籍的研究工作给了我们强烈的震撼和启示，甚为感慨。对于历史、现实和将来，文献工作者希望：

一、国强

历史告诉我们，国力强大，文明昌盛，就具备了保护文化遗产的基本实力。

二、法制

以法律的手段保护中医药古籍，是现代文明的标志。如果有法规制度限制，皕宋楼的宝藏就不会被贱卖，《本草品汇精要》也不能走出国门。

三、选择

在海外古籍回归的工作中，必须以专业的标准有所选择。

四、自尊

目前出版界片面理解著作权法，甚至有人提出以"物权"取代著作权，自设门槛，私利为先，限制古籍的流通和阅读，甚至海外藏书者自认无权的情况下，强行赋予对方授权权限，阻碍中医药古籍的传播和利用。对此，行政主管部门必须干预。

本丛书的选书原则

承前所述，海外遗存的中医药古籍数量甚为可观，不可能也无必要尽数影印、录写、校勘后出版。我们此次选编，其基本考量，是具有文物价值、学术价值、版本价值、艺术价值的珍贵古籍。

一、国内佚失无传者

在众多学者的努力下，在东亚、欧美等地发现了一大批国内失传的中医药古籍。我们对于"失传"的判断，是以《全国中医图书联合目录》《中国中医古籍总目》两部目录学权威著作的著录为准。凡是这两部目录中未曾著录者，均视为失传，在这些书目中挑选精品刊出。例如，《大观本草炮制》六卷，国内无藏本，但日本国立国会图书馆藏有该书卷一、卷二、卷四、卷六，我们又在德国柏林图书馆找到一个版本，其中有该书卷三，以此配补，成为目前最全者。

二、国内有存世者，但版本较为珍贵者

有一部分中医药古典文献，由于学术价值高，历代的普及程度也很高，历代不断翻刻重印。但早期版本流失，致使学术研究素材不足，历史承续缺乏证据，对此，本丛书挑选具有较高版本价值的书籍予以影印校录。例如，清代汪昂的《本草备要》，国内存世版本多达百余，但都是清康熙三十三年（1694）后的《增订本草备要》，未见康熙二十二年（1683）刊印的未"增订"的原本。此次我们选择了日本内阁文库公文书馆所藏清康熙二十二年初刊延禧堂藏版，为学术界弥补《本草备要》未增订前的版本缺失。

三、虽版本珍贵，但受到其他条件限制，无法收录者，则割爱

前述《本草纲目》金陵本，虽然美国国会图书馆所藏者最为珍贵，但同一版本国内藏有两部，而且近年来各大出版社多次影印、排印，加上篇幅太大，故不予收录。

四、学术价值不高者则不予收录

上文已经提及，明清时代书商取利而滥印者，虽国内失传，亦不予收取。

以上遴选书目的原则，有可能导致各卷次品类的不均衡，凡是国内有藏原则上不收取，但我国是中医发源地，流散于外的终究不如国内收藏的多。此外，海外文化界对中医古籍亦有偏好。例如，15世纪以来，西方国家对药物学兴趣颇高，本草类古籍相对偏多，且收藏状态亦佳，故可供回归者亦多。此外，中医各科的发展本身也不一致。例如，针灸学古籍历史上一直处于不受重视状态，国内针灸古籍也很少，海外所藏亦相应不多。因此，本丛书所收，在保证国内未刊行的先决条件下，可供出版者，各类品种多寡不一，且以珍稀为贵，不在整齐划一。

寻找海外散落的中医药古籍是一项长期的工作，相信在未来漫长的历史进程中，会有更多珍贵的文献被发现。我们将会持续关注，并尽量刊出，以助力中医药事业的传承和发扬。

关于文本录写的文字处理

本丛书刊行海外藏中医药珍本古籍的目的，是给中医药行业从业人员提供国内未刊行的海外藏本原始图像，同时给现代读者一个方便阅读的通行文字读本，故采用影校对照的形式排版。上半部分为底本高清书影，下半部分是以现代汉字录写校注的排印文本。

录写校注部分，采用现代规范简体汉字，并对原文加以现代标点。对于古今变异的汉字，以方便现代读者阅读为原则，避免烦琐考证和繁复注释。在录写、校注底本文字时，对其中异文，采用以下原则处理：

1. 以校勘为主，注释为辅。底本文字与他本之异文尽量校出，以展示该书传承过程中的变化。但底本中因抄写致误的明显错别字，则予以径改，不出校记，尽量减少注释。但对于个别冷僻字词，在版面允许的情况下加以注音和解释。这是因为版面有限，无法对所有疑难字词进行全面解释，如有不懂或难懂之处，可通过查阅工具书来解决。本丛书的读者大多具有较深的中医学基础知识和医古文阅读能力，过多注释则反为鸡肋。

2. 异体字、古字、俗写字统一以规范字律齐，不出注解。本丛书底本中有大量不规范用字(这也是所有中医古籍中常见的现象)，如"仁"写作"人"（如桃仁、杏仁），"己""已""巳"不分，"稿""藁""槁"互用，"以"写作"已"（如以前、以上），"肢"写作"支"（如四肢），"蓄"写作"畜"（如蓄水），"太"写作"大"（如太阳），"少""小"不分，"纳""内"、"燥""躁"、"辨""辩"、"斑""班"混用等，而药名、方名则有大量省写、略写，如"桂枝"写作"圭支"，"桔梗"写作"吉更"。此类显而易见之不规范字，均直接律正为规范简体汉字。对于专用词中的繁体字，则保留原貌，不予简化，如"癥瘕"，不简化为"症瘕"。

3. 引文。原书引文一律不加引号。引文经著者变化剪裁而实质上没有重要差别的，一律不动，不加校记。其中与原意不合之处，据原文校改且加校记。如义可两存者，则不予改动，只加校记。

4. 古书原为竖排繁体字，今改为简体横排，故原书中提示前述内容的方位词"右"全部改为"上"。

影校对照的出版方式，最能考究整理者之功力，若是识读不精，则上部之书影如影随形，随时可以映照字误。反之，若是校录者出现错误，读者可以从影印的书影看到原貌，不至于受校录者错误的误导。

编纂者

2024年国庆

目录

医宗三法　　　　　　　　　　／〇〇一

洁古老人注王叔和脉诀　　　　／一九九

洁古明备论　　　　　　　　　／三〇三

玄门脉诀内照图　　　　　　　／三七一

医宗三法

日本江户抄本

[明] 冯愈 纂　王旭东 校订

　　《医宗三法》三卷，国内失传已久，未见文献著录。

　　该书在格式上独树一帜，是古籍中难得一见的表格形式（作者称之为"图"）作品。

　　日本存有该书两种版本：宫内厅书陵部藏明刊，内阁文库藏江户抄本。明刊本未署作者名氏，江户抄本则附有日本学者多纪元坚对作者之考证。因抄本所附多纪氏研究成果更为全面，故采内阁文库藏本影印校录。

　　上述两种日本版本均为残本，并非该书原貌。据多纪氏跋语，可知原书与另一名《病因论治》（现已失传）者内容相同，而《病因论治》则较该书多出序言、目录、单名药目等内容，且《病因论治》有乾、元、亨、利、贞五策之分类，多纪氏还抄录了该书所没有的"乾策"开头部分"内外因图"。多纪氏的这些记载，基本上认定了《医宗三法》和《病因论治》同为一书，因此，也就揭示了原书作者等重要信息，这对该书意义非凡。如果没有这些附录，该书的作者、卷次、整体概貌都将是一团迷雾，无法看清。

　　其一，该书并非分为三卷。现今所谓"三卷"的说法，是封面上标记有"卷上""卷中之一""卷中之二""卷下之一""卷下之二"字样，正文中却没有任何卷次或其他分章节标记。然全书分装五册，与乾元亨利贞的五策分类法数目相同，似非偶然。

其二，《病因论治》一书不仅有作者，有序言，有目录，甚至鉴定者、镌通者、雠订者、藏稿者，一应与成书相关的编纂人氏俱全，且成书年份具体到年月日，但变成《医宗三法》后，这些信息荡然无存，或是有意为之？尚待考究。

其三，多纪氏抄录的《病因论治·序》，乃万历著名政治家、文学家岳和声。岳氏乃岳飞季子岳柯后人，虽与该书作者冯愈同为嘉兴人氏，但并非同时代人。岳氏兄弟三人（岳元声、岳和声、岳骏声）同为万历年间进士，时称"岳氏三凤齐飞"。岳和声本人为礼部主事、员外郎，出为庆远知府，改赣州、东昌；迁福建副使、广西参政。后以右佥都御史巡抚顺天。天启中，起补延绥巡抚。此序言撰写于天启元年于福州任提学副使期间。除此之外，声名显赫，位高权重的岳氏三兄弟，竟然全都为刊行《病因论治》出工出力："岳元声鉴定，岳骏声镌通，岳和声雠订。"其中缘由，据序言所述，乃岳氏中表兄弟张维明看重曾祖父张寒崖所藏《病因论治》一书，感悟医道，故而撰序再梓。

其四，《病因论治·序》为我们记述了明代医界的一位奇人，即该书作者冯愈。冯愈，字淑沙，浙江嘉兴人，学识过人，医术精审，但行为乖张，喜欢为难同行，号称"冯癫"。传所学者，杨学博，学博传弟子殷东皋。冯氏传人并非医家，可知冯愈亦非以医为业，只是耽嗜岐黄，雅好医术之人。

其五，岳和声序言亦道出该书书名所由，即：医家之宗，不出陈无择所论之三因。三因者，三法也。

综上所述，多纪氏附录于江户抄本书末的文字，提供了最为关键的信息，而这些内容，存世刊本却没有，故本辑采用日本内阁文库藏本以影印、录写。

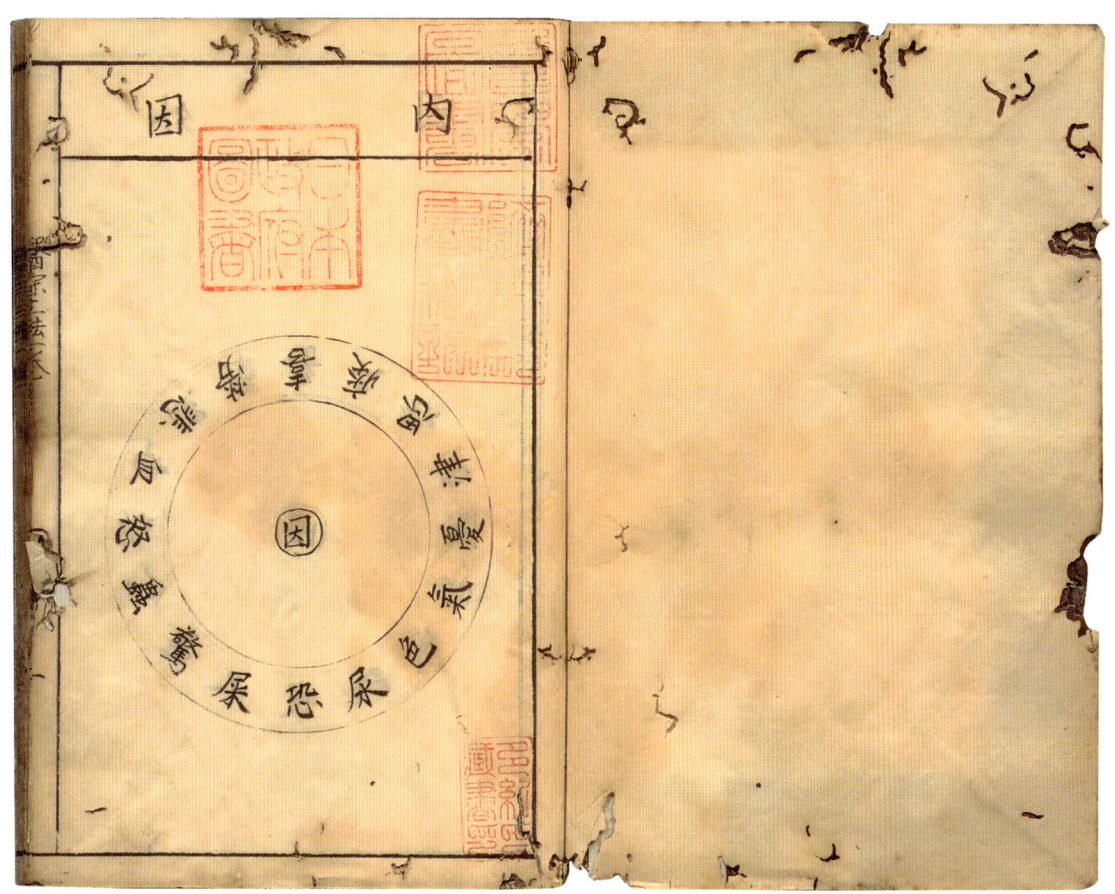

内因

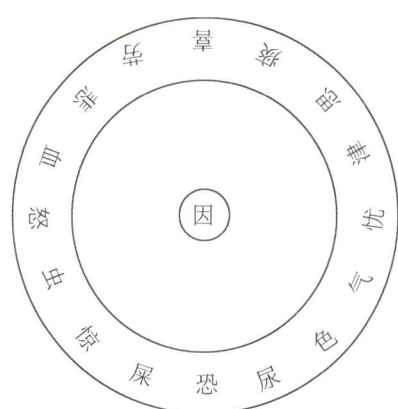

外因

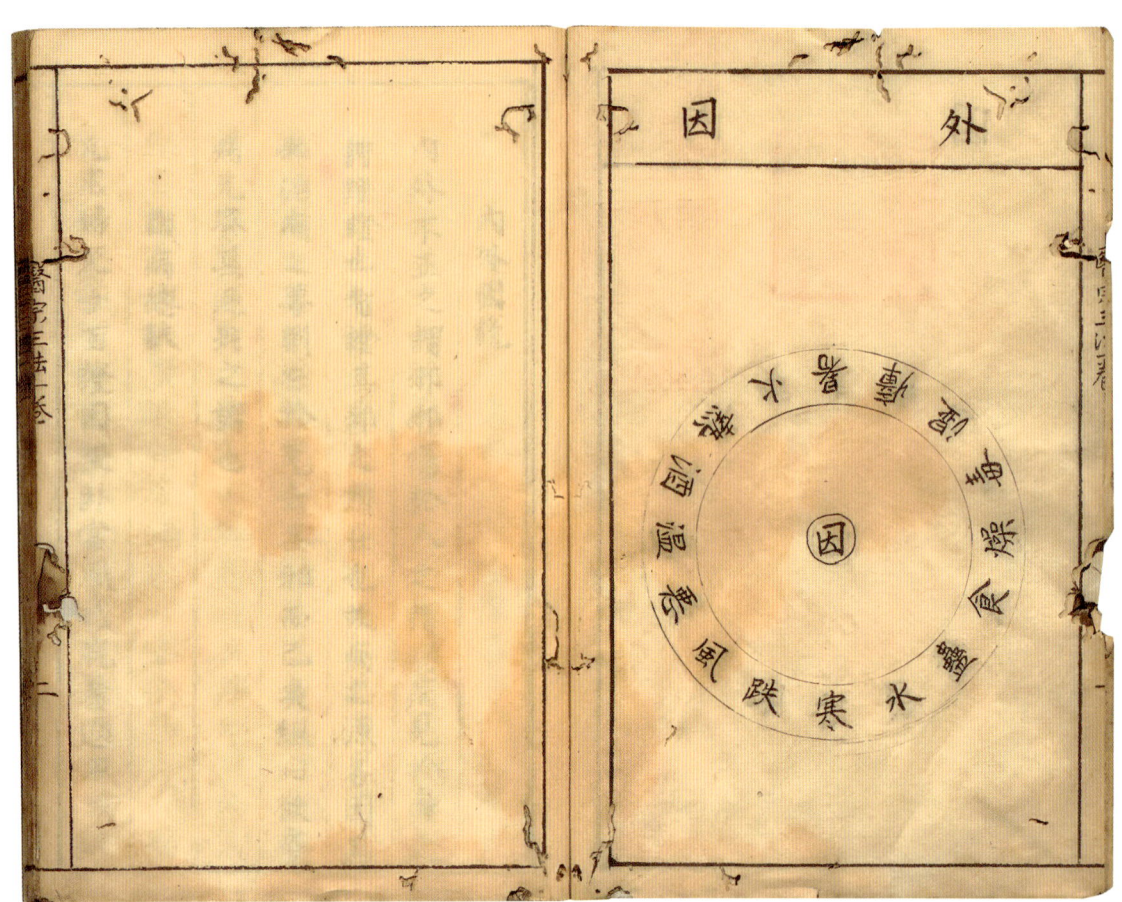

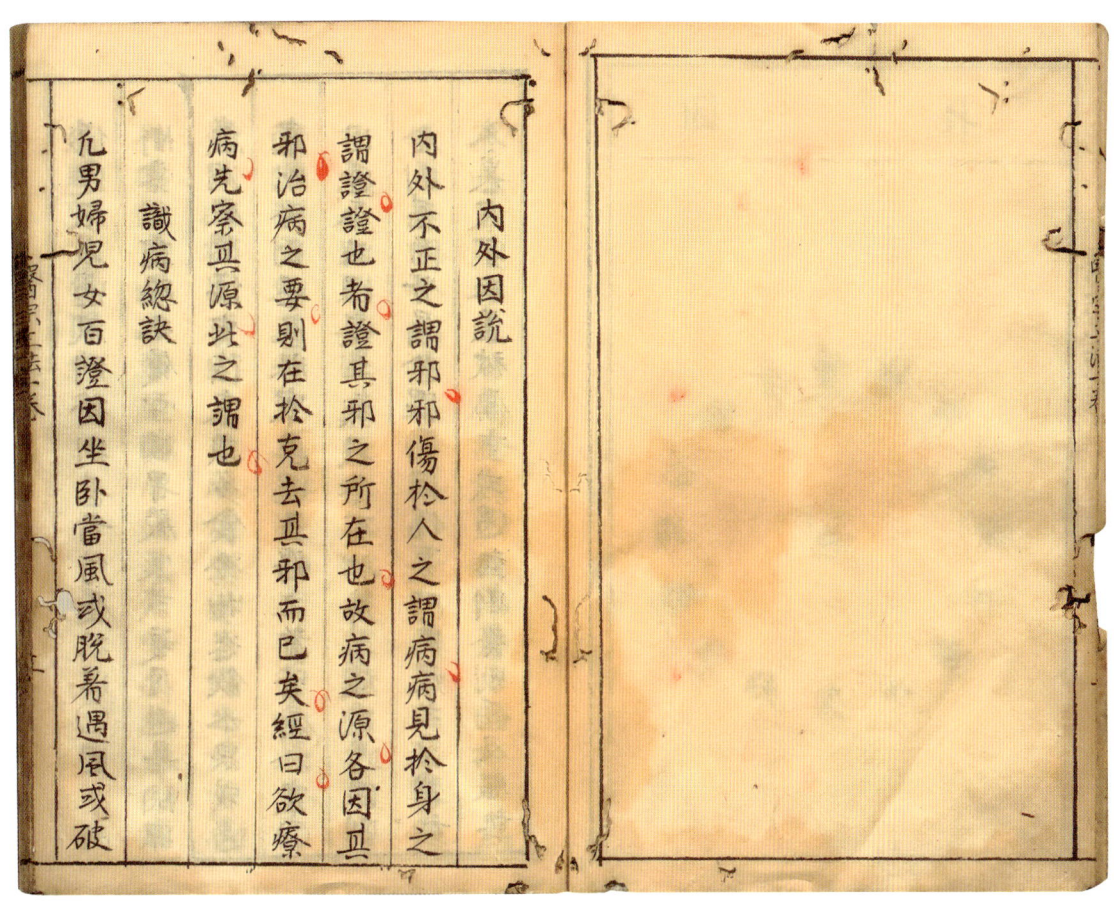

内外因说

内外不正之谓邪，邪伤于人之谓病，病见于身之谓证。证也者，证其邪之所在也。故病之源各因其邪。治病之要，则在于克去其邪而已矣。经曰：欲疗病，先察其源。此之谓也。

识病总诀

凡男妇儿女百证，因坐卧当风，或脱着遇风，或破

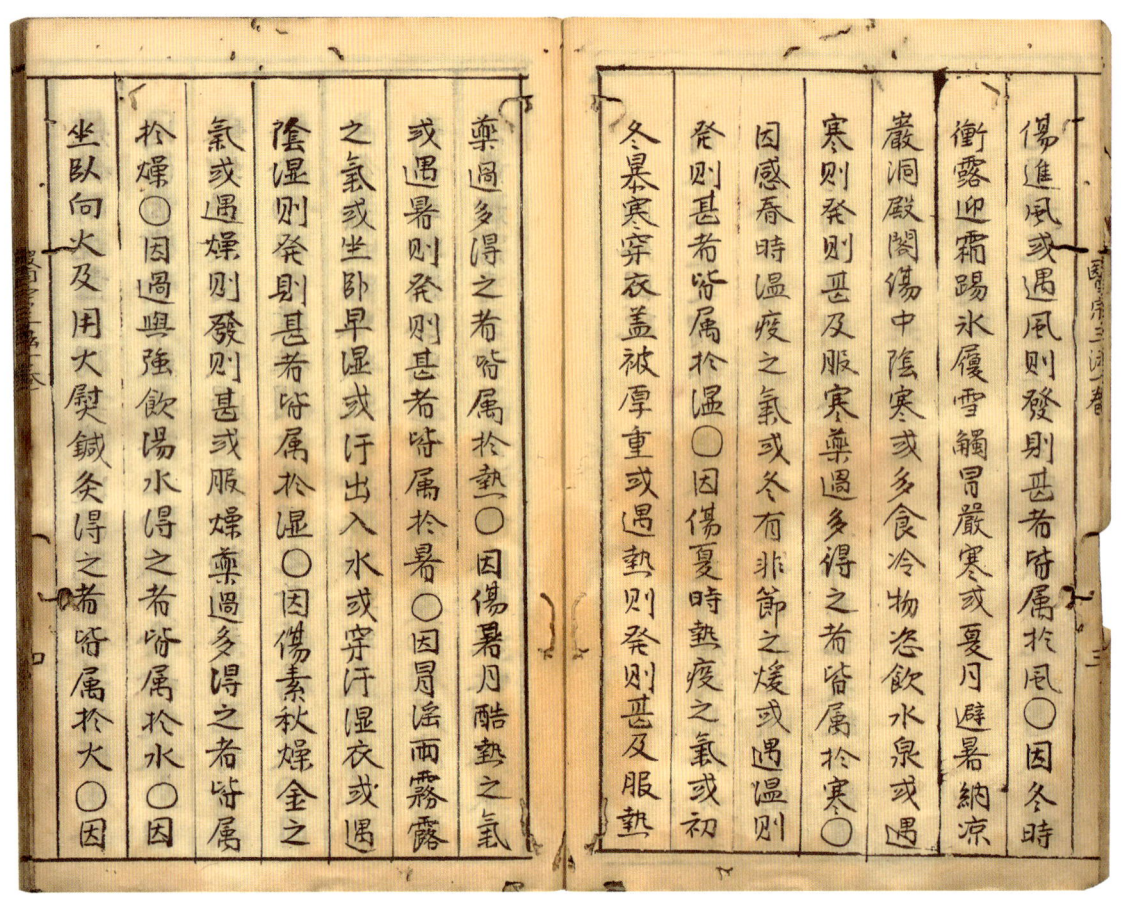

伤进风,或遇风则发、则甚者,皆属于风。

因冬时冲露迎霜,踢冰履雪,触冒严寒,或夏月避暑纳凉,岩洞殿阁,伤中阴寒,或多食冷物,恣饮水泉,或遇寒则发、则甚,及服寒药过多得之者,皆属于寒。

因感春时温疫之气,或冬有非节之暖,或遇温则发、则甚者,皆属于温。

因伤夏时热疫之气,或初冬暴寒,穿衣盖被厚重,或遇热则发、则甚,及服热药过多得之者,皆属于热。

因伤暑月酷热之气,或遇暑则发、则甚者,皆属于暑。

因冒淫雨雾露之气,或坐卧卑湿,或汗出入水,或穿汗湿衣,或遇阴湿则发、则甚者,皆属于湿。

因伤素秋燥金之气,或遇燥则发、则甚,或服燥药过多得之者,皆属于燥。

因过于强饮汤水得之者,皆属于水。

因坐卧向火,及用火熨针灸得之者,皆属于火。

因

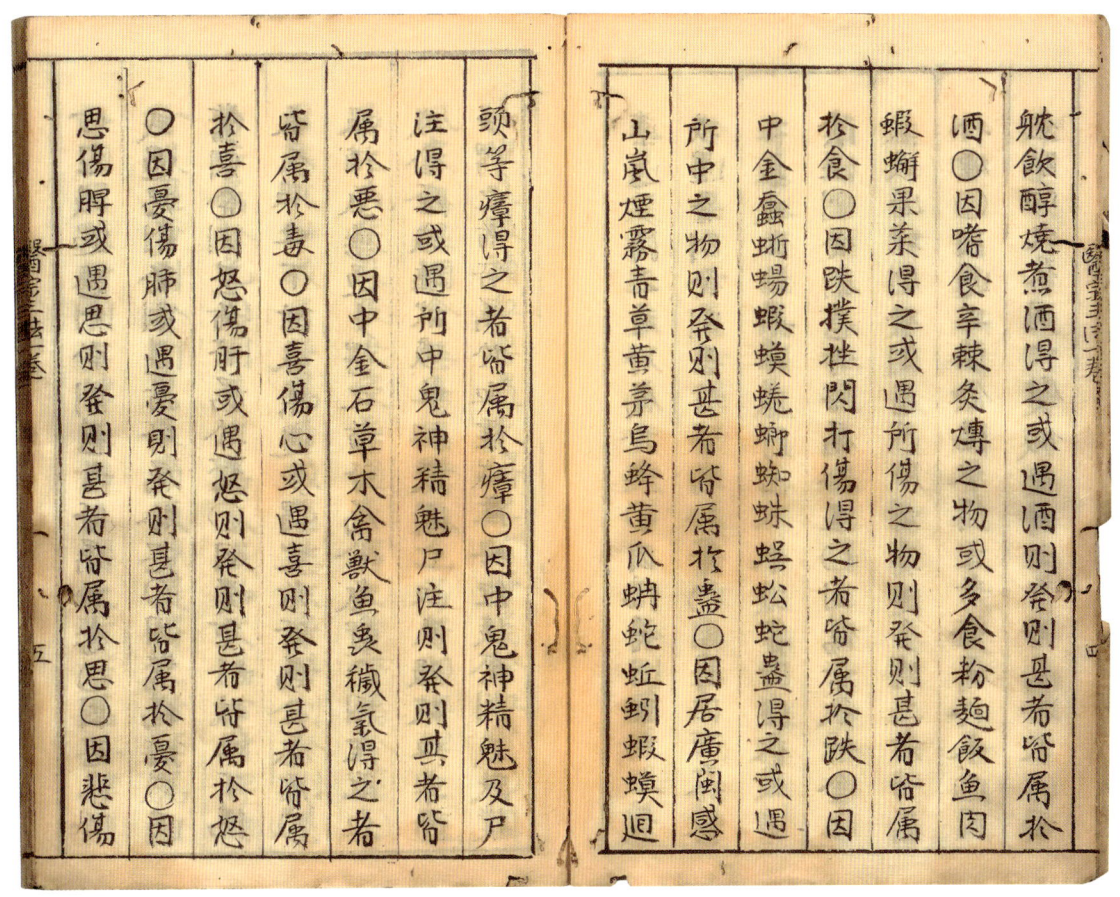

耽饮醇烧煮酒得之，或遇酒则发、则甚者，皆属于酒。

因嗜食辛辣炙煿之物，或多食粉面饭鱼肉，虾蟹果菜得之，或遇所伤之物则发、则甚者，皆属于食。

因跌扑挫闪打伤得之者，皆属于跌。

因中金蚕蜥蜴，虾蟆蛣螂，蜘蛛蜈蚣蛇蛊得之，或遇所中之物则发、则甚者，皆属于蛊。

因居广闽，感山岚烟雾，青草黄茅，乌蜂黄爪，蚺蛇蚯蚓，虾蟆回头等瘴得之者，皆属于瘴。

因中鬼神精魅，及尸注得之，或遇所中鬼神精魅尸注则发、则甚①者，皆属于恶。

因中金石草木，禽兽鱼虫秽气得之者，皆属于毒。

因喜伤心，或遇喜则发、则甚者，皆属于喜。

因怒伤肝，或遇怒则发、则甚者，皆属于怒。

因忧伤肺，或遇忧则发、则甚者，皆属于忧。

因思伤脾，或遇思则发、则甚者，皆属于思。

因悲伤

---

①甚：原作"其"，据上下文体例改。

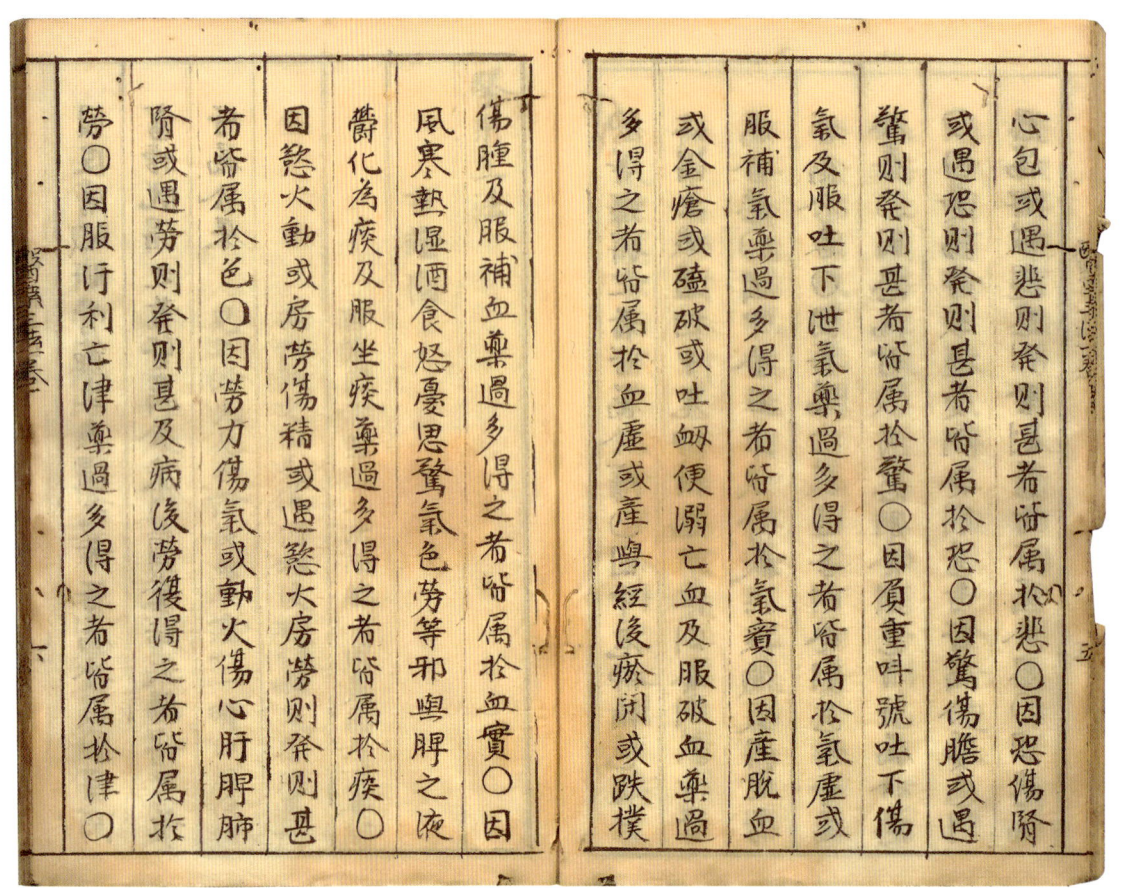

心包，或遇悲则发、则甚者，皆属于悲。

因恐伤肾，或遇恐则发、则甚者，皆属于恐。

因惊伤胆，或遇惊则发、则甚者，皆属于惊。

因负重叫号，吐下伤气，及服吐下泄气药过多得之者，皆属于气虚；或服补气药过多得之者，皆属于气实。

因产脱血，或金疮，或磕破，或吐衄便溺亡血，及服破血药过多得之者，皆属于血虚，或产与经后瘀闭，或跌扑伤肿，及服补血药过多得之者，皆属于血实。

因风寒热湿，酒食怒忧思惊，气色劳等邪与脾之液郁化为痰，及服坐痰药过多得之者，皆属于痰。

因欲火动或房劳伤精，或遇欲火房劳则发、则甚者，皆属于色。

因劳力伤气，或动火伤心肝脾肺肾，或遇劳则发、则甚，及病后劳复得之者，皆属于劳。

因服汗利亡津药过多得之者，皆属于津。

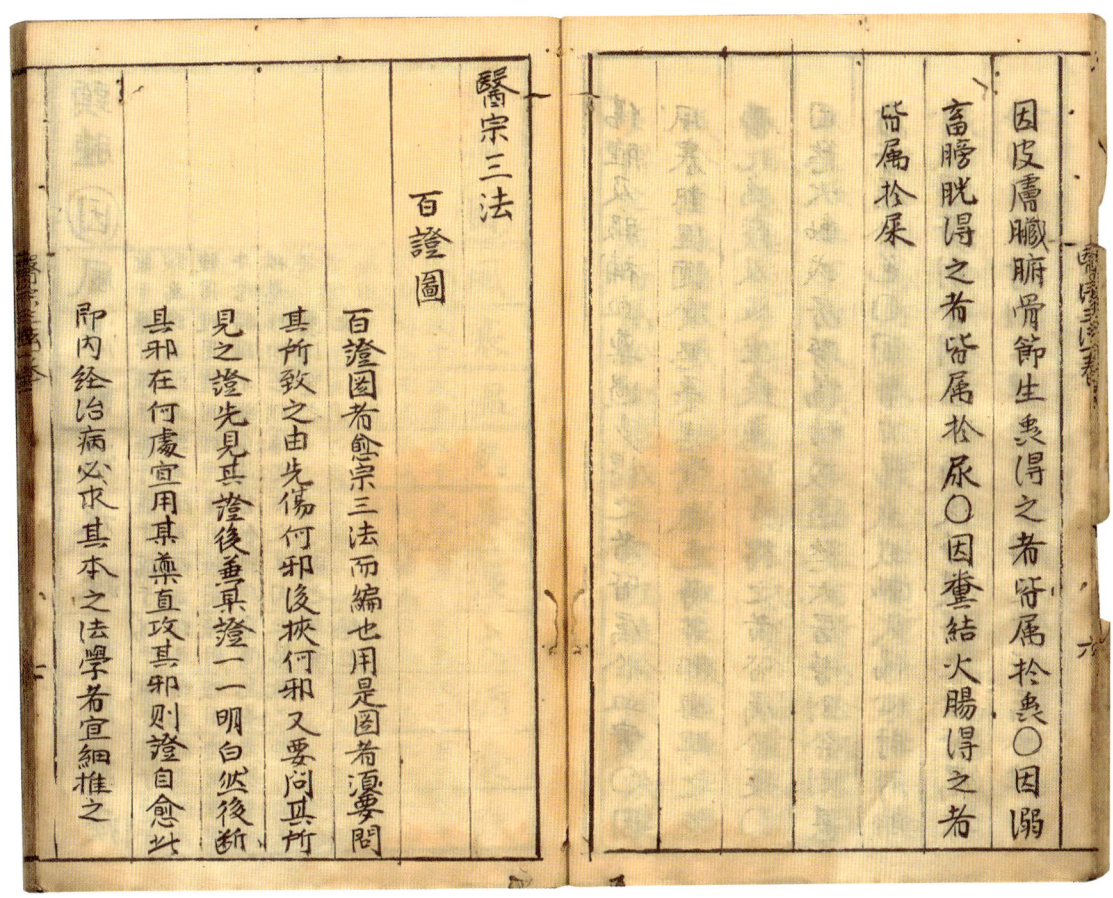

因皮肤脏腑骨节生虫得之者，皆属于虫。

因溺蓄膀胱得之者，皆属于尿。

因粪结大肠得之者，皆属于屎。

医宗三法

百证图

　　百证图者，愈宗三法而编也。用是图者，须要问其所致之由，先伤何邪，后挟何邪，又要问其所见之证，先见其证，后兼某证，一一明白，然后断其邪在何处，宜用某药直攻其邪，则证自愈。此即《内经》治病必求其本之法。学者宜细推之。

头肿 因	
风	壅于头为肿，用牛蒡根罨之。
温	壅于头为肿，用醋调蚯蚓粪消之。
热	壅于头为肿，用水调芒硝涂之。
湿	壅于头为肿，用瓜蒂搐之。
水	溢于头为肿，用苦瓠泄之。
跌	伤于头为肿，用精猪羊肉贴之。
毒	伤于头为肿，用菖蒲、玉簪、芋叶擦之。
怒	壅于头为肿，用乌药散之。
气	虚于头为肿，用黄耆[1]补之。
痰	壅于头为肿，用姜调南星消之。

头痛 因	
风	攻于头为痛，用芎䓖、蔓荆子散之。
寒	攻于头为痛，用细辛、芎䓖散之。
温	攻于头为痛，用豆豉汗之。
热	攻于头为痛，用石膏清之，朴硝搐之。
暑	攻于头为痛，用香薷清之。
湿	滞于头为痛，用瓜蒂搐之。
火	炎于头为痛，用栀子泻之。
酒	攻于头为痛，用葛花、豆豉解之。
食	蒸于头为痛，用巴豆推之。
跌	伤于头为痛，用精猪羊肉贴之。

[1]耆：原作"蓍"，字误，据黄耆药名改。全书同。

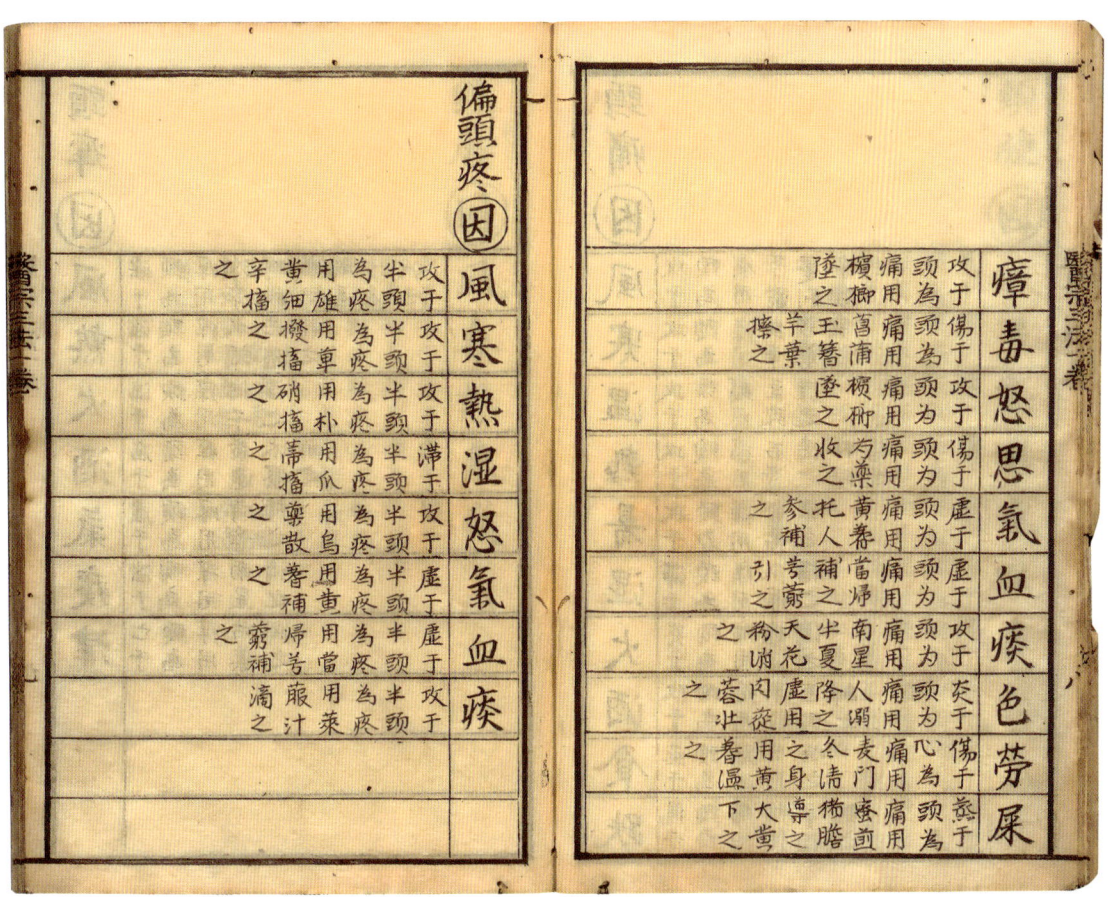

瘴毒怒思气血痰色劳屎	
瘴	攻于头为痛,用槟榔坠之。
毒	伤于头为痛,用菖蒲、玉簪、芋叶擦之。
怒	攻于头为痛,用槟榔坠之。
思	伤于头为痛,用芍药收之。
气	虚于头为痛,用黄耆托、人参补之。
血	虚于头为痛,用当归补之,芎劳引之。
痰	攻于头为痛,用南星、半夏、天花粉消之。
色	炎于头为痛,用人溺降之;虚用肉苁蓉壮之。
劳	伤于心①为痛,用麦门冬清之,身用黄耆温之。
屎	蒸于头为痛,用蜜煎猪胆导之,大黄下之。

偏头疼因	
风	攻于半头为疼,用雄黄、细辛搐之。
寒	攻于半头为疼,用荜茇搐之。
热	攻于半头为疼,用朴硝搐之。
湿	滞于半头为疼,用瓜蒂搐之。
怒	攻于半头为疼,用乌药散之。
气	虚于半头为疼,用黄耆补之。
血	虚于半头为疼,用当归、芎劳补之。
痰	攻于半头为疼,用莱菔汁滴之。

① 心:据体例当作"头"。

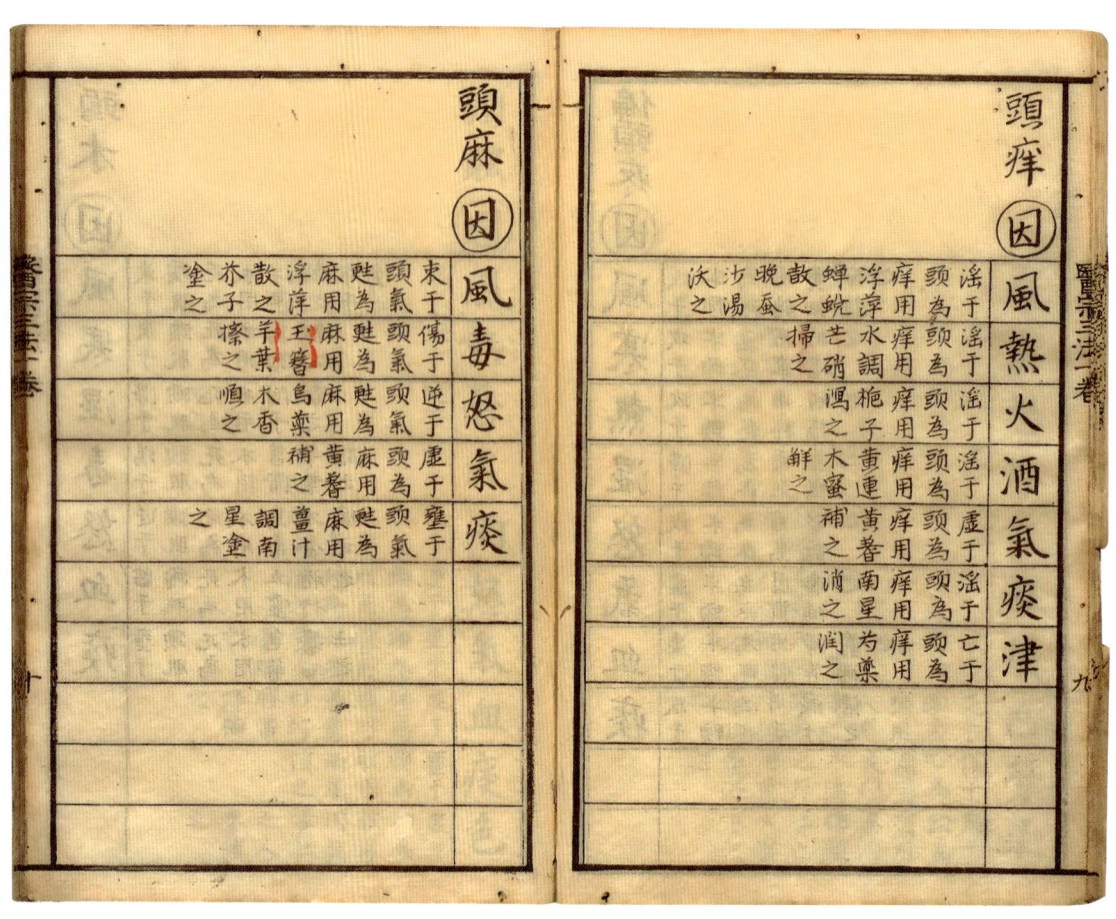

头痒(因)	
风	淫于头为痒，用浮萍、蝉蜕散之，晚蚕砂汤沃之。
热	淫于头为痒，用水调芒硝扫之。
火	淫于头为痒，用栀子泻之。
酒	淫于头为痒，用黄连、木蜜解之。
气	虚于头为痒，用黄耆补之。
痰	淫于头为痒，用南星消之。
津	亡于头为痒，用芍药润之。

头麻(因)	
风	束于头气甦为麻，用浮萍散之，芥子涂之。
毒	伤于头气甦为麻，用玉簪、芋叶擦之。
怒	逆于头气甦为麻，用乌药、木香顺之。
气	虚于头为麻，用黄耆补之。
痰	壅于头气甦为麻，用姜汁调南星涂之。

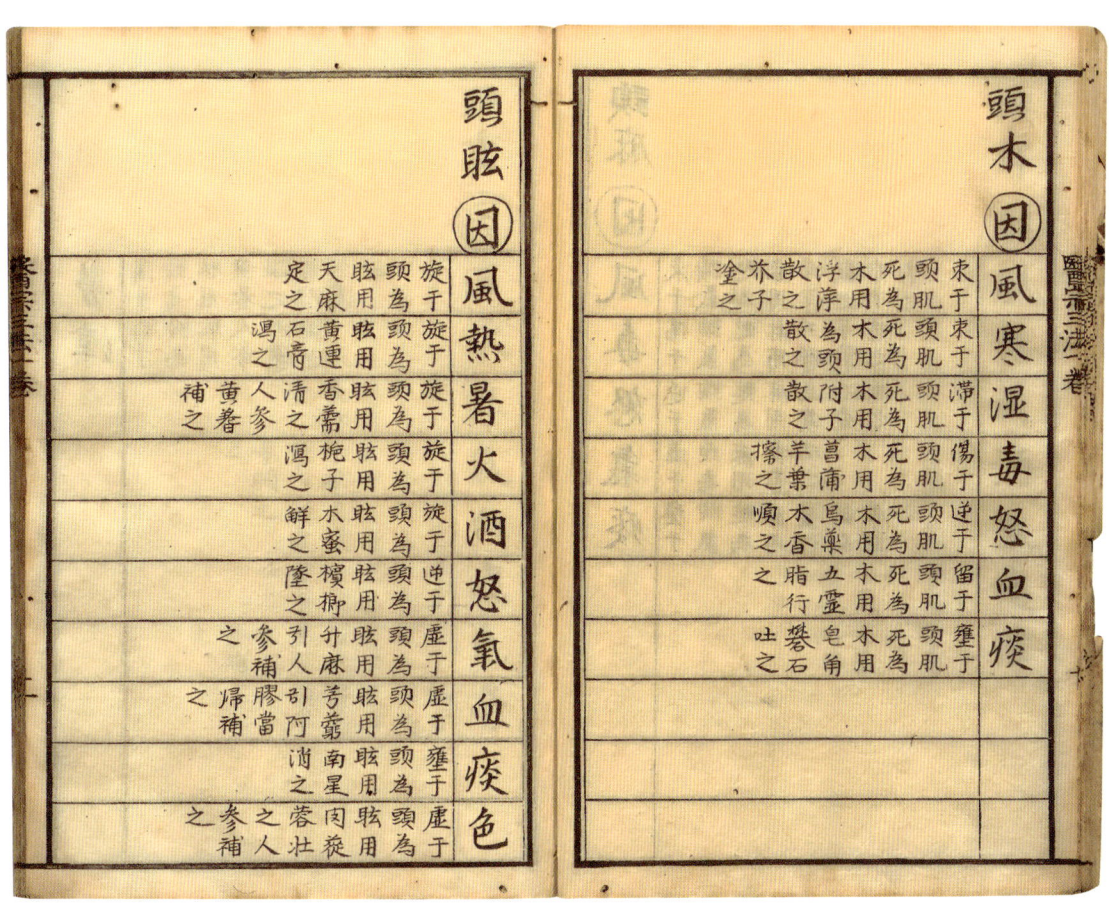

头木㊉	
风	束于头肌死为木，用浮萍散之，芥子涂之。
寒	束于头肌死为木，用乌头①散之。
湿	滞于头肌死为木，用附子散之。
毒	伤于头肌死为木，用菖蒲、芋叶擦之。
怒	逆于头肌死为木，用乌药、木香顺之。
血	留于头肌死为木，用五灵脂行之。
痰	壅于头肌死为木，用皂角、矾石吐之。

头眩㊉	
风	旋于头为眩，用天麻定之。
热	旋于头为眩，用黄连、石膏泻之。
暑	旋于头为眩，用香薷清之，人参、黄耆补之。
火	旋于头为眩，用栀子泻之。
酒	旋于头为眩，用木蜜解之。
怒	逆于头为眩，用槟榔坠之。
气	虚于头为眩，用升麻引，人参补之。
血	虚于头为眩，用芎䓖引，阿胶、当归补之。
痰	壅于头为眩，用南星消之。
色	虚于头为眩，用肉苁蓉壮之，人参补之。

①乌头：原作"为头"，据医理改。

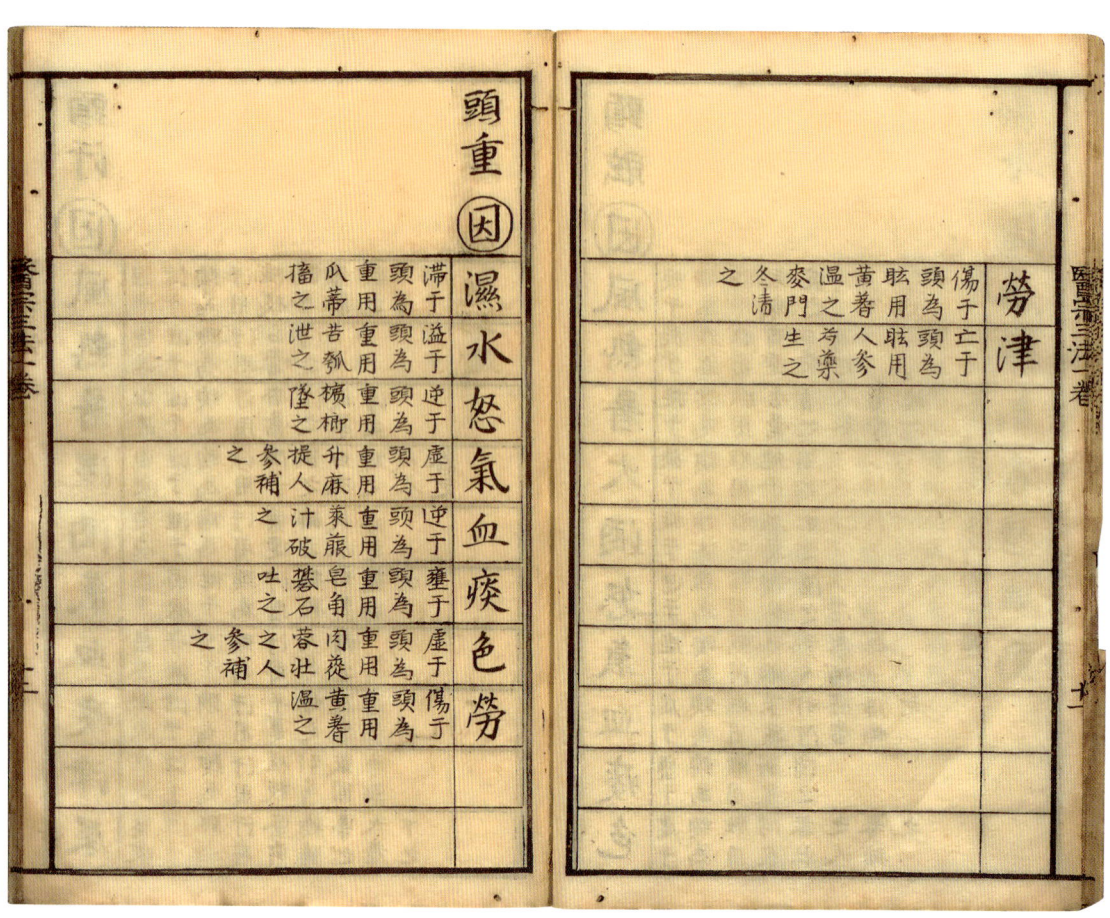

| 劳 | 伤于头为眩,用黄耆温之,麦门冬清之。 |
| 津 | 亡于头为眩,用人参、芍药生之。 |

头重因	
湿	滞于头为重,用瓜蒂搐之。
水	溢于头为重,用苦瓠泄之。
怒	逆于头为重,用槟榔坠之。
气	虚于头为重,用升麻提,人参补之。
血	逆于头为重,用莱菔汁破之。
痰	壅于头为重,用皂角、矾石吐之。
色	虚于头为重,用肉苁蓉壮之,人参补之。
劳	伤于头为重,用黄耆温之。

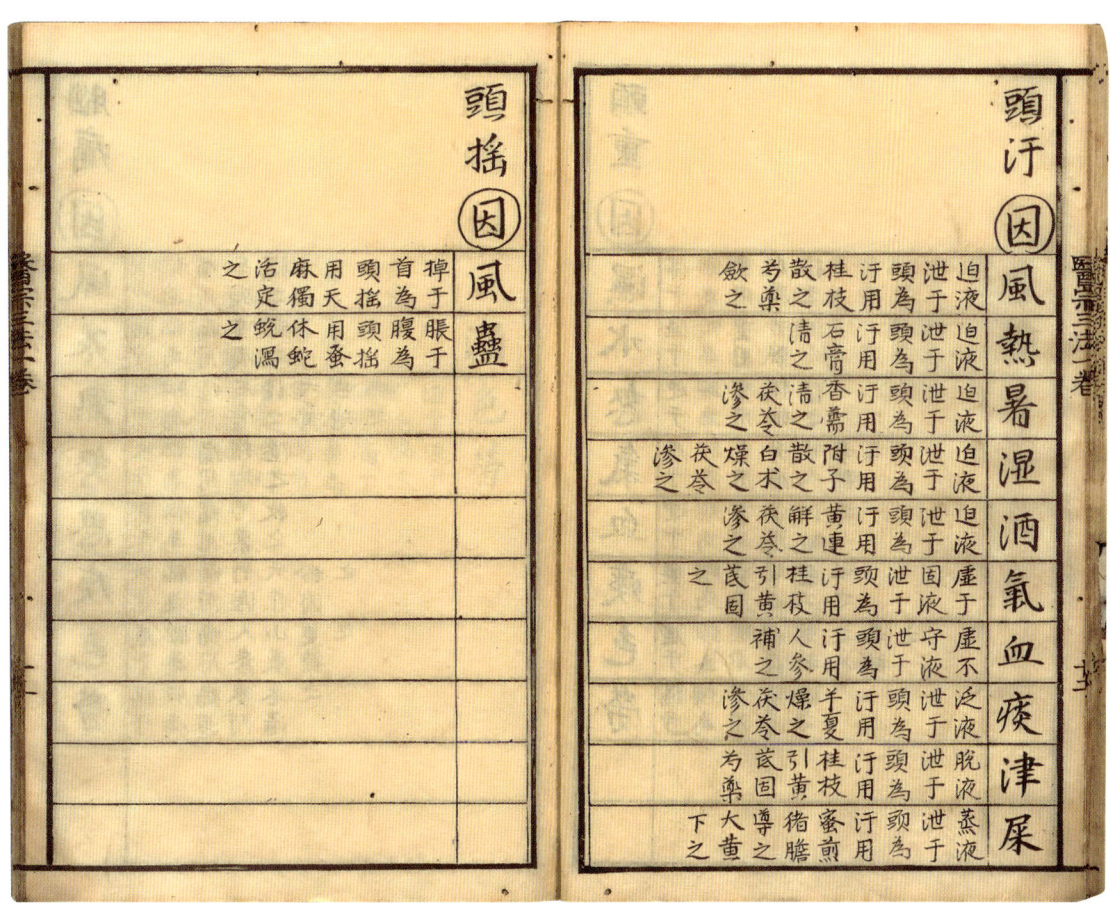

头汗(因)	
风	迫液泄于头为汗，用桂枝散之，芍药敛之。
热	迫液泄于头为汗，用石膏清之。
暑	迫液泄于头为汗，用香薷清之，茯苓渗之。
湿	迫液泄于头为汗，用附子散之，白术燥之，茯苓渗之。
酒	迫液泄于头为汗，用黄连解之，茯苓渗之。
气	虚于固液泄于头为汗，用桂枝引，黄耆固之。
血	虚不守液泄于头为汗，用人参补之。
痰	泛液泄于头为汗，用半夏燥之，茯苓渗之。
津	脱液泄于头为汗，用桂枝引，黄耆固之，芍药敛之①。
屎	蒸液泄于头为汗，用蜜煎猪胆导之，大黄下之。

头摇(因)	
风	掉于首为头摇，用天麻、独活定之。
蛊	胀于腹为头摇，用蚤休、蛇蜕泻之。

① 敛之：此二字原无，据体例补。

脑痛 因	
风	攻于脑为痛，用辛夷泻之。
寒	切于脑为痛，用辛夷散之。
热	攻于脑为痛，用石膏清之，大黄、芒硝贴之。
怒	攻于脑为痛，用槟榔坠之。
思	惺于脑为痛，用芍药收之。
痰	攻于脑为痛，用竹沥、天花粉消之。
色	虚于脑为痛，用人参、山茱萸补之。
劳	伤于脑为痛，用麦门冬清之。

脑漏 因	
风	迫于脑遂滴于鼻为漏，用辛夷、白芷、芎䓖散之。
酒	迫于脑遂滴于鼻为漏，用黄连、木蜜解之。
色	迫于脑遂滴于鼻为漏，用肉苁蓉壮之，人参补之。
劳	迫于脑遂滴于鼻为漏，用麦门冬清之。

脑鸣 因	
风	嘈于脑为鸣，用龙脑、蔓荆子清之。

白秃 因	
风	癞于头为白秃，用熊胆涂之，羊粪灰汁洗之。
虫	癞于头为白秃，用雄黄、榆皮罨之，羊粪灰汁洗之。

额汗〔因〕	
寒	逼液泄于额为汗，用干姜、附子、吴茱萸温之。
暑	迫液泄于额为汗，用香薷清之。
湿	迫液泄于额为汗，用附子散之，白术燥之，茯苓渗之。
气	虚不固液泄于额为汗，用桂枝引，黄耆固之。
血	虚不守液泄于额为汗，用人参补之，芍药敛之。
痰	逆液泄于额为汗，用矾制半夏燥之，茯苓渗之。
劳	迫液泄于额为汗，用黄耆固之，芍药敛之。
津	脱液泄于额为汗，用桂枝引，黄耆固之。

面肿〔因〕	
风	壅于面为肿，用牛蒡根罨之。
温	壅于面为肿，用醋调蚯蚓粪涂之。
热	壅于面为肿，用水调芒硝涂之。
湿	壅于面为肿，用瓜蒂搐之。
水	溢于面为肿，用苦瓠泄之。
火	炎于面为肿，用栀子泻之。
酒	壅于面为肿，用黄连、木蜜解之。
食	胖于面为肿，用红矾消之。
跌	伤于面为肿，用精猪羊肉贴之。
毒	伤于面为肿，用菖蒲、玉簪、芋叶擦之。

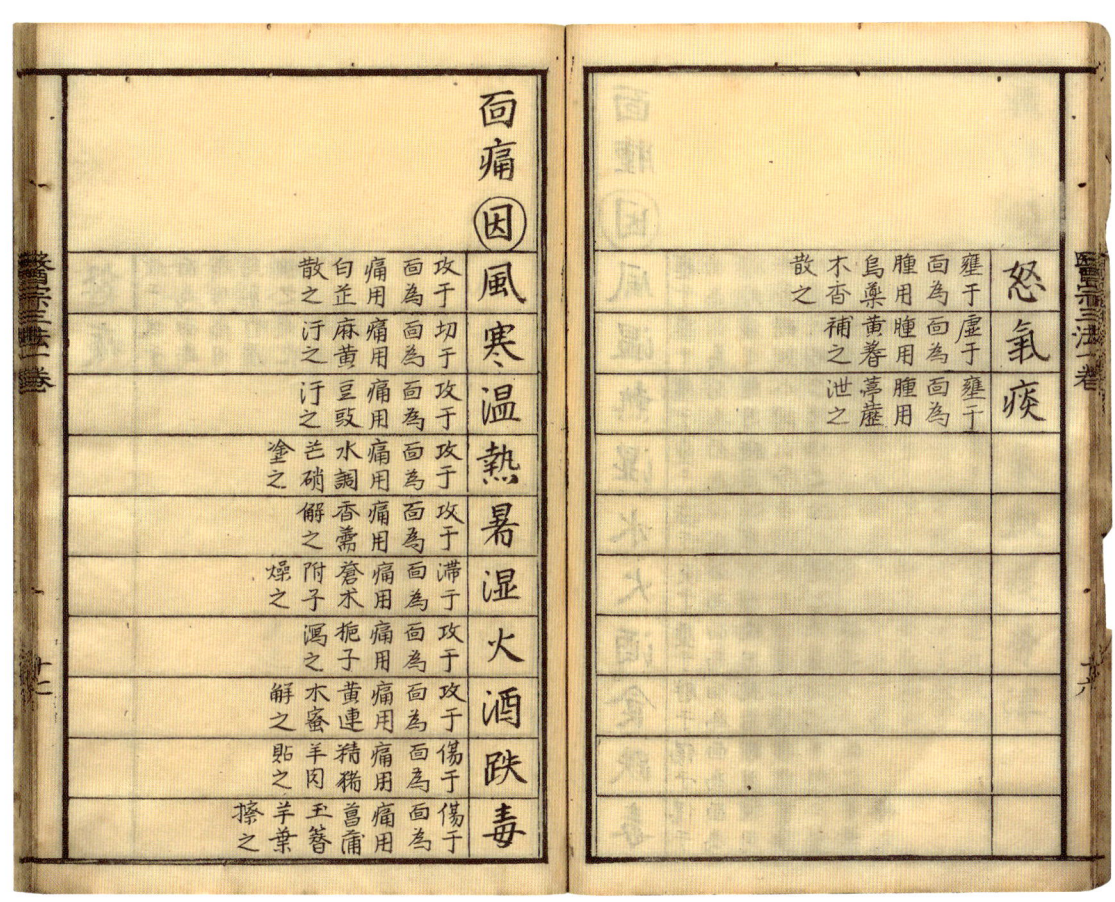

面肿(因)	
怒	壅于面为肿，用乌药、木香散之。
气	虚于面为肿，用黄耆补之。
痰	壅于面为肿，用葶苈泄之。

面痛(因)	
风	攻于面为痛，用白芷散之。
寒	切于面为痛，用麻黄汗之。
温	攻于面为痛，用豆豉汗之。
热	攻于面为痛，用水调芒硝涂之。
暑	攻于面为痛，用香薷解之。
湿	滞于面为痛，用苍术、附子燥之。
火	攻于面为痛，用栀子泻之。
酒	攻于面为痛，用黄连、木蜜解之。
跌	伤于面为痛，用精猪羊肉贴之。
毒	伤于面为痛，用菖蒲、玉簪、芋叶擦之。

怒	攻于面为痛,用乌药顺之。
痰	攻于面为痛,用竹沥、天花粉消之。

面痒 因	
风	淫于面为痒,用蝉蜕、白芷散之,蚕砂汤沃之。
热	淫于面为痒,用水调芒硝扫之。
火	淫于面为痒,用栀子泻之。
酒	淫于面为痒,用黄连、木蜜解之。
气	虚于面为痒,用黄耆补之。
痰	淫于面为痒,用南星消之。
津	亡于面为痒,用人参、芍药生之。

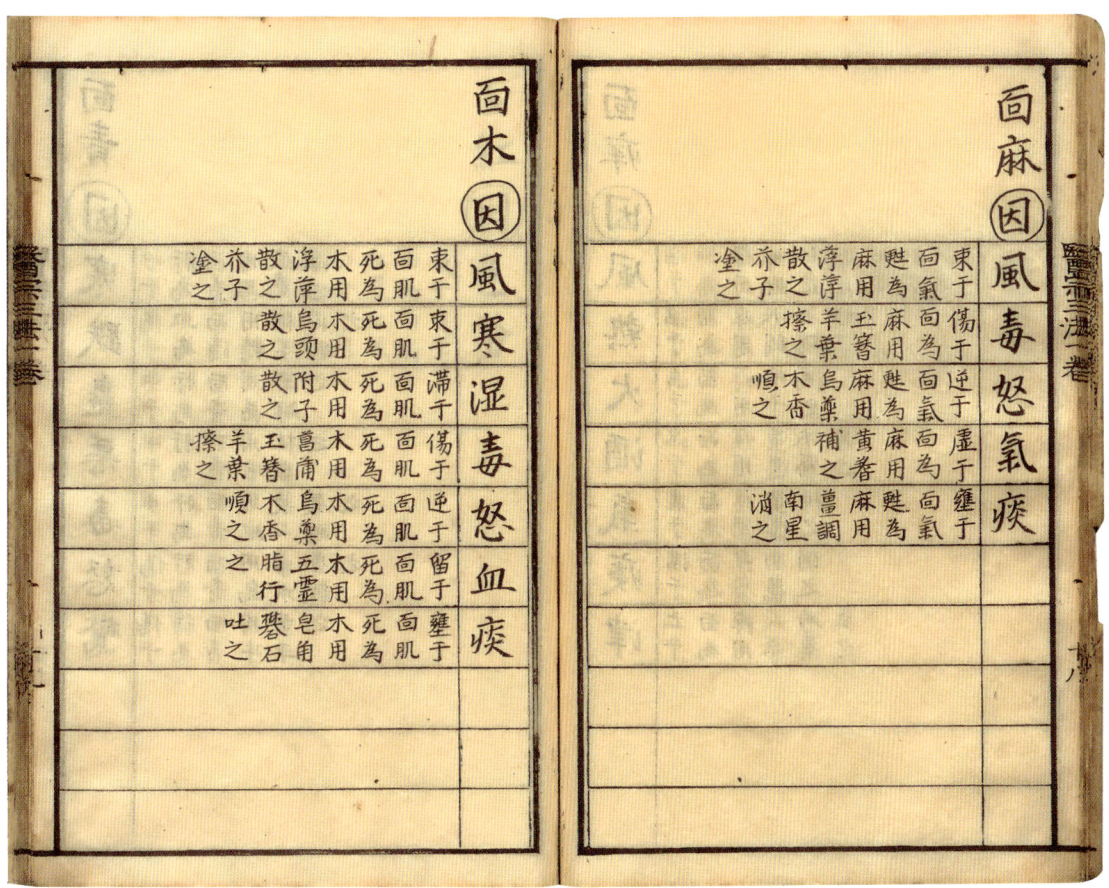

面麻(因)	
风	束于面气甦为麻，用浮萍散之，芥子涂之。
毒	伤于面为麻，用玉簪、芋叶擦之。
怒	逆于面气甦为麻，用乌药、木香顺之。
气	虚于面为麻，用黄耆补之。
痰	壅于面气甦为麻，用姜调南星消之。

面木(因)	
风	束于面肌死为木，用浮萍散之，芥子涂之。
寒	束于面肌死为木，用乌头散之。
湿	滞于面肌死为木，用附子散之。
毒	伤于面肌死为木，用菖蒲、玉簪、芋叶擦之。
怒	逆于面肌死为木，用乌药、木香顺之。
血	留于面肌死为木，用五灵脂行之。
痰	壅于面肌死为木，用皂角、矾石吐之。

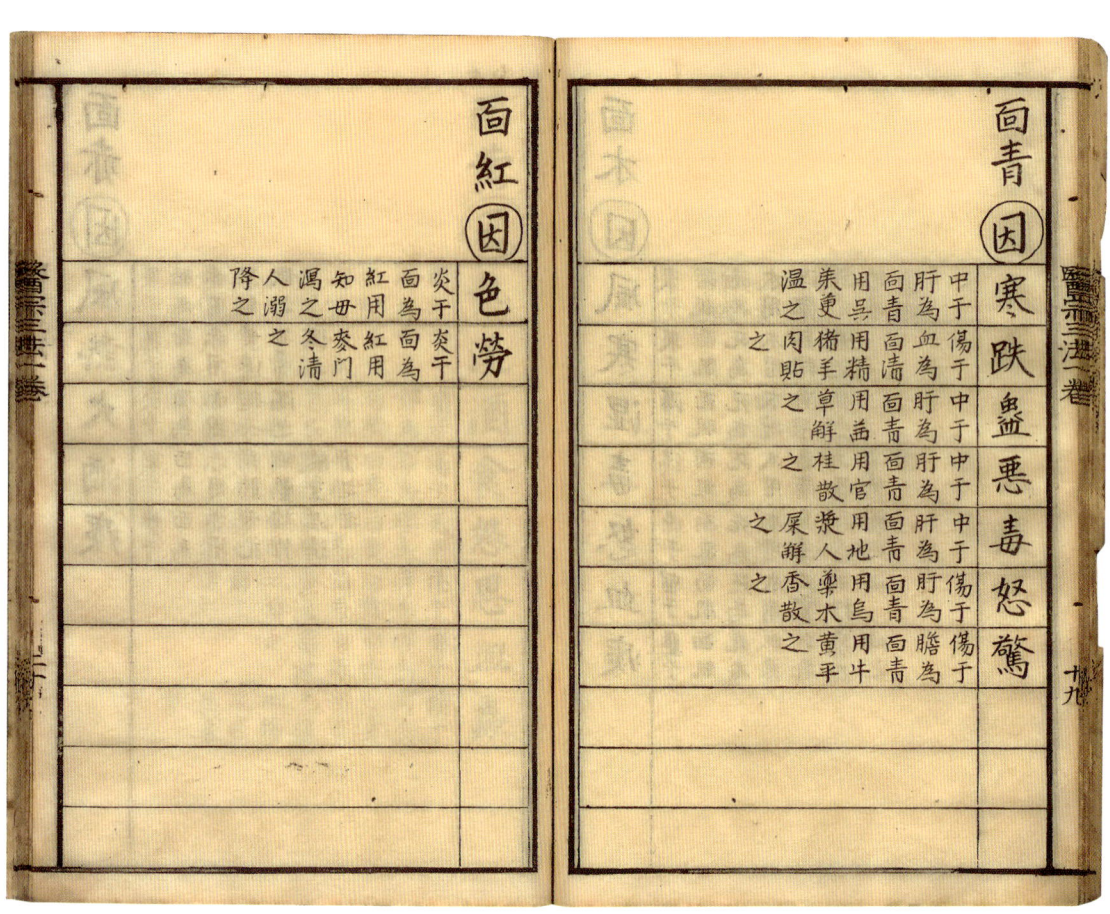

面青因	
寒	中于肝为面青，用吴茱萸温之。
跌	伤于血为面青，用精猪羊肉贴之。
蛊	中于肝为面青，用茜草解之。
恶	中于肝为面青，用官桂散之。
毒	中于肝为面青，用地浆、人屎解之。
怒	伤于肝为面青，用乌药、木香散之。
惊	伤于胆为面青，用牛黄平之。

面红因	
色	炎于面为红，用知母泻之，人溺降之。
劳	炎于面为红，用麦门冬清之。

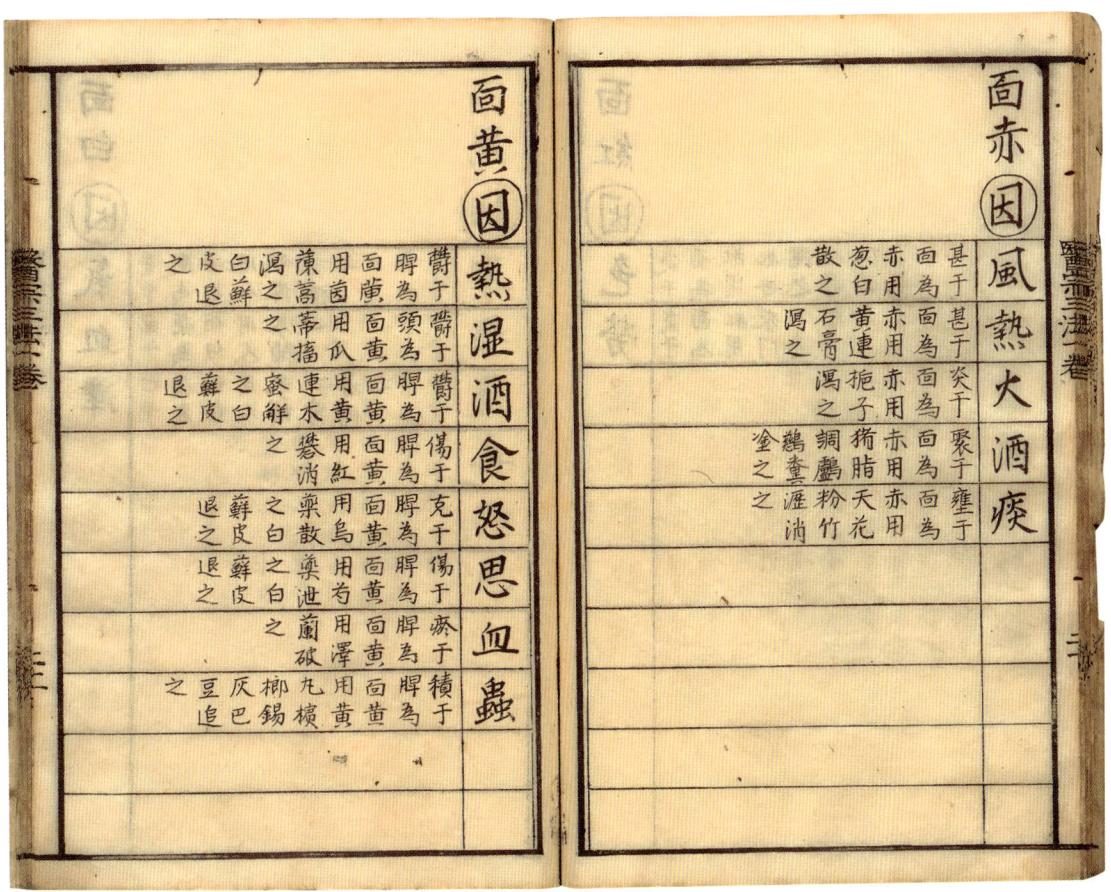

面赤 因	
风	甚于面为赤，用葱白散之。
热	甚于面为赤，用黄连、石膏泻之。
火	炎于面为赤，用栀子泻之。
酒	聚于面为赤，用猪脂调鸬鹚粪涂之。
痰	壅于面为赤，用天花粉、竹沥消之。

面黄 因	
热	郁于脾为面黄，用茵陈蒿泻之，白鲜皮退之。
湿	郁于头为面黄，用瓜蒂搐之。
酒	郁于脾为面黄，用黄连、木蜜解之，白鲜皮退之。
食	伤于脾为面黄，用红矾消之。
怒	克于脾为面黄，用乌药散之，白鲜皮退之。
思	伤于脾为面黄，用芍药泄之，白鲜皮退之。
血	瘀于脾为面黄，用泽兰破之。
虫	积于脾为面黄，用黄丸、槟榔、锡灰、巴豆追之。

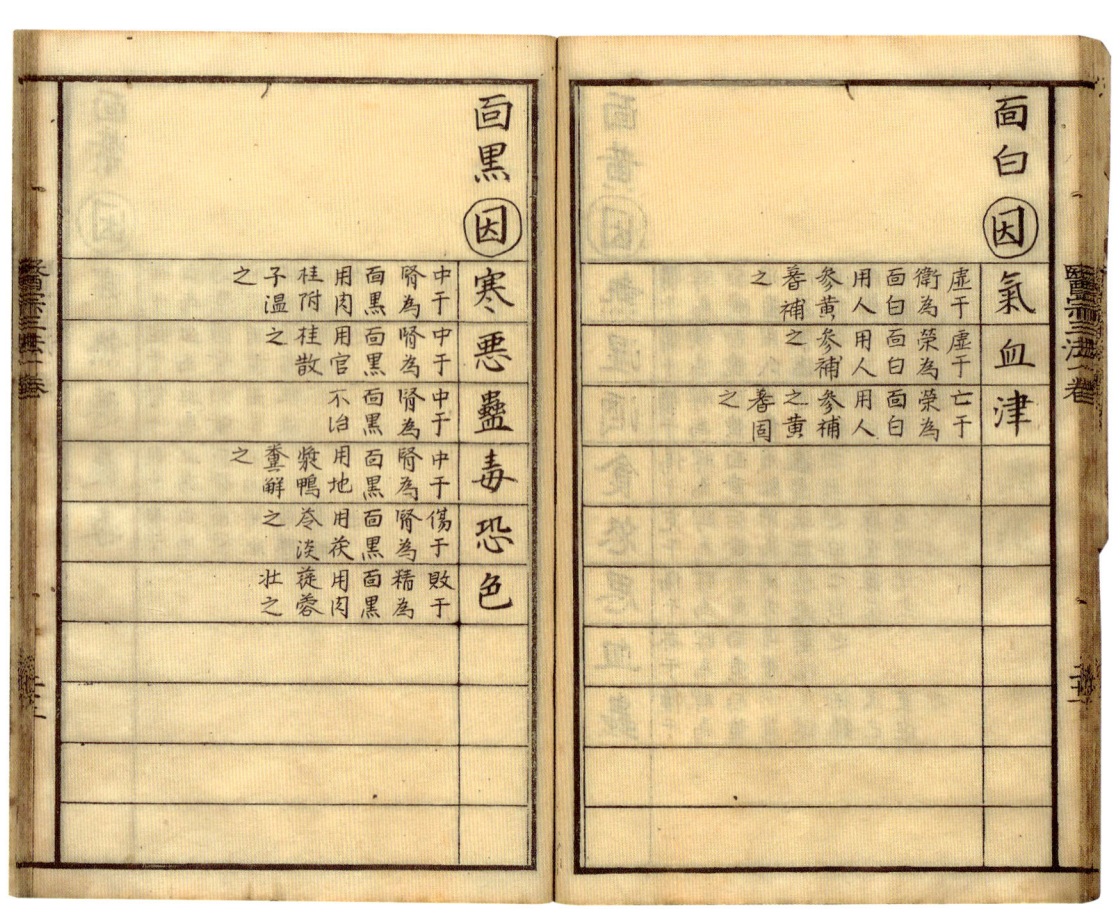

面白因	
气	虚于卫为面白，用人参、黄耆补之。
血	虚于荣为面白，用人参补之。
津	亡于荣为面白，用人参补之，黄耆固之。

面黑因	
寒	中于肾为面黑，用肉桂、附子温之。
恶	中于肾为面黑，用官桂散之。
蛊	中于肾为面黑，不治。
毒	中于肾为面黑，用地浆、鸭粪解之。
恐	伤于肾为面黑，用茯苓淡之。
色	败于精为面黑，用肉苁蓉壮之。

面紫 因	
寒	凝于血为面紫，用肉桂、附子温之。
热	妒于血为面紫，用黄连、石膏泻之。
恶	击于血为面紫，用官桂散之。
蛊	凝于血为面紫，不治。
毒	凝于血为面紫，用地浆、鸭粪解之。

面垢 因	
暑	伤于心胞为面垢，用热土圈脐，令人溺之。

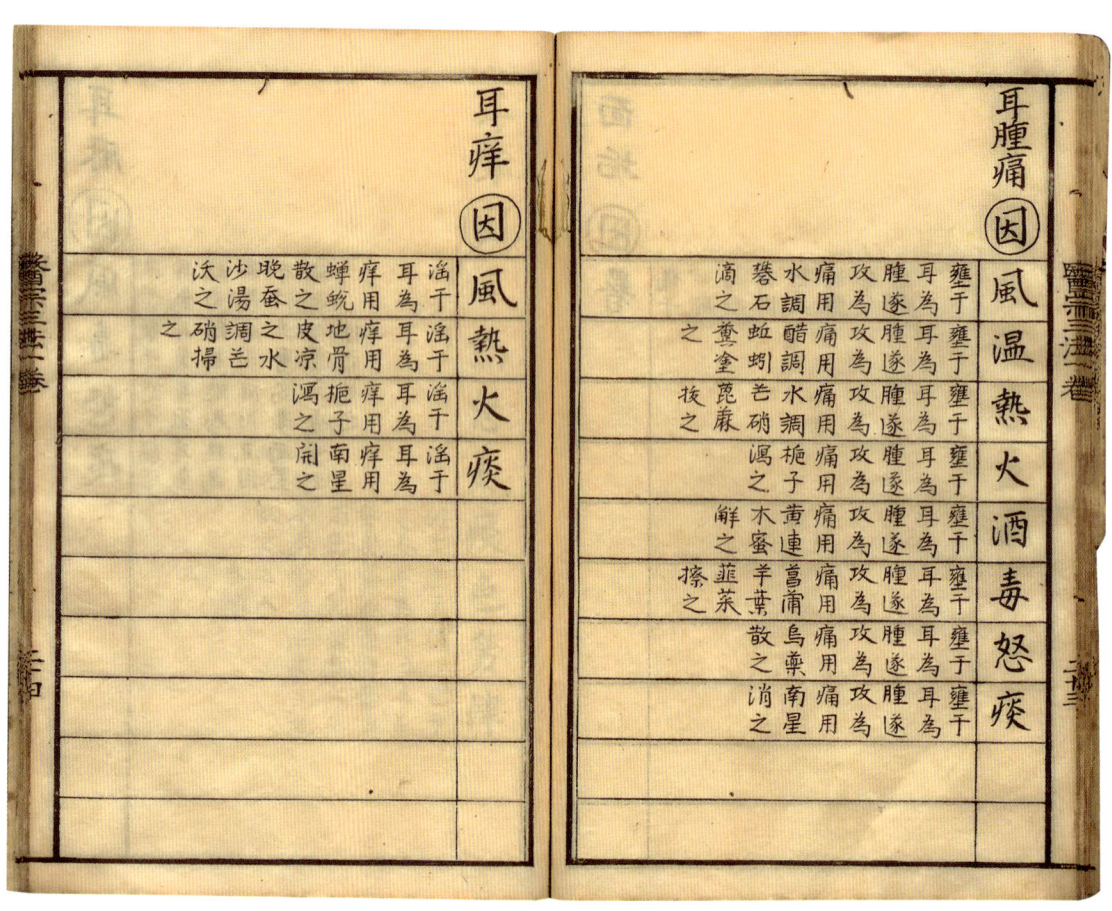

耳肿痛因	
风	壅于耳为肿，遂攻为痛，用水调矾石滴之。
温	壅于耳为肿，遂攻为痛，用醋调蚯蚓粪涂之。
热	壅于耳为肿，遂攻为痛，用水调芒硝、蓖麻拔之。
火	壅于耳为肿，遂攻为痛，用栀子泻之。
酒	壅于耳为肿，遂攻为痛，用黄连、木蜜解之。
毒	壅于耳为肿，遂攻为痛，用菖蒲、芋叶、韭菜擦之。
怒	壅于耳为肿，遂攻为痛，用乌药散之。
痰	壅于耳为肿，遂攻为痛，用南星消之。

耳痒因	
风	淫于耳为痒，用蝉蜕散之，晚蚕砂汤沃之。
热	淫于耳为痒，用地骨皮凉之，水调芒硝扫之。
火	淫于耳为痒，用栀子泻之。
痰	淫于耳为痒，用南星开之。

耳麻(因)	
风	束于耳气甦为麻，用芥汁涂之。
毒	聚于耳气甦为麻，用玉簪、芋叶擦之。
怒	逆于耳气甦为麻，用乌药、木香顺之。
痰	壅于耳气甦为麻，用南星涂之。

耳聋(因)	
风	闭于耳为聋，用石菖蒲通之。
热	闭于耳为聋，用蓖麻吸之。
怒	闭于耳为聋，用皂角通之。
气	虚于耳为聋，用人参、黄耆补之。
痰	闭于耳为聋，用南星、苍术散之。
色	虚于耳为聋，用肉苁蓉壮之，人参补之。
劳	伤于耳为聋，用黄耆温之。
津	亡于耳为聋，用人参生之。

耳鸣(因)	
风	嘈于耳为鸣，用乌头、石菖蒲散之。
热	嘈于耳为鸣，用通脱木通之。
火	烘于耳为鸣，用栀子泻之。
酒	嘈于耳为鸣，用黄连、木蜜解之。
怒	嘈于耳为鸣，用槟榔坠之，芍药敛之。
气	虚于耳为鸣，用人参补之。
痰	嘈于耳为鸣，用南星、半夏、天花粉消之。
色	烘于耳为鸣，用山茱萸止之。
劳	烘于耳为鸣，用黄耆温之。

耳血(因)	
热	迫血出于肾窍为耳血，用井花水清之。
火	迫血出于肾窍为耳血，用栀子泻之。
酒	迫血出于肾窍为耳血，用黄连解之。
蛊	迫血出于肾窍为耳血，用茜草解之。
恶	迫血出于肾窍为耳血，用犀角解之。
毒	迫血出于肾窍为耳血，用犀角解之。
怒	迫血出于肾窍为耳血，用水苏散之。

虫耳因	
虫	入于耳为虫耳,用麻油、葱汁、鳝血、鸡冠血滴之。

脓耳因	
水	入于耳为脓耳,用矾石、香附、乌贼骨、牡羊粪、核桃肉灰喷之。

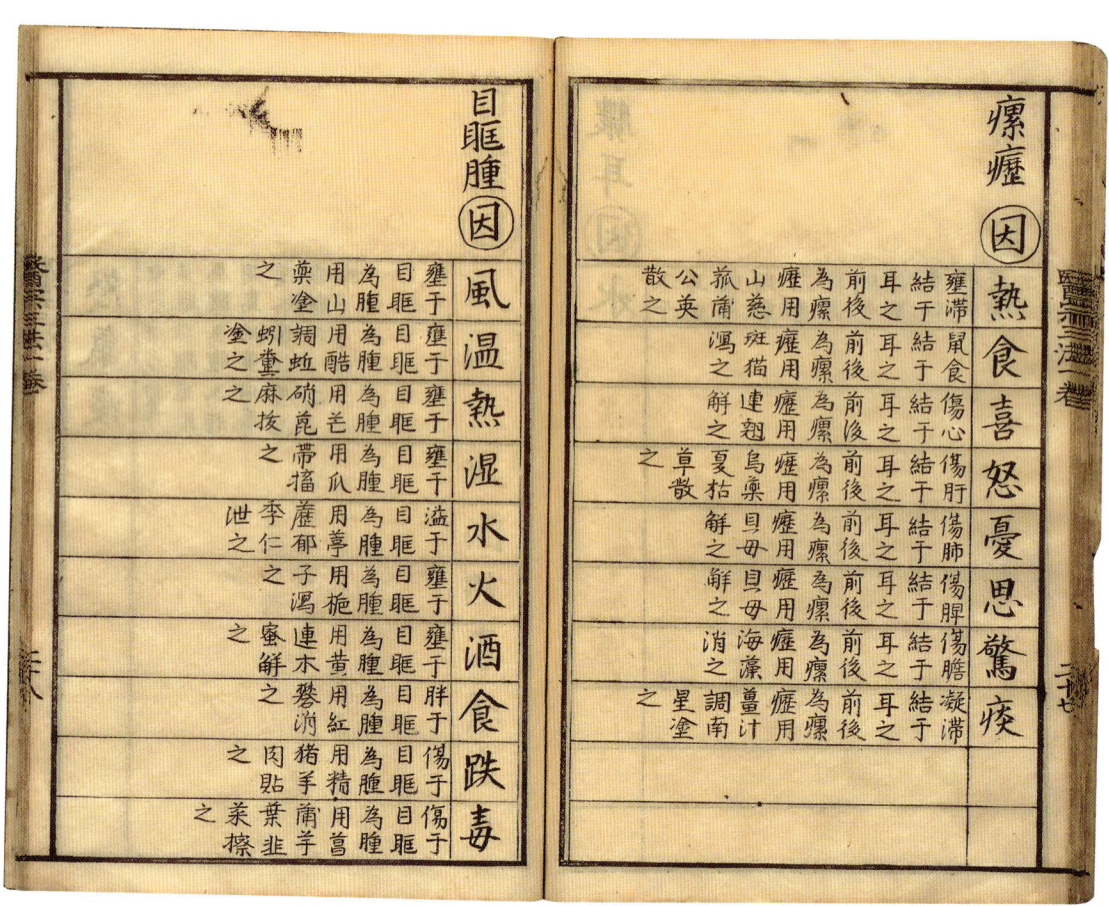

瘰疬因	
热	壅滞结于耳之前后为瘰疬，用山慈菇、蒲公英散之。
食	鼠食结于耳之前后为瘰疬，用斑蝥泻之。
喜	伤心结于耳之前后为瘰疬，用连翘解之。
怒	伤肝结于耳之前后为瘰疬，用乌药、夏枯草散之。
忧	伤肺结于耳之前后为瘰疬，用贝母解之。
思	伤脾结于耳之前后为瘰疬，用贝母解之。
惊	伤胆结于耳之前后为瘰疬，用海藻消之。
痰	凝滞结于耳之前后为瘰疬，用姜汁调南星涂之。

目眶肿因	
风	壅于目眶为肿，用山药涂之。
温	壅于目眶为肿，用醋[1]调蚯蚓粪涂之。
热	壅于目眶为肿，用芒硝、蓖麻拔之。
湿	壅于目眶为肿，用瓜蒂搐之。
水	溢于目眶为肿，用葶苈、郁李仁泄之。
火	壅于目眶为肿，用栀子泻之。
酒	壅于目眶为肿，用黄连、木蜜解之。
食	胖于目眶为肿，用红矾消之。
跌	伤于目眶为肿，用精猪羊肉贴之。
毒	伤于目眶为肿，用菖蒲、芋叶、韭菜擦之。

[1]醋：原作"酷"，据前文"醋调蚯蚓粪"文例改。

怒	壅于目眶为肿，用乌药、木香散之。
气	虚于目眶为肿，用黄耆温之。
痰	壅于目眶为肿，用葶苈泄之。

目眶痛 因	
风	攻于目眶为痛，用白芷散之。
温	攻于目眶为痛，用地骨皮清之。
热	攻于目眶为痛，用秦皮、地骨皮清之。
火	攻于目眶为痛，用栀子泻之。
酒	攻于目眶为痛，用黄连、木蜜解之。
跌	伤于目眶为痛，用精猪羊肉贴之。
毒	伤于目眶为痛，用菖蒲、芋叶擦之。
怒	攻于目眶为痛，用乌药散之。
痰	攻于目眶为痛，用南星消之。
色	虚于目眶为痛，用人参、茯苓补之。

劳	攻于目眶为痛，用麦门冬清之。

目眶烂 因	
风	溃于目眶为烂，用蒺藜散之。
热	溃于目眶为烂，用草龙胆、乌贼骨寒之。
酒	溃于目眶为烂，用黄连解之。
劳	溃于目眶为烂，用麦门冬清之。

目眶跳 因	
风	动于目眶为跳,用天麻定之。
酒	动于目眶为跳,用黄连解之。
痰	动于目眶为跳,用南星消之。

眉毛脱落 因	
风	壅于目眶为眉毛脱落,用松叶、乌梢蛇生之,羊粪灰汁洗之。

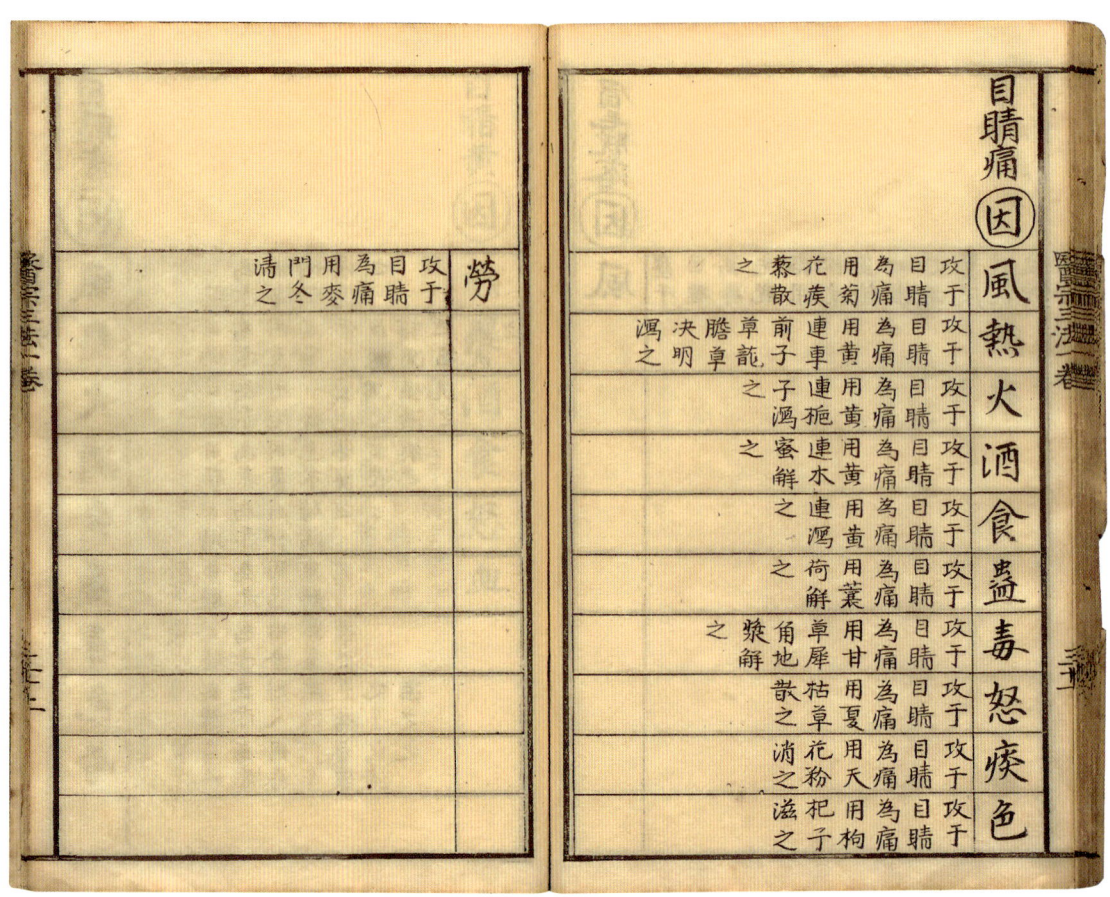

目睛痛（因）	
风	攻于目睛为痛，用菊花、蒺藜散之。
热	攻于目睛为痛，用黄连、车前子、草龙胆、草决明泻之。
火	攻于目睛为痛，用黄连、栀子泻之。
酒	攻于目睛为痛，用黄连、木蜜解之。
食	攻于目睛为痛，用黄连泻之。
蛊	攻于目睛为痛，用蘘荷解之。
毒	攻于目睛为痛，用甘草、犀角、地浆解之。
怒	攻于目睛为痛，用夏枯草散之。
痰	攻于目睛为痛，用天花粉消之。
色	攻于目睛为痛，用枸杞子滋之。

劳	攻于目睛为痛，用麦门冬清之。

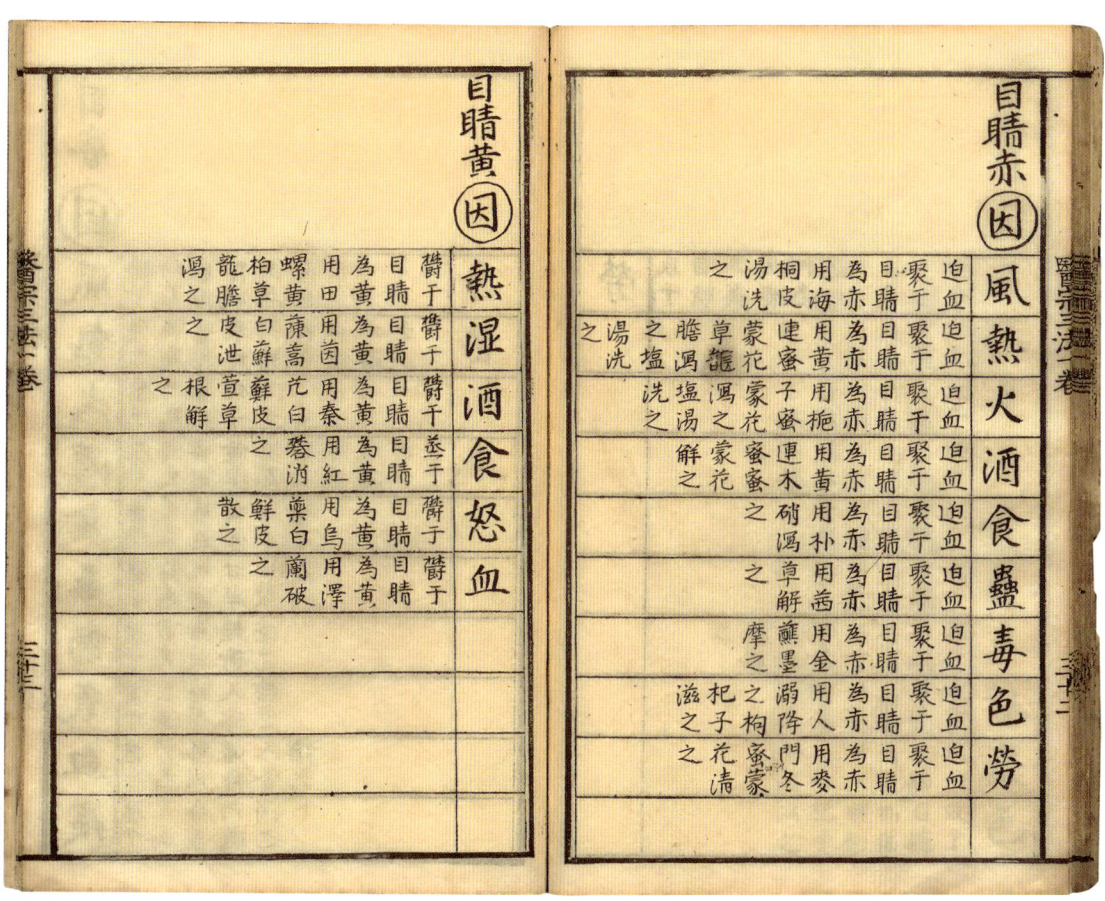

目睛赤 (因)	
风	迫血聚于目睛为赤，用海桐皮汤洗之。
热	迫血聚于目睛为赤，用黄连、密蒙花、草龙胆泻之，盐汤洗之。
火	迫血聚于目睛为赤，用栀子、密蒙花泻之，盐汤洗之。
酒	迫血聚于目睛为赤，用黄连、木蜜、密蒙花解之。
食	迫血聚于目睛为赤，用朴硝泻之。
蛊	迫血聚于目睛为赤，用茜草解之。
毒	迫血聚于目睛为赤，用金醮墨摩之。
色	迫血聚于目睛为赤，用人溺降之，枸杞子滋之。
劳	迫血聚于目睛为赤，用麦门冬、密蒙花清之。

目睛黄 (因)	
热	郁于目睛为黄，用田螺、黄柏、草龙胆泻之。
湿	郁于目睛为黄，用茵陈蒿、白鲜皮泄之。
酒	郁于目睛为黄，用秦艽、白鲜皮、萱草根解之。
食	蒸于目睛为黄，用红矾消之。
怒	郁于目睛为黄，用乌药、白鲜皮散之。
血	郁于目睛为黄，用泽兰破之。

目昏㈤	
风	壅于目为昏,用防风、荆芥、薄荷散之。
热	壅于目为昏,用草龙胆、枸杞子、井花水清之。
火	壅于目为昏,用栀子泻之。
酒	壅于目为昏,用黄连、木蜜解之,井花水清之。
食	壅于目为昏,用黄连、甘草解之。
毒	壅于目为昏,用甘草、地浆解之。
怒	壅于目为昏,用槟榔坠之。
气	虚于目为昏,用人参补之。
血	虚于目为昏,用当归、人参补之。
痰	壅于目为昏,用荆沥消之。

色	虚于目为昏,用枸杞子滋之。
劳	炎于目为昏,用麦门冬清之。
津	亡于目为昏,用人参、芍药生之。
屎	蒸于目为昏,用蜜煎猪胆导之,大黄下之。

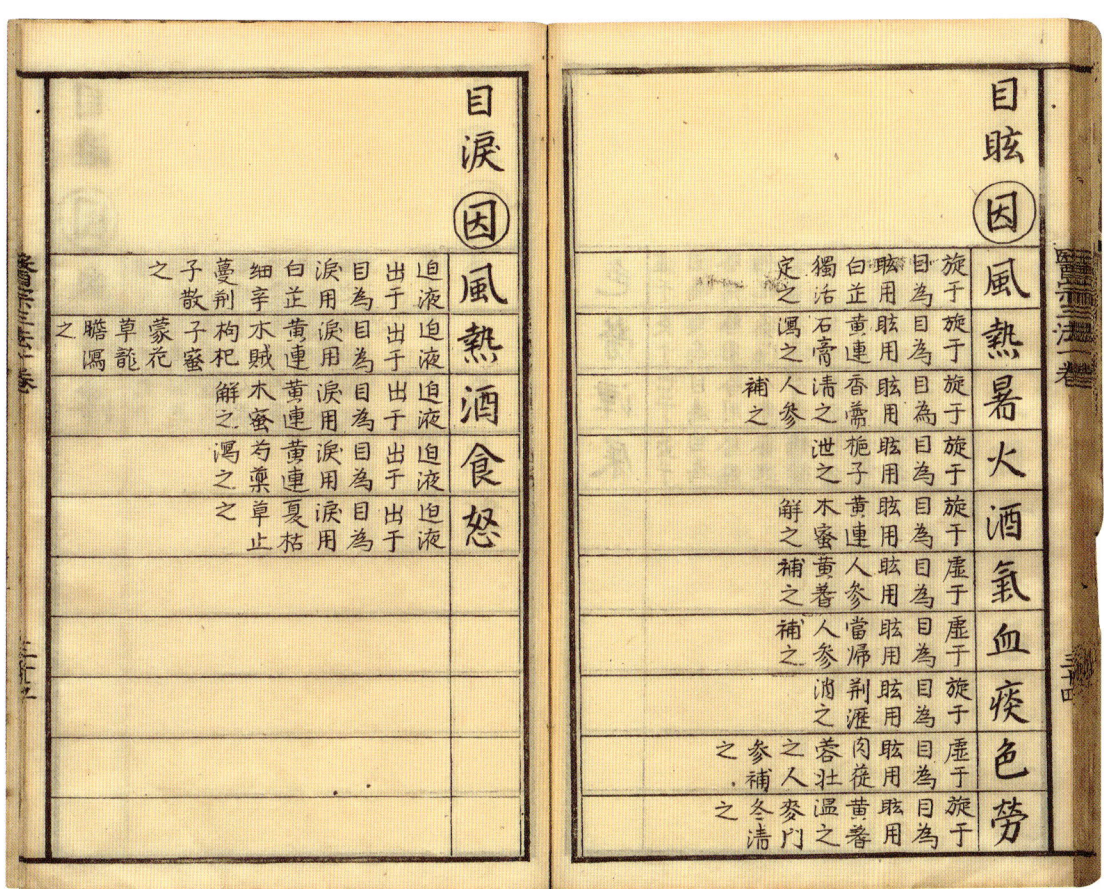

目眩 因	
风	旋于目为眩，用白芷、独活定之。
热	旋于目为眩，用黄连、石膏泻之。
暑	旋于目为眩，用香薷清之，人参补之。
火	旋于目为眩，用栀子泄之。
酒	旋于目为眩，用黄连、木蜜解之。
气	虚于目为眩，用人参、黄耆补之。
血	虚于目为眩，用当归、人参补之。
痰	旋于目为眩，用荆沥消之。
色	虚于目为眩，用肉苁蓉壮之，人参补之。
劳	旋于目为眩，用黄耆温之，麦门冬清之。

目泪 因	
风	迫液出于目为泪，用白芷、细辛、蔓荆子散之。
热	迫液出于目为泪，用黄连、木贼、枸杞子、密蒙花、草龙胆泻之。
酒	迫液出于目为泪，用黄连、木蜜解之。
食	迫液出于目为泪，用黄连、芍药泻之。
怒	迫液出于目为泪，用夏枯草止之。

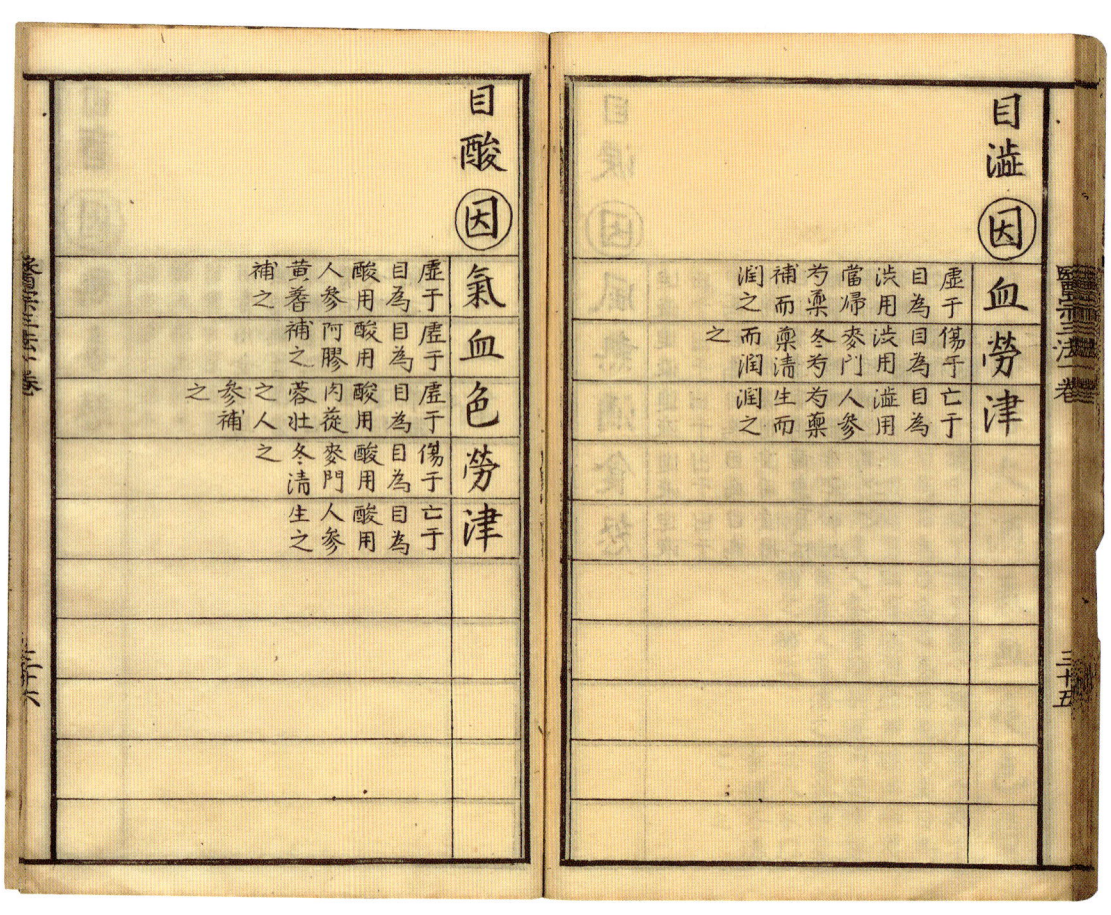

目涩 因	
血	虚于目为涩，用当归、芍药补而润之。
劳	伤于目为涩，用麦门冬、芍药清而润之。
津	亡于目为涩，用人参、芍药生而润之。

目酸 因	
气	虚于目为酸，用人参、黄耆补之。
血	虚于目为酸，用阿胶补之。
色	虚于目为酸，用肉苁蓉壮之，人参补之。
劳	伤于目为酸，用麦门冬清之。
津	亡于目为酸，用人参生之。

目盲 因	
热	蔽于瞳为目盲，用青鱼胆、乌贼骨、石决明开之。
毒	蔽于瞳为目盲，用金蘸墨摩之。
怒	蔽于瞳为目盲，用乌药、苍术、白豆蔻、夏枯草散之。

目陷 因	
气	虚于目为陷，用人参补之。
血	虚于目为陷，用阿胶、当归补之。
津	亡于目为陷，用人参补之。

目瞑 因

| 血 | 奔于目为瞑，用莱菔汁、人溺降之。 |

眼黑 因

| 血 | 贯于睛为眼黑，用五灵脂破之。 |

眼斜 因	
风	引于脉为眼斜，用鳝血、蓖麻贴之，蠡鱼、全蝎正之。

睛凸 因	
怒	胀于目为睛凸，用羌活散之。

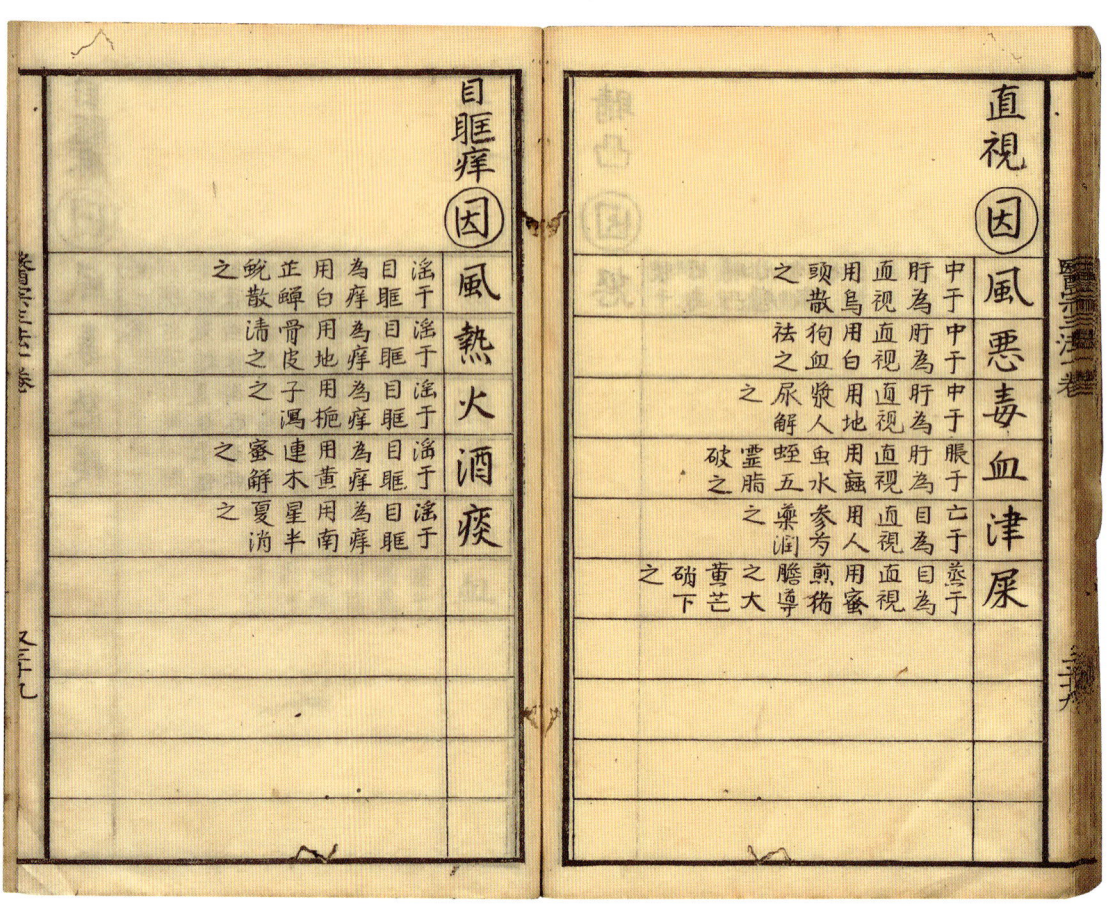

直视 因	
风	中于肝为直视，用乌头散之。
恶	中于肝为直视，用白狗血祛之。
毒	中于肝为直视，用地浆、人尿解之。
血	胀于肝为直视，用虻虫、水蛭、五灵脂破之。
津	亡于目为直视，用人参、芍药润之。
屎	蒸于目为直视，用蜜煎猪胆导之，大黄、芒硝下之。

目眶痒 因	
风	淫于目眶为痒，用白芷、蝉蜕散之。
热	淫于目眶为痒，用地骨皮清之。
火	淫于目眶为痒，用栀子泻之。
酒	淫于目眶为痒，用黄连、木蜜解之。
痰	淫于目眶为痒，用南星、半夏消之。

目眶麻 因	
风	束于目眶气甦为麻，用芥子涂之。
毒	伤于目眶气甦为麻，用玉簪、芋叶擦之。
怒	逆于目眶气甦为麻，用乌药、木香散之。
痰	壅于目眶气甦为麻，用南星消之。

赤翳 因	
热	迫肉遮于睛为赤翳，用石蟹、真珠、青鱼胆、乌贼骨、石决明退之。
火	迫肉遮于睛为赤翳，用艾熏，黄连、鸡清浸汁点之。
酒	迫肉遮于睛为赤翳，用黄连、蜂蜜、羊胆点之。
食	迫肉遮于睛为赤翳，用甘草、黄连、密蒙花泻之。
毒	迫肉遮于睛为赤翳，用石蟹解之。
血	遮于睛为翳，用珊瑚、琥珀消之。

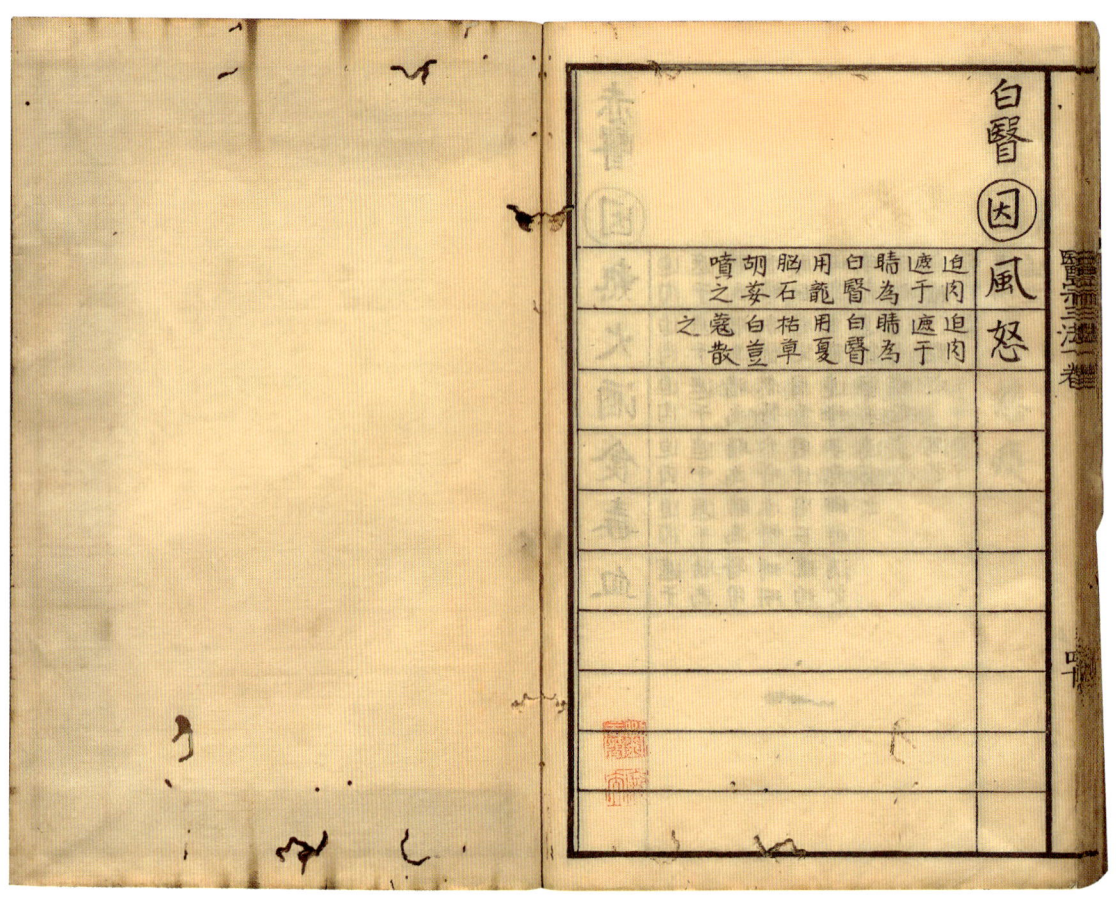

白翳 因	
风	迫肉遮于睛为白翳，用龙脑、石胡荽喷之。
怒	迫肉遮于睛为白翳，用夏枯草、白豆蔻散之。

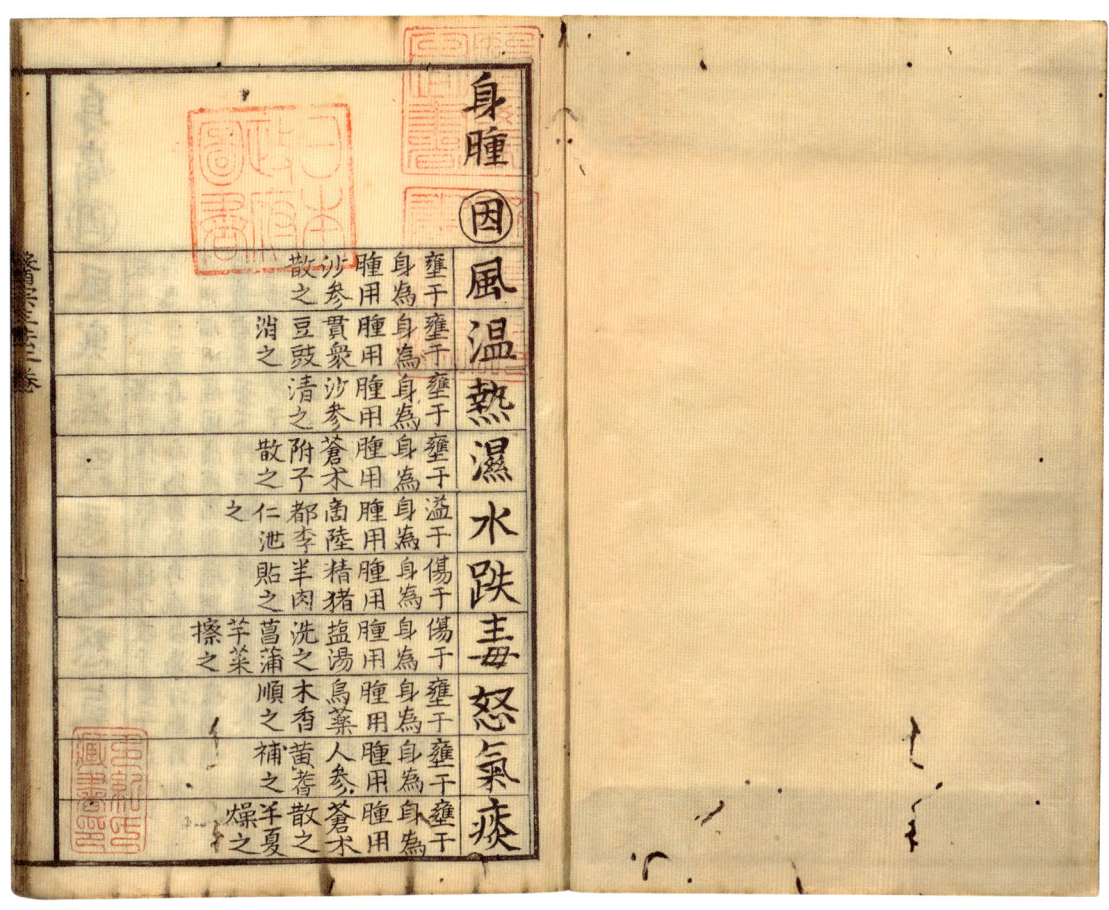

身肿因	
风	壅于身为肿，用沙参散之。
温	壅于身为肿，用贯众、豆豉消之。
热	壅于身为肿，用沙参清之。
湿	壅于身为肿，用苍术、附子散之。
水	溢于身为肿，用商陆、郁李仁[1]泄之。
跌	伤于身为肿，用精猪羊肉贴之。
毒	伤于身为肿，用盐汤洗之，菖蒲、芋叶[2]擦之。
怒	壅于身为肿，用乌药、木香顺之。
气	壅于身为肿，用人参、黄耆补之。
痰	壅于身为肿，用苍术散之，半夏燥之。

---

[1]郁李仁：原作"都李仁"，据中药名改。本书"郁李仁""都李仁"混用，以下迳改，不另出注。
[2]芋叶：原作"芋菜"，据前文"菖蒲、玉簪、芋叶擦之"文例改。

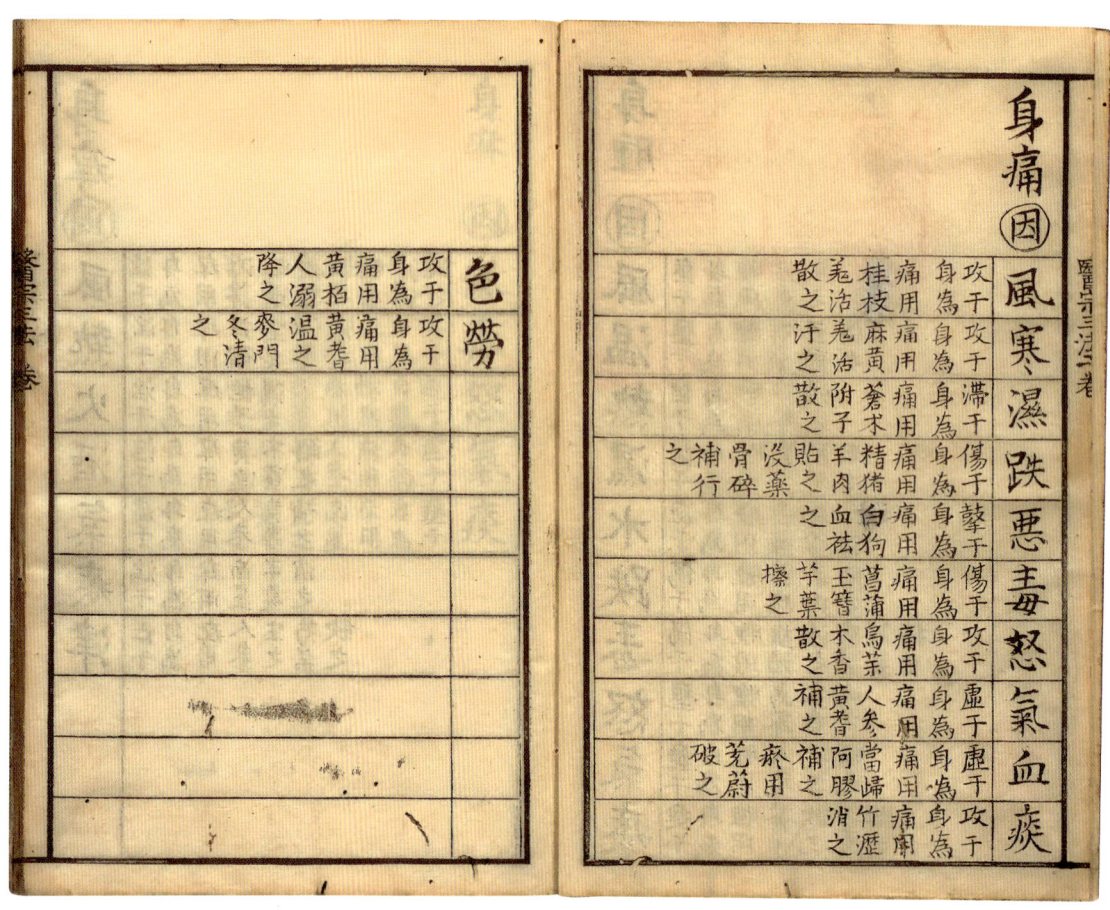

身痛(因)	
风	攻于身为痛,用桂枝、羌活散之。
寒	攻于身为痛,用麻黄、羌活汗之。
湿	滞于身为痛,用苍术、附子散之。
跌	伤于身为痛,用精猪羊肉贴之,没药、骨碎补行之。
恶	击于身为痛,用白狗血祛之。
毒	伤于身为痛,用菖蒲、玉簪、芋叶擦之。
怒	攻于身为痛,用乌药、木香散之。
气	虚于身为痛,用人参、黄耆补之。
血	虚于身为痛,用当归、阿胶补之,瘀用茺蔚破之。
痰	攻于身为痛,用竹沥消之。

色	攻于身为痛,用黄柏、人溺降之。
劳	攻于身为痛,用黄耆温之,麦门冬清之。

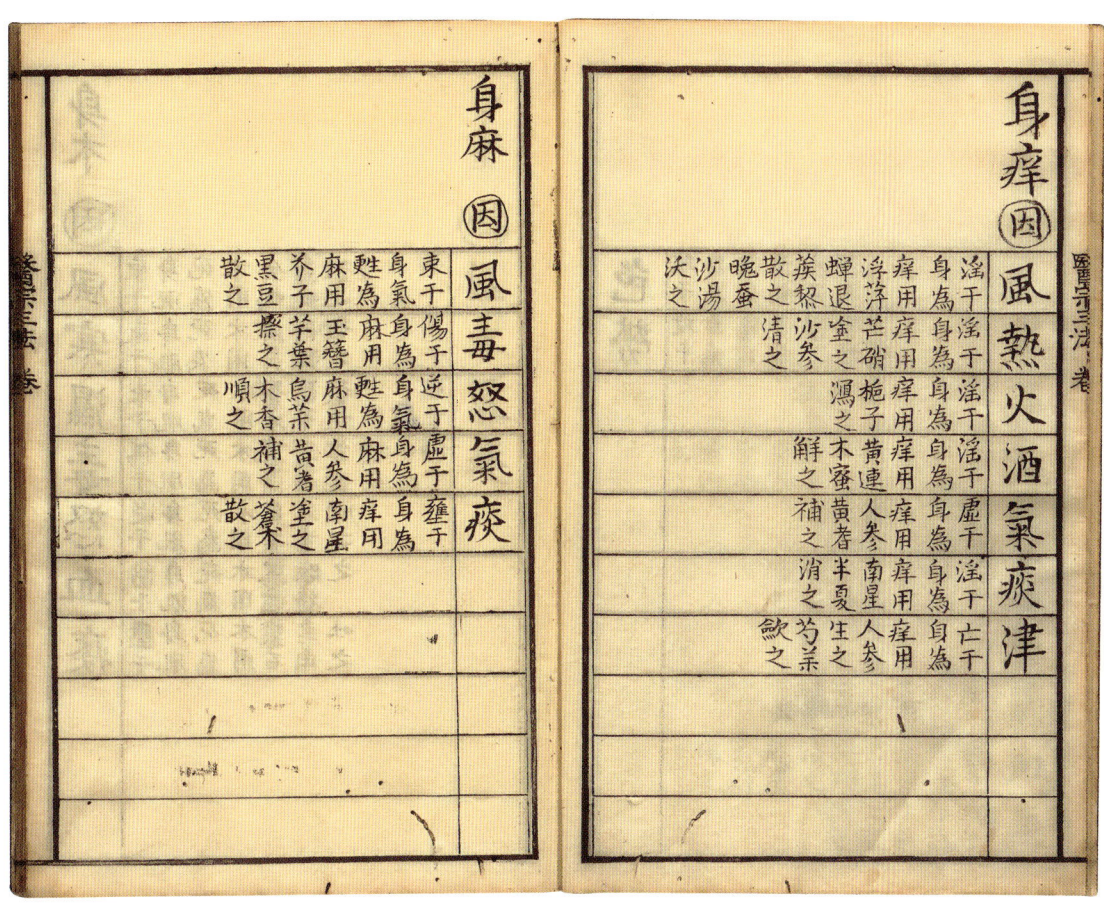

身痒因	
风	淫于身为痒，用浮萍、蝉蜕、蒺藜散之，晚蚕砂汤沃之。
热	淫于身为痒，用芒硝涂之，沙参清之。
火	淫于身为痒，用栀子泻之。
酒	淫于身为痒，用黄连、木蜜解之。
气	虚于身为痒，用人参、黄耆补之。
痰	淫于身为痒，用南星、半夏消之。
津	亡于身为痒，用人参生之，芍药敛之。

身麻因	
风	束于身气甦为麻，用芥子、黑豆散之。
毒	伤于身为麻，用玉簪、芋叶擦之。
怒	逆于身气甦为麻，用乌药、木香顺之。
气	虚于身为麻，用人参、黄耆补之。
痰	壅于身为痒①，用南星涂之，苍术散之。

①痒：疑为"麻"之误。

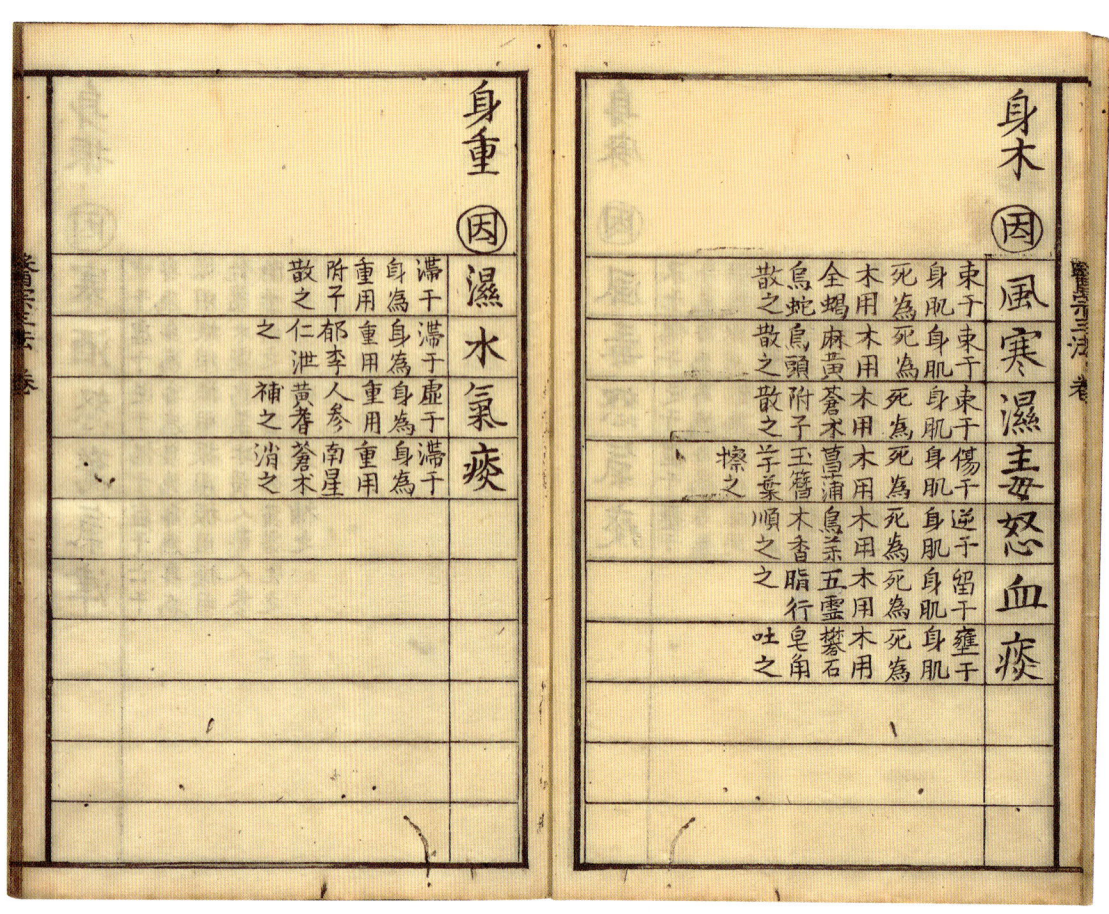

身木㘉	
风	束于身肌死为木，用全蝎、乌蛇散之。
寒	束于身肌死为木，用麻黄、乌头散之。
湿	束于身肌死为木，用苍术、附子散之。
毒	伤于身肌死为木，用菖蒲、玉簪、芋叶擦之。
怒	逆于身肌死为木，用乌药、木香顺之。
血	留于身肌死为木，用五灵脂行之。
痰	壅于身肌死为木，用矾石、皂角吐之。

身重㘉	
湿	滞于身为重，用附子散之。
水	滞于身为重，用郁李仁泄之。
气	虚于身为重，用人参、黄耆补之。
痰	滞于身为重，用南星、苍术消之。

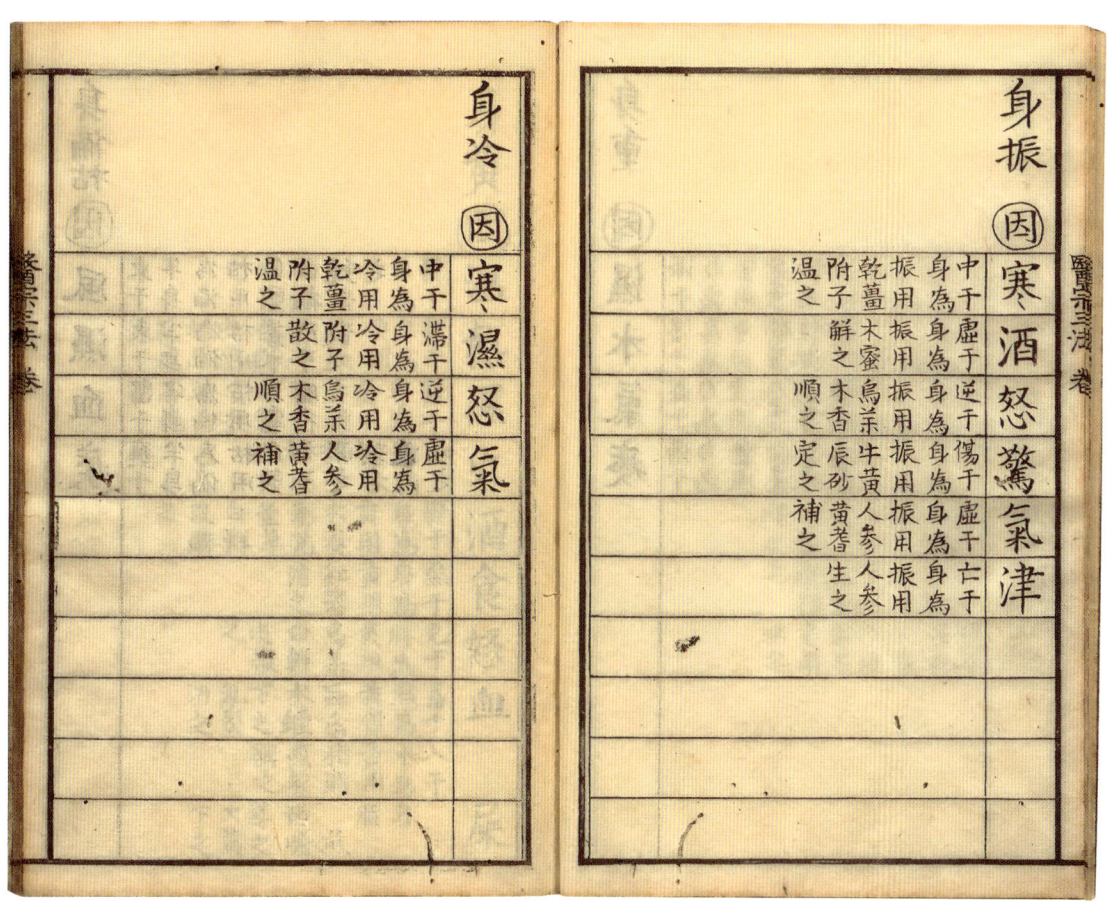

身振因	
寒	中于身为振，用干姜、附子温之。
酒	虚于身为振，用木蜜解之。
怒	逆于身为振，用乌药、木香顺之。
惊	伤于身为振，用牛黄、辰砂定之。
气	虚于身为振，用人参、黄耆补之。
津	亡于身为振，用人参生之。

身冷因	
寒	中于身为冷，用干姜、附子温之。
湿	滞于身为冷，用附子散之。
怒	逆于身为冷，用乌药、木香顺之。
气	虚于身为冷，用人参、黄耆补之。

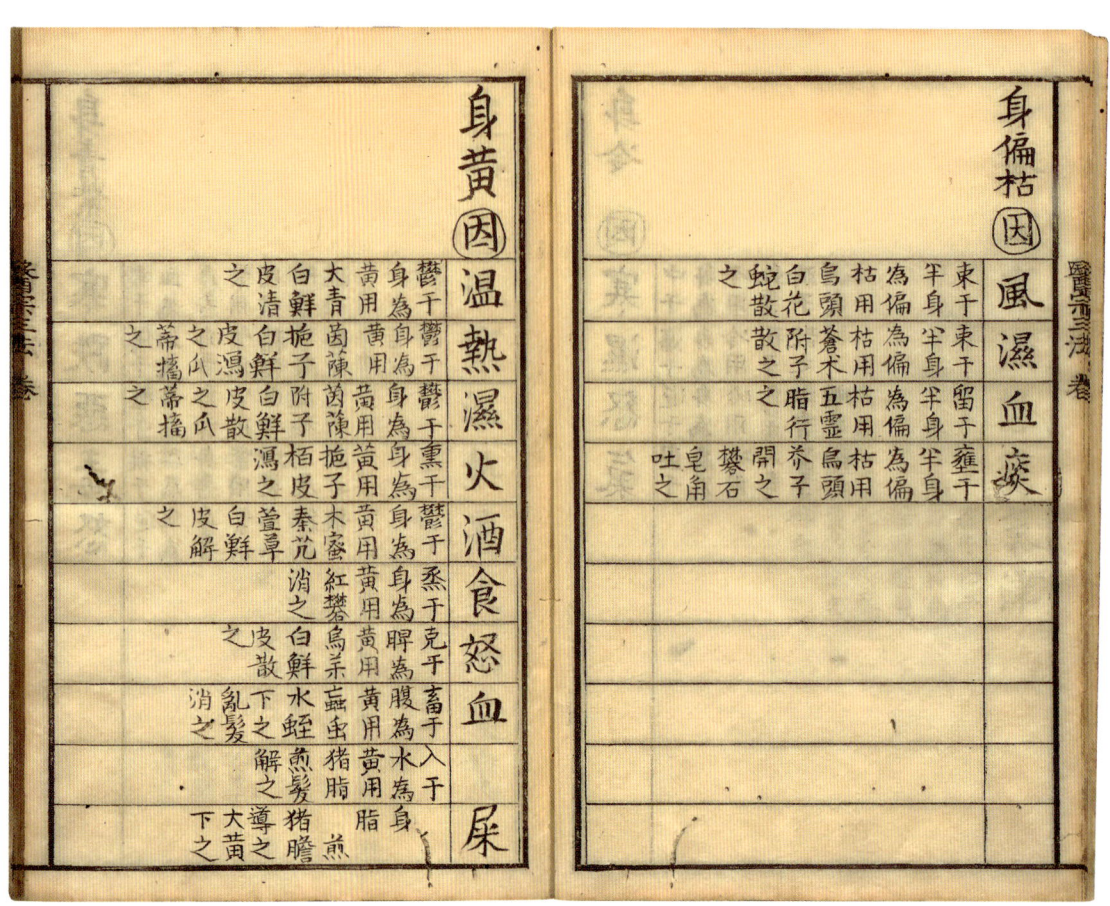

身偏枯因	
风	束于半身为偏枯，用乌头、白花蛇散之。
湿	束于半身为偏枯，用苍术、附子散之。
血	留于半身为偏枯，用五灵脂行之。
痰	壅于半身为偏枯，用乌头、芥子开之，矾石、皂角吐之。

身黄因	
温	郁于身为黄，用大青、白鲜皮清之。
热	郁于身为黄，用茵陈、栀子、白鲜皮泻之，瓜蒂搐之。
湿	郁于身为黄，用茵陈、附子、白鲜皮散之，瓜蒂搐之。
火	熏于身为黄，用栀子、柏皮泻之。
酒	郁于身为黄，用木蜜、秦艽、萱草、白鲜皮解之。
食	蒸于身为黄，用红矾消之。
怒	克于脾为黄，用乌药、白鲜皮散之。
血	蓄于腹为黄，用虻虫、水蛭下之，乱发消之。
□①	入于水为黄，用猪脂煎发解之。
屎	□□身□脂为黄②，煎猪胆导之，大黄下之。

①□：底本阙字，似脱"燥"字。
②为黄：此二字原无，据体例补。

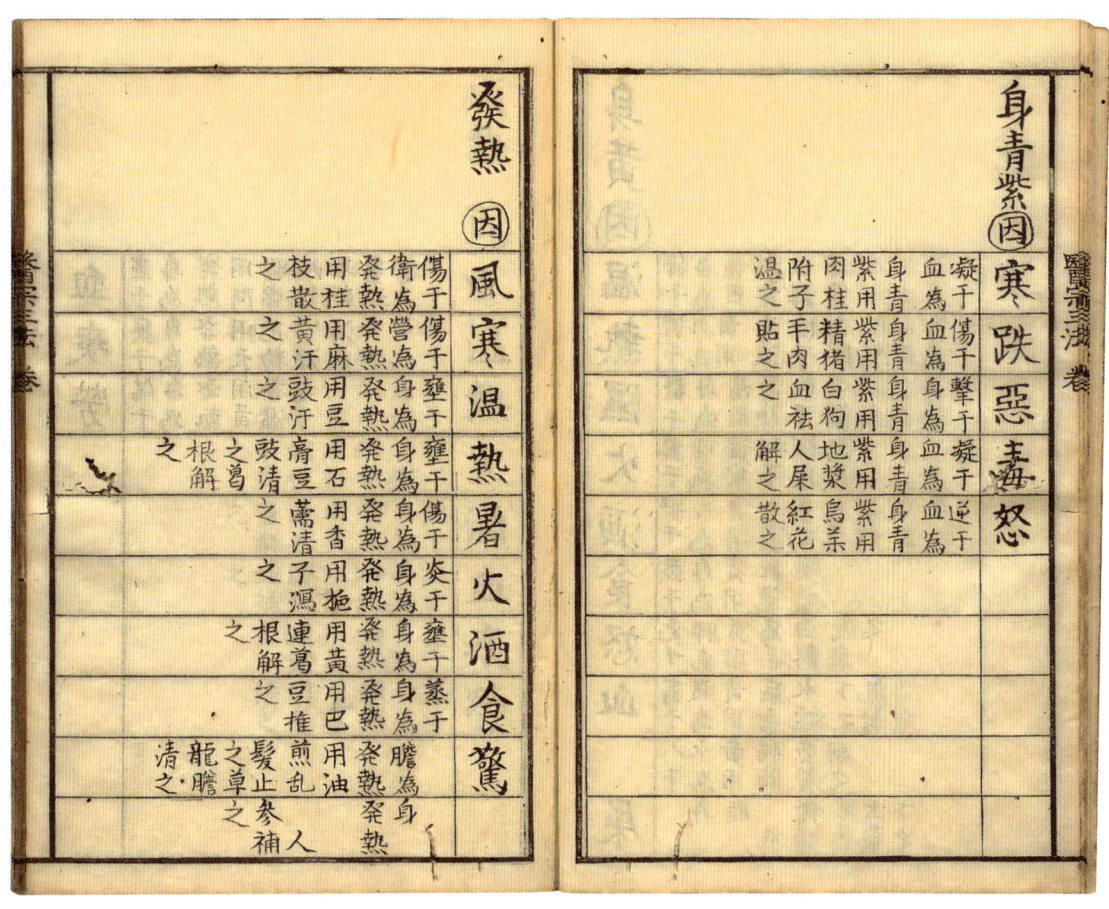

身青紫（因）	
寒	凝于血为身青紫，用肉桂、附子温之。
跌	伤于血为身青紫，用精猪羊肉贴之。
恶	击于身为身青紫，用白狗血祛之。
毒	凝于血为身青紫，用地浆、人屎解之。
怒	逆于血为身青紫，用乌药、红花散之。

发热（因）	
风	伤于卫为发热，用桂枝散之。
寒	伤于营为发热，用麻黄汗之。
温	壅于身为发热，用豆豉汗之。
热	壅于身为发热，用石膏、豆豉清之，葛根解之。
暑	伤于身为发热，用香薷清之。
火	炎于身为发热，用栀子泻之。
酒	壅于身为发热，用黄连、葛根解之。
食	蒸于身为发热，用巴豆推之。
惊	□□胆为发热，用油煎乱发止之，草龙胆清之。
□	□□身□发热，□□□人参补之。

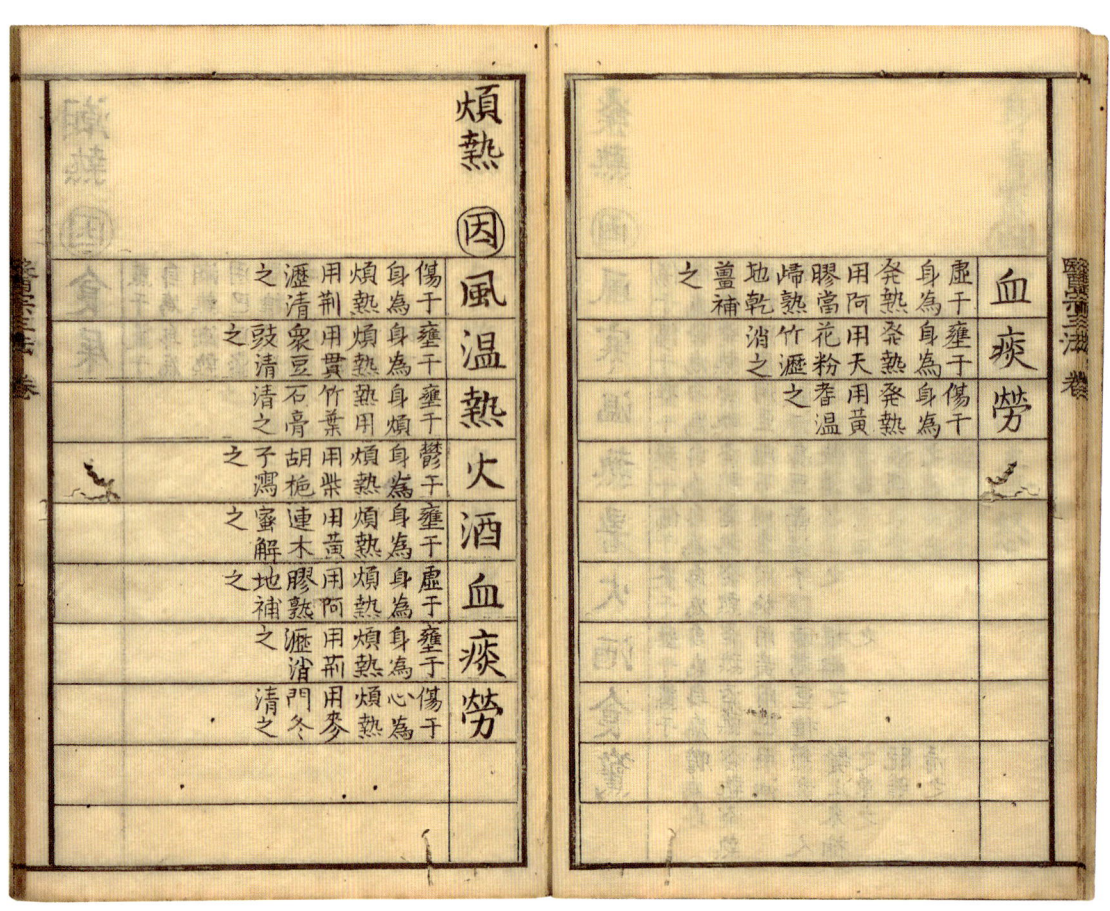

血	虚于身为发热，用阿胶、当归、熟地、干姜补之。
痰	壅于身为发热，用天花粉、竹沥消之。
劳	伤于身为发热，用黄耆温之。

烦热因	
风	伤于身为烦热，用荆沥清之。
温	壅于身为烦热，用贯众、豆豉清之。
热	壅于身为烦热，用竹叶、石膏清之。
火	郁于身为烦热，用柴胡、栀子泻之。
酒	壅于身为烦热，用黄连、木蜜解之。
血	虚于身为烦热，用阿胶、熟地补之。
痰	壅于身为烦热，用荆沥消之。
劳	伤于心为烦热，用麦门冬清之。

潮热(因)	
食	蒸于身为潮热，用巴豆推之。
屎	蒸于身为潮热，用蜜煎猪胆导之，大黄、芒硝下之。

暮热(因)	
食	蒸于身为暮热，用巴豆推之。
惊	伤于胆为暮热，用蝉蜕利之。
血	虚于身为暮热，用阿胶、熟地补之。
色	虚于身为暮热，用知母泻之。
劳	伤于身为暮热，用黄耆温之。
虫	蚀于髓为暮热，用青蒿杀之。

盗热因	
血	虚于荣为盗热，用阿胶、熟地补之。
劳	伤于卫为盗热，用黄耆温之；伤于心，用麦门冬、地骨皮清之。

寒热因	
风	与正争为寒热，用柴胡、桂枝散之。
寒	与正争为寒热，用柴胡、干姜温之。
温	与正争为寒热，用柴胡、豆豉清之。
热	与正争为寒热，用柴胡、黄芩和之。
暑	与正争为寒热，用香薷清之。
湿	与正争为寒热，用苍术、附子散之。
火	与正争为寒热，用栀子泻之。
酒	与正争为寒热，用黄连、木蜜解之。
食	与正争为寒热，用巴豆推①之。
跌	□□瘀为②寒热，用五灵脂行之。

①推：底本阙字，据前文"用巴豆推之"文例补。
②为：原无，据体例补。

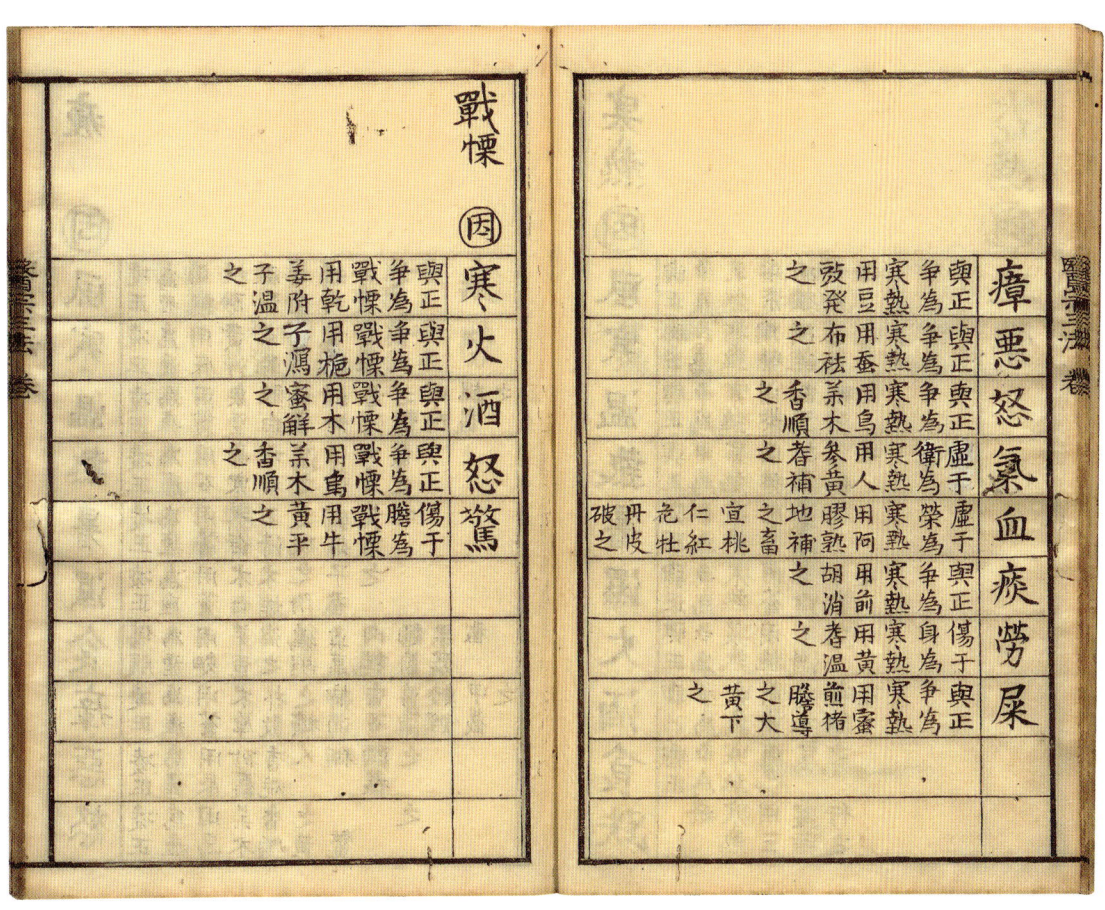

瘅	与正争为寒热，用豆豉发之。
恶	与正争为寒热，用蚕布祛之。
怒	与正争为寒热，用乌药、木香顺之。
气	虚于卫为寒热，用人参、黄耆补之。
血	虚于荣为寒热，用阿胶、熟地补之；蓄宜桃仁、红花、牡丹皮破之。
痰	与正争为寒热，用前胡消之。
劳	伤于身为寒热，用黄耆温之。
屎	与正争为寒热，用蜜煎猪胆导之，大黄下之。

战栗 因	
寒	与正争为战栗，用干姜、附子温之。
火	与正争为战栗，用栀子泻之。
酒	与正争为战栗，用木蜜解之。
怒	与正争为战栗，用乌药、木香顺之。
惊	伤于胆为战栗，用牛黄平之。

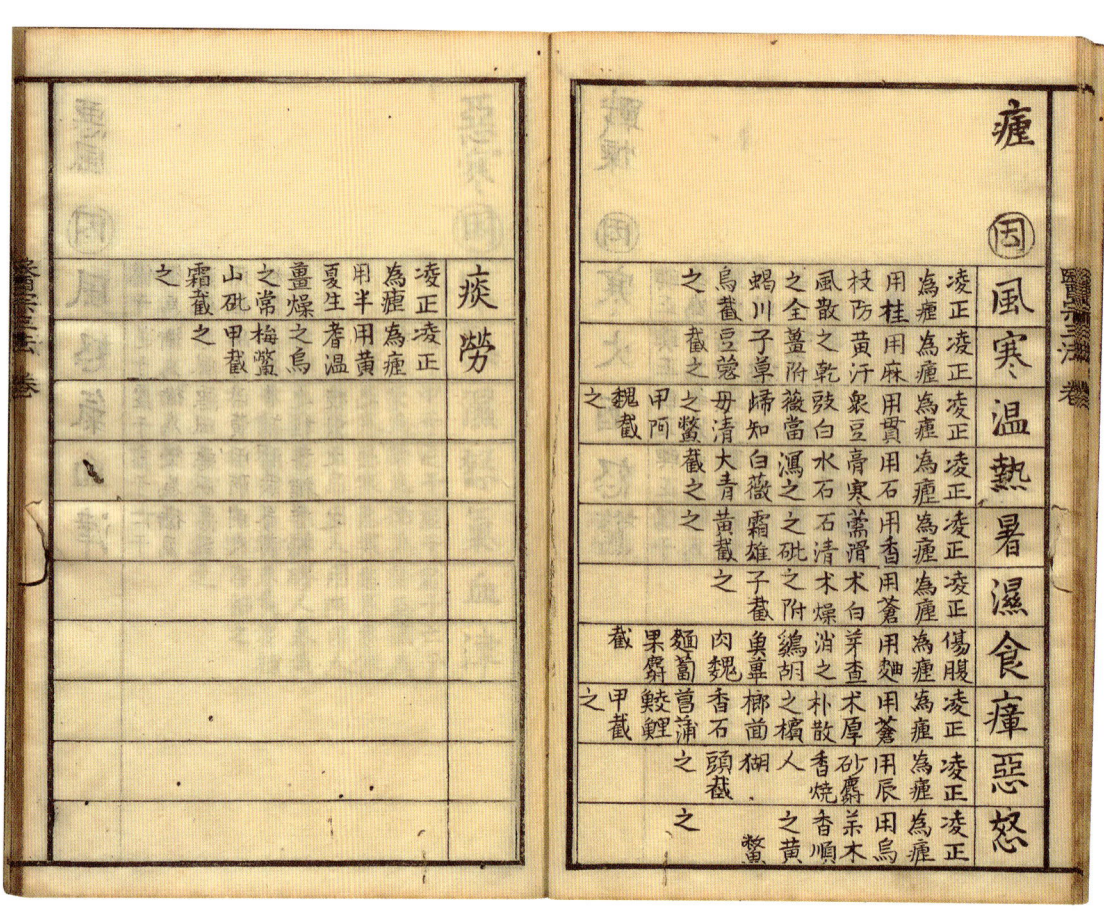

疟因	
风	凌正为疟，用桂枝、防风散之，全蝎、川乌截之。
寒	凌正为疟，用麻黄汗之，干姜、附子、草豆蔻截之。
温	凌正为疟，用贯众、豆豉、白薇、当归、知母清之，鳖甲、阿魏截之。
热	凌正为疟，用石膏、寒水石泻之，白薇、大青截之。
暑	凌正为疟，用香薷、滑石清之，砒霜、雄黄截之。
湿	凌正为疟，用苍术、白术燥之，附子截之。
食	伤腹为疟，用曲、芽、楂消之，鸡、胡、鱼、荤、肉、魏、面、卜、果、麝截。
瘴	凌正为疟，用苍术、厚朴散之，槟榔、茴香、石菖蒲、鲛鲤甲截之。
恶	凌正为疟，用辰砂、麝香烧人□猢□头截之。
怒	凌正为疟，用乌药、木香顺之，黄□鳖□□□之。

痰	凌正为疟，用半夏、生姜燥之，常山、砒霜截之。
劳	凌正为疟，用黄耆温之，乌梅、鳖甲截之。

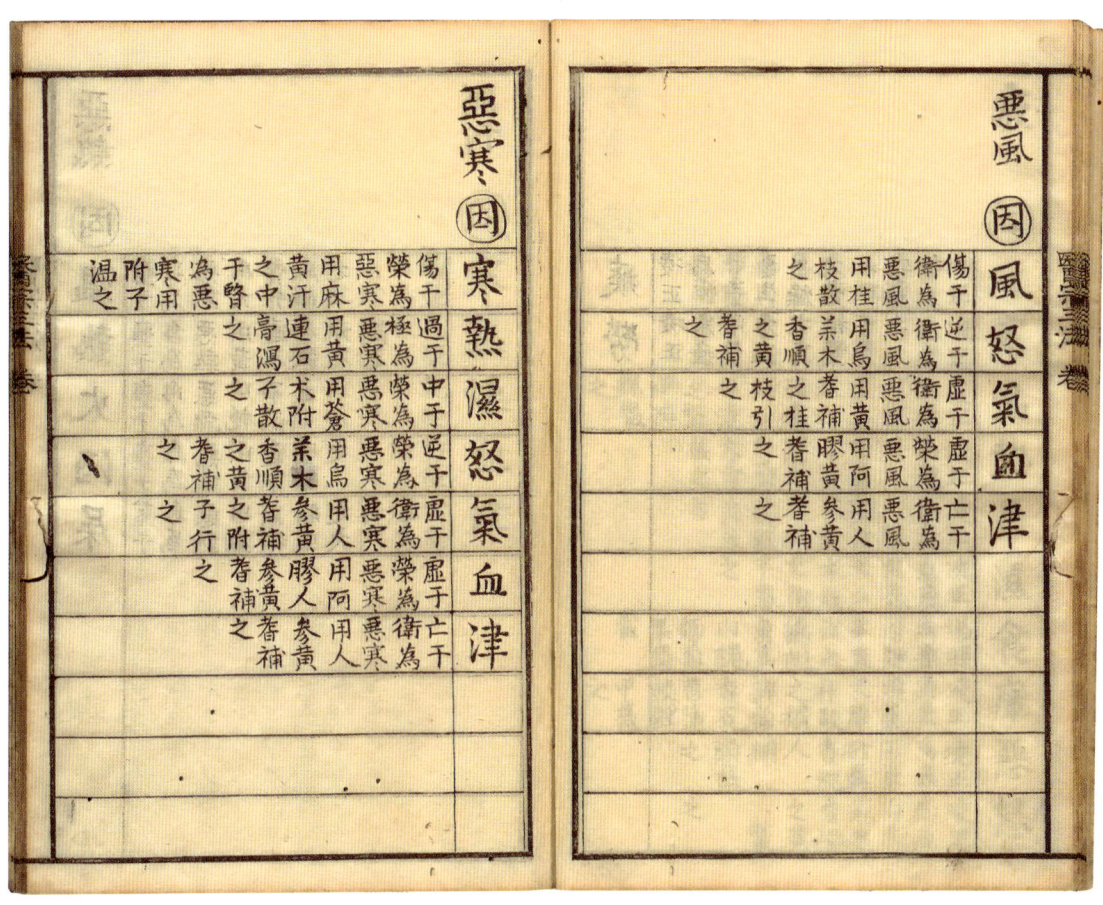

恶风(因)	
风	伤于卫为恶风,用桂枝散之。
怒	逆于卫为恶风,用乌药、木香顺之,黄耆补之。
气	虚于卫为恶风,用黄耆补之,桂枝引之。
血	虚于荣为恶风,用阿胶、黄耆补之。
津	亡于卫为恶风,用人参、黄耆补之。

恶寒(因)	
寒	伤于荣为恶寒,用麻黄汗之;中于肾为恶寒,用附子温之。
热	过于极为恶寒,用黄连、石膏泻之。
湿	中于荣为恶寒,用苍术、附子散之。
怒	逆于荣为恶寒,用乌药、木香顺之,黄耆补之。
气	虚于卫为恶寒,用人参、黄耆补之,附子行之。
血	虚于荣为恶寒,用阿胶、人参、黄耆补之。
津	亡于卫为恶寒,用人参、黄耆补之。

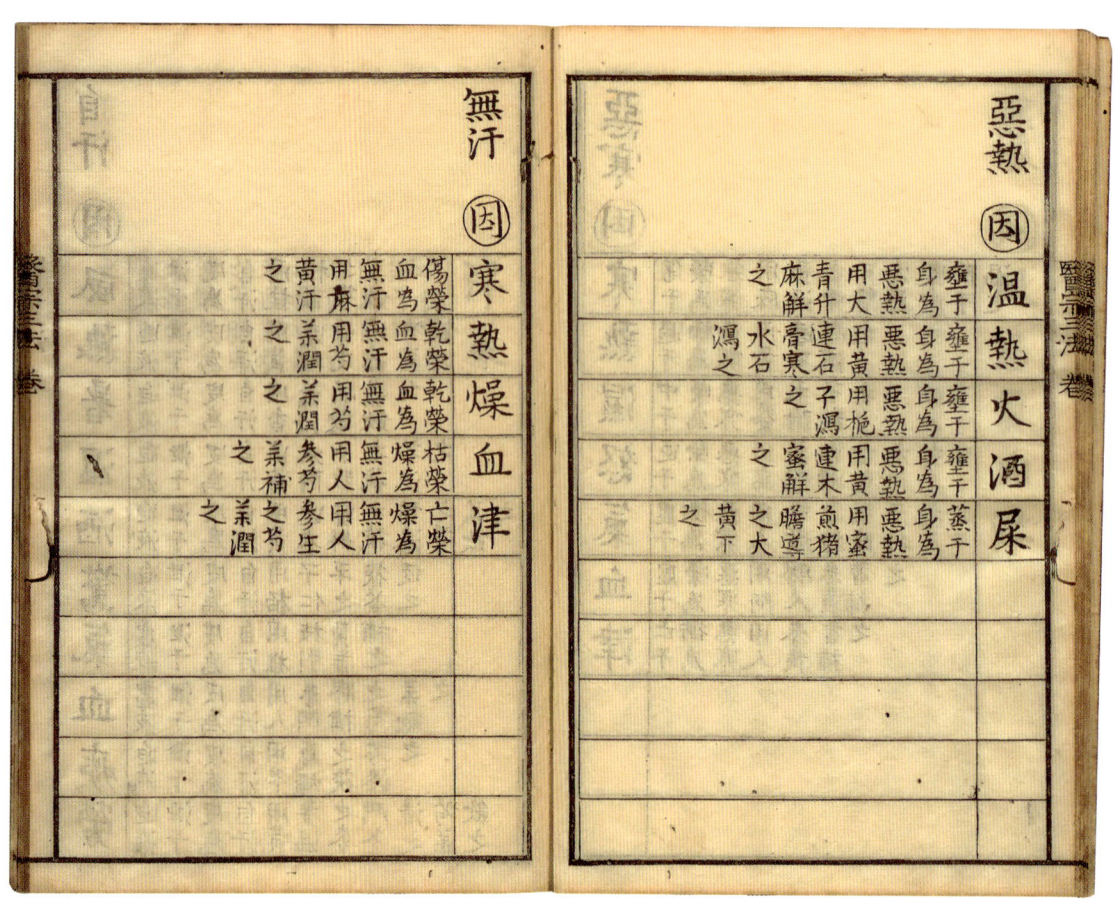

恶热 因	
温	壅于身为恶热,用大青、升麻解之。
热	壅于身为恶热,用黄连、石膏、寒水石泻之。
火	壅于身为恶热,用栀子泻之。
酒	壅于身为恶热,用黄连、木蜜解之。
屎	蒸于身为恶热,用蜜煎猪胆导之,大黄下之。

无汗 因	
寒	伤荣血为无汗,用麻黄汗之。
热	干荣血为无汗,用芍药润之。
燥	干荣血为无汗,用芍药润之。
血	枯荣燥为无汗,用人参、芍药补之。
津	亡荣燥为无汗,用人参生之,芍药润之。

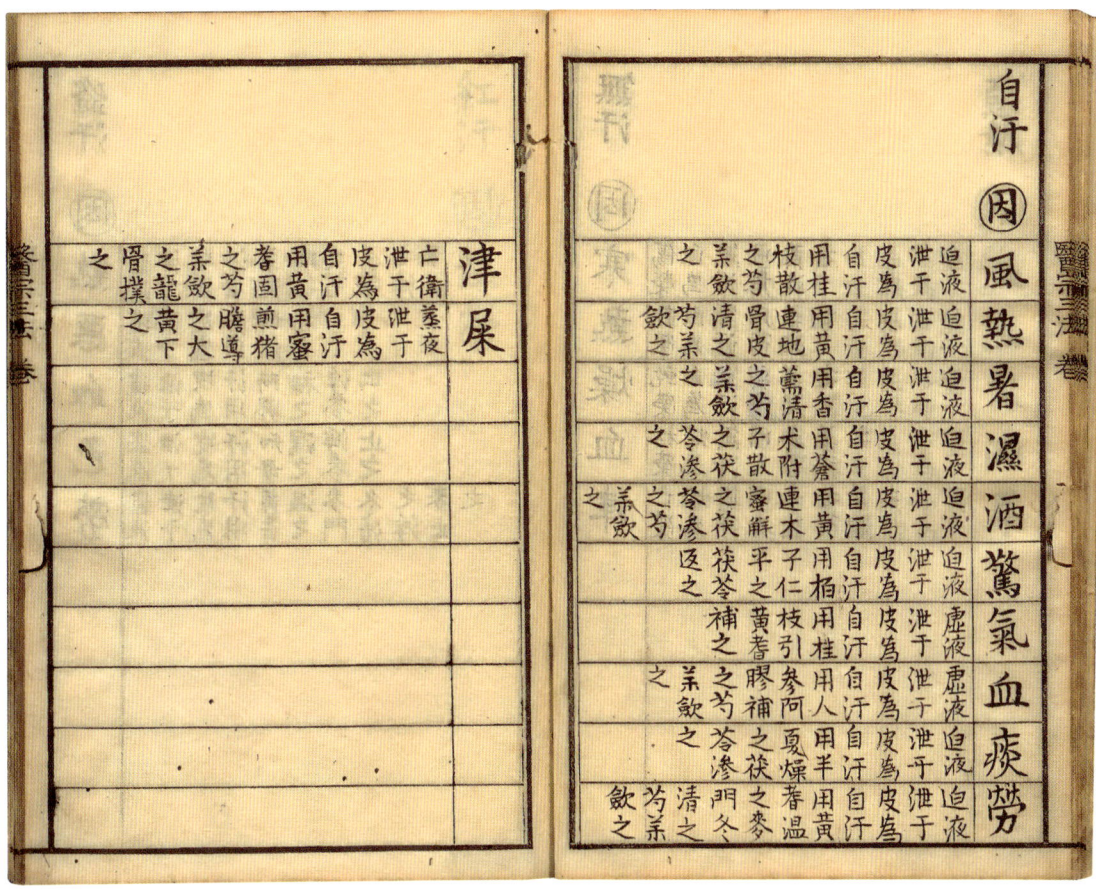

自汗因	
风	迫液泄于皮为自汗,用桂枝散之,芍药敛之。
热	迫液泄于皮为自汗,用黄连、地骨皮清之,芍药敛之。
暑	迫液泄于皮为自汗,用香薷清之,芍药敛之。
湿	迫液泄于皮为自汗,用苍术、附子散之,茯苓渗之。
酒	迫液泄于皮为自汗,用黄连、木蜜解之,茯苓渗之,芍药敛之。
惊	迫液泄于皮为自汗,用柏子仁平之,茯苓返之。
气	虚液泄于皮为自汗,用桂枝引,黄耆补之。
血	虚液泄于皮为自汗,用人参、阿胶补之,芍药敛之。
痰	迫液泄于皮为自汗,用半夏燥之,茯苓渗之。
劳	迫液泄于皮为自汗,用黄耆温之,麦门冬清之,芍药敛之。

津	亡卫泄于皮为自汗,用黄耆固之,芍药敛之,龙骨扑之。
屎	蒸液泄于皮为自汗,用蜜煎猪胆导之,大黄下之。

盗汗 因	
热	盗液泄于皮为汗，用草龙胆泻之，芍药敛之，浮麦止之。
恶	盗液泄于皮为汗，用獭肝祛之。
血	盗液泄于皮为汗，用阿胶补之，浮麦止之。
色	盗液泄于皮为汗，用知母泻之，浮麦止之。
劳	盗液泄于皮为汗，用黄耆温之，麦门冬清之，浮麦止之。

红汗 因	
热	迫血泄于皮为红汗，用黄连泻之，芍药敛之。
劳	迫血泄于皮为红汗，用麦门冬清之，芍药敛之。

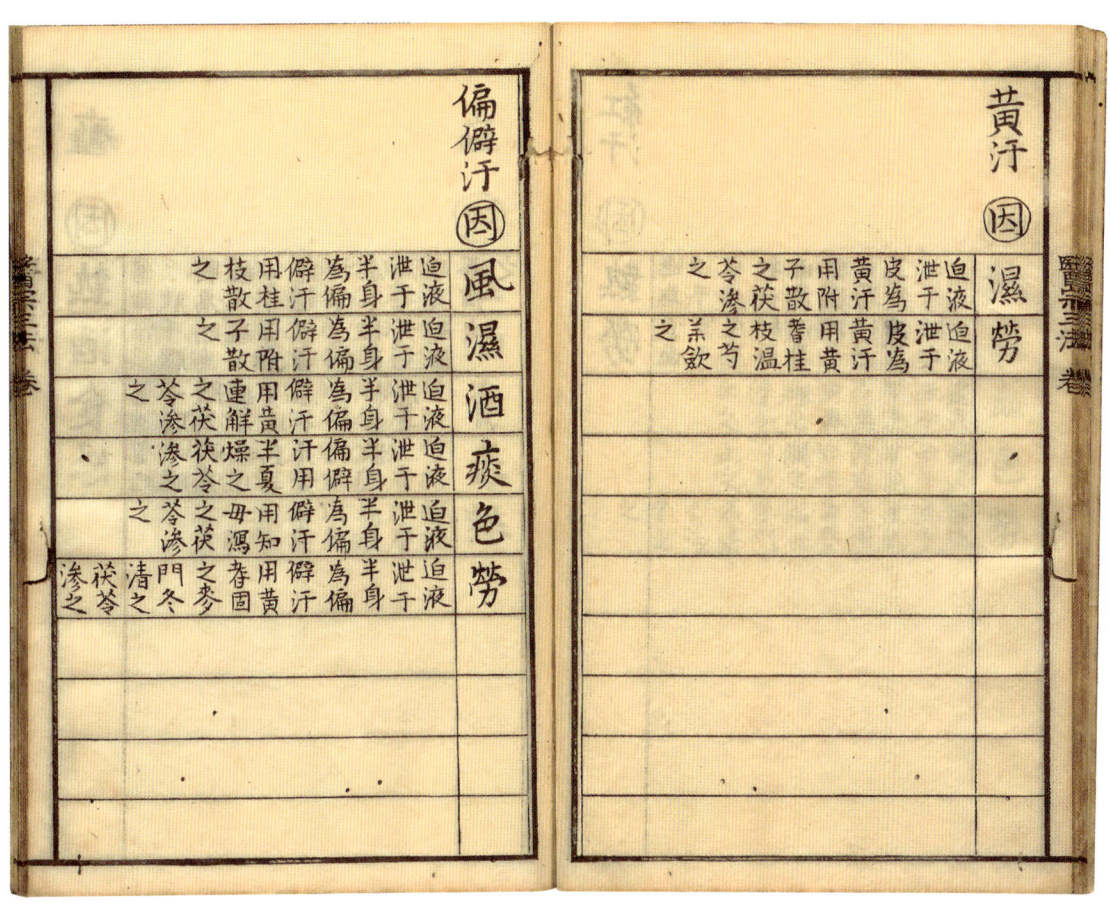

黄汗㊀	
湿	迫液泄于皮为黄汗，用附子散之，茯苓渗之。
劳	迫液泄于皮为黄汗，用黄耆、桂枝温之，芍药敛之。

偏僻汗㊀	
风	迫液泄于半身为偏僻汗，用桂枝散之。
湿	迫液泄于半身为偏僻汗，用附子散之。
酒	迫液泄于半身为偏僻汗，用黄连解之，茯苓渗之。
痰	迫液泄于半身为①偏僻汗，用半夏燥之，茯苓渗之。
色	迫液泄于半身为偏僻汗，用知母泻之，茯苓渗之。
劳	迫液泄于半身为偏僻汗，用黄耆固之，麦门冬清之，茯苓渗之。

①为：原无，据体例补。

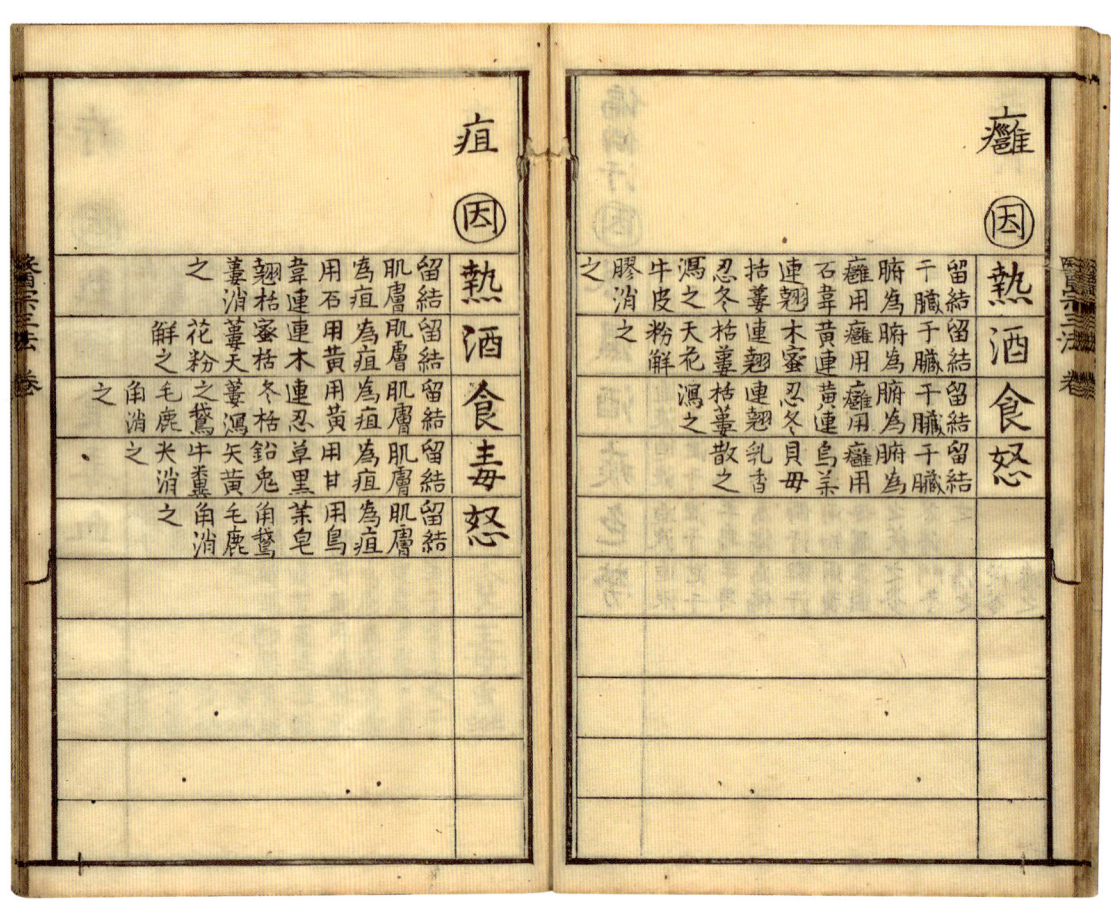

痈因	
热	留结于脏腑为痈，用石韦、连翘、栝楼、忍冬泻之，牛皮胶消之。
酒	留结于脏腑为痈，用黄连、木蜜、连翘、栝楼、天花粉解之。
食	留结于脏腑为痈，用黄连、忍冬、连翘、栝楼泻之。
怒	留结于脏腑为痈，用乌药、贝母、乳香散之。

疽因	
热	留结肌肤为疽，用石韦、连翘、栝楼消之。
酒	留结肌肤为疽，用黄连、木蜜、栝楼、天花粉解之。
食	留结肌肤为疽，用黄连、忍冬、栝楼泻之，鹅毛、鹿角消之。
毒	留结肌肤为疽，用甘草、黑豆、兔矢、黄牛粪尖消之。
怒	留结肌肤为疽，用乌药、皂角、鹅毛、鹿角消之。

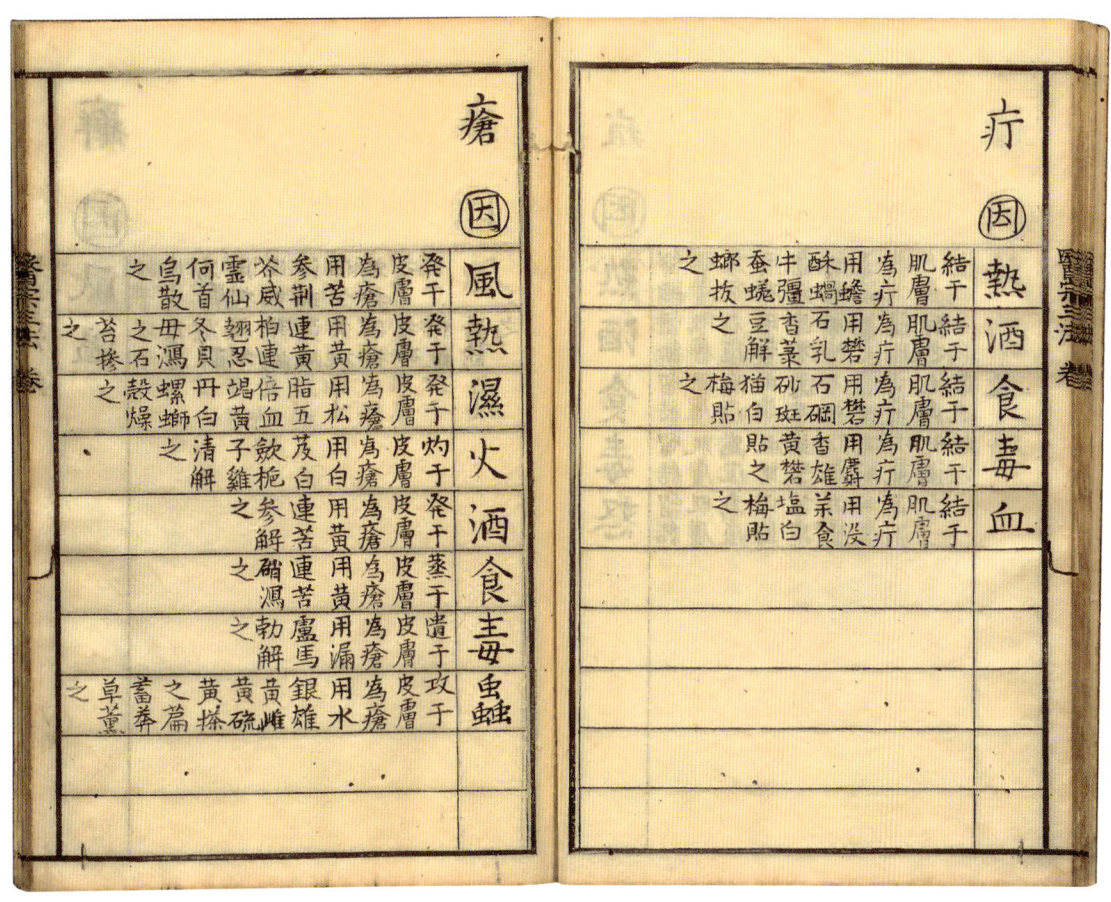

疔因	
热	结于肌肤为疔，用蟾酥、蜗牛、僵蚕、蜣螂拔之。
酒	结于肌肤为疔，用矾石、乳香、绿豆解之。
食	结于肌肤为疔，用矾石、硇砂、斑蝥、白梅贴之。
毒	结于肌肤为疔，用麝香、雄黄、矾贴之。
血	结于肌肤为疔，用没药、食盐、白梅贴之。

疮因	
风	发于皮肤为疮，用苦参、荆芥、威灵仙、何首乌散之。
热	发于皮肤为疮，用黄连、黄柏、连翘、忍冬、贝母泻之，石苔掺之。
湿	发于皮肤为疮，用松脂、五倍、血竭、黄丹、白螺蛳壳燥之。
火	灼于皮肤为疮，用白芨、白蔹、栀子、鸡清解之。
酒	发于皮肤为疮，用黄连、苦参解之。
食	蒸于皮肤为疮，用黄连、苦硝泻之。
毒	遗于皮肤为疮，用漏芦、马勃解之。
虫	攻于皮肤为疮，用水银、雄黄、雌黄、硫黄搽之，萹蓄、莽草熏之。

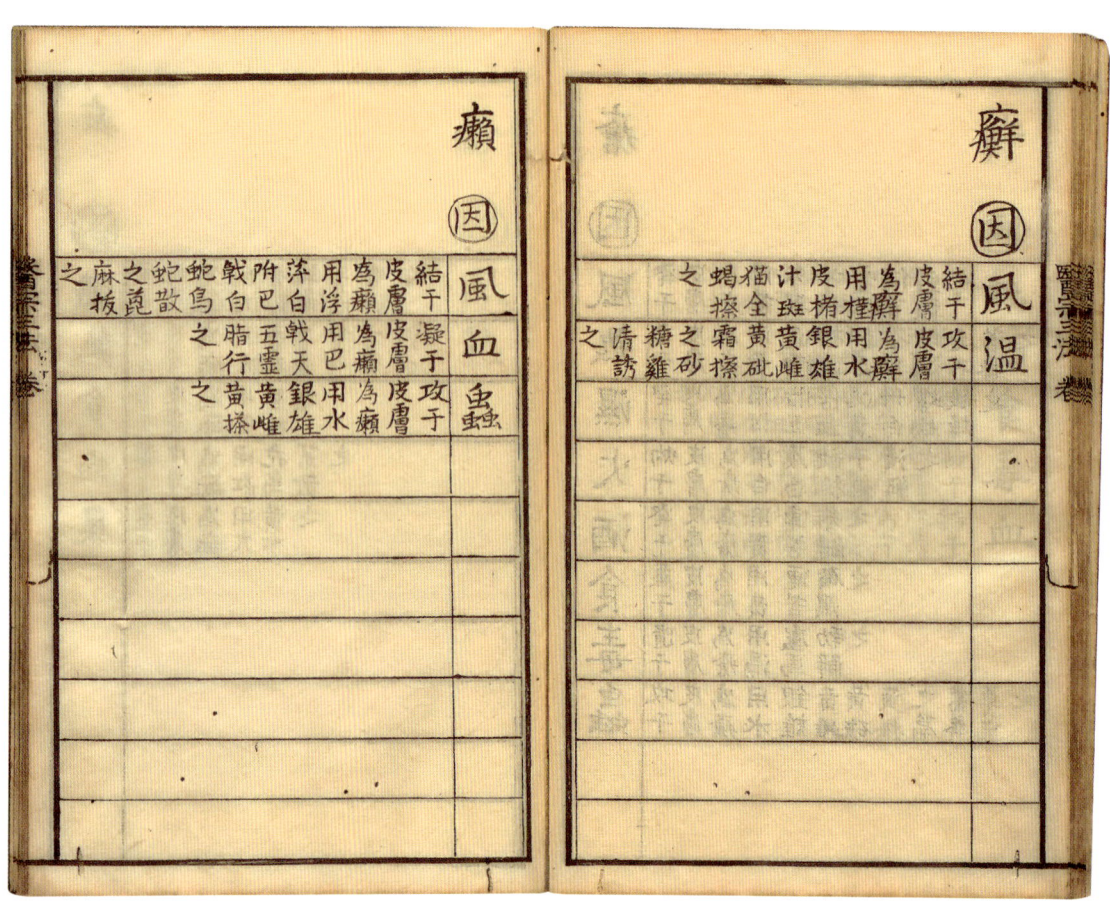

癣因	
风	结于皮肤为癣，用槿皮、楮汁、斑蝥、全蝎擦之。
温	攻于皮肤为癣，用水银、雄黄、雌黄、砒霜擦之，砂糖、鸡清诱之。

癞因	
风	结于皮肤为癞，用浮萍、白附、巴戟、白蛇、乌蛇散之，蓖麻拔之。
血	凝于皮肤为癞，用巴戟天、五灵脂行之。
虫	攻于皮肤为癞，用水银、雄黄、雌黄搽之。

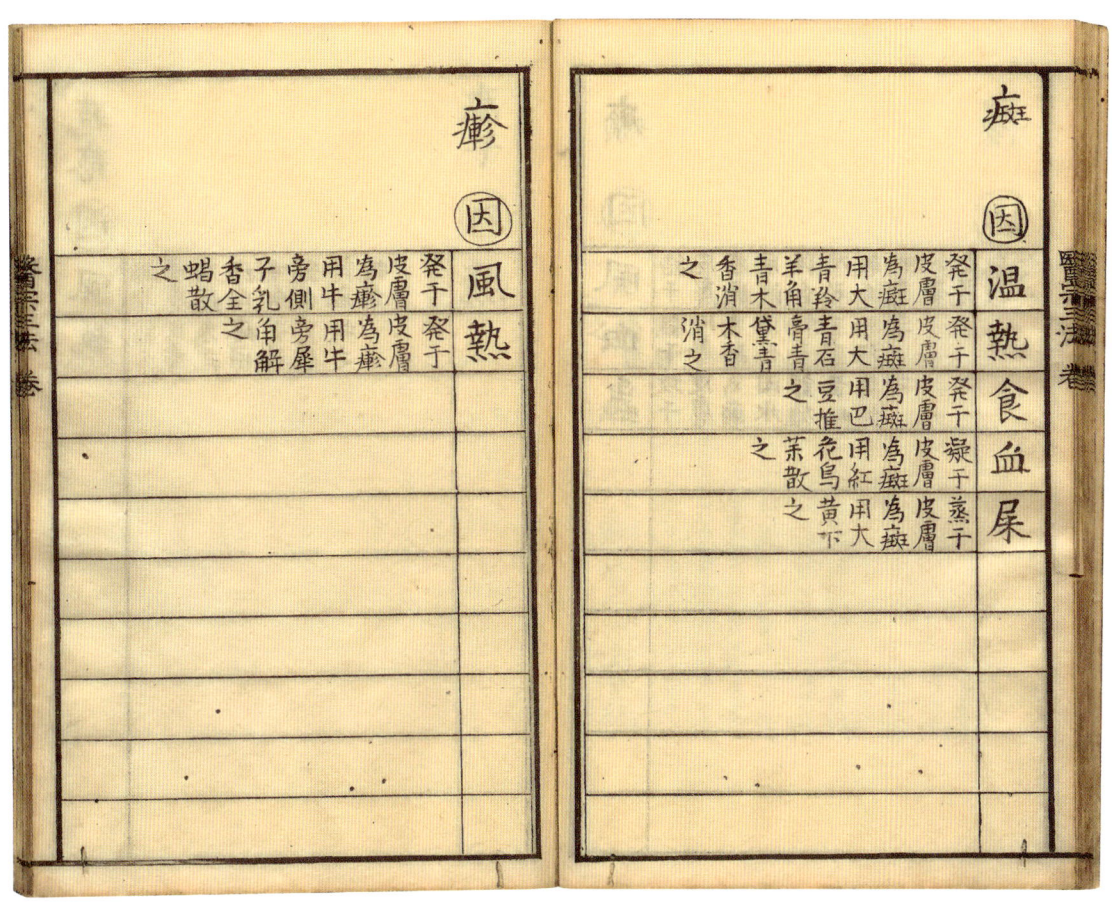

斑因	
温	发于皮肤为斑，用大青、羚羊角、青木香消之。
热	发于皮肤为斑，用大青、石膏、青黛、青木香消之。
食	发于皮肤为斑，用巴豆推之。
血	凝于皮肤为斑，用红花、乌药散之。
屎	蒸于皮肤为斑，用大黄下之。

疹因	
风	发于皮肤为疹，用牛蒡、侧子、乳香、全蝎散之。
热	发于皮肤为疹，用牛蒡、犀角解之。

疙瘩 因	
风	结于皮肤为疙瘩，用牛蒡散之，蓖麻拔之。
热	结于皮肤为疙瘩，用芒硝、蓖麻拔之。

痱子 因	
热	发于皮肤为痱子，用蛤粉、滑石、寒水石扑之。

紫白癜 (因)	
风	生于皮肤为紫白癜，用蒺藜散之，五倍、旱莲、冬青灰汁擦之。

肉䀮 (因)	
怒	动于肉为䀮，用乌药散之。
气	虚于肉为䀮，用人参补之。
血	虚于肉为䀮，用阿胶、人参补之。
痰	动于肉为䀮，用半夏、竹沥消之。
津	亡于肉为䀮，用人参生之。

筋惕因	
风	跳于筋为惕，用全蝎、僵蚕散之。
怒	跳于筋为惕，用乌药散之，木瓜补之。
血	虚于筋为惕，用当归、木瓜补之。
痰	跳于筋为惕，用半夏、竹沥消之。
津	亡于筋为惕，用人参、芍药生之。

筋挛因	
风	缩于筋为挛，用虎骨、菖蒲、黑豆舒之。
寒	缩于筋为挛，用干姜、虎骨、食盐、吴茱萸舒之。
暑	缩于筋为挛，用香薷、藕豆、木瓜舒之。
湿	缩于筋为挛，用石菖蒲、薏苡仁、木瓜舒之。
怒	缩于筋为挛，用紫苏、乌药、木瓜舒之。
血	虚于筋为挛，用当归、黑豆舒之。
劳	伤于筋为挛，用黄芪、木瓜舒之。

筋断（因）	
跌	伤于筋为断，用蟹黄、续断、旋覆根续之。

骨痛（因）	
风	攻于骨为痛，用虎骨、蜀椒、萆薢散之。
寒	攻于骨为痛，治同上。
湿	滞于骨为痛，用附子、虎骨、萆薢散之。
跌	伤于骨为痛，用续断、蟹黄、骨碎补定之。
恶	击于骨为痛，用虎骨、羚羊角、白狗血祛之。
毒	攻于骨为痛，用羚羊角解之。
怒	攻于骨为痛，用乌药、木香行之。
色	虚于骨为痛，用虎骨、肉苁蓉壮之。
劳	伤于骨为痛，用虎骨、酸枣仁定之。

骨折（因）

跌	伤于骨为痛，用古文钱、自然铜、天灵盖、䗪虫接之。

骨蒸（因）

酒	注于骨为蒸，用黄连、木蜜解之。
恶	注于骨为蒸，用獭肝、腽肭脐祛之。
血	虚于骨为蒸，用阿胶、熟地补之。
色	虚于骨为蒸，用地骨皮、肉苁蓉壮之。
劳	伤于骨为蒸，用黄耆、青蒿、乌梅温之。
虫	注于骨为蒸，用雄黄、青蒿、鳗鲡杀之。

羸瘦因	
热	烁干肌液为羸瘦，用黄连泻之，山药滋之。
酒	烁干肌液为羸瘦，用黄连、木蜜解之。
食	烁干肌液为羸瘦，用青礞石消之。
怒	克于脾肉为羸瘦，用乌药散之，黄耆补之。
气	虚于脾肉为羸瘦，用人参、黄耆补之。
血	虚于脾肉为羸瘦，用阿胶、熟地、芍药补之。
色	燎干肌液为羸瘦，用山药、肉苁蓉壮之。
劳	烁干肌液为羸瘦，用黄耆温之。
津	亡干肌液为羸瘦，用人参、芍药生之。
虫	食干肌血为羸瘦，用雷丸、青蒿杀之。

卒倒因	
风	中为卒倒，用乌头醒之。
寒	中为卒倒，用干姜、附子、吴茱萸温之。
热	中为卒倒，用滑石清之。
暑	中为卒倒，用热土圈脐，令人溺之。
酒	中为卒倒，用井水浸发解之。
恶	中为卒倒，用麝香、羚羊角、白狗血、鸡冠血祛之。
毒	中为卒倒，用地浆、荠苨、羚羊角、鸭粪汁解之。
怒	中为卒倒，用乌药、木香熏之。
痰	厥为卒倒，用皂角、矾石、甘遂吐之。

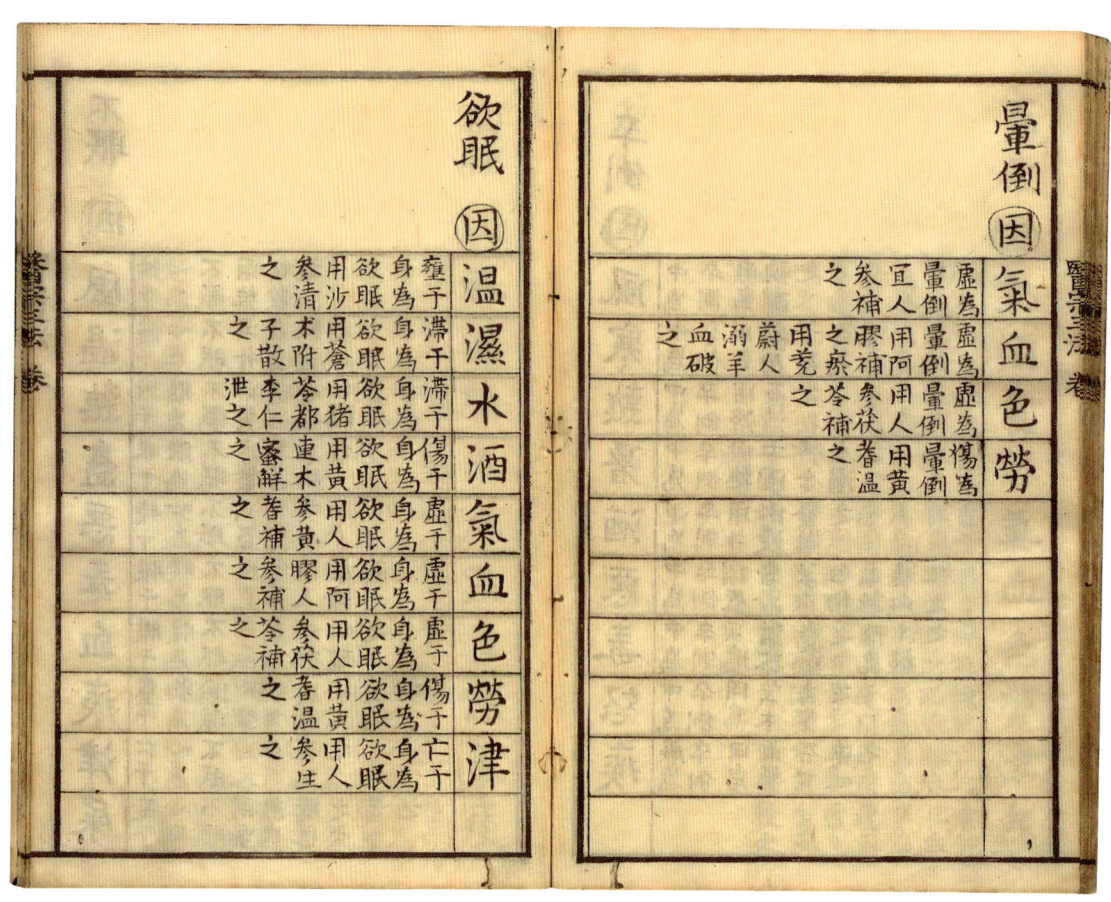

晕倒（因）	
气	虚为晕倒，宜人参补之。
血	虚为晕倒，用阿胶补之，瘀用芫蔚、人溺、羊血破之。
色	虚为晕倒，用人参、茯苓补之。
劳	伤为晕倒，用黄耆温之。

欲眠（因）	
温	壅于身为欲眠，用沙参清之。
湿	滞于身为欲眠，用苍术、附子散之。
水	滞于身为欲眠，用猪苓、郁李仁泄之。
酒	伤于身为欲眠，用黄连、木蜜解之。
气	虚于身为欲眠，用人参、黄耆补之。
血	虚于身为欲眠，用阿胶、人参补之。
色	虚于身为欲眠，用人参、茯苓补之。
劳	伤于身为欲眠，用黄耆温之。
津	亡于身为欲眠，用人参生之。

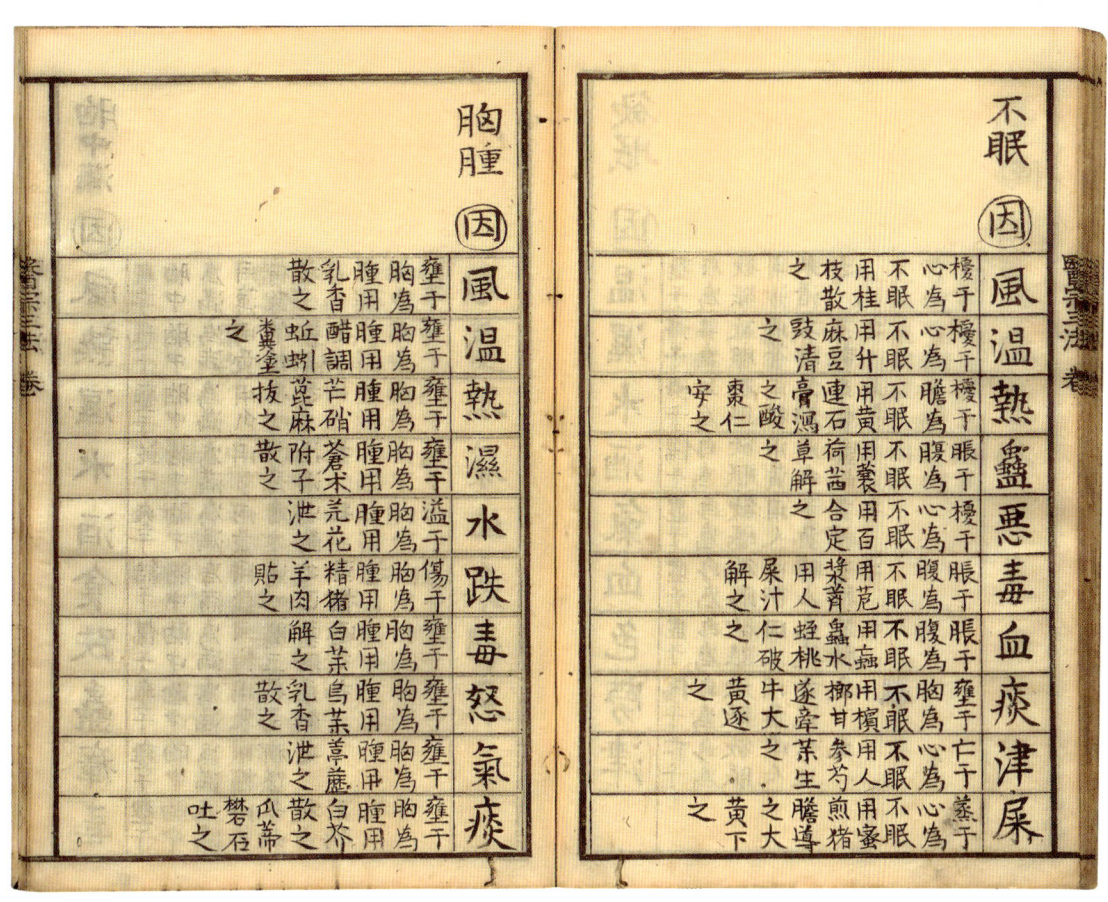

不眠因	
风	扰于心为不眠,用桂枝散之。
温	扰于心为不眠,用升麻、豆豉清之。
热	扰于胆为不眠,用黄连、石膏泻之,酸枣仁安之。
蛊	胀于腹为不眠,用蘘荷、茜草解之。
恶	扰于心为不眠,用百合定之。
毒	胀于腹为不眠,用地浆、荠苨①、人屎汁解之。
血	胀于腹为不眠,用虻虫、水蛭、桃仁破之。
痰	壅于胸为不眠,用槟榔、甘遂、牵牛、大黄逐之。
津	亡于心为不眠,用人参、芍药生之。
屎	蒸于心为不眠,用蜜煎猪胆导之,大黄下之。

胸肿因	
风	壅于胸为肿,用乳香散之。
温	壅于胸为肿,用醋调蚯蚓粪涂之。
热	壅于胸为肿,用芒硝、蓖麻拔之。
湿	壅于胸为肿,用苍术、附子散之。
水	溢于胸为肿,用芫花泄之。
跌	伤于胸为肿,用精猪羊肉贴之。
毒	壅于胸为肿,用白药解之。
怒	壅于胸为肿,用乌药、乳香散之。
气	壅于胸为肿,用葶苈泄之。
痰	壅于胸为肿,用白芥散之,瓜蒂、矾石吐之。

①地浆、荠苨:原作"苨浆荠用",据上文"用地浆、荠苨"文例改。

胸中满（因）	
风	壅于胸中为满，用薄荷散之。
热	壅于胸中为满，用黄芩、栝楼清之。
湿	壅于胸中为满，用瓜蒂吐之。
水	泛于胸中为满，用甘遂、芫花泄之。
酒	壅于胸中为满，用黄连、木蜜解之。
食	结于胸中为满，用盐汤吐之，巴豆推之。
跌	伤于胸中为满，用狗胆、五灵脂逐之。
蛊	壅于胸中为满，用蘘荷、茜草解之。
瘴	壅于胸中为满，用槟榔坠之。
毒	壅于胸中为满，用苦参、桔梗、白药解之。

怒	壅于胸中为满，用白豆蔻散之。
忧	郁于胸中为满，用贝母、白豆蔻解之。
思	结于胸中为满，用白豆蔻散之。
气	虚于胸中为满，用人参补之，实用槟榔、枳壳泄。
血	迷于胸中为满，用虻虫、韭汁破之，人溺降之。
痰	迷于胸中为满，用甘遂开之，栝楼导之，盐汤吐之。
劳	伤于胸中为满，用麦门冬清之。
屎	蒸于胸中为满，用蜜煎猪胆导之，大黄下之。

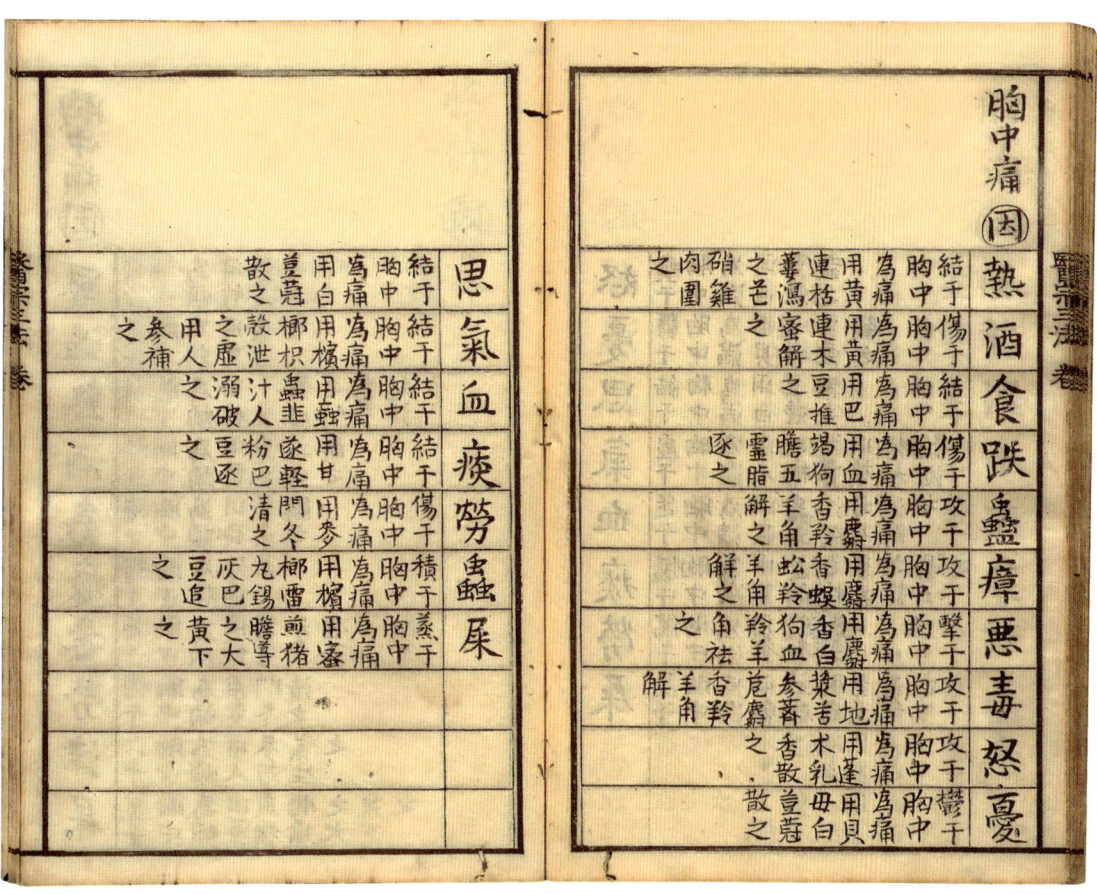

胸中痛㈤	
热	结于胸中为痛，用黄连、栝楼泻之，芒硝、鸡肉围之。
酒	伤于胸中为痛，用黄连、木蜜解之。
食	结于胸中为痛，用巴豆推之。
跌	伤于胸中为痛，用血竭、狗胆、五灵脂逐之。
蛊	攻于胸中为痛，用麝香、羚羊角解之。
瘴	攻于胸中为痛，用麝香、蜈蚣、羚羊角解之。
恶	击于胸中为痛，用麝香、白狗血、羚羊角祛之。
毒	攻于胸中为痛，用地浆、苦参、荠苨、麝香、羚羊角解。
怒	攻于胸中为痛，用蓬术、乳香散之。
忧	郁于胸中为痛，用贝母、白豆蔻散之。

思	结于胸中为痛，用白豆蔻散之。
气	结于胸中为痛，用槟榔、枳壳泄之，虚用人参补之。
血	结于胸中为痛，用虻虫、韭汁、人溺破之。
痰	结于胸中为痛，用甘遂、轻粉、巴豆逐之。
劳	伤于胸中为痛，用麦门冬清之。
虫	积于胸中为痛，用槟榔、雷丸、锡灰、巴豆追之。
屎	蒸于胸中为痛，用蜜煎猪胆导之，大黄下之。

胸中烦 因	
风	扰于胸中为烦，用竹沥清之。
温	扰于胸中为烦，用贯众清之。
热	扰于胸中为烦，用栀子、豆豉吐之，竹叶、麦奴清之。
酒	扰于胸中为烦，用黄连、井花水解之。
蛊	扰于胸中为烦，用羚羊角解之。
瘴	扰于胸中为烦，治同上。
毒	扰于胸中为烦，用地浆、苦参、绿豆、羚羊角解之。
劳	扰于胸中为烦，用麦门冬清之。
津	亡于胸中为烦，用人参、芍药生之。
屎	蒸于胸中为烦，用蜜煎猪胆导之，大黄下之。

腋下汗 因	
屎	迫液泄于腋下为汗，用蜜煎猪胆导之，大黄下之。

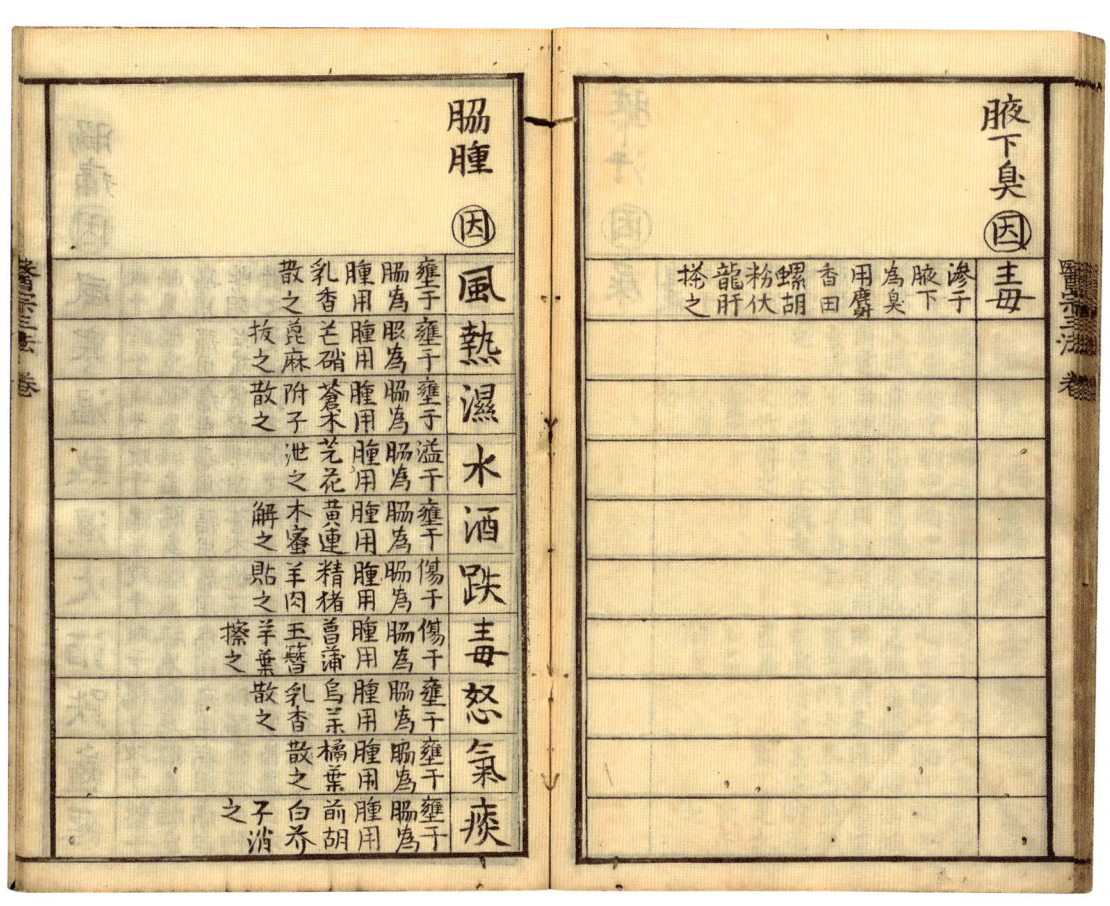

腋下臭 因	
毒	渗于腋下为臭，用麝香、田螺、胡粉、伏龙肝搽之。

胁肿 因	
风	壅于胁为肿，用乳香散之。
热	壅于胁为肿，用芒硝、蓖麻拔之。
湿	壅于胁为肿，用苍术、附子散之。
水	溢于胁为肿，用芫花泄之。
酒	壅于胁为肿，用黄连、木蜜解之。
跌	伤于胁为肿，用精猪羊肉贴之。
毒	伤于胁为肿，用菖蒲、玉簪、芋叶擦之。
怒	壅于胁为肿，用乌药、乳香散之。
气	壅于胁为肿，用橘叶散之。
痰	壅于胁为肿，用前胡、白芥子消之。

胁痛（因）	
风	攻于胁为痛，用柴胡散之。
寒	攻于胁为痛，用吴茱萸温之。
温	攻于胁为痛，用贯众清之。
热	攻于胁为痛，用柴胡和之。
湿	滞于胁为痛，用苍术、附子散之。
火	攻于胁为痛，用栀子泻之。
酒	攻于胁为痛，用黄连、木蜜解之。
跌	伤于胁为痛，用狗胆、五灵脂行之。
蛊	攻于胁为痛，用蘘荷、茜草解之。
恶	击于胁为痛，用白狗血祛之。

毒	攻于胁为痛，用地浆、菖苣解之。
怒	攻于胁为痛，用乌药、橘叶散之。
气	攻于胁为痛，用青皮泄之，虚用人参补之。
血	结于胁为痛，用鳖甲、牡蛎、牡丹皮破之。
痰	结于胁为痛，用前胡、白芥子消之。

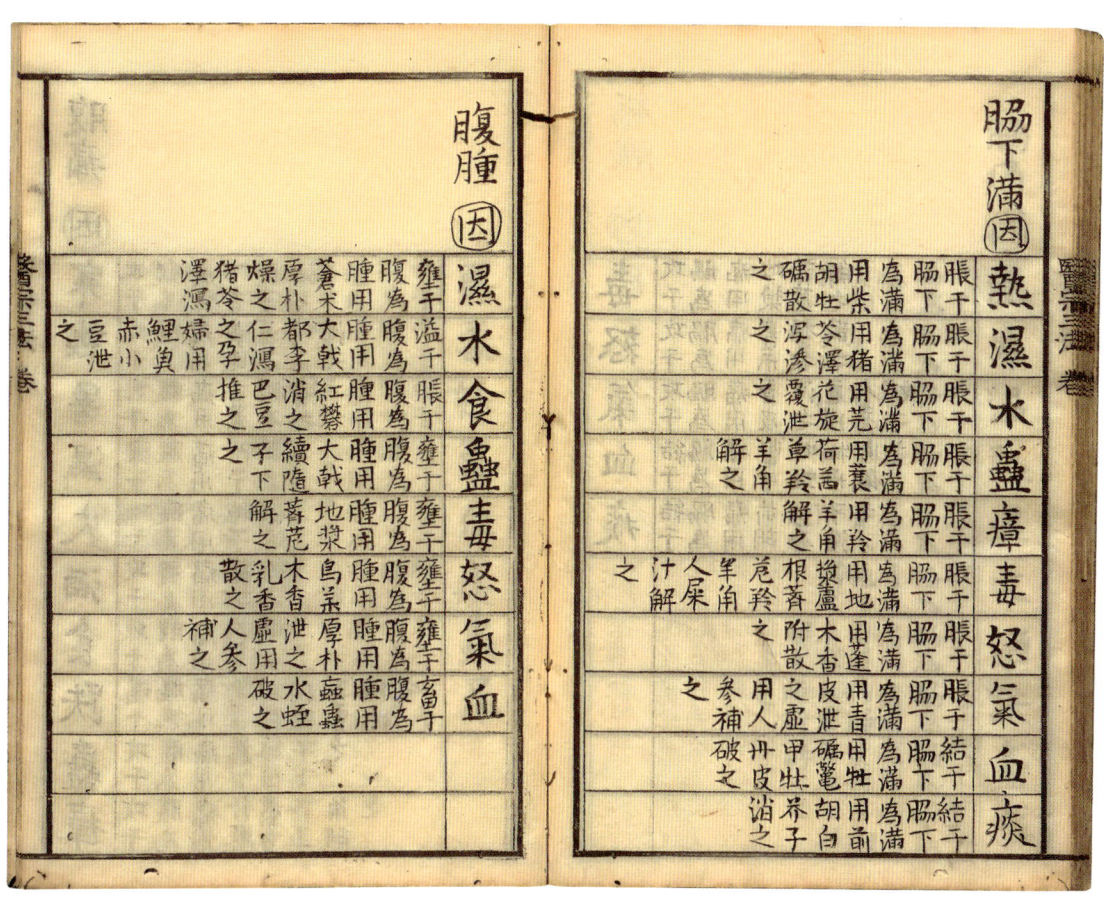

胁下满 因	
热	胀于胁下为满，用柴胡、牡蛎散之。
湿	胀于胁下为满，用猪苓、泽泻渗之。
水	胀于胁下为满，用芫花、旋覆泄之。
蛊	胀于胁下为满，用蘘荷、茜草、羚羊角解之。
瘴	胀于胁下为满，用羚羊角解之。
毒	胀于胁下为满，用地浆、芦根、荠苨、羚羊角、人屎汁解之。
怒	胀于胁下为满，用蓬术、香附散之。
气	胀于胁下为满，用青皮泄之，虚用人参补之。
血	结于胁下为满，用牡蛎、鳖甲、牡丹皮破之。
痰	结于胁下为满，用前胡、白芥子消之。

腹肿 因	
湿	壅于腹为肿，用苍术、厚朴燥之，猪苓、泽泻渗之①。
水	溢于腹为肿，用大戟、郁李仁泻之，孕妇用鲤鱼、赤小豆泄之。
食	胀于腹为肿，用红矾消之，巴豆推之。
蛊	壅于腹为肿，用大戟、续随子下之。
毒	壅于腹为肿，用地浆、荠苨解之。
怒	壅于腹为肿，用乌药、木香、乳香散之。
气	壅于腹为肿，用厚朴泄之，虚用人参补之。
血	蓄于腹为肿，用虻虫、水蛭破之。

①渗之：此二字原无，据上文"用猪苓、泽泻渗之"文例补。

腹痛(因)	
寒	攻于腹为痛，用丁香、附子温之。
热	攻于腹为痛，用黄连、黄芩、芍药泄之。
暑	攻于腹为痛，用香薷、滑石清之。
湿	滞于腹为痛，用附子散之。
火	攻于腹为痛，用栀子泻之。
酒	攻于腹为痛，用缩砂散之。
食	攻于腹为痛，用巴豆推之。
跌	伤于腹为痛，用没药、血竭、狗胆、五灵脂逐之。
蛊	攻于腹为痛，用麝香、续随子下之。
瘴	攻于腹为痛，用升麻、麝香、羚羊角解之。

恶	中于腹为痛，用麝香、卷柏、阿魏、白狗血祛之。
毒	中于腹为痛，用地浆、荠苨、麝香、羚羊角解之。
怒	攻于腹为痛，用沉香散之。
气	虚于腹为痛，用人参、藿香补之。
血	蓄于腹为痛，用茺蔚、泽兰破之，虚用芍药、阿胶、熟地补之。
痰	积于腹为痛，用乌头、诃子、硇砂消之。
虫	攻于腹为痛，用雷丸、楝实、锡灰、巴豆追之。
屎	攻于腹为痛，用蜜煎猪胆导之，大黄下之。

腹满因	
寒	胀于腹为满，用厚朴、荜茇温之。
热	胀于腹为满，用黄连、芍药温之。
湿	胀于腹为满，用苍术、厚朴散之。
水	胀于腹为满，用大戟、甘遂、鸡矢、郁李仁泄之。
火	胀于腹为满，用栀子泻之。
酒	胀于腹为满，用黄连、木蜜、缩砂散之。
食	胀于腹为满，用莱菔、大蒜宽之，巴豆下之。
蛊	胀于腹为满，用蘘荷、大戟、续随子下之。
毒	胀于腹为满，用地浆、荠苨、麝香、犀角解之。
怒	胀于腹为满，用紫苏、乌药、蓬术、皂角散之。

气	胀于腹为满，用厚朴泄之，虚用人参补之。
血	胀于腹为满，用莬茵、泽兰、虻虫、水蛭破之。
痰	胀于腹为满，用槟榔、牵牛、大黄下之。
津	亡于脾为满，用人参、芍药生之。
虫	壅于腹为满，用雷丸、槟榔、锡灰、巴豆追之。
屎	壅于腹为①满，用蜜煎猪胆导之，大黄下之。

①为：原作"于"，据体例改。

小腹肿 因	
湿	壅于小腹为肿，用苍术、附子散之。
水	蓄于小腹为肿，用大戟、芫花、牵牛泄之。
怒	壅于小腹为肿，用乌药、皂角散之。
气	壅于小腹为肿，用青皮泄之，虚用人参补之。
血	蓄于小腹为肿，用虻虫、水蛭、桃仁、大黄破之。
尿	蓄于小腹为肿，用猪苓、泽泻利之。
屎	结于小腹为肿，用蜜煎猪胆导之，大黄下之。

小腹痛 因	
寒	攻于小腹为痛，用吴茱萸温之。
热	攻于小腹为痛，用黄柏泻之。
暑	攻于小腹为痛，用滑石清之。
湿	滞于小腹为痛，用白术、附子散之。
火	攻于小腹为痛，用栀子泻之。
酒	攻于小腹为痛，用缩砂行之，木香、槟榔逐之。
跌	伤于小腹为痛，用苏木、五灵脂行之。
蛊	攻于小腹为痛，用麝香、白药、续随子下之。
瘴	攻于小腹为痛，用麝香、乌药散之。
恶	攻于小腹为痛，用麝香、卷柏、白狗血祛之。

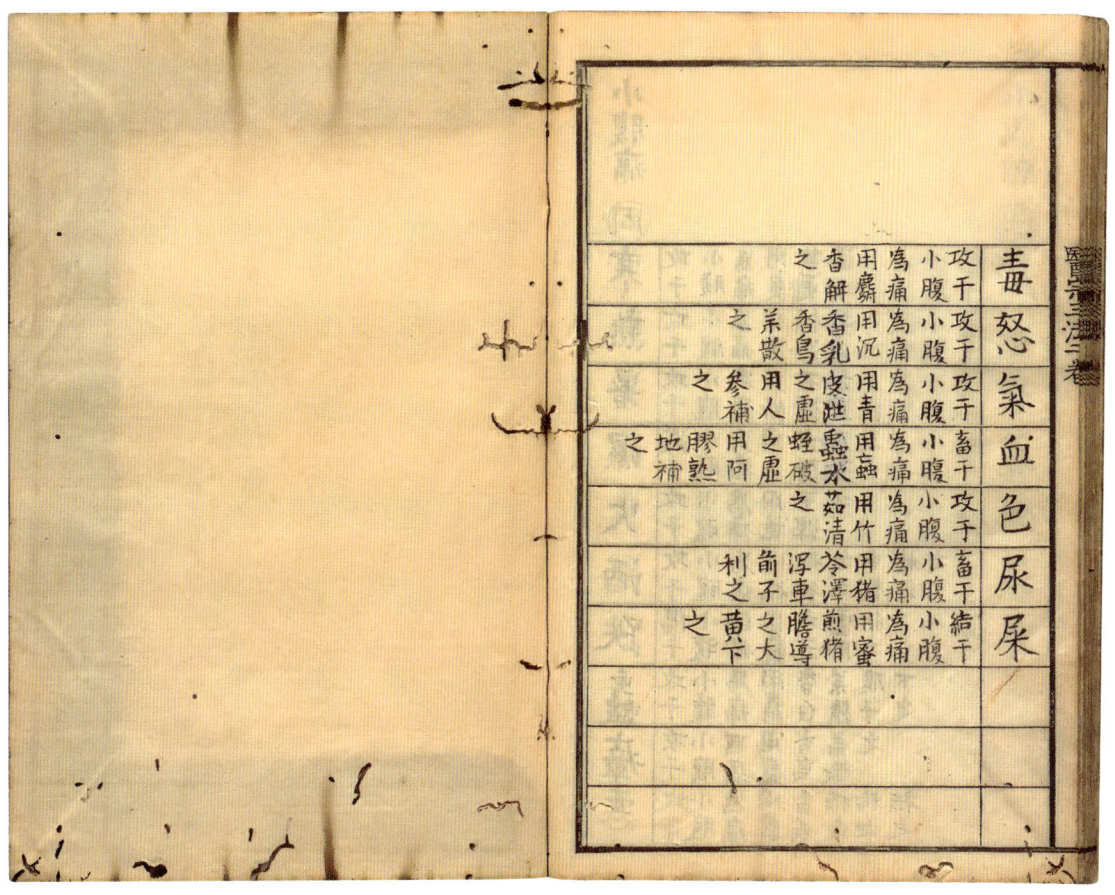

毒	攻于小腹为痛，用麝香解之。
怒	攻于小腹为痛，用沉香、乳香、乌药散之。
气	攻于小腹为痛，用青皮泄之，虚用人参补之。
血	蓄于小腹为痛，用虻虫、水蛭破之，虚用阿胶、熟地补之。
色	攻于小腹为痛，用竹茹清之。
尿	蓄于小腹为痛，用猪苓、泽泻、车前子利之。
屎	结于小腹为痛，用蜜煎猪胆导之，大黄下之。

小腹满 因	
寒	胀于小腹为满，用厚朴温之。
热	胀于小腹为满，用栀子泻之。
湿	胀于小腹为满，用苍术、厚朴散之。
水	胀于小腹为满，用鸡矢、大戟、芫花、甘遂、郁李仁泄之。
火	胀于小腹为满，用栀子泻之。
酒	胀于小腹为满，用黄连、木蜜解之。
蛊	胀于小腹为满，用续随子下之。
毒	胀于小腹为满，用地浆、茅苨、麝香、食盐、人尿解之。
怒	胀于小腹为满，用乌药、沉香散之。
气	胀于小腹为满，用青皮泄之，虚用人参补之。

血	蓄于小腹为满，用虻虫、水蛭破之。
尿	蓄于小腹为满，用猪苓、泽泻、海金沙利之。
屎	结于小腹为满，用蜜煎猪胆导之，大黄下之。

动气 因	
气	虚跳于脐之左右上下为动气，用人参补之，李根皮泄之。
津	亡跳于脐之左右上下为动气，用人参补之，官桂泄之。

气逆因	
寒	上冲为气逆，用附子、吴茱萸温之。
热	上冲为气逆，用石膏降之。
火	上冲为气逆，用栀子泻之。
怒	上冲为气逆，用槟榔坠之。
气	上冲为气逆，用葶苈泄之；虚用人参补之，茯苓降之。
色	上冲为气逆，用人溺降之。
津	上冲为气逆，用芍药敛之。

肩臂肘腕背掌指肿因	
风	壅于肩臂肘腕背掌指为肿，用乳香散之。
温	壅于肩臂肘腕背掌指为肿，用醋调蚯蚓粪涂之。
热	壅于肩臂肘腕背掌指为肿，用水调蓖麻、芒硝拔之。
湿	壅于肩臂肘腕背掌指为肿，用苍术、附子散之。
水	溢于肩臂肘腕背掌指为肿，用郁李仁泄之。
跌	伤于肩臂肘腕背掌指为肿，用精猪羊肉贴之。
毒	伤于肩臂肘腕背掌指为肿，用菖蒲、玉簪、芋叶擦之。
怒	壅于肩臂肘腕背掌指为肿，用乌药、木香顺之。
气	虚于肩臂肘腕背掌指为肿，用人参、黄耆补之。
血	留于肩臂肘腕背掌指为肿，用五灵脂行之。

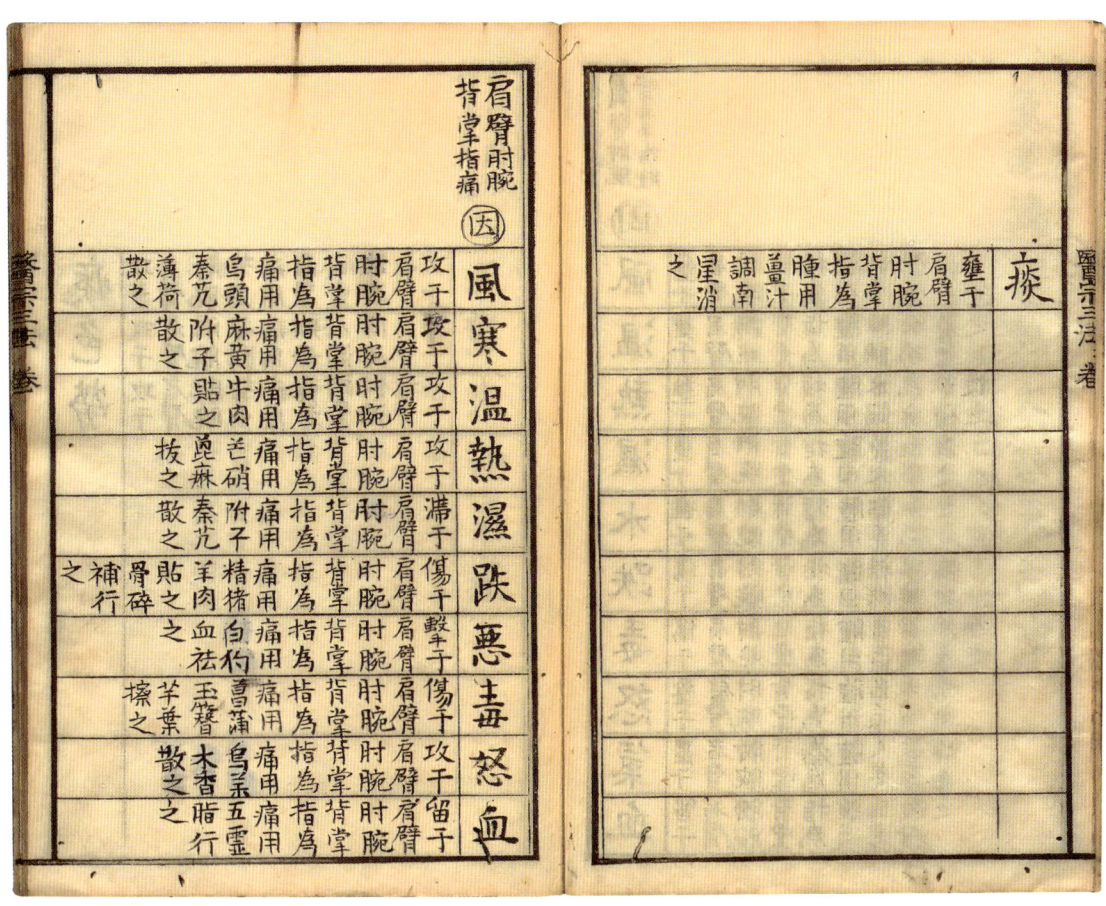

痰	壅于肩臂肘腕背掌指为肿,用姜汁调南星消之。

肩臂肘腕背掌指痛(因)	
风	攻于肩臂肘腕背掌指为痛,用乌头、秦艽、薄荷散之。
寒	攻于肩臂肘腕背掌指为痛,用麻黄、附子散之。
温	攻于肩臂肘腕背掌指为痛,用牛肉贴之。
热	攻于肩臂肘腕背掌指为痛,用芒硝、蓖麻拔之。
湿	滞于肩臂肘腕背掌指为痛,用附子、秦艽散之。
跌	伤于肩臂肘腕背掌指为痛,用精猪羊肉贴之,骨碎补行之。
恶	击于肩臂肘腕背掌指为痛,用白狗血祛之。
毒	伤于肩臂肘腕背掌指为痛,用菖蒲、玉簪、芋叶擦之。
怒	攻于肩臂肘腕背掌指为痛,用乌药、木香散之。
血	留于肩臂肘腕背掌指为痛,用五灵脂行之。

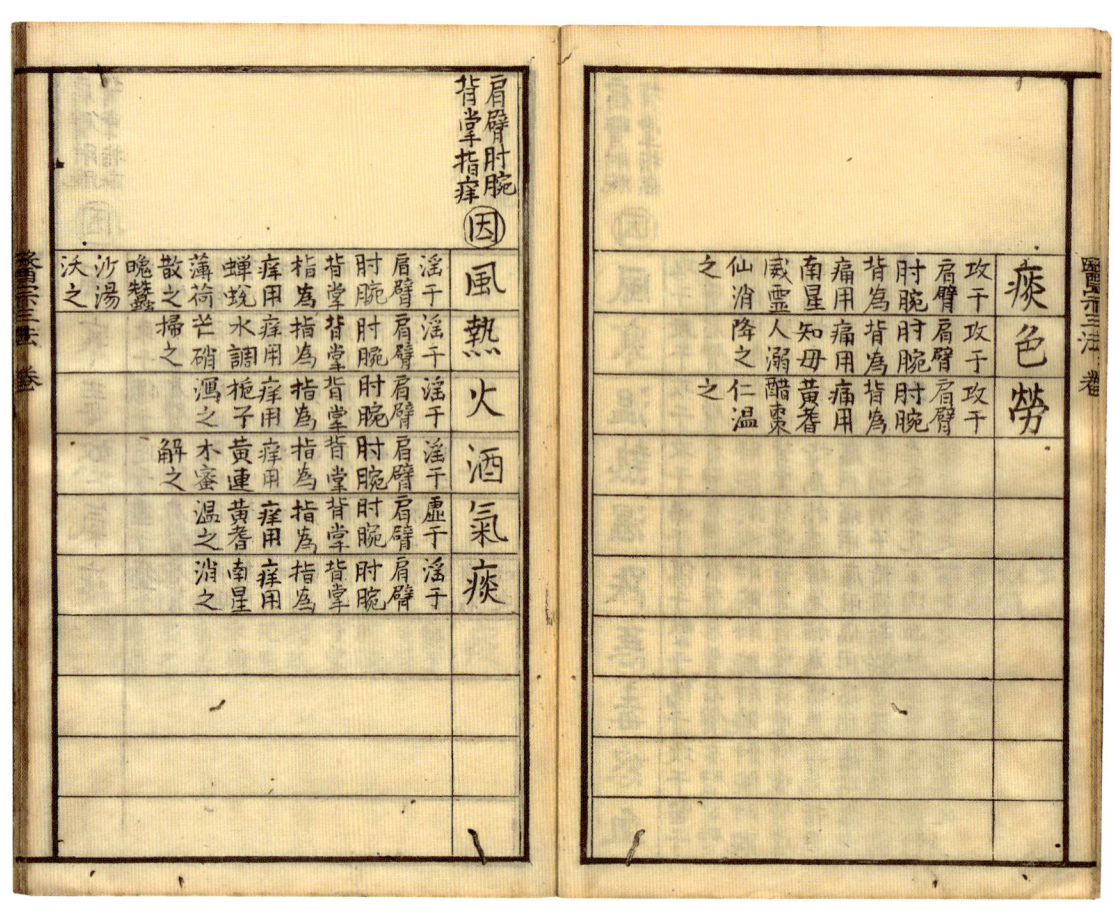

痰	攻于肩臂肘腕背为痛，用南星、威灵仙消之。
色	攻于肩臂肘腕背为痛，用知母、人溺降之。
劳	攻于肩臂肘腕背为痛，用黄耆、醋枣仁温之。

肩臂肘腕背掌指痒 因	
风	淫于肩臂肘腕背掌指为痒，用蝉蜕、薄荷散之，晚蚕砂汤沃之。
热	淫于肩臂肘腕背掌指为痒，用水调芒硝扫之。
火	淫于肩臂肘腕背掌指为痒，用栀子泻之。
酒	淫于肩臂肘腕背掌指为痒，用黄连、木蜜解之。
气	虚于肩臂肘腕背掌指为痒，用黄耆温之。
痰	淫于肩臂肘腕背掌指为痒，用南星消之。

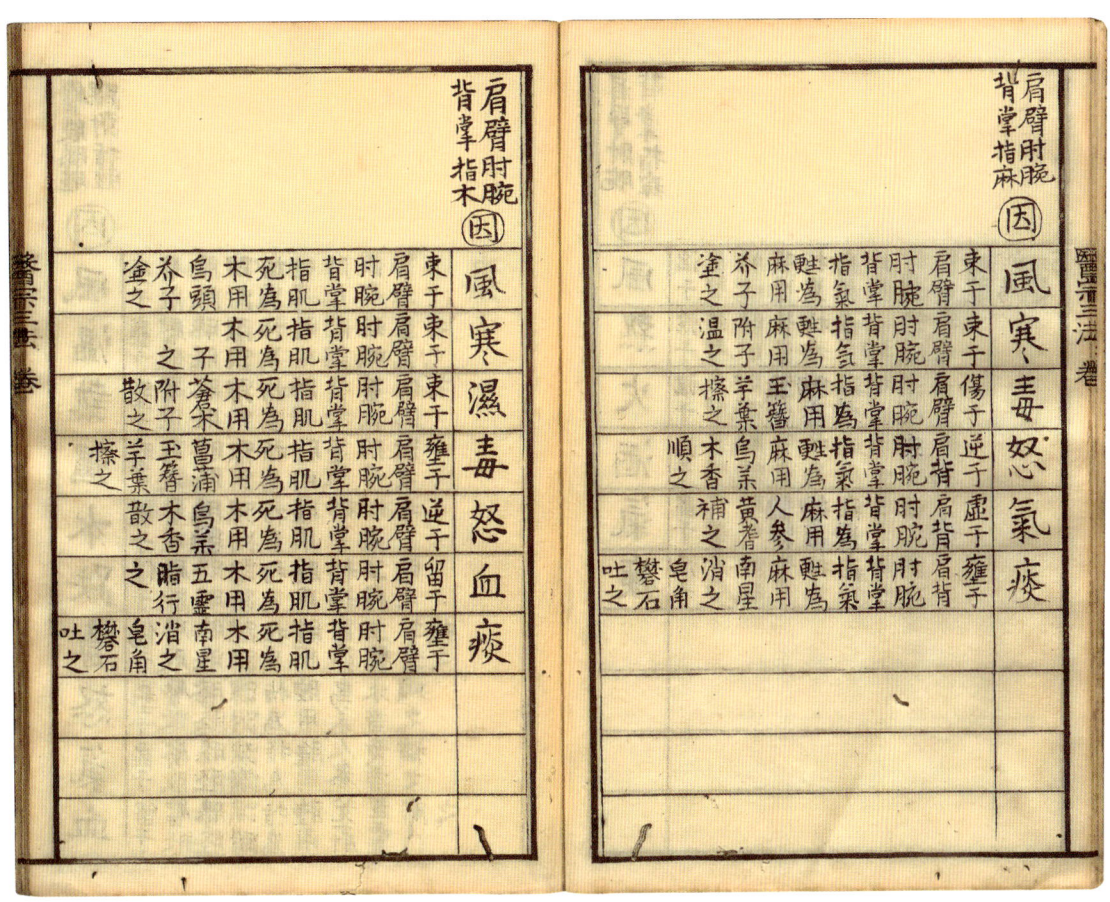

肩臂肘腕背掌指麻（因）	
风	束于肩臂肘腕背掌指气甚为麻，用芥子涂之。
寒	束于肩臂肘腕背掌指气甚为麻，用附子温之。
毒	伤于肩臂肘腕背掌指为麻，用玉簪、芋叶擦之。
怒	逆于肩臂肘腕背掌指气甚为麻，用乌药、木香顺之。
气	虚于肩臂肘腕背掌指为麻，用人参、黄耆补之。
痰	壅于肩臂肘腕背掌指气甚为麻，用南星消之，皂角、矾石吐之。

肩臂肘腕背掌指木（因）	
风	束于肩臂肘腕背掌指肌死为木，用乌头、芥子涂之。
寒	束于肩臂肘腕背掌指肌死为木，用附子温之。①
湿	束于肩臂肘腕背掌指肌死为木，用苍术、附子散之。
毒	壅于肩臂肘腕背掌指肌死为木，用菖蒲、玉簪、芋叶擦之。
怒	逆于肩臂肘腕背掌指肌死为木，用乌药、木香散之。
血	留于肩臂肘腕背掌指肌死为木，用五灵脂行之。
痰	壅于肩臂肘腕背掌指肌死为木，用南星消之，皂角、矾石吐之。

①附子温之："附""温"二字底本缺字，据上一表格类似病因补之。

臀股膝胫踝跗指肿 因	
风	壅于臀股膝胫踝跗指为肿，用防己散之。
温	壅于臀股膝胫踝跗指为肿，用醋调蚯蚓粪涂之。
热	壅于臀股膝胫踝跗指为肿，用黄柏、薏苡仁泻之。
湿	壅于臀股膝胫踝跗指为肿，用苍术、附子散之。
水	溢于臀股膝胫踝跗指为肿，用郁李仁泄之。
跌	伤于臀股膝胫踝跗指为肿，用精猪羊肉贴之。
毒	伤于臀股膝胫踝跗指为肿，用菖蒲、玉簪、芋叶擦之。
怒	壅于臀股膝胫踝跗指为肿，用乌药、木香顺之。
气	虚于臀股膝胫踝跗指为肿，用人参、黄耆补之。
血	留于臀股膝胫踝跗指为肿，用茺蔚、五灵脂行之。

痰	壅于臀股膝胫踝跗指为肿，用南星涂之。

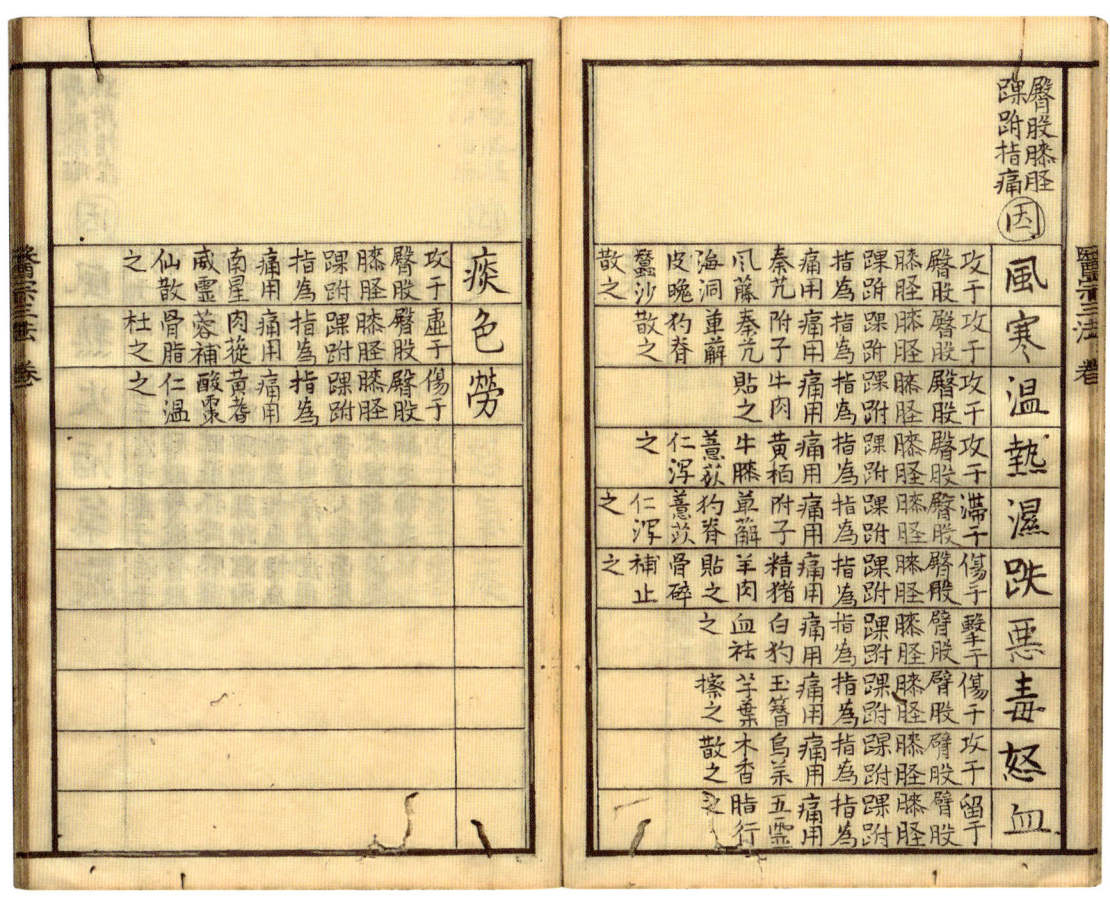

臀股膝胫踝跗指痛（因）	
风	攻于臀股膝胫踝跗指为痛，用秦艽、风藤、海桐皮、晚蚕砂散之。
寒	攻于臀股膝胫踝跗指为痛，用附子、秦艽、萆薢、狗脊散之。
温	攻于臀股膝胫踝跗指为痛，用牛肉贴之。
热	攻于臀股膝胫踝跗指为痛，用黄柏、牛膝、薏苡仁泻之。
湿	滞于臀股膝胫踝跗指为痛，用附子、萆薢、狗脊、薏苡仁泻之。
跌	伤于臀股膝胫踝跗指为痛，用精猪羊肉贴之，骨碎补止之。
恶	击于臀股膝胫踝跗指为痛，用白狗血祛之。
毒	伤于臀股膝胫踝跗指为痛，用玉簪、芋叶擦之。
怒	攻于臀股膝胫踝跗指为痛，用乌药、木香散之。
血	留于臀股膝胫踝跗指为痛，用五灵脂行之。

痰	攻于臀股膝胫踝跗指为痛，用南星、威灵仙散之。
色	虚于臀股膝胫踝跗指为痛，用肉苁蓉、补骨脂杜之。
劳	伤于臀股膝胫踝跗指为痛，用黄耆、酸枣仁温之。

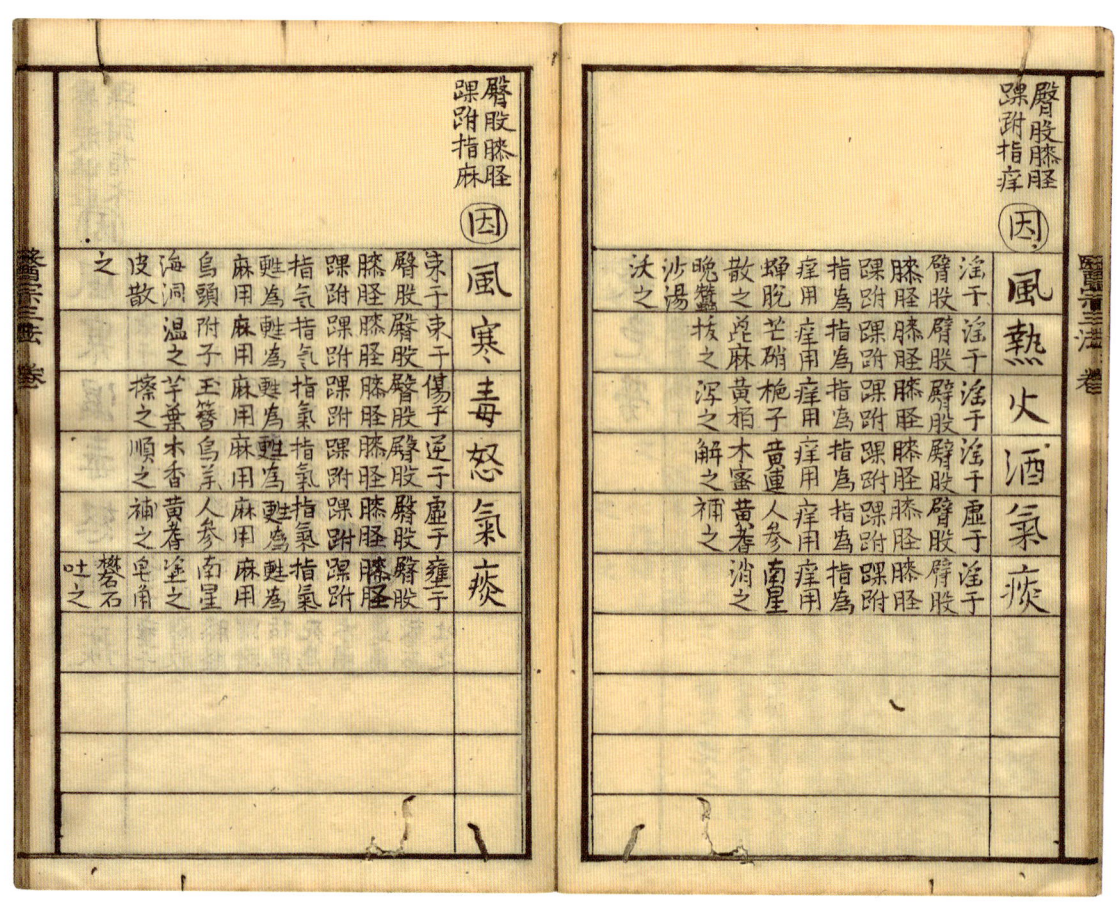

臀股膝胫踝跗指痒 因	
风	淫于臀股膝胫踝跗指为痒，用蝉蜕散之，晚蚕砂汤沃之。
热	淫于臀股膝胫踝跗指为痒，用芒硝、蓖麻拔之。
火	淫于臀股膝胫踝跗指为痒，用栀子、黄柏泻之。
酒	淫于臀股膝胫踝跗指为痒，用黄连、木蜜解之。
气	虚于臀股膝胫踝跗指为痒，用人参、黄耆补之。
痰	淫于臀股膝胫踝跗指为痒，用南星消之。

臀股膝胫踝跗指麻 因	
风	束于臀股膝胫踝跗指气甦为麻，用乌头、海桐皮散之。
寒	束于臀股膝胫踝跗指气甦为麻，用附子温之。
毒	伤于臀股膝胫踝跗指气甦为麻，用玉簪、芋叶擦之。
怒	逆于臀股膝胫踝跗指气甦为麻，用乌药、木香顺之。
气	虚于臀股膝胫踝跗指气甦为麻，用人参、黄耆补之。
痰	壅于臀股膝胫踝跗指气甦为麻，用南星涂之，皂角、矾石吐之。

臀股膝胫踝跗指木 (因)	
风	束于臀股膝胫踝跗指肌死为木，用乌头、芥子散之。
寒	束于臀股膝胫踝跗指肌死为木，用附子温之。
湿	束于臀股膝胫踝跗指肌死为木，用苍术、附子散之。
毒	壅于臀股膝胫踝跗指肌死为木，用玉簪、芋叶擦之。
怒	逆于臀股膝胫踝跗指肌死为木，用乌药、木香顺之。
血	留于臀股膝胫踝跗指肌死为木，用五灵脂行之。
痰	壅于臀股膝胫踝跗指肌死为木，用皂角、矾石吐之。

四肢踡 (因)	
寒	束于四肢为踡，用干姜、附子、吴茱萸温之。

四肢逆 (因)	
寒	中于阴，四肢为逆，用附子温之。
热	传于阴，四肢为逆，用柴胡提之，人参补之，黄耆托之。
怒	逆于四肢为逆，用乌药、木香顺之。
气	虚于四肢为逆，用人参、黄耆补之。
色	虚于四肢为逆，用人参、山茱萸补之。

四肢酸 (因)	
气	虚于卫，四肢为酸，用人参、酸枣仁补之。
血	虚于营，四肢为酸，用阿胶、人参补之。
色	虚于骨，四肢为酸，用杜仲、肉苁蓉壮之。
劳	伤于卫，四肢为酸，用黄耆、酸枣仁温之。
津	亡于营，四肢为酸，用人参、芍药生之。

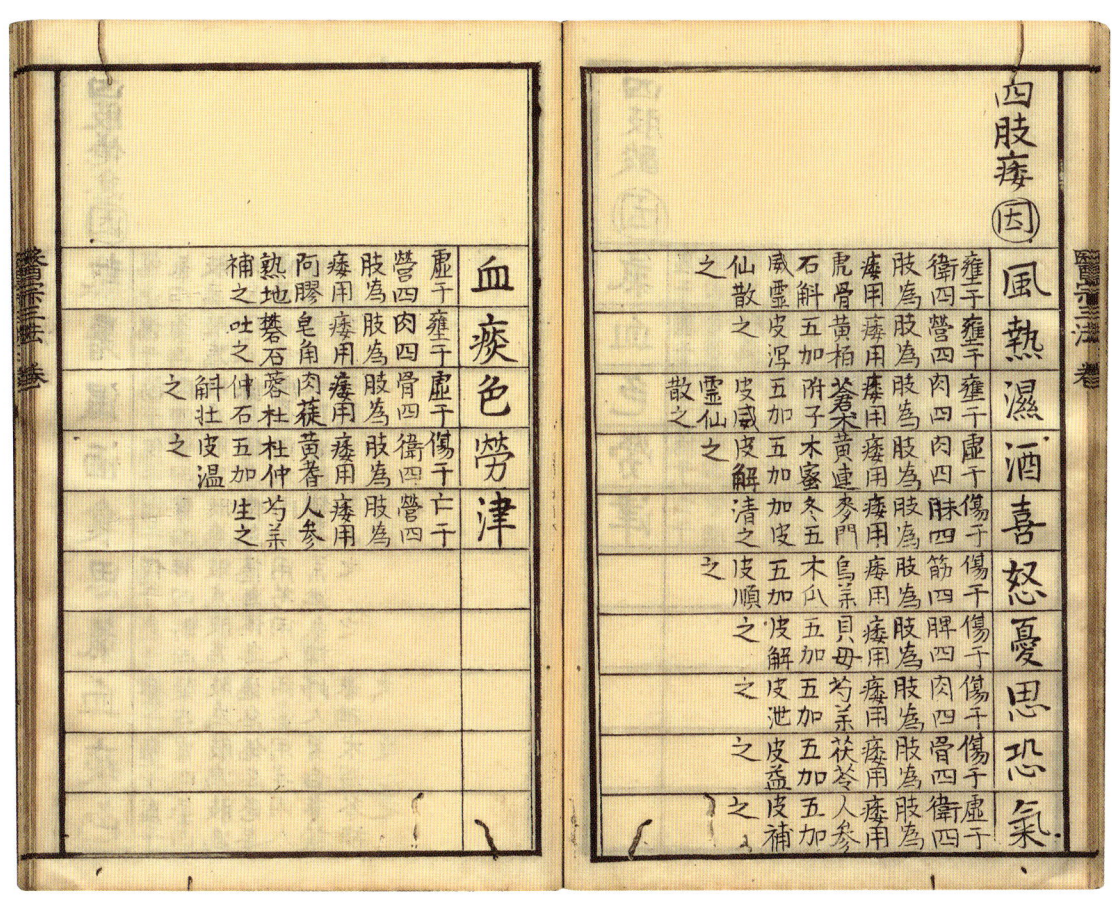

四肢痿 因	
风	壅于卫，四肢为痿，用虎骨、石斛、威灵仙散之。
热	壅于营，四肢为痿，用黄柏、五加皮泻之。
湿	壅于肉，四肢为痿，用苍术、附子、五加皮、威灵仙散之。
酒	虚于肉，四肢为痿，用黄连、木蜜、五加皮解之。
喜	伤于肺，四肢为痿，用麦门冬、五加皮清之。
怒	伤于筋，四肢为痿，用乌药、木瓜、五加皮顺之。
忧	伤于脾，四肢为痿，用贝母、五加皮解之。
思	伤于肉，四肢为痿，用芍药、五加皮泄之。
恐	伤于骨，四肢为痿，用茯苓、五加皮益之。
气	虚于卫，四肢为痿，用人参、五加皮补之。

血	虚于营，四肢为痿，用阿胶、熟地补之。
痰	壅于肉，四肢为痿，用皂角、矾石吐之。
色	虚于骨，四肢为痿，用肉苁蓉、杜仲、石斛壮之。
劳	伤于卫，四肢为痿，用黄耆、杜仲、五加皮温之。
津	亡于营，四肢为痿，用人参、芍药生之。

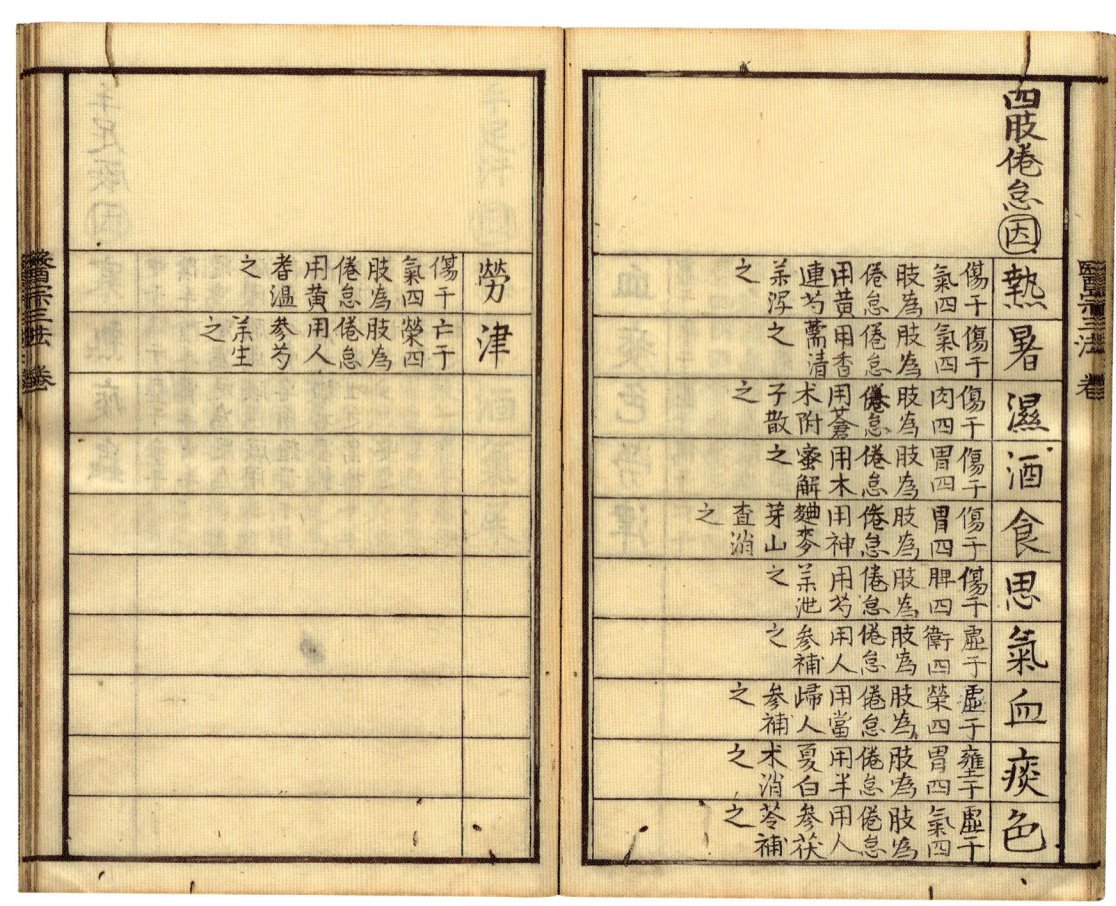

四肢倦怠因	
热	伤于气，四肢为倦怠，用黄连、芍药泻之。
暑	伤于气，四肢为倦怠，用香薷清之。
湿	伤于肉，四肢为倦怠，用苍术、附子散之。
酒	伤于胃，四肢为倦怠，用木蜜解之。
食	伤于胃，四肢为倦怠，用神曲、麦芽、山楂消之。
思	伤于脾，四肢为倦怠，用芍药泄之。
气	虚于卫，四肢为倦怠，用人参补之。
血	虚于荣，四肢为倦怠，用当归、人参补之。
痰	壅于胃，四肢为倦怠，用半夏、白术消之。
色	虚于气，四肢为倦怠，用人参、茯苓补之。

劳	伤于气，四肢为倦怠，用黄耆温之。
津	亡于荣，四肢为倦怠，用人参、芍药生之。

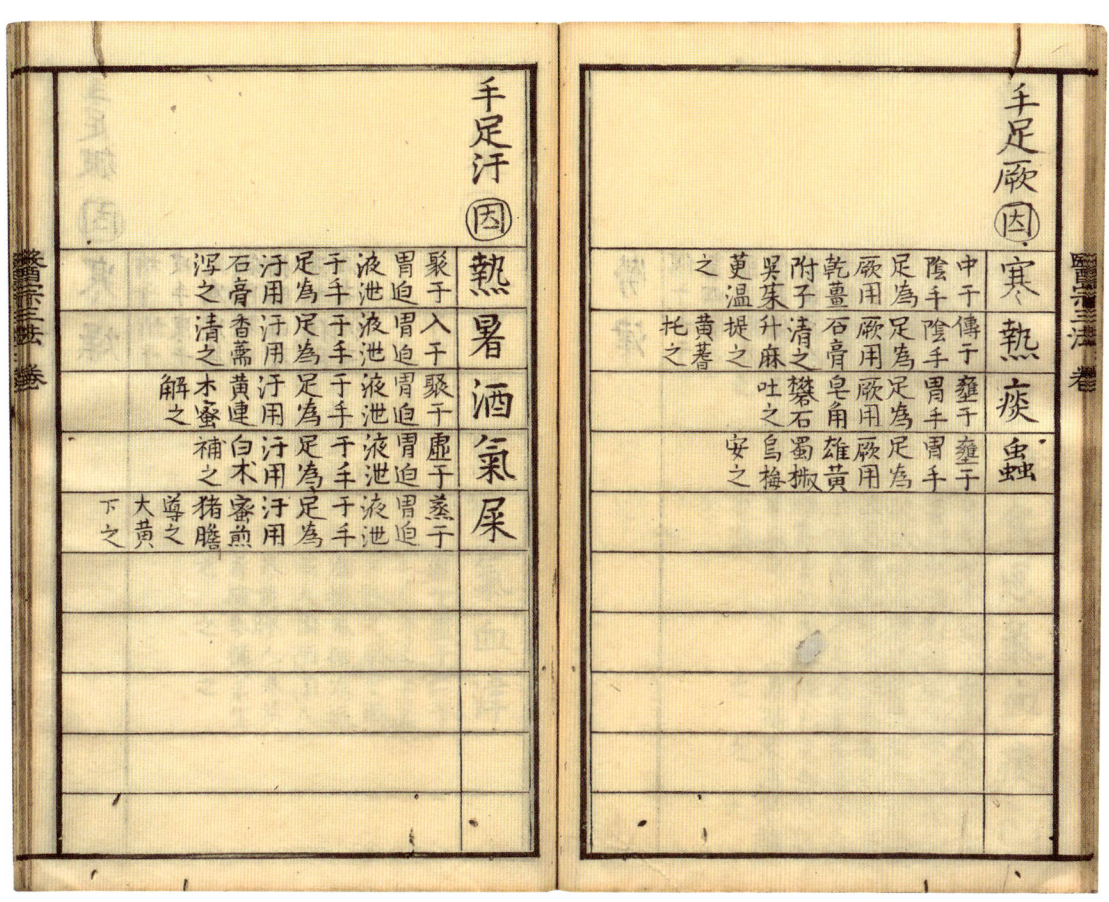

手足厥(因)	
寒	中于阴,手足为厥,用干姜、附子、吴茱萸温之。
热	传于阴,手足为厥,用石膏清之,升麻提之,黄耆托之。
痰	壅于胃,手足为厥,用皂角、矾石吐之。
虫	壅于胃,手足为厥,用雄黄、蜀椒、乌梅安之。

手足汗(因)	
热	聚于胃,迫液泄于手足为汗,用石膏泻之。
暑	入于胃,迫液泄于手足为汗,用香薷清之。
酒	聚于胃,迫液泄于手足为汗,用黄连、木蜜解之。
气	虚于胃,迫液泄于手足为汗,用白术补之。
屎	蒸于胃,迫液泄于手足为汗,用蜜煎猪胆导之,大黄下之。

手足皴(因)	
寒	坏于皮，手足为皴，用猪脑、茄根润之。
燥	坏于皮，手足为皴，用白芨、猪胰润之。

手足振(因)	
风	动于手足之脉为振，用全蝎、独活定之。
寒	中于手足之脉为振，用干姜、附子温之。
酒	伤于手足之脉为振，用木蜜解之。
怒	逆于手足之脉为振，用乌药、木香顺之。
惊	伤于手足之脉为振，用牛黄、钩藤平之，草龙胆清之。
气	虚于手足之脉为振，用人参、黄耆补之。
血	虚于手足之脉为振，用阿胶、人参补之。
津	亡于手足之脉为振，用人参、芍药生之。

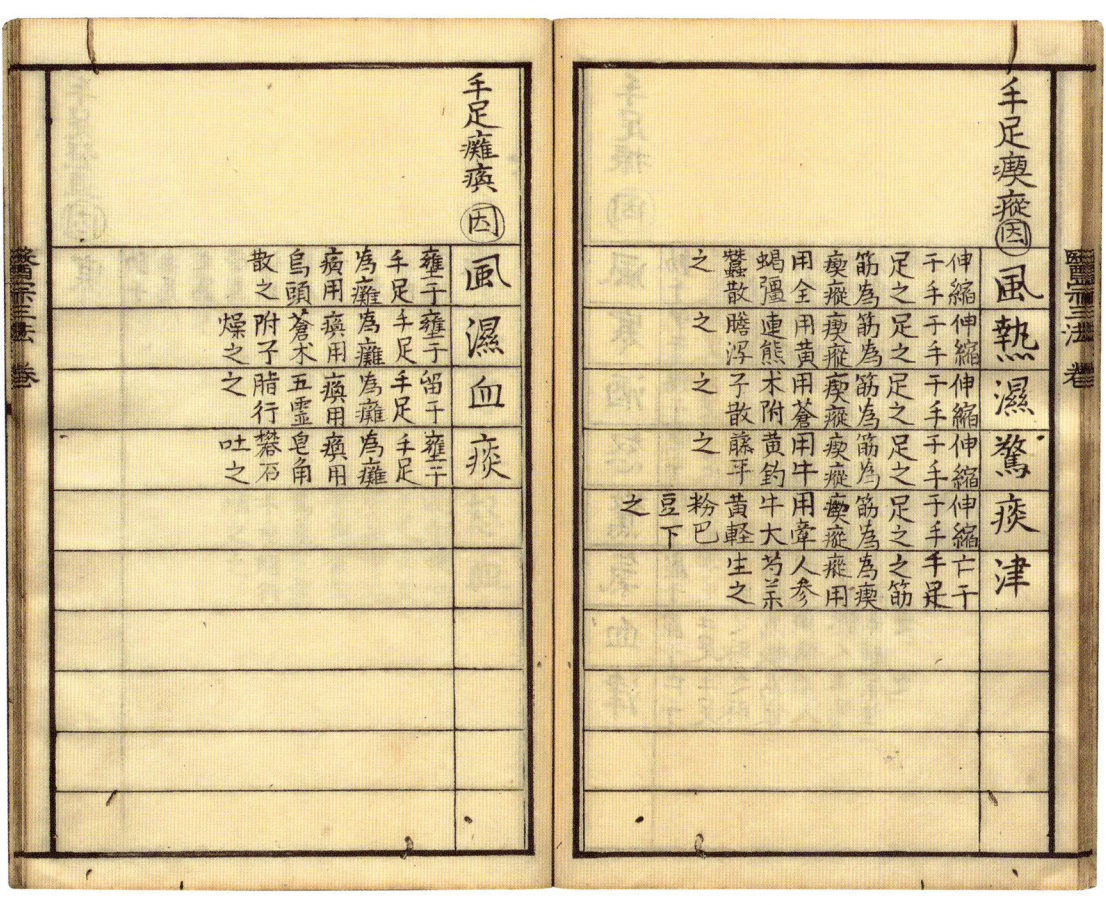

手足瘈疭(因)	
风	伸缩于手足之筋为瘈疭，用全蝎、僵蚕散之。
热	伸缩于手足之筋为瘈疭，用黄连、熊胆泻之。
湿	伸缩于手足之筋为瘈疭，用苍术、附子散之。
惊	伸缩于手足之筋为瘈疭，用牛黄、钩藤平之。
痰	伸缩于手足之筋为瘈疭，用牵牛、大黄、轻粉、巴豆下之。
津	亡于手足之筋为瘈疭，用人参、芍药生之。

手足瘫痪(因)	
风	壅于手足为瘫痪，用乌头散之。
湿	壅于手足为瘫痪，用苍术、附子燥之。
血	留于手足为瘫痪，用五灵脂行之。
痰	壅于手足为瘫痪，用皂角、矾石吐之。

手足强直 因	
寒	劲于手足之筋骨为强直,用麻黄发之,干姜、附子温之。

手足甲紫 因	
寒	中于阴,手足甲为紫,用干姜、附子、吴茱萸温之。
热	传于阴,手足甲为紫,用石膏、知母泻之。
恶	中于手足,甲为紫,用桃仁破之。
毒	中于手足,甲为紫,用地浆、人尿解之。
怒	逆于手足,甲为紫,用乌药、木香顺之。
血	凝于手足,甲为紫,用五灵脂行之。

手足心热 因	
血	虚于心，手足心为热，用生地凉之。
色	动于肾，手足心为热，用知母、人溺降之。
劳	伤于心，手足心为热，用麦门冬清之。

叉手冒心 因	
气	虚为叉手冒心，用人参补之。
血	虚为叉手冒心，用阿胶、当归补之。
津	亡为叉手冒心，用人参生之，官桂助之。

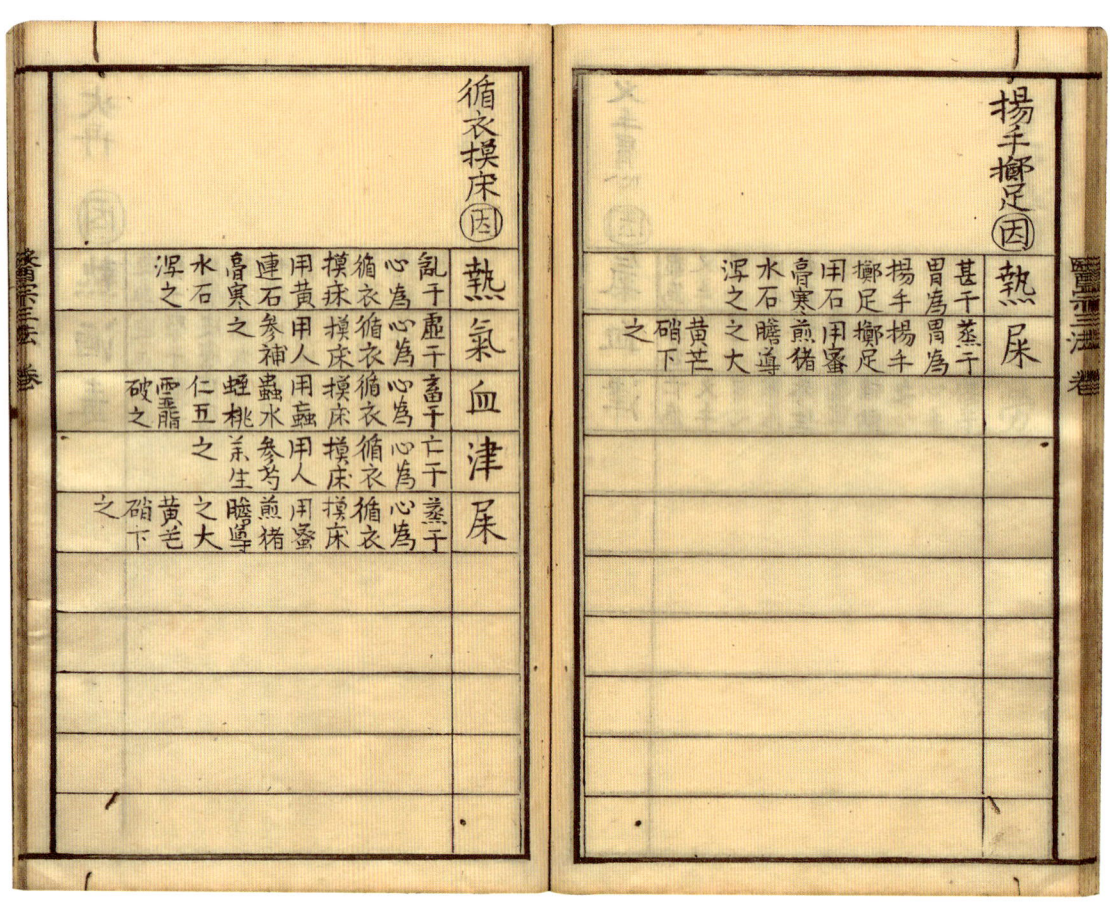

扬手掷足㈠	
热	甚于胃,为扬手掷足,用石膏、寒水石泻之。
屎	蒸于胃,为扬手掷足,用蜜煎猪胆导之,大黄芒硝下之。

循衣摸床㈠	
热	乱于心,为循衣摸床,用黄连、石膏、寒水石泻之。
气	虚于心,为循衣摸床,用人参补之。
血	蓄于心,为循衣摸床,用虻虫、水蛭、桃仁、五灵脂破之。
津	亡于心,为循衣摸床,用人参、芍药生之。
屎	蒸于心,为循衣摸床,用蜜煎猪胆导之,大黄、芒硝下之。

火丹 (因)	
热	迫血聚于皮肤为火丹,用景天清之,芒硝、蓖麻拔之。
酒	迫血聚于皮肤为火丹,用黄连解之,芒硝、蓖麻拔之。
毒	迫血聚于皮肤为火丹,用水磨鹿角涂之。

冻瘃 (因)	
寒	凝于血为冻瘃,用酒洗之;破,用茄根、白芨敷之。

咽肿因	
风	壅于咽为肿，用牛蒡子散之。
温	壅于咽为肿，用贯众、升麻清之①。
热	壅于咽为肿，用牛蒡、蠡实、山豆根泻之。
火	壅于咽为肿，用栀子泻之。
酒	壅于咽为肿，用黄连、田螺解之。
食	壅于咽为肿，用黄连、甘草解之。
蛊	壅于咽为肿，用犀角解之。
毒	壅于咽为肿，用白药、甘草、桔梗解之。
怒	壅于咽为肿，用槟榔坠之。
痰	壅于咽为肿，用矾石、巴豆开之。

咽燥因	
风	攻于咽为痛，用牛蒡散之。
温	攻于咽为痛，用贯众、升麻清之。
热	攻于咽为痛，用猪肤、马勃、山豆根泻之。
火	攻于咽为痛，用栀子泻之。
酒	攻于咽为痛，用黄连、田螺解之。
食	攻于咽为痛，用黄连、甘草解之②。
蛊	攻于咽为痛，用犀角解之。
瘴	攻于咽为痛，用犀角、升麻解之。
毒	攻于咽为痛，用白药、马勃解之。
怒	攻于咽为痛，用槟榔坠之。

①之：原无，据体例补。
②解之：原无，据体例补。

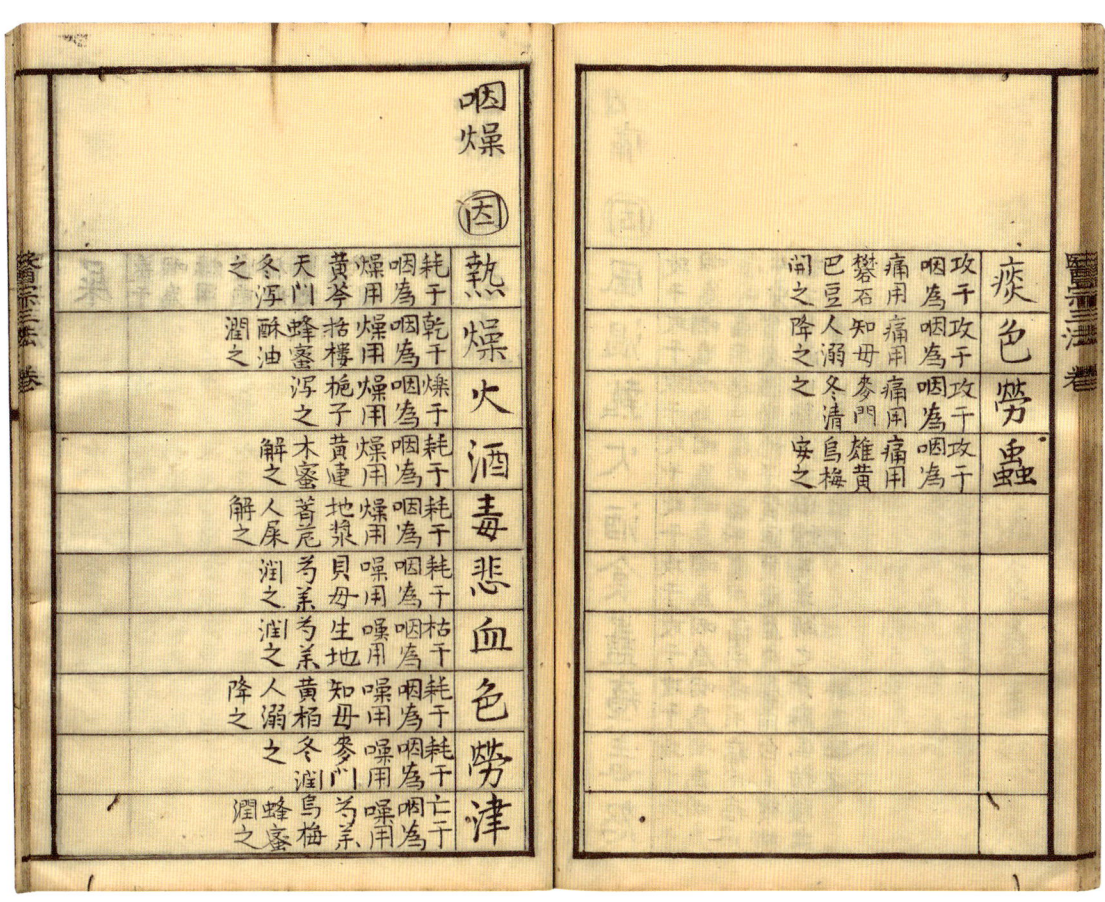

痰	攻于咽为痛，用矾石、巴豆开之。
色	攻于咽为痛，用知母、人溺降之。
劳	攻于咽为痛，用麦门冬清之。
虫	攻于咽为痛，用雄黄、乌梅安之。

咽燥 因	
热	耗于咽为燥，用黄芩、天门冬泻之。
燥	干于咽为燥，用栝楼、蜂蜜、酥油润之。
火	烁于咽为燥，用栀子泻之。
酒	耗于咽为燥，用黄连、木蜜解之。
毒	耗于咽为燥，用地浆、荠苨、人屎解之。
悲	耗于咽为燥，用贝母、芍药润之。
血	枯于咽为燥，用生地、芍药润之。
色	耗于咽为燥，用知母、黄柏、人溺降之。
劳	耗于咽为燥，用麦门冬润之。
津	亡于咽为燥，用芍药、乌梅、蜂蜜润之。

屎	蒸于咽为燥，用蜜煎猪胆导之，大黄下之。

咽核(因)	
怒	结于咽为核，用白豆蔻散之。
痰	结于咽为核，用海石消之。

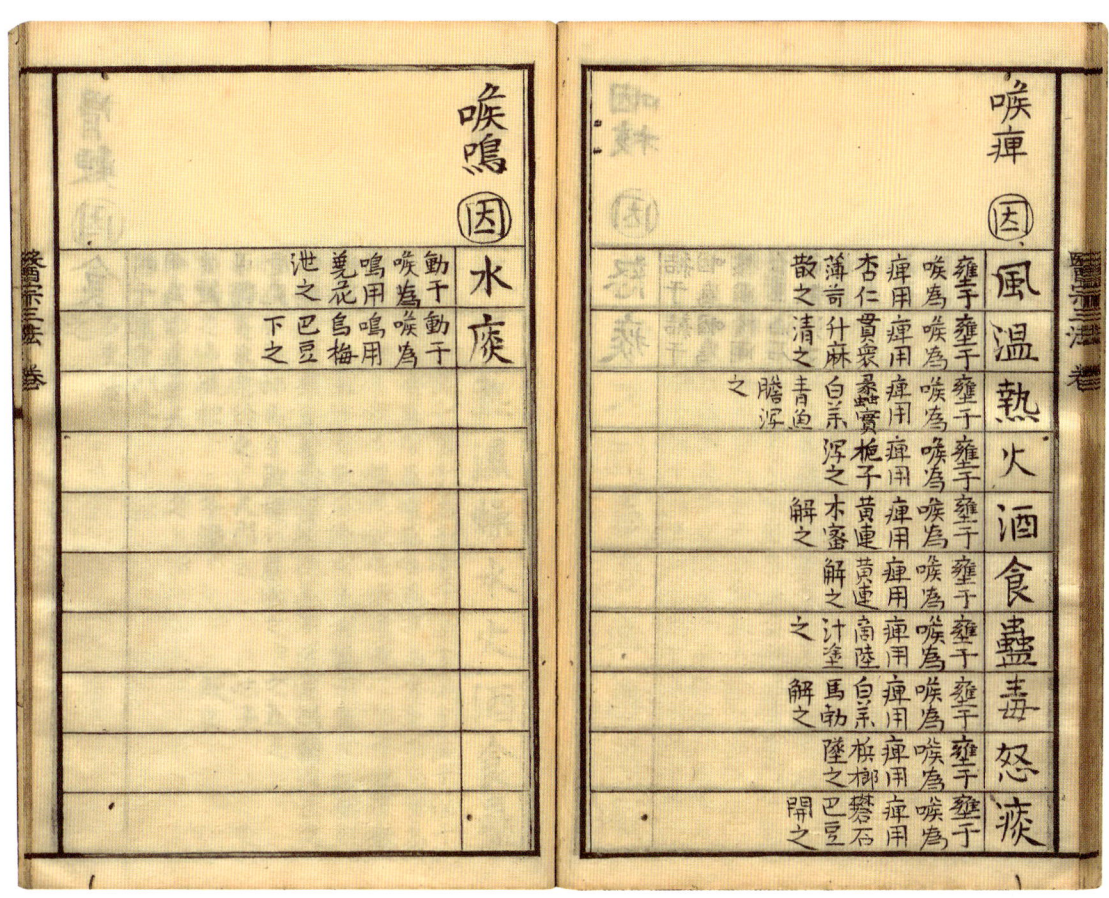

喉痹(因)	
风	壅于喉为痹,用杏仁、薄荷散之。
温	壅于喉为痹,用贯众、升麻清之。
热	壅于喉为痹,用蠡实、白药、青鱼胆泻之。
火	壅于喉为痹,用栀子泻之。
酒	壅于喉为痹,用黄连、木蜜解之。
食	壅于喉为痹,用黄连解之。
蛊	壅于喉为痹,用商陆汁涂之。
毒	壅于喉为痹,用白药、马勃解之。
怒	壅于喉为痹,用槟榔坠之。
痰	壅于喉为痹,用矾石、巴豆开之。

喉鸣(因)	
水	动于喉为鸣,用芫花泄之。
痰	动于喉为鸣,用乌梅、巴豆下之。

骨鲠 因	
食	刺于咽为骨鲠，用龙骨、虎骨、獭骨、鸬鹚骨出之。

咳嗽 因	
风	淫于喉为咳嗽，用杜衡、杏仁、细辛散之。
寒	淫于喉为咳嗽，用麻黄、杏仁、干姜散之，佛耳草、鹅管石熏之。
热	淫于喉为咳嗽，用沙参、百部、马兜铃、枇杷叶、天门冬清之。
湿	淫于喉为咳嗽，用干姜、细辛散之。
燥	淫于喉为咳嗽，用蜂蜜、栝楼仁、天门冬润之。
水	呛于喉为咳嗽，用芫花、葶苈泄之。
火	淫于喉为咳嗽，用栀子泻之。
酒	淫于喉为咳嗽，用黄连解之，五味子敛之。
食	淫于喉为咳嗽，用饴糖消之。
蛊	淫于喉为咳嗽，用①獭肝止之。

①用：原无，据体例补。

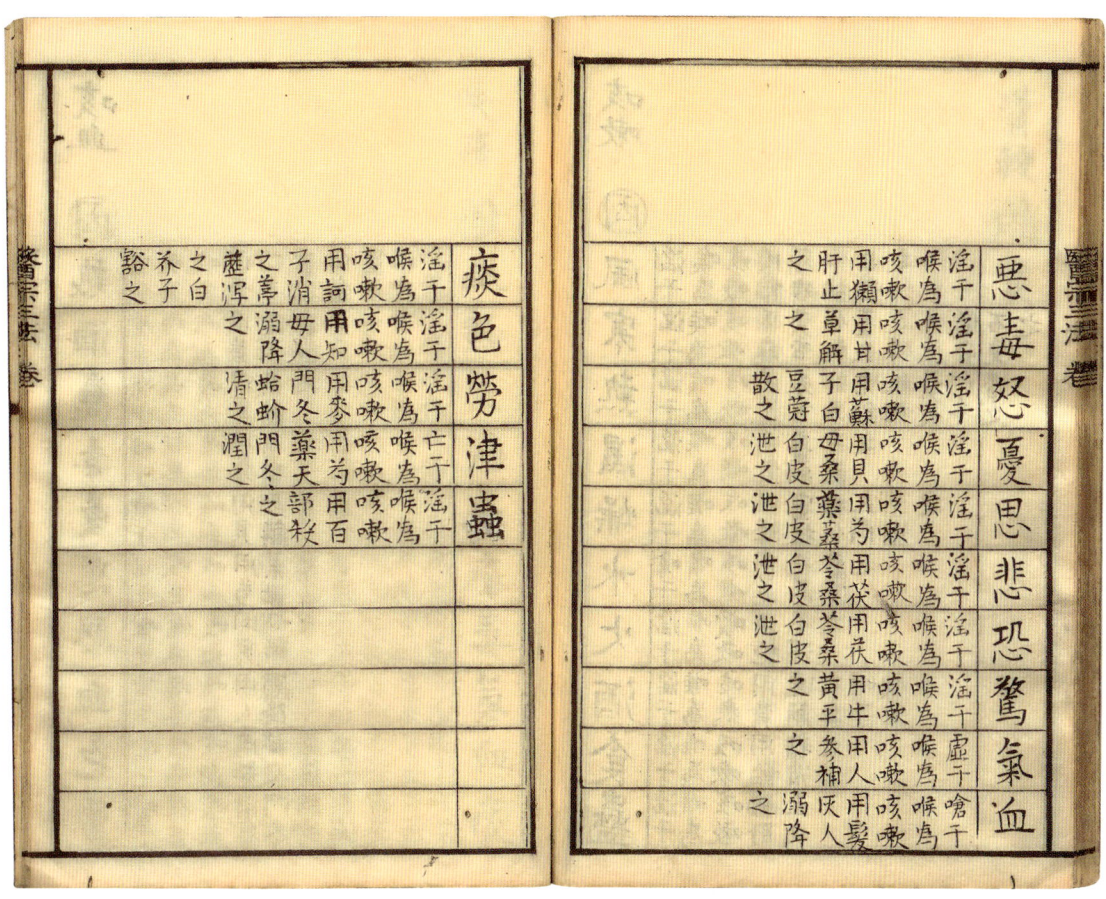

恶	淫于喉为咳嗽，用獭肝止之。
毒	淫于喉为咳嗽，用甘草解之。
怒	淫于喉为咳嗽，用苏子、白豆蔻散之。
忧	淫于喉为咳嗽，用贝母、桑白皮泄之。
思	淫于喉为咳嗽，用芍药、桑白皮泄之。
悲	淫于喉为咳嗽，用茯苓、桑白皮泄之。
恐	淫于喉为咳嗽，用茯苓、桑白皮泄之。
惊	淫于喉为咳嗽，用牛黄平之。
气	虚于喉为咳嗽，用人参补之。
血	呛于喉为咳嗽，用发灰、人溺降之。

痰	淫于喉为咳嗽，用诃子消之，葶苈泻之，白芥子豁之。
色	淫于喉为咳嗽，用知母、人溺降之。
劳	淫于喉为咳嗽，用麦门冬、蛤蚧清之。
津	亡于喉为咳嗽，用芍药、天门冬润之。
虫	淫于喉为咳嗽，用百部杀之。

咳血因	
热	呛于喉为咳血，用天门冬、薏苡仁、金星石止之。
酒	呛于喉为咳血，用黄连、木蜜解之①。
蛊	呛于喉为咳血，用犀角解之。
毒	呛于喉为咳血，用犀角解之。
忧	呛于喉为咳血，用贝母解之。
思	呛于喉为咳血，用芍药泄之。
悲	呛于喉为咳血，用贝母解之。
血	呛于喉为咳血，用人溺降之。
色	呛于喉为咳血，用知母、人溺降之。
劳	呛于喉为咳血，用麦门冬、蛤蚧、人溺止之。

失瘖因	
风	咳伤会厌为失瘖，用僵蚕、竹沥散之。
热	咳伤会厌为失瘖，用槐花、竹茹清之。
火	咳伤会厌为失瘖，用栀子泻之。
酒	咳伤会厌为失瘖，用黄连、木蜜解之。
蛊	咳伤会厌为失瘖，用麝香解之。
瘴	咳伤会厌为失瘖，用麝香解之。
毒	咳伤会厌为失瘖，用甘草清之。
气	叫伤会厌为失瘖，用诃子清之。
血	迷于会厌为失瘖，用远志、钥匙开之。
痰	咳伤会厌为失瘖，用竹茹、竹沥、天竺黄消之。

①之：原无，据体例补。

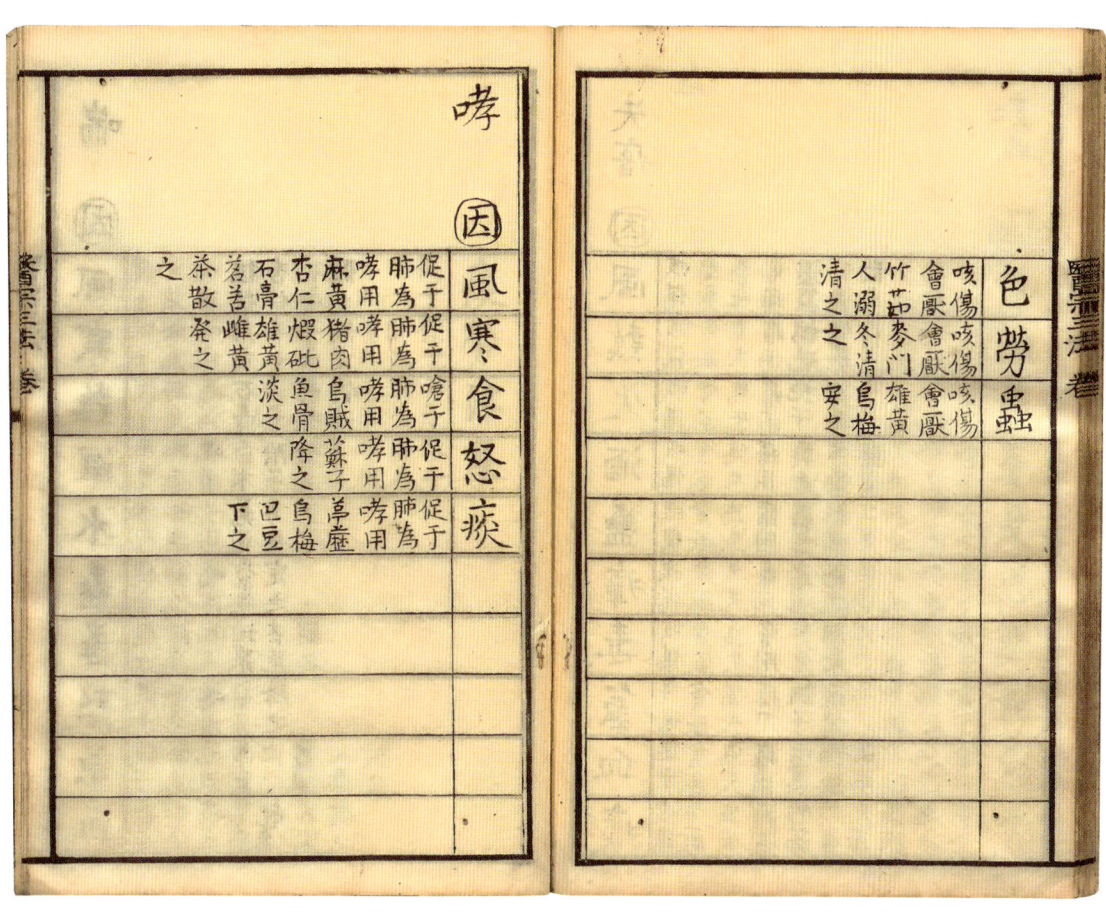

色	咳伤会厌，竹茹、人溺清之。
劳	咳伤会厌，麦门冬清之。
虫	咳伤会厌，雄黄、乌梅安之。

哮因	
风	促于肺为哮，用麻黄、杏仁、石膏、茗苦茶散之。
寒	促于肺为哮，用猪肉、煅砒、雄黄、雌黄发之。
食	呛于肺为哮，用乌贼鱼骨淡之。
怒	促于肺为哮，用苏子降之。
痰	促于肺为哮，用葶苈、乌梅、巴豆下之。

喘因	
风	促于肺为喘，用桂枝、杏仁、石膏散之。
寒	促于肺为喘，用麻黄、杏仁、石膏散之。
热	促于肺为喘，用石膏、沙参、马兜铃清之。
湿	承于肺为喘，用白朮、附子散之。
水	承于肺为喘，用莞花、葶苈泄之。
蛊	促于肺为喘，用紫苑定之。
毒	促于肺为喘，用地浆、荠苨解之。
怒	促于肺为喘，用苏子降之。
气	促于肺为喘，用葶苈泄之，虚用人参补之。
血	奔于肺为喘，用莞蔚、干漆、人溺破之。

痰	促于肺为喘，用葶苈、乌梅、巴豆下之。
劳	促于肺为喘，用黄耆温之。
津	亡于肺为喘，用人参、五味子敛之。
屎	承于肺为喘，用蜜煎猪胆导之，大黄、芒硝下之。

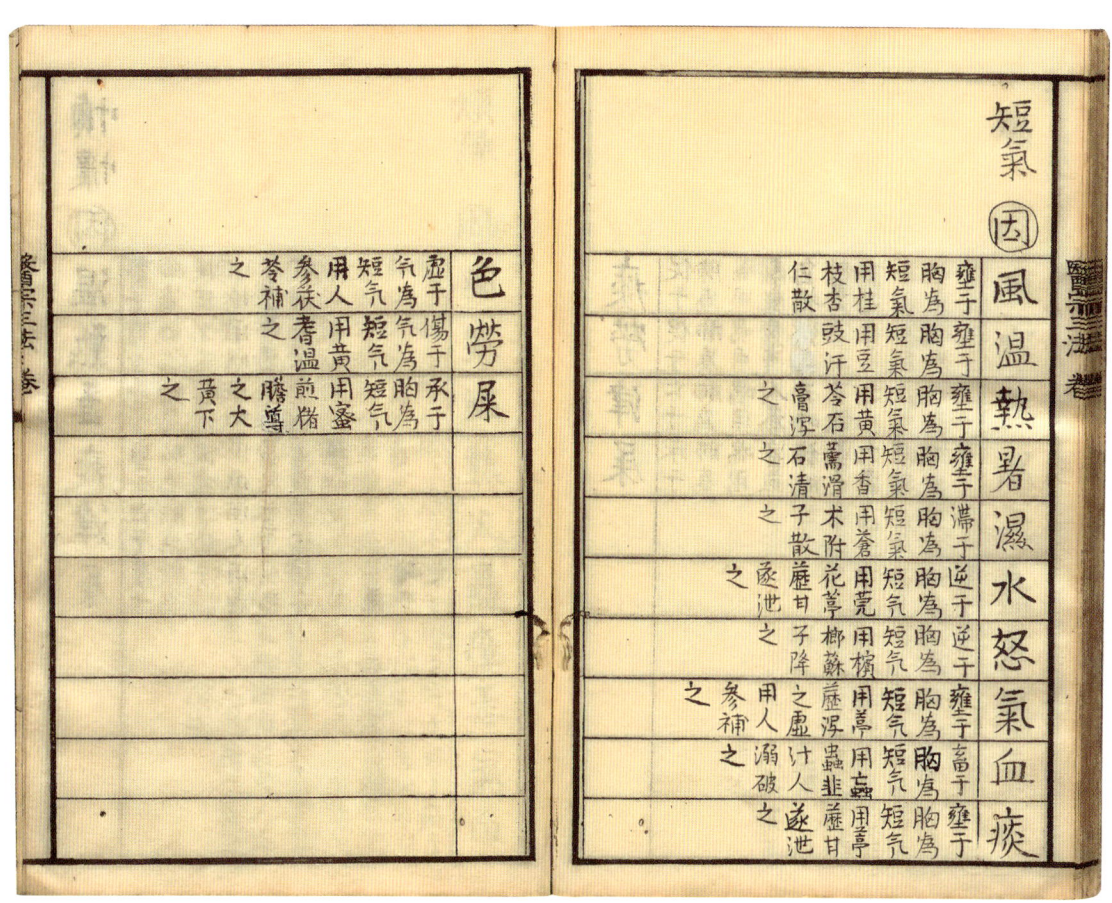

短气 因	
风	壅于胸为短气,用桂枝、杏仁散之。
温	壅于胸为短气,用豆豉汗之。
热	壅于胸为短气,用黄芩、石膏泻之。
暑	壅于胸为短气,用香薷、滑石清之。
湿	滞于胸为短气,用苍术、附子散之。
水	逆于胸为短气,用芫花、葶苈、甘遂泄之。
怒	逆于胸为短气,用槟榔、苏子降之。
气	壅于胸为短气,用葶苈泻之,虚用人参补之。
血	蓄于胸为短气,用虻虫、韭汁、人溺破之。
痰	壅于胸为短气,用葶苈、甘遂泄之。

色	虚于气为短气,用人参、茯苓补之。
劳	伤于气为短气,用黄耆温之。
屎	承于胸为短气,用蜜煎猪胆导之,大黄下之。

①之:原无,据体例补。下同。

懊憹（因）	
温	郁于胸为懊憹，用栀子、豆豉吐之。
热	郁于胸为懊憹，用瓜蒂、豆豉吐之。
毒	壅于胸为懊憹，用地浆、人屎解之。
痰	壅于胸为懊憹，用瓜蒂、皂角、白矾吐之。
津	亡于胸为懊憹，用人参、芍药生之。
屎	蒸于胸为懊憹，用蜜煎猪胆导之，大黄、芒硝下之。

烦躁（因）	
风	扰于身心为烦躁，用桂枝、石膏散之。
寒	扰于身心为烦躁，用麻黄、石膏散之。
温	扰于身心为烦躁，用豆豉、人屎解之。
热	扰于身心为烦躁，用石膏、寒水石泻之。
火	扰于身心为烦躁，用栀子泻之。
蛊	扰于身心为烦躁，用羚羊角解之。
瘴	扰于身心为烦躁，用羚羊角解之。
毒	扰于身心为烦躁，用地浆、滑石、人屎解之。
气	虚于身心为烦躁，用人参、茯苓补之。
血	瘀于身心为烦躁，用茺蔚、人溺破之。

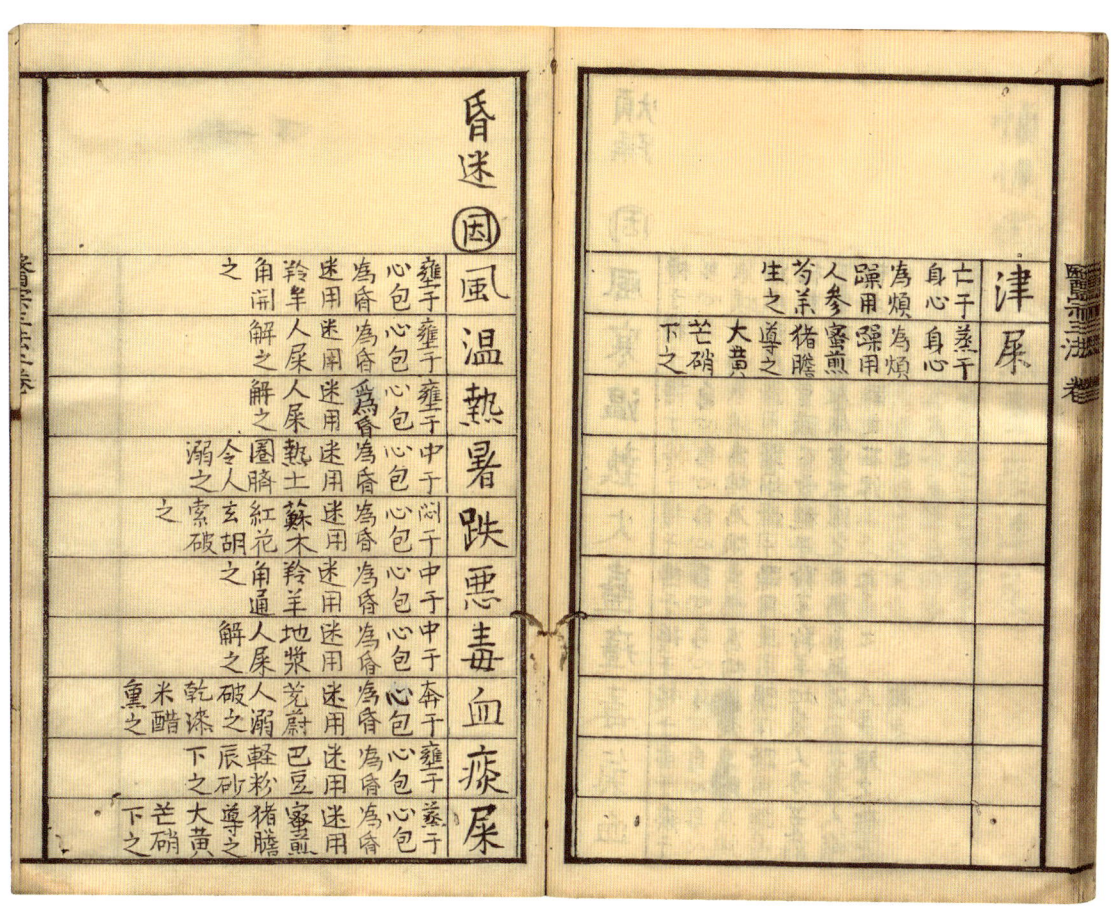

| 津 | 亡于身心为烦躁，用人参、芍药生之。 |
| 屎 | 蒸于身心为烦躁，用蜜煎猪胆导之，大黄、芒硝下之。 |

昏迷（因）	
风	壅于心包为昏迷，用羚羊角开之。
温	壅于心包为昏迷，用人屎解之。
热	壅于心包为昏迷，用人屎解之。
暑	中于心包为昏迷，用热土圈脐，令人溺之。
跌	闷于心包为昏迷，用苏木、红花、玄胡索破之。
恶	中于心包为昏迷，用羚羊角通之。
毒	中于心包为昏迷，用地浆、人屎解之。
血	奔于心包为昏迷，用茺蔚、人溺破之，干漆、米醋熏之。
痰	壅于心包为昏迷，用巴豆、轻粉、辰砂下之。
屎	蒸于心包为昏迷，用蜜煎猪胆导之，大黄、芒硝下之。

谵语 因	
温	乱于心为谵语，用水调蚯蚓粪清之。
热	乱于心为谵语，用石膏、人屎泻之。
火	乱于心为谵语，用栀子、黄连泻之。
食	蒸于心为谵语，用巴豆推之。
恶	乱于心为谵语，用蚕布袪之。
血	迷于心为谵语，用芫蔚、虻虫、水蛭破之。
津	亡于心为谵语，用人参、芍药生之。
屎	蒸于心为谵语，用蜜煎猪胆导致，大黄下之。

不语 因	
风	中于心包为不语，用全蝎、独活、细辛散之。
寒	中于心包为不语，用官桂、附子温之。
暑	中于心包为不语，用热土圈脐令人溺之。
酒	中于心包为不语，用井水浸发及手足解之。
恶	中于心包为不语，用官桂、鹿角祛之。
毒	中于心包为不语，用地浆、人屎解之。
怒	中于心包为不语，用乌药、乳香、石菖蒲熏之。
惊	入于心包为不语，用密陀僧出之。
血	迷于心包为不语，用干漆、米醋熏之，苏木、芫蔚、人溺破之。
痰	迷于心包为不语，用瓜蒂、皂角、白矾吐之，轻粉、巴豆下之。

屎	蒸于心包为不语，用蜜煎猪胆导之，大黄、芒硝下之。

郑声 因	
热	迷于心为郑声，用黄连、石膏、寒水石泻之。

骂詈 因	
热	甚于心为骂詈，用人屎解之。
恶	中于心为骂詈，用蚕布祛之。
屎	蒸于心为骂詈，用大黄、芒硝下之。

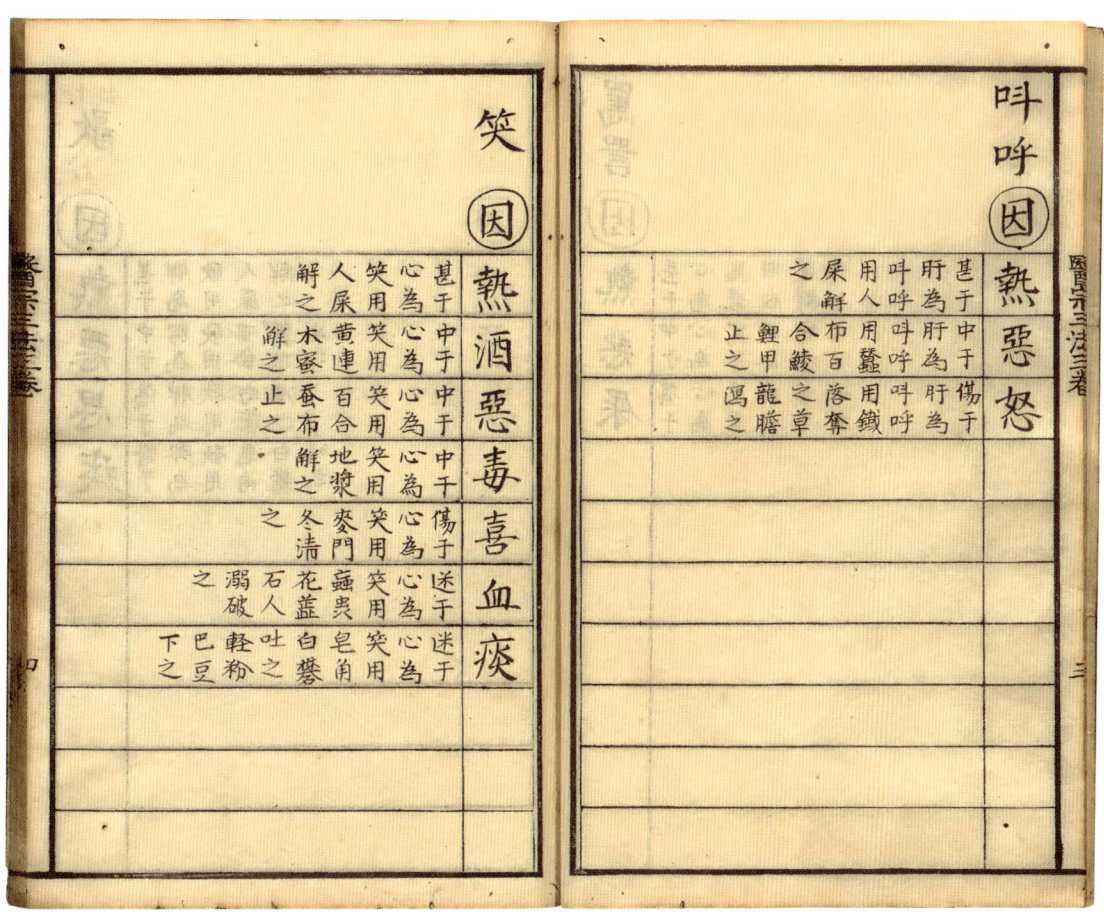

叫呼 因	
热	甚于肝为叫呼，用人屎解之。
恶	中于肝为叫呼，用蚕布、百合、鲮鲤甲止之。
怒	伤于肝为叫呼，用铁落夺之，草龙胆泻之。

笑 因	
热	甚于心为笑，用人屎解之。
酒	中于心为笑，用黄连、木蜜解之。
恶	中于心为笑，用百合、蚕布止之。
毒	中于心为笑，用地浆解之。
喜	伤于心为笑，用麦门冬清之。
血	迷于心为笑，用虻虫、花蕊石、人溺破之。
痰	迷于心为笑，用皂角、白矾吐之，轻粉、巴豆下之。

歌因	
热	甚于脾为歌，用人屎解之。
恶	中于脾为歌，用百合、蚕布止之。
思	伤于脾为歌，用芍药泄之。
痰	郁于脾为歌，用皂角、白矾吐之。

哭因	
热	甚于肺为哭，用人屎解之。
恶	中于肺为哭，用百合、卷柏、蚕布止之。
悲	伤于心包为哭，用黄连、贝母泄之。

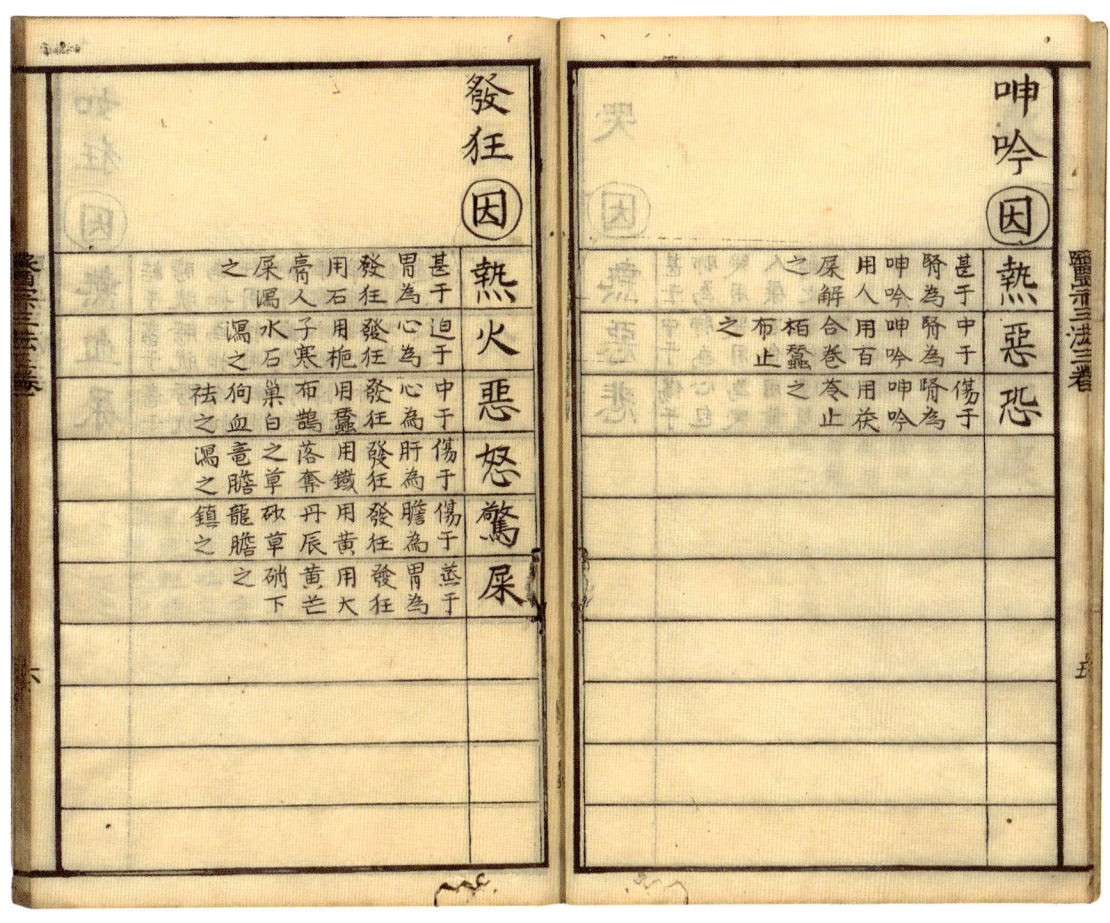

呻吟 因	
热	甚于肾为呻吟,用人屎解之。
恶	中于肾为呻吟,用百合、卷柏、蚕布止之。
恐	伤于肾为呻吟,用茯苓止之。

发狂 因	
热	甚于胃为发狂,用石膏、人屎泻之。
火	迫于心为发狂,用栀子、寒水石泻之。
恶	中于心为发狂,用蚕布、鹊巢、白狗血祛之。
怒	伤于肝为发狂,用铁落夺之,草龙胆泻之。
惊	伤于胆为发狂,用黄丹、辰砂、草龙胆镇之。
屎	蒸于胃为发狂,用大黄、芒硝下之。

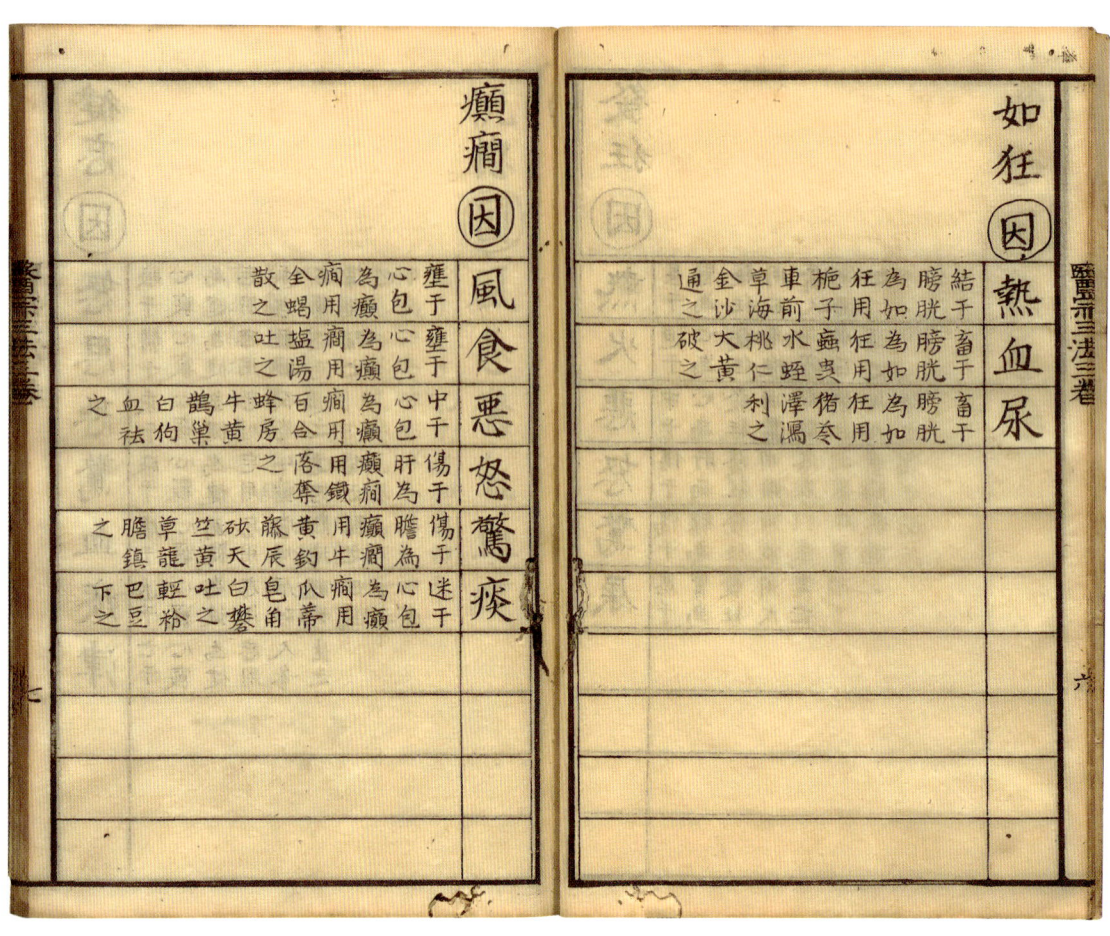

如狂 因	
热	结于膀胱为如狂,用栀子、车前草、海金沙通之。
血	蓄于膀胱为如狂,用虻虫、水蛭、桃仁、大黄破之。
尿	蓄于膀胱为如狂,用猪苓、泽泻利之。

癫痫 因	
风	壅于心包为癫痫,用全蝎散之。
食	壅于心包为癫痫,用盐汤吐之。
恶	中于心包为癫痫,用百合、蜂房、牛黄、鹊巢、白狗血祛之。
怒	伤于肝为癫痫,用铁落夺之。
惊	伤于胆为癫痫,用牛黄、钩藤、辰砂、天竺黄、草龙胆镇之。
痰	迷于心包为癫痫,用瓜蒂、皂角、白矾吐之,轻粉、巴豆下之。

健忘（因）	
怒	蔽于心窍为健忘，用远志、石菖蒲开之。
思	郁于心窍为健忘，用龙眼、远志开之。
恐	乘于心窍为健忘，川茯苓通之。
惊	蔽于心窍为健忘，用牛黄、远志开之。
血	虚于心窍为健忘，用当归、熟地补之。
痰	迷于心窍为健忘，用辰砂、轻粉、巴豆下之。
津	亡于心窍为健忘，用人参生之。

恍惚（因）	
风	乱于神为恍惚，用远志、羚羊角清之。
恶	乱于神为恍惚，用牛黄、半天河祛之。
惊	乱于神为恍惚，用柏子仁、草龙胆定之。
气	虚神浮为恍惚，用人参、茯苓镇之。
血	虚神浮为恍惚，用熟地补之。
痰	乱于神为恍惚，用真珠坠之。

睡惕(因)	
惊	动于神为睡惕,用辰砂、牛黄、草龙胆定之。

心烦(因)	
热	扰于心为烦,用栀子、竹叶清之。
火	扰于心为烦,用栀子泻之。
酒	扰于心为烦,用黄连、木蜜解之。
蛊	扰于心为烦,用羚羊角解之。
瘴	扰于心为烦,治同上。
毒	扰于心为烦,用地浆、绿豆、苦参、人屎、羚羊角解之。
血	蓄于心为烦,用茺蔚、藕节破之。
痰	扰于心为烦,用竹沥消之。
劳	扰于心为烦,用麦门冬、酸枣仁清之。
津	亡于心为烦,用人参、芍药生之。

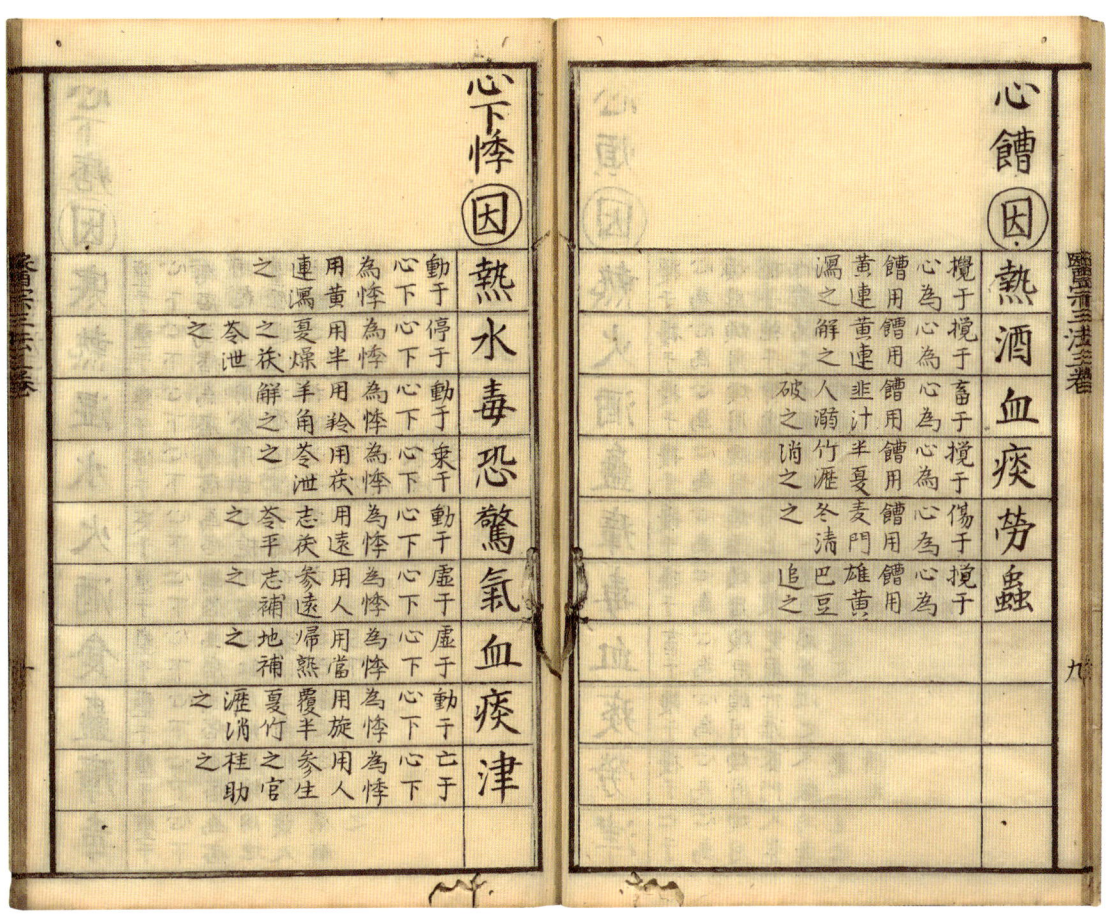

心嘈 因	
热	搅于心为嘈，用黄连泻之。
酒	搅于心为嘈，用黄连解之。
血	蓄于心为嘈，用韭汁、人溺破之。
痰	搅于心为嘈，用半夏、竹沥消之。
劳	伤于心为嘈，用麦门冬清之。
虫	搅于心为嘈，用雄黄、巴豆追之。

心下悸 因	
热	动于心下为悸，用黄连泻之。
水	停于心下为悸，用半夏燥之，茯苓泄之。
毒	动于心下为悸，用羚羊角解之。
恐	乘于心下为悸，用茯苓泄之。
惊	动于心下为悸，用远志、茯苓平之。
气	虚于心下为悸，用人参、远志补之。
血	虚于心下为悸，用当归、熟地补之。
痰	动于心下为悸，用旋覆、半夏、竹沥消之。
津	亡于心下为悸，用人参生之，官桂助之。

心下痞 因	
寒	壅于心下为痞，用干姜、厚朴散之。
热	壅于心下为痞，用黄连泻之。
湿	壅于心下为痞，用苍术、厚朴燥之。
水	停于心下为痞，用甘遂泻之，半夏燥之，茯苓渗之。
火	炎于心下为痞，用栀子泻之。
酒	壅于心下为痞，用缩砂散之。
食	壅于心下为痞，用红矾消之，巴豆下之。
蛊	壅于心下为痞，用羚羊角解之。
瘴	壅于心下为痞，用槟榔坠之。
毒	壅于心下为痞，用地浆、人屎解之。

怒	壅于心下为痞，用苏子降之，白豆蔻散之。
气	壅于心下为痞，用枳实泄之，虚用人参补之。
血	蓄于心下为痞，用芜蔚、虻虫、水蛭、人溺破之。
痰	壅于心下为痞，用硇砂消之，巴豆、轻粉下之。
津	亡于心下为痞，用人参、芍药生之。
屎	蒸于心下为痞，用蜜煎猪胆导之，大黄下之。

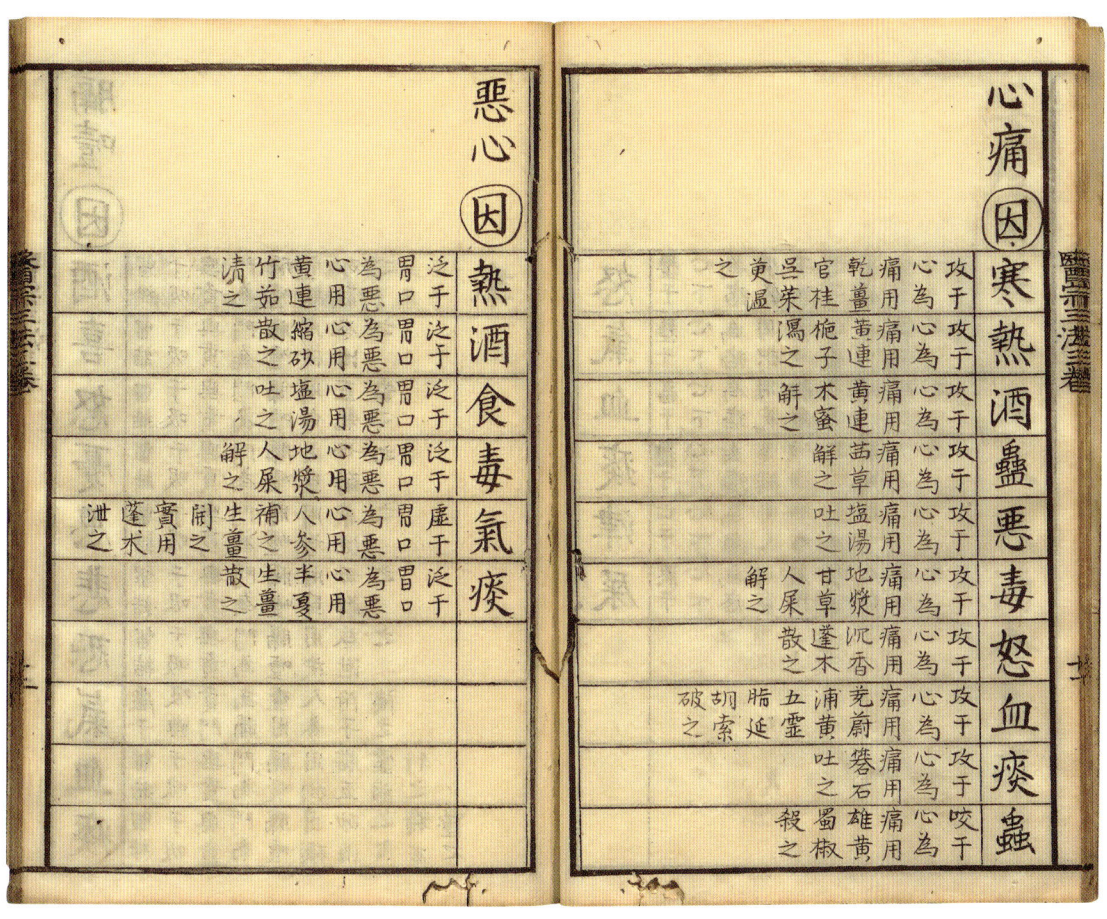

心痛因	
寒	攻于心为痛，用干姜、官桂、吴茱萸温之。
热	攻于心为痛，用黄连、栀子泻之。
酒	攻于心为痛，用黄连、木蜜解之。
蛊	攻于心为痛，用茜草解之。
恶	攻于心为痛，用盐汤吐之。
毒	攻于心为痛，用地浆、甘草、人屎解之。
怒	攻于心为痛，用沉香、蓬术散之。
血	攻于心为痛，用芫蔚、蒲黄、五灵脂、延胡索破之。
痰	攻于心为痛，用矾石吐之。
虫	咬于心为痛，用雄黄、蜀椒杀之。

恶心因	
热	泛于胃口为恶心，用黄连、竹茹清之。
酒	泛于胃口为恶心，用缩砂散之。
食	泛于胃口为恶心，用盐汤吐之。
毒	泛于胃口为恶心，用地浆、人屎解之。
气	虚于胃口为恶心，用人参补之，生姜开之，实用蓬术泄之。
痰	泛于胃口为恶心，用半夏、生姜散之。

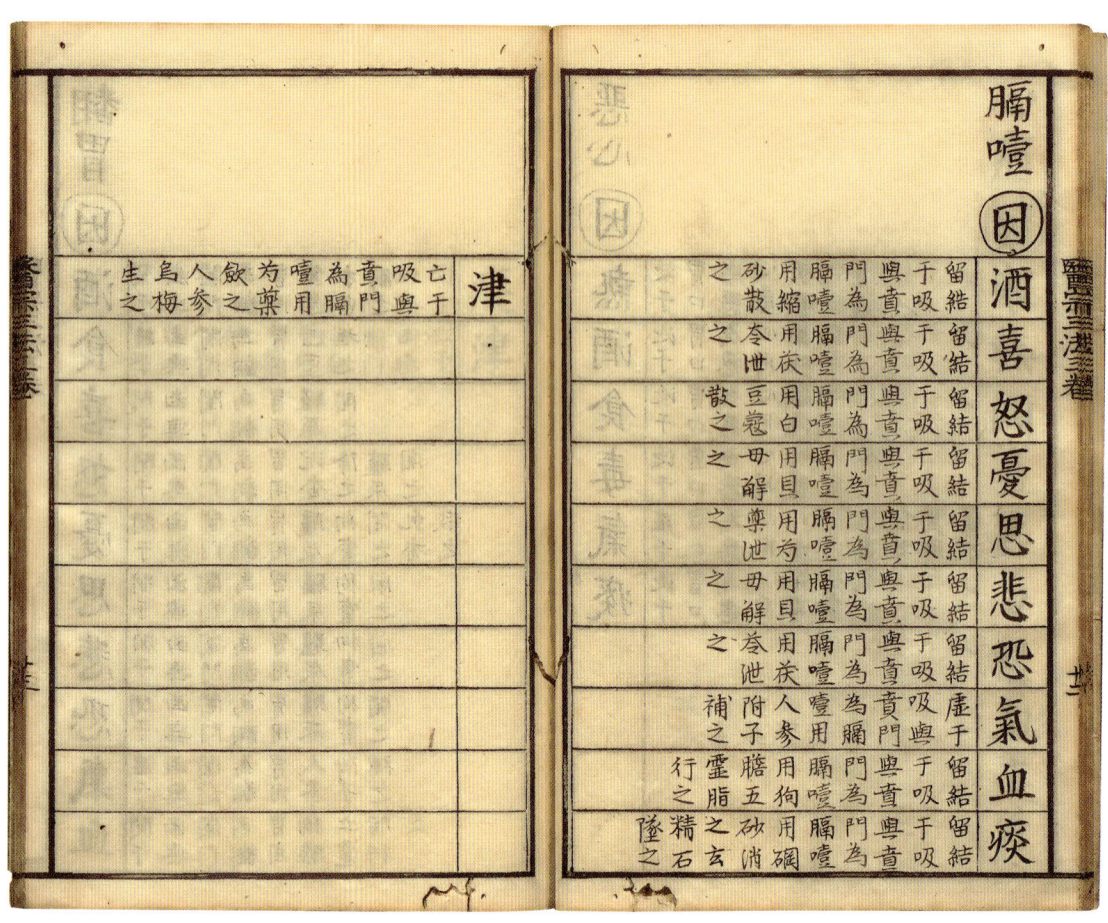

膈噎 因	
酒	留结于吸与贲门为膈噎,用缩砂散之。
喜	留结于吸与贲门为膈噎,用茯苓泄之。
怒	留结于吸与贲门为膈噎,用白豆蔻散之。
忧	留结于吸与贲门为膈噎,用贝母解之。
思	留结于吸与贲门为膈噎,用芍药泄之。
悲	留结于吸与贲门为膈噎,用贝母解之。
恐	留结于吸与贲门为膈噎,用茯苓泄之。
气	虚于吸与贲门为膈噎,用人参、附子补之。
血	留结于吸与贲门为膈噎,用狗胆、五灵脂行之。
痰	留结于吸与贲门为膈噎,用硇砂消之,玄精石坠之。

津	亡于吸与贲门为膈噎,用芍药敛之,人参、乌梅生之。

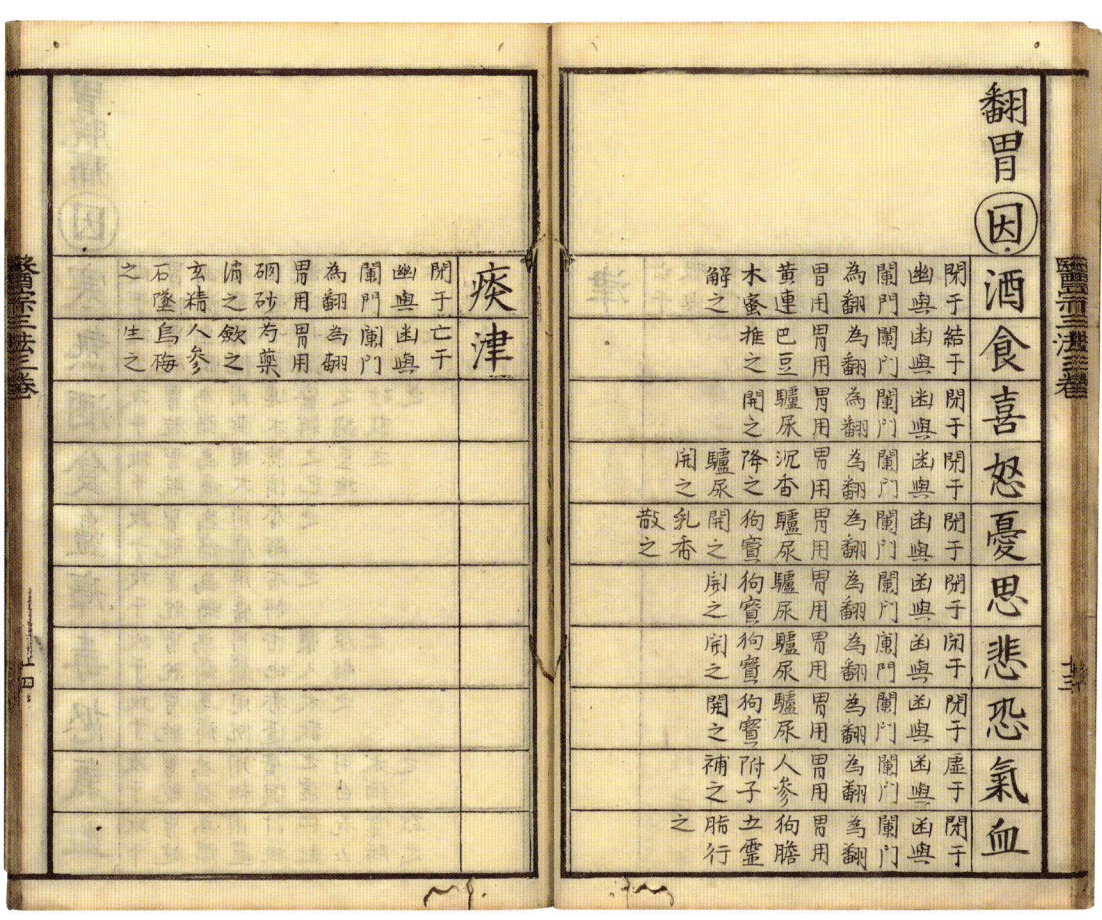

翻胃(因)	
酒	闭于幽与阑门为翻胃，用黄连、木蜜解之。
食	结于幽与阑门为翻胃，用巴豆推之。
喜	闭于幽与阑门为翻胃，用驴尿开之。
怒	闭于幽与阑门为翻胃，用沉香降之，驴尿开之。
忧	闭于幽与阑门为翻胃，用驴尿、狗宝开之，乳香散之。
思	闭于幽与阑门为翻胃，用驴尿、狗宝开之。
悲	闭于幽与阑门为翻胃，用驴尿、狗宝开之。
恐	闭于幽与阑门为翻胃，用驴尿、狗宝开之。
气	虚于幽与阑门为翻胃，用人参、附子补之。
血	闭于幽与阑门为翻胃，用狗胆、五灵脂行之。

痰	闭于幽与阑门为翻胃，用硇砂消之，玄精石坠之。
津	亡于幽与阑门为翻胃，用芍药敛之，人参、乌梅生之。

胃脘痛因	
寒	攻于胃脘为痛，用草豆蔻散之。
热	攻于胃脘为痛，用栀子、黄丹泻之。
酒	攻于胃脘为痛，用黄连、木蜜解之，缩砂散之。
食	攻于胃脘为痛，用大蒜消之，巴豆推之。
蛊	攻于胃脘为痛，用麝香解之。
瘴	攻于胃脘为痛，用麝香解之。
毒	攻于胃脘为痛，用麝香、地浆、人屎解之。
怒	攻于胃脘为痛，用沉香、蓬朮散之。
气	攻于胃脘为痛，用枳实泻之，虚用白朮补之。
血	攻于胃脘为痛，用韭汁、桃仁、红花、五灵脂破之。

痰	攻于胃脘为痛，用半夏、生姜消之。
虫	攻于胃脘为痛，用雄黄、槟榔、巴豆追之。

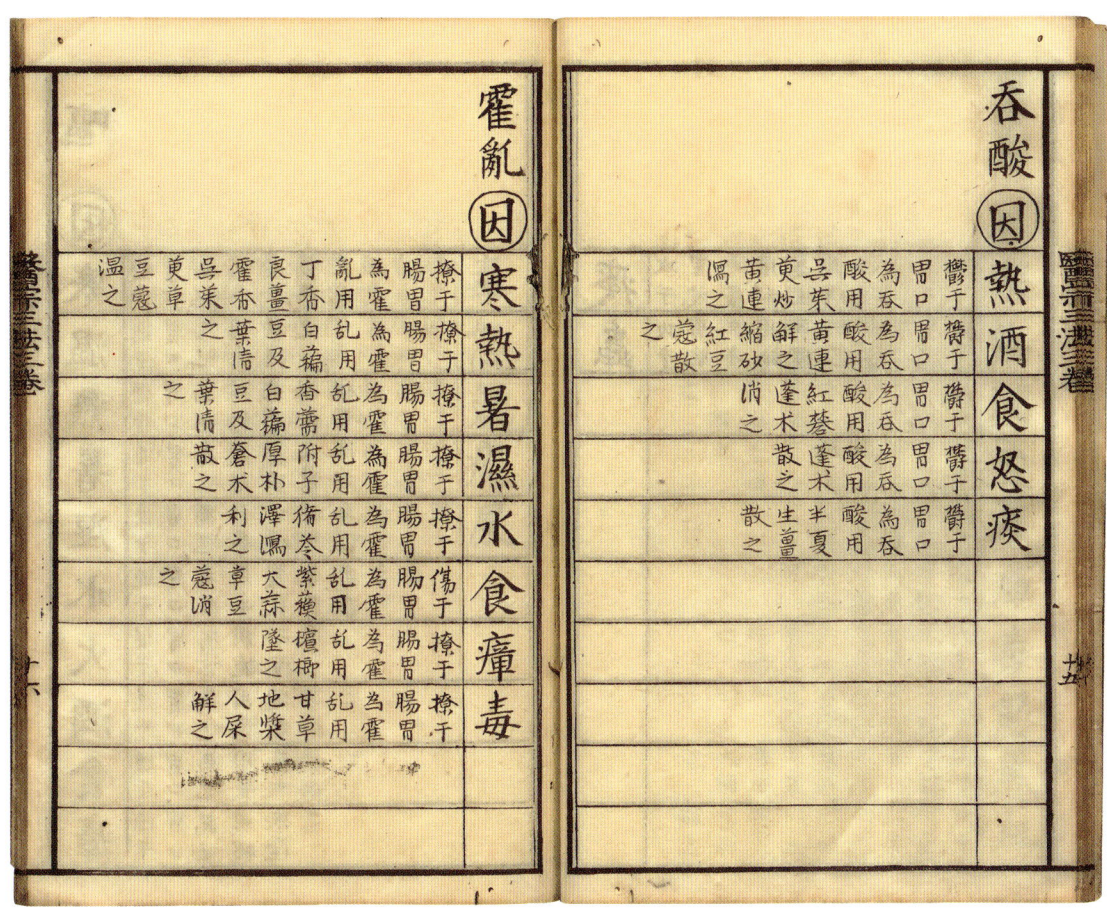

吞酸 因	
热	郁于胃口为吞酸，用吴茱萸、炒黄连泻之。
酒	郁于胃口为吞酸，用黄连解之，缩砂、红豆蔻散之。
食	郁于胃口为吞酸，用红矾、蓬术消之。
怒	郁于胃口为吞酸，用蓬术散之。
痰	郁于胃口为吞酸，用半夏、生姜散之。

霍乱 因	
寒	撩于肠胃为霍乱，用丁香、良姜、藿香、吴茱萸、草豆蔻温之。
热	撩于肠胃为霍乱，用白扁豆及叶清之。
暑	撩于肠胃为霍乱，用香薷、白扁豆及叶清之。
湿	撩于肠胃为霍乱，用附子、厚朴、苍术散之。
水	撩于肠胃为霍乱，用猪苓、泽泻利之。
食	伤于肠胃为霍乱，用紫苏、大蒜、草豆蔻消之。
瘴	撩于肠胃为霍乱，用槟榔坠之。
毒	撩于肠胃为霍乱，用甘草、地浆、人屎解之。

呕因	
寒	逆于胃口为呕，用丁香、干姜、草豆蔻温之。
温	逆于胃口为呕，用竹茹清之。
热	逆于胃口为呕，用竹茹、芦根、枇杷叶止之。
暑	逆于胃口为呕，用白扁豆及叶清之。
湿	逆于胃口为呕，用苍术、厚朴、生姜散之。
水	逆于胃口为呕，用半夏、茯苓、生姜散之。
火	逆于胃口为呕，用栀子泻之。
酒	逆于胃口为呕，用黄连、缩砂解之。
食	逆于胃口为呕，用紫苏、大蒜解之。
瘴	逆于胃口为呕，用槟榔坠之。

毒	逆于胃口为呕，用甘草、地浆、人参解之。
怒	逆于胃口为呕，用槟榔坠之，蓬尤散之。
气	虚于胃口为呕，用人参补之，藿香止之。
痰	逆于胃口为呕，用半夏消之，生姜止之。
屎	蒸于胃口为呕，用蜜煎猪胆导之，大黄下之。

吐因	
寒	迫物出于胃咽为吐，用丁香、干姜、草豆蔻温之。
温	迫物出于胃咽为吐，用竹茹清之。
热	迫物出于胃咽为吐，用竹茹、芦根、枇杷叶止之。
暑	迫物出于胃咽为吐，用白扁豆及叶清之。
湿	迫物出于胃咽为吐，用苍术、厚朴、生姜散之。
水	迫物出于胃咽为吐，用半夏、茯苓、生姜散之。
火	迫物出于胃咽为吐，用栀子泻之。
酒	迫物出于胃咽为吐，用黄连、缩砂解之。
食	迫物出于胃咽为吐，用紫苏、大蒜解之。
蛊	迫物出于胃咽为吐，用蘘荷解之。

瘴	迫物出于胃咽为吐，用槟榔坠之。
毒	迫物出于胃咽为吐，用甘草、地浆、人参[1]解之。
怒	迫物出于胃咽为吐，用槟榔坠之，蓬尤散之。
气	迫物出于胃咽为吐，用人参补之，藿香止之。
血	迫物出于胃咽为吐，用芫蔚破之，人溺降之。
痰	迫物出于胃咽为吐，用半夏消之，生姜止之。

①人参：据前后文治"毒"且与"甘草、地浆"配伍之例，疑为"人屎"之误。

吐蚘 因	
寒	动于胃中为吐蚘，用蜀椒、雄黄、乌梅安之。
气	虚于胃中为吐蚘，用人参、雄黄、乌梅安之。

吐血 因	
热	迫血出于胃咽为吐血，用蒲黄、小蓟、侧柏、茅花、生地止之。
火	迫血出于胃咽为吐血，用栀子、黄连、旱莲草止之。
酒	迫血出于胃咽为吐血，用黄连、木蜜解之。
食	迫血出于胃咽为吐血，用黄连泻之，生地凉之。
跌	伤血出于胃咽为吐血，用蒲黄、苏木、人溺逐之。
蛊	迫血出于胃咽为吐血，用茜草、犀角解之。
瘴	迫血出于胃咽为吐血，用犀角、薏苡仁解之。
恶	迫血出于胃咽为吐血，用铛墨、桃仁、犀角、艾叶止之。
毒	迫血出于胃咽为吐血，用犀角解之。
怒	迫血出于胃咽为吐血，用水苏散之，五灵脂逐之。

血色劳	
血	瘀于胃出于咽为吐血，用大黄、韭汁、人溺、五灵脂逐之。
色	迫血出于胃咽为吐血，用人溺降之。
劳	迫血出于胃咽为吐血，用麦门冬、茜草、荻花、人溺清之。

吐脓血 因	
热	痿于肺为吐脓血，用薏苡仁、天门冬清之。
酒	痿于肺为吐脓血，用黄连、木蜜、天花粉解之。
怒	痿于肺为吐脓血，用百合清之。
色	痿于肺为吐脓血，用知母泻之。
劳	痿于肺为吐脓血，用麦门冬、天门冬、款冬花清之。

吐痰(因)	
风	化液为痰出于胃咽为吐痰，用南星消之。
寒	化液为痰出于胃咽为吐痰，用干姜、荜茇温之。
热	化液为痰出于胃咽为吐痰，用竹沥、天花粉、栝楼仁消之。
湿	化液为痰出于胃咽为吐痰，用半夏、白朮燥之。
水	化液为痰出于胃咽为吐痰，用礜石、威灵仙消之。
火	化液为痰出于胃咽为吐痰，用清代、诃子消之。
酒	化液为痰出于胃咽为吐痰，用黄连、天花粉消之。
食	化液为痰出于胃咽为吐痰，用礞石消之。
怒	化液为痰出于胃咽为吐痰，用槟榔坠之、海石消之。
忧	化液为痰出于胃咽为吐痰，用贝母开之，海石消之。

思	化液为痰出于胃咽为吐痰，用白朮消之。
惊	化液为痰出于胃咽为吐痰，用天竺黄消之。
气	化液为痰出于胃咽为吐痰，用白朮消之。
色	化液为痰出于胃咽为吐痰，用知母、茯苓泄之。
劳	化液为痰出于胃咽为吐痰，用麦门冬、茯苓清之。

吐血痰 因	
热	迫血与痰出于胃咽为吐血痰，用黄连、天花粉解之。
酒	迫血与痰出于胃咽为吐血痰，用黄连、木蜜、天花粉解之。
蛊	迫血与痰出于胃咽为吐血痰，用犀角、茜草解之。
毒	迫血与痰出于胃咽为吐血痰，用犀角解之。
怒	迫血与痰出于胃咽为吐血痰，用水苏散之。
忧	迫血与痰出于胃咽为吐血痰，用贝母解之。
思	迫血与痰出于胃咽为吐血痰，用芍药泄之。
悲	迫血与痰出于胃咽为吐血痰，用贝母泄之。
惊	迫血与痰出于胃咽为吐血痰，用牛黄、天竺黄消之。
色	迫血与痰出于胃咽为吐血痰，用知母、人溺降之。

劳	迫血与痰出于胃咽为吐血痰，用麦门冬、款冬花清之。

吐涎沫 因	
风	中于胃咽为吐涎沫，用南星消之。
寒	中于胃咽为吐涎沫，用益智、吴茱萸温之。
热	泛于胃咽为吐涎沫，用槐花、金星石清之。
湿	泛于胃咽为吐涎沫，用半夏、矾石燥之。

吐酸水 因	
寒	泛于胃咽为吐酸水，用丁香、厚朴、吴茱萸温之。
热	泛于胃咽为吐酸水，用黄连泻之。
酒	泛于胃咽为吐酸水，用红豆蔻散之。
食	泛于胃咽为吐酸水，用红矾消之。
怒	泛于胃咽为吐酸水，用蓬莪散之。
血	泛于胃咽为吐酸水，用羖羊角消之。
痰	泛于胃咽为吐酸水，用半夏消之。
虫	泛于胃咽为吐酸水，用楝实杀之。

吐苦水 因	
热	泛于胃咽为吐苦水,用槐花清之。
酒	泛于胃咽为吐苦水,用黄连解之。
怒	泛于胃咽为吐苦水,用蓬朮散之。
痰	泛于胃咽为吐苦水,用半夏燥之。
虫	泛于胃咽为吐苦水,用楝实杀之。

唾血 因	
酒	伤于肾为唾血,用黄连、木蜜解之。
蛊	伤于肾为唾血,用麝香、犀角、薏苡仁解之。
色	伤于肾为唾血,用知母、人溺降之。
劳	伤于心为唾血,用麦门冬清之。

咯血 因	
热	伤于肾为咯血，用知母、芍药、牛藤消之。
酒	伤于肾为咯血，用黄连、牛藤解之。
色	伤于肾为咯血，用人溺、牛藤降之。
劳	伤于肾为咯血，用蛤蚧、牛藤清之。

欲食 因	
热	消谷为欲食，用黄连、石膏泻之。

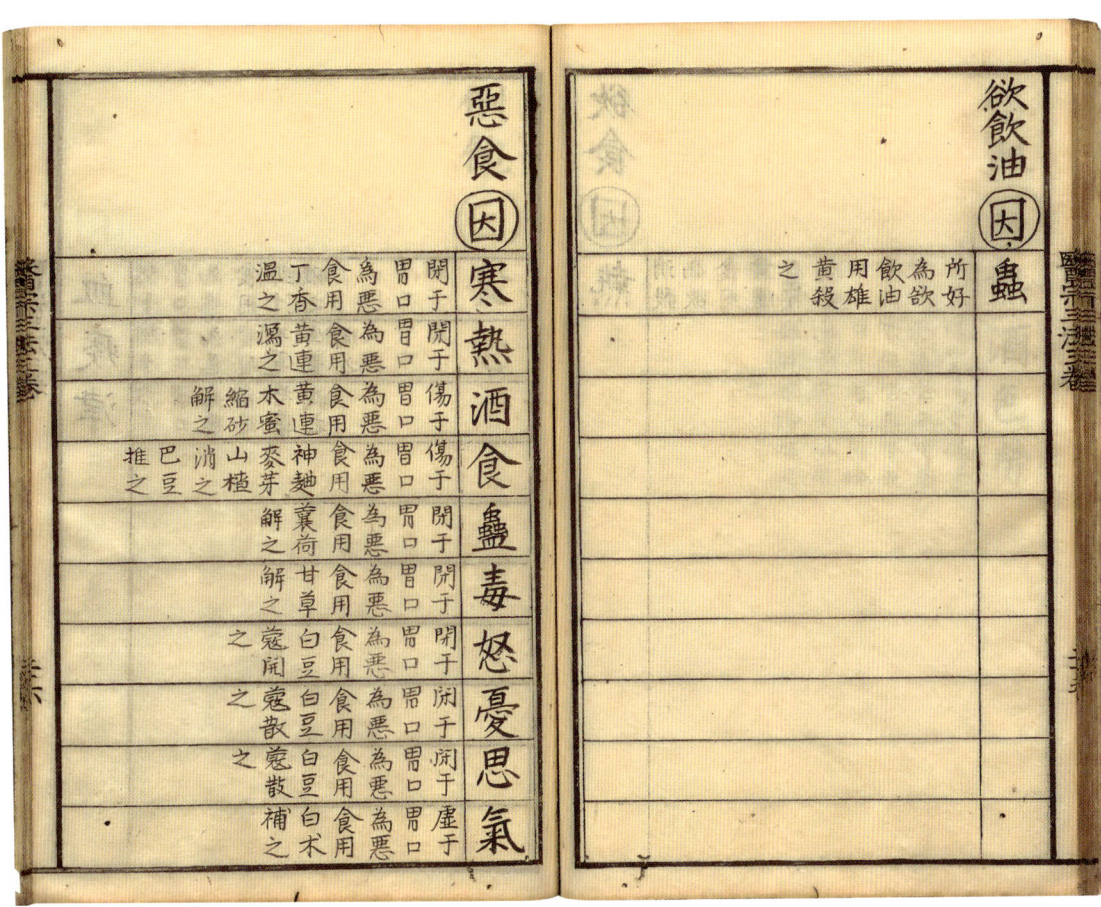

欲饮油 因	
虫	所好为欲饮油，用雄黄杀之。

恶食 因	
寒	闭于胃口为恶食，用丁香温之。
热	闭于胃口为恶食，用黄连泻之。
酒	伤于胃口为恶食，用黄连、木蜜、缩砂解之。
食	伤于胃口为恶食，用神曲、麦芽、山楂消之，巴豆推之。
蛊	闭于胃口为恶食，用蘘荷解之。
毒	闭于胃口为恶食，用甘草解之。
怒	闭于胃口为恶食，用白豆蔻开之。
忧	闭于胃口为恶食，用白豆蔻散之。
思	闭于胃口为恶食，用白豆蔻散之。
气	虚于胃口为恶食，用白术补之。

恶食 因	
血	闭于胃口为恶食,用韭汁破之。
痰	闭于胃口为恶食,用半夏、生姜开之。
津	亡于胃口为恶食,用芍药润之。

倒饱 因	
食	胀于胃中为倒饱,用红矾消之。
怒	胀于胃中为倒饱,用白豆蔻、蓬尤散之。

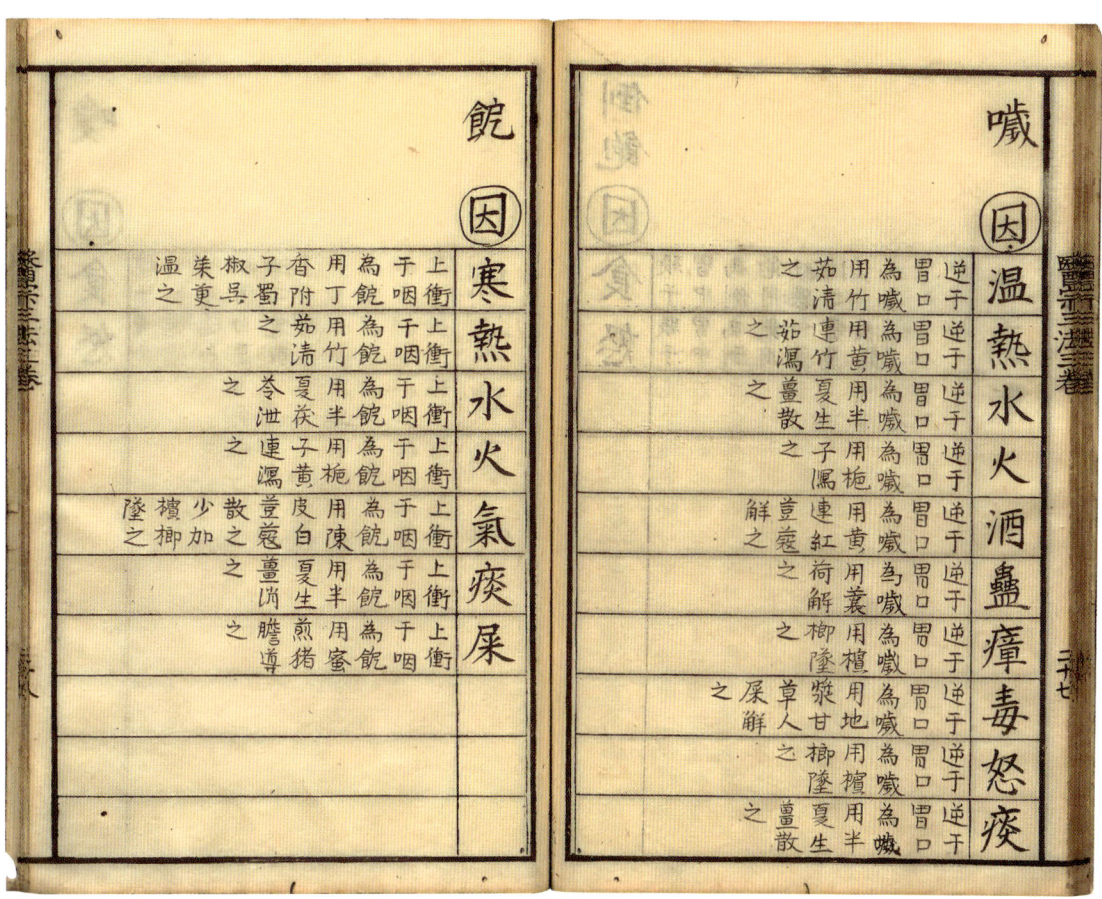

哕因	
温	逆于胃口为哕，用竹茹清之。
热	逆于胃口为哕，用黄连、竹茹泻之。
水	逆于胃口为哕，用半夏、生姜散之。
火	逆于胃口为哕，用栀子泻之。
酒	逆于胃口为哕，用黄连、红豆蔻解之。
蛊	逆于胃口为哕，用蘘荷解之。
瘴	逆于胃口为哕，用槟榔坠之。
毒	逆于胃口为哕，用地浆、甘草、人屎解之。
怒	逆于胃口为哕，用槟榔坠之。
痰	逆于胃口为哕，用半夏、生姜散之。

呃因	
寒	上冲于咽为呃，用丁香、附子、蜀椒、吴茱萸温之。
热	上冲于咽为呃，用竹茹清之。
水	上冲于咽为呃，用半夏、茯苓泄之。
火	上冲于咽为呃，用栀子、黄连泻之。
气	上冲于咽为呃，用陈皮、白豆蔻散之，少加槟榔坠之。
痰	上冲于咽为呃，用半夏、生姜消之。
屎	上冲于咽为呃，用蜜煎猪胆导之。

噫因	
食	达于咽为噫，用枳实泄之。
怒	达于咽为噫，用白豆蔻散之。

积因	
酒	结于肠胃为积，用黄连、木蜜解之。
食	结于肠胃为积，用红矾、硇砂、礞石、阿魏、伏龙肝消之。
血	结于肠胃为积，用羖羊角、五灵脂消之。
痰	结于肠胃为积，用诃子、硇砂、瓦楞子消之。
虫	生于肠胃为积，用雄黄、锡灰、槟榔、巴豆追之。

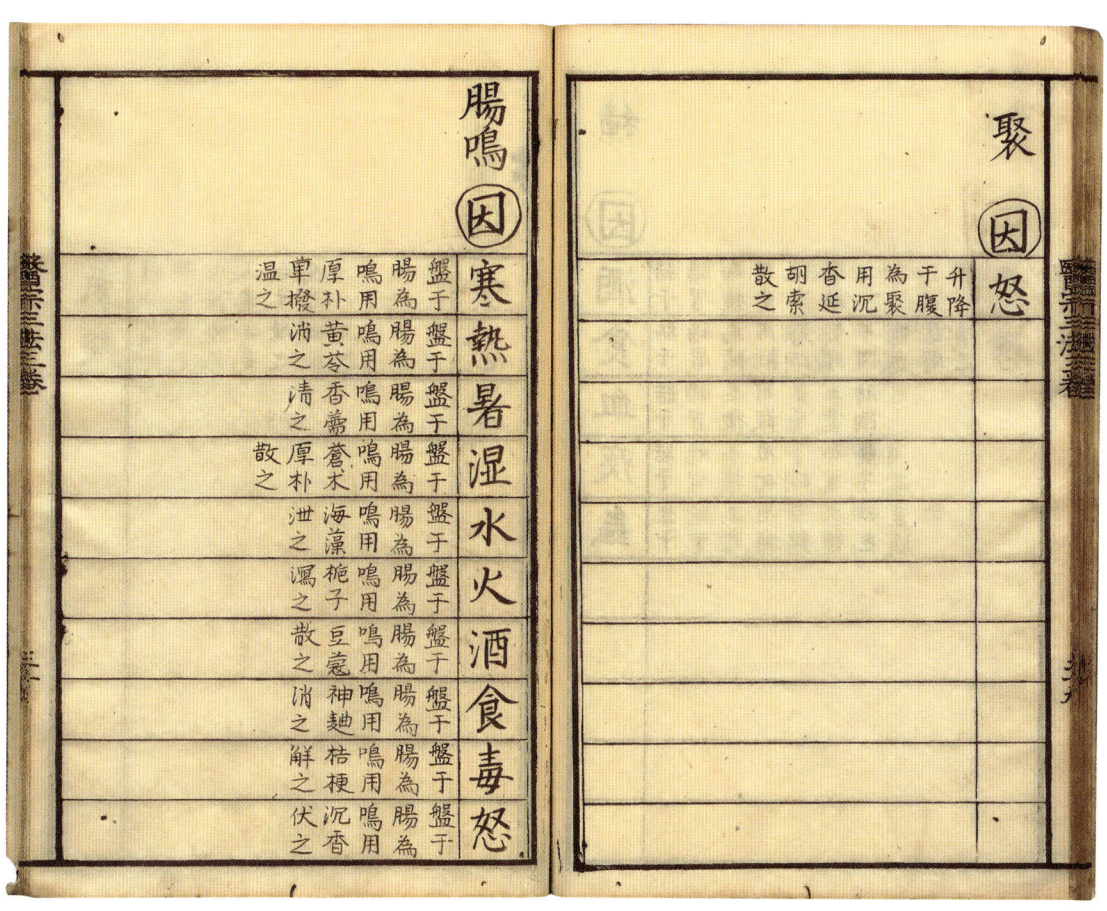

聚 因	
怒	升降于腹为聚，用沉香、延胡索散之。

肠鸣 因	
寒	盘于肠为鸣，用厚朴、荜茇温之。
热	盘于肠为鸣，用黄芩消之。
暑	盘于肠为鸣，用香薷清之。
湿	盘于肠为鸣，用苍术、厚朴散之。
水	盘于肠为鸣，用海藻泄之。
火	盘于肠为鸣，用栀子泻之。
酒	盘于肠为鸣，用豆蔻散之。
食	盘于肠为鸣，用神曲消之。
毒	盘于肠为鸣，用桔梗解之。
怒	盘于肠为鸣，用沉香伏之。

氣痰	
氣	虛于腸為鳴，用人參、白术開之。
痰	盤于腸為鳴，用半夏燥之，硇砂消之。

轉矢氣 因	
食	氣泄為轉矢氣，用大蒜解之。
怒	氣泄為轉矢氣，用沉香升之。
屎	氣泄為轉矢氣，用蜜煎猪膽導之，大黃下之。

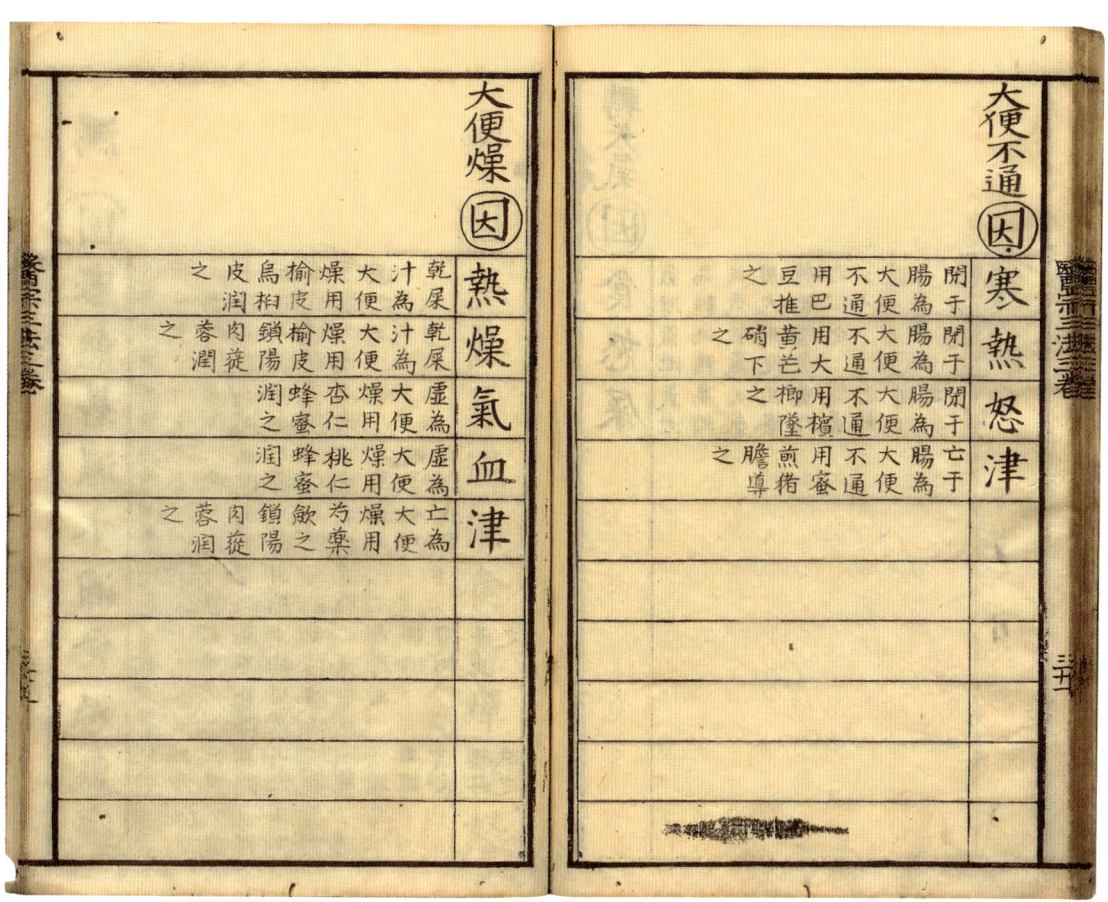

大便不通 因	
寒	闭于肠为大便不通，用巴豆推之。
热	闭于肠为大便不通，用大黄、芒硝下之。
怒	闭于肠为大便不通，用槟榔坠之。
津	亡于肠为大便不通，用蜜煎猪胆导之。

大便燥 因	
热	干屎汁为大便燥，用榆皮、乌柏皮润之。
燥	干屎汁为大便燥，用榆皮、锁阳、肉苁蓉润之。
气	虚为大便燥，用杏仁、蜂蜜润之。
血	虚为大便燥，用桃仁、蜂蜜润之。
津	亡为大便燥，用芍药敛之，锁阳、肉苁蓉润之。

泻因	
寒	迫粪泄于大便为泻，用木香、肉豆蔻温之。
热	迫粪泄于大便为泻，用黄连、滑石清之。
暑	迫粪泄于大便为泻，用香薷、滑石清之。
湿	迫粪泄于大便为泻，用苍术、白术燥之，车前子利之。
水	迫粪泄于大便为泻，用芫花泄之，砒霜、寒水石止之。
酒	迫粪泄于大便为泻，用缩砂、红豆蔻化之。
食	迫粪泄于大便为泻，用神曲消之，鱼用荜茇，油用诃子止之。
怒	迫粪泄于大便为泻，用沉香、木香止之。
气	脱粪泄于大便为泻，用人参、粳米、栗子填之，龙骨、金樱子涩之。
痰	迫粪泄于大便为泻，用半夏、诃子消之。

痢因	
寒	迫垢与血滞于大肠为痢，用干姜、荜茇、肉豆温之。
热	迫垢与血滞于大肠为痢，用黄连、黄柏泄之。
暑	迫垢与血滞于大肠为痢，用香薷、滑石清之。
湿	迫垢与血滞于大肠为痢，用白术、附子散之。
酒	迫垢与血滞于大肠为痢，用黄连、木蜜解之。
食	迫垢与血滞于大肠为痢，用黄连、神曲、荜茇消之。
蛊	迫垢与血滞于大肠为痢，用蘘荷、茜草解之。
瘴	迫垢与血滞于大肠为痢，用槟榔、乌梅逐之。
毒	迫垢与血滞于大肠为痢，用地锦解之。
怒	迫垢与血滞于大肠为痢，用沉香、水苏散之。

气血痰	
气	脱于大肠为痢,用人参补之。
血	脱于大肠为痢,用阿胶、乌梅、姜灰补之,地锦止之。
痰	坠于大肠为痢,用诃子消之。

里急后重 因	
怒	下坠为里急后重,用沉香升之。
气	下陷为里急后重,用人参补之,升麻提之。

脱肛 因

气	虚大孔下凸为脱肛,用人参、升麻补之,龙骨、鳖甲、东壁土扑之。
劳	伤大孔下凸为脱肛,用黄耆温之,蜗牛、鳖甲扑之,蓖麻吸之。

肠出自落 因

气	虚脱为肠出自落,用麻油润肠,顶贴蓖麻吸之,龙骨、鳖甲扑之。

大肠虫出 因	
虫	出于肛门为大肠虫出，用鹤虱杀之。

便血 因	
风	迫血出于大肠为便血，用假苏凉之。
寒	凝血出于大肠为便血，用干姜温之。
热	迫血出于大肠为便血，用黄柏、槐花、侧柏、地榆、车前草清之。
暑	迫血出于大肠为便血，用黄柏、侧柏、车前草清之。
湿	迫血出于大肠为便血，用附子散之。
火	迫血出于大肠为便血，用栀子、黄连泻之。
酒	迫血出于大肠为便血，用黄连、侧柏、韭叶解之。
食	迫血出于大肠为便血，用黄连泻之。
跌	伤血出于大肠为便血，用血竭、牡丹皮、五灵脂逐之。
蛊	迫血出于大肠为便血，用茜草、犀角解之。

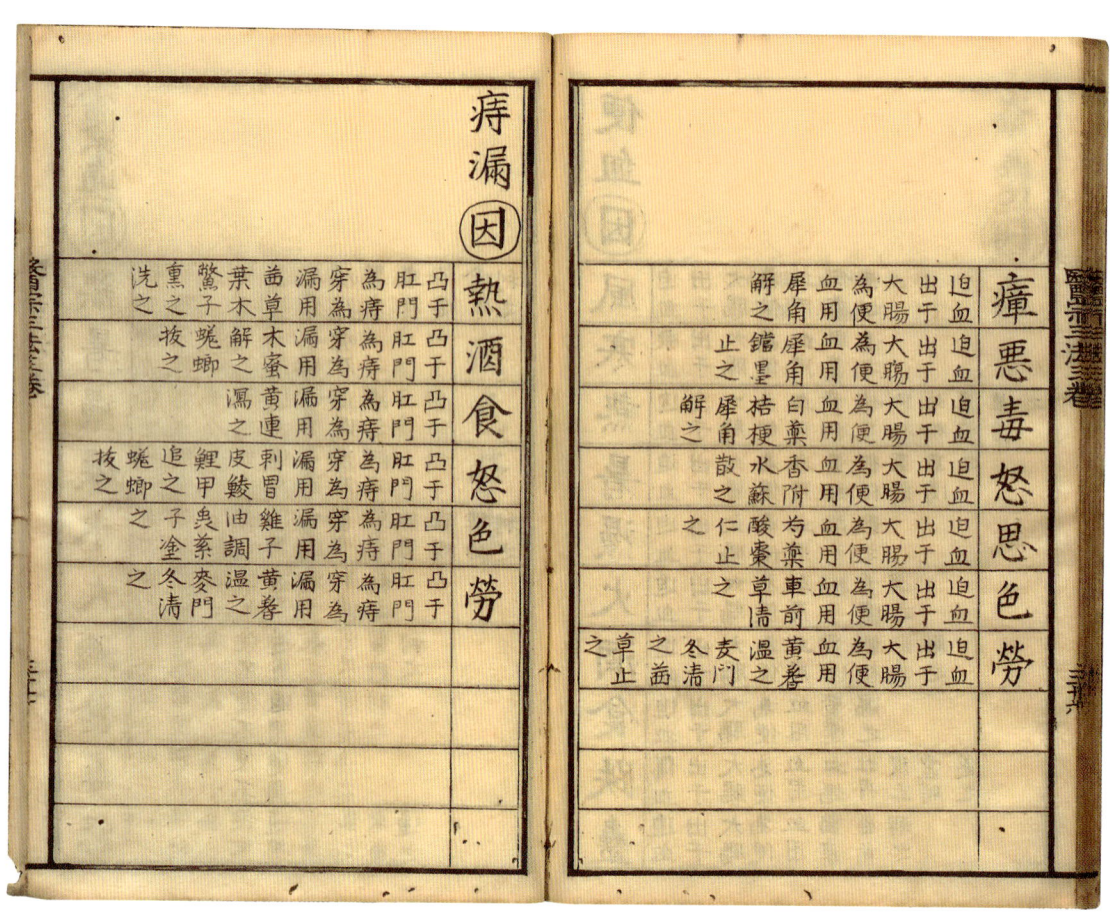

瘅	迫血出于大肠为便血，用犀角解之。
恶	迫血出于大肠为便血，用犀角、锴墨止之。
毒	迫血出于大肠为便血，用白药、桔梗、犀角解之。
怒	迫血出于大肠为便血，用香附、水苏散之。
思	迫血出于大肠为便血，用芍药、酸枣仁止之。
色	迫血出于大肠为便血，用车前草清之。
劳	迫血出于大肠为便血，用黄耆温之，麦门冬清之，茜草止之。

痔漏因	
热	凸于肛门为痔，穿为漏，用茜草叶、木鳖子熏之洗之。
酒	凸于肛门为痔，穿为漏，用木蜜解之，蜈螂拔之。
食	凸于肛门为痔，穿为漏，用黄连泻之。
怒	凸于肛门为痔，穿为漏，用刺猬皮、鲮鲤甲追之，蜈螂拔之。
色	凸于肛门为痔，穿为漏，用鸡子油调虫丝子涂之。
劳	凸于肛门为痔，穿为漏，用黄耆温之，麦门冬清之。

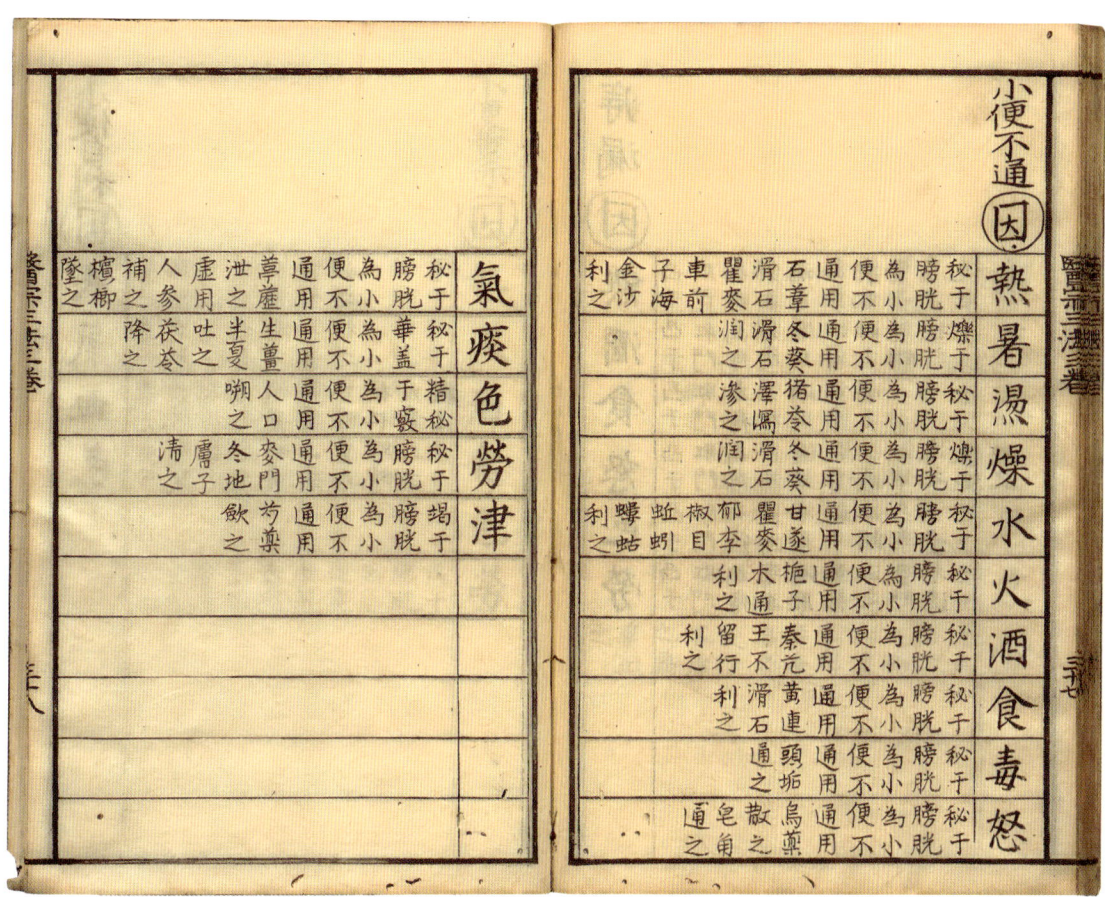

小便不通(因)	
热	秘于膀胱为小便不通，用石韦、滑石、瞿麦、车前子、海金沙利之。
暑	烁于膀胱为小便不通，用冬葵、滑石润之。
湿	秘于膀胱为小便不通，用猪苓、泽泻渗之。
燥	烁于膀胱为小便不通，用冬葵、滑石润之。
水	秘于膀胱为小便不通，用甘遂、瞿麦、郁李、椒目、蚯蚓、蝼蛄利之。
火	秘于膀胱为小便不通，用栀子、木通利之。
酒	秘于膀胱为小便不通，用秦艽、王不留行利之。
食	秘于膀胱为小便不通，用黄连、滑石利之。
毒	秘于膀胱为小便不通，用头垢通之。
怒	秘于膀胱为小便不通，用乌药散之，皂角通之。

气	秘于膀胱为小便不通，用葶苈泄之，虚用人参补之，槟榔坠之。
痰	秘于华盖为小便不通，用生姜、半夏吐之，茯苓降之。
色	精秘于窍为小便不通，用人口啕之。
劳	秘于膀胱为小便不通，用麦门冬、地肤子清之。
津	竭于膀胱为小便不通，用芍药敛之。

小便自利 因	
寒	客于膀胱为小便自利，用益智温之。
气	虚于膀胱为小便自利，用人参补之。
血	蓄于膀胱为小便自利，用虻虫、水蛭、桃仁、大黄破之。
色	虚于膀胱为小便自利，用山茱萸、桑螵蛸止之。

小便黄赤 因	
热	蓄于膀胱为小便黄赤，用栀子、田螺清之。
火	郁于膀胱为小便黄赤，用栀子泻之。
酒	渗于膀胱为小便黄赤，用黄连解之。
食	渗于膀胱为小便黄赤，用黄连泻之。
色	伤于膀胱为小便黄赤，用黄柏泻之。
劳	伤于膀胱为小便黄赤，用麦门冬、地肤子清之。

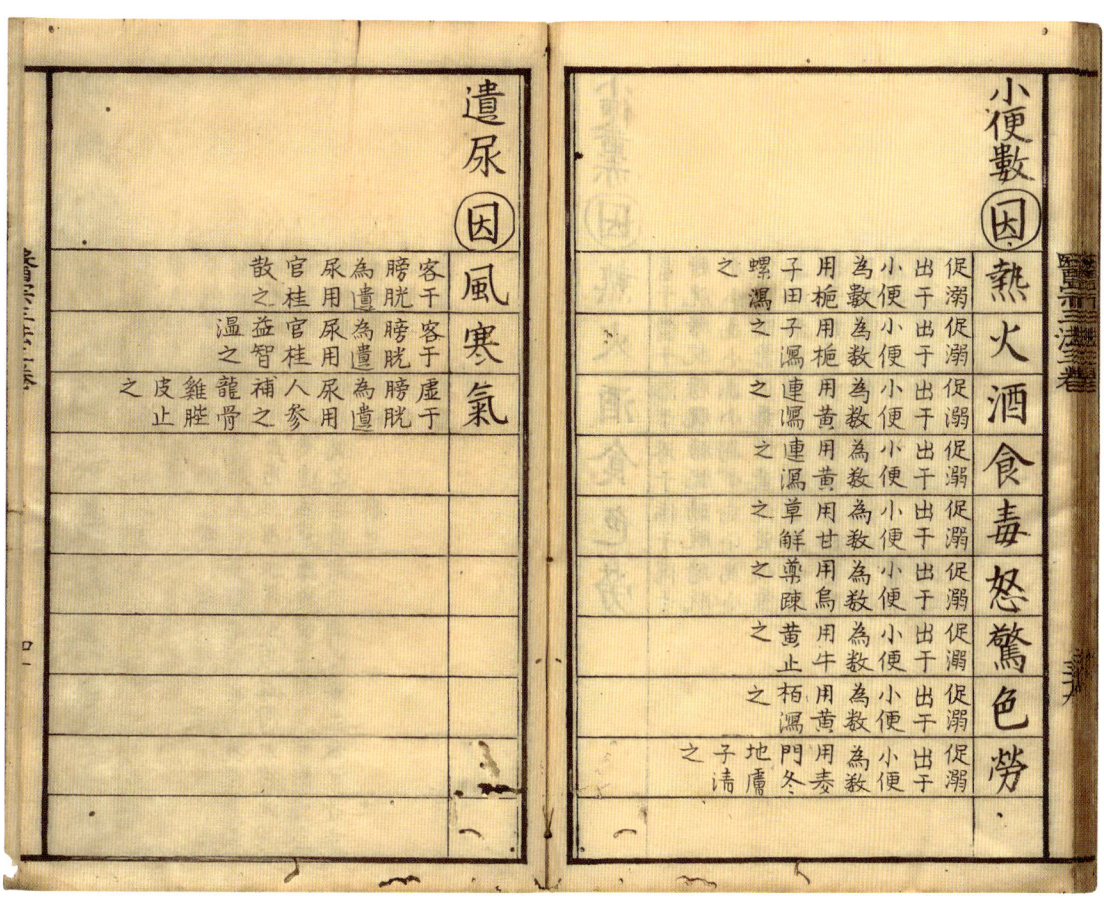

小便数 因	
热	促溺出于小便为数，用栀子、田螺泻之。
火	促溺出于小便为数，用栀子泻之。
酒	促溺出于小便为数，用黄连泻之。
食	促溺出于小便为数，用黄连泻之。
毒	促溺出于小便为数，用甘草解之。
怒	促溺出于小便为数，用乌药疏之。
惊	促溺出于小便为数，用牛黄止之。
色	促溺出于小便为数，用黄柏泻之。
劳	促溺出于小便为数，用麦门冬、地肤子清之。

遗尿 因	
风	客于膀胱为遗尿，用官桂散之。
寒	客于膀胱为遗尿，用官桂、益智温之。
气	虚于膀胱为遗尿，用人参补之，龙骨、鸡膍皮止之。

溺血因	
热	迫血出于小便为溺血，用蒲黄、侧柏叶、车前草清之。
火	迫血出于小便为溺血，用栀子、车前草泻之。
酒	迫血出于小便为溺血，用黄连、蒲黄、侧柏叶、车前草解之。
食	迫血出于小便为溺血，用黄连泻之。
蛊	迫血出于小便为溺血，用茜草、犀角解之。
瘴	迫血出于小便为溺血，用犀角解之。
恶	迫血出于小便为溺血，用犀角解之。
毒	迫血出于小便为溺血，用犀角解之。
怒	迫血出于小便为溺血，用水苏散之。
色	迫血出于小便为溺血，用菟丝子止之。

劳	迫血出于小便为溺血，用麦门冬、茜草清之。

淋沥 因	
热	秘窍遂痛为淋沥，用石燕、滑石、车前子通之。
火	秘窍遂痛为淋沥，用栀子、王不留行泻之。
酒	秘窍遂痛为淋沥，用黄连、木蜜解之。
食	秘窍遂痛为淋沥，用黄连、滑石泻之。
毒	秘窍遂痛为淋沥，用甘草梢、头垢解之。
怒	秘窍遂痛为淋沥，用乌药、皂角通之。
气	秘窍遂痛为淋沥，用皂角熏之。
血	秘窍遂痛为淋沥，用琥珀、发灰消之。
痰	秘窍遂痛为淋沥，用升麻提，半夏吐之，茯苓渗之。
色	秘窍遂痛为淋沥，用知母、黄柏泻之。

劳	秘窍遂痛为淋沥，用麦门冬、蛤蚧清之。
津	溺竭自痛为淋沥，用芍药敛之，灯草通之。

梦遗(因)	
热	动于精为梦遗，用黄柏、知母、车前子泻之。
火	动于精为梦遗，用栀子、车前子泻之。
酒	动于精为梦遗，用黄连泻之。
食	动于精为梦遗，用神曲、麦芽、山楂消之。
恶	动于精为梦遗，用鹿茸、龙骨、巴戟天、腽肭脐，妇用鹿角止之。
怒	动于精为梦遗，用乌药、巴戟天止之。
思	动于精为梦遗，用芍药、巴戟天止之。
恐	动于精为梦遗，用茯苓、巴戟天止之。
气	虚于精为梦遗，用人参、茯苓补之。
痰	动于精为梦遗，用茯苓引，半夏消之。

色	动于精为梦遗，用鹿茸、龙骨、石斛、桑螵蛸、巴戟天、菟丝子止之。
劳	动于精为梦遗，用麦门冬、石斛、鹿茸止之。

遗精 因	
气	虚于精为遗，用人参、龙骨、鸡脞皮补之。
色	动于精为遗，用石斛、桑螵蛸止之。
劳	伤于精为遗，用麦门冬、石斛止之。

赤浊 因	
热	迫血渗于膀胱为赤浊，用石莲子、车前子清之。
火	迫血渗于膀胱为赤浊，用栀子、石莲子泻之。
酒	迫血渗于膀胱为赤浊，用黄连、石莲子解之。
食	迫血渗于膀胱为赤浊，用黄连泻之。
怒	迫血渗于膀胱为赤浊，用水苏散之。
色	迫血渗于膀胱为赤浊，用知母、黄柏、人溺泻之。
劳	迫血渗于膀胱为赤浊，用麦门冬、石莲子清之。

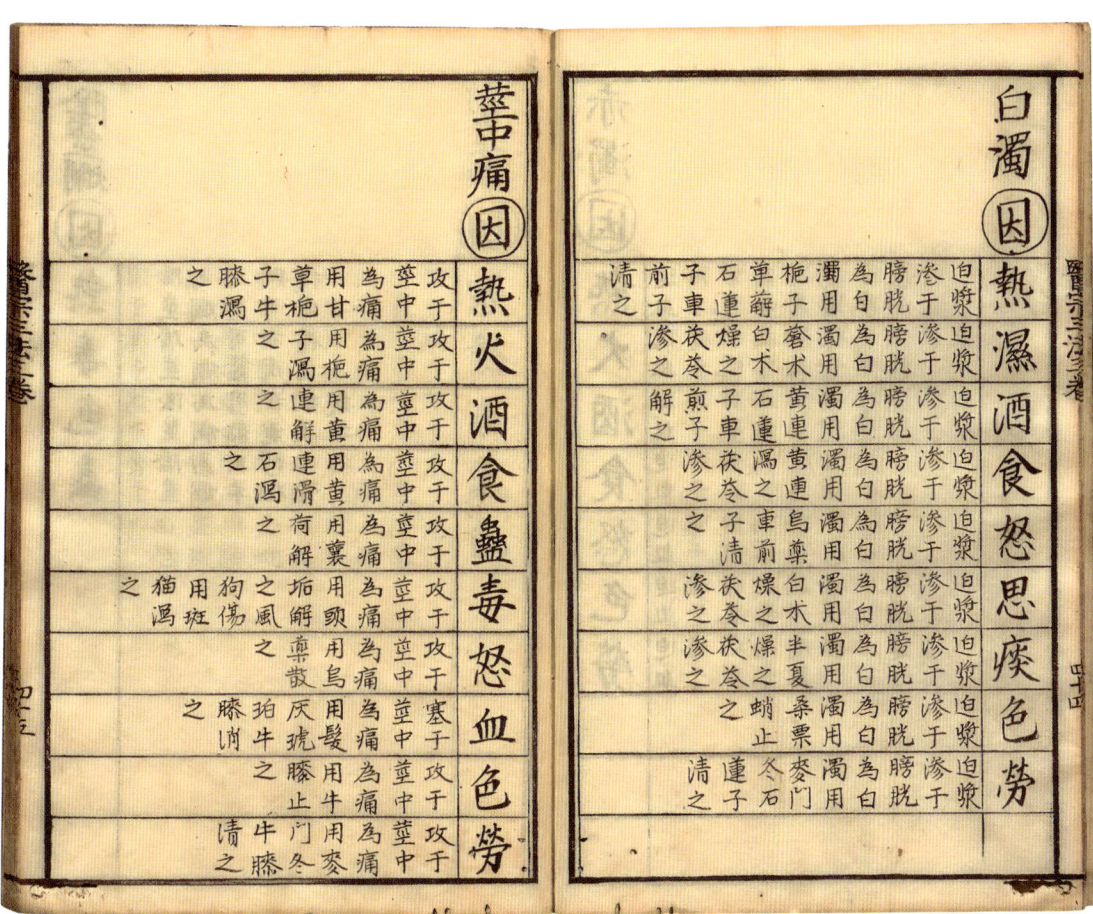

白浊 因	
热	迫浆渗于膀胱为白浊，用栀子、草薢、石莲子、车前子清之。
湿	迫浆渗于膀胱为白浊，用苍术、白术燥之，茯苓渗之。
酒	迫浆渗于膀胱为白浊，用黄连、石莲子、车前子解之。
食	迫浆渗于膀胱为白浊，用黄连泻之，茯苓渗之。
怒	迫浆渗于膀胱为白浊，用乌药、车前子清之。
思	迫浆渗于膀胱为白浊，用白术燥之，茯苓渗之。
痰	迫浆渗于膀胱为白浊，用半夏燥之，茯苓渗之。
色	迫浆渗于膀胱为白浊，用桑螵蛸止之。
劳	迫浆渗于膀胱为白浊，用麦门冬、石莲子清之。

茎中痛 因	
热	攻于茎中为痛，用甘草、栀子、牛膝泻之。
火	攻于茎中为痛，用栀子泻之。
酒	攻于茎中为痛，用黄连解之。
食	攻于茎中为痛，用黄连、滑石泻之。
蛊	攻于茎中为痛，用蘘荷解之。
毒	攻于茎中为痛，用头垢解之，疯狗伤用斑蝥泻之。
怒	攻于茎中为痛，用乌药散之。
血	塞于茎中为痛，用发灰、琥珀、牛膝消之。
色	攻于茎中为痛，用牛膝止之。
劳	攻于茎中为痛，用麦门冬、牛膝清之。

阴茎烂 (因)	
热	溃于阴茎为烂，用乌贼骨扑之。
毒	伤于阴茎为烂，用蚕布灰扑之。
色	伤于阴茎为烂，用韶粉、粗纸灰扑之。
虫	食于阴茎为烂，用羊蹄根汁涂之。

阴茎痿 (因)	
寒	缩于阴茎为痿，用附子、阳起石温而起之。
热	纵于阴茎为痿，用地肤子凉而起之。
湿	滞于阴茎为痿，用五加皮散而起之。
气	虚于阴茎为痿，用人参、阳起石补而起之。
色	倦于阴茎为痿，用雀脑、晚蚕蛾、狗阴茎强而起之。

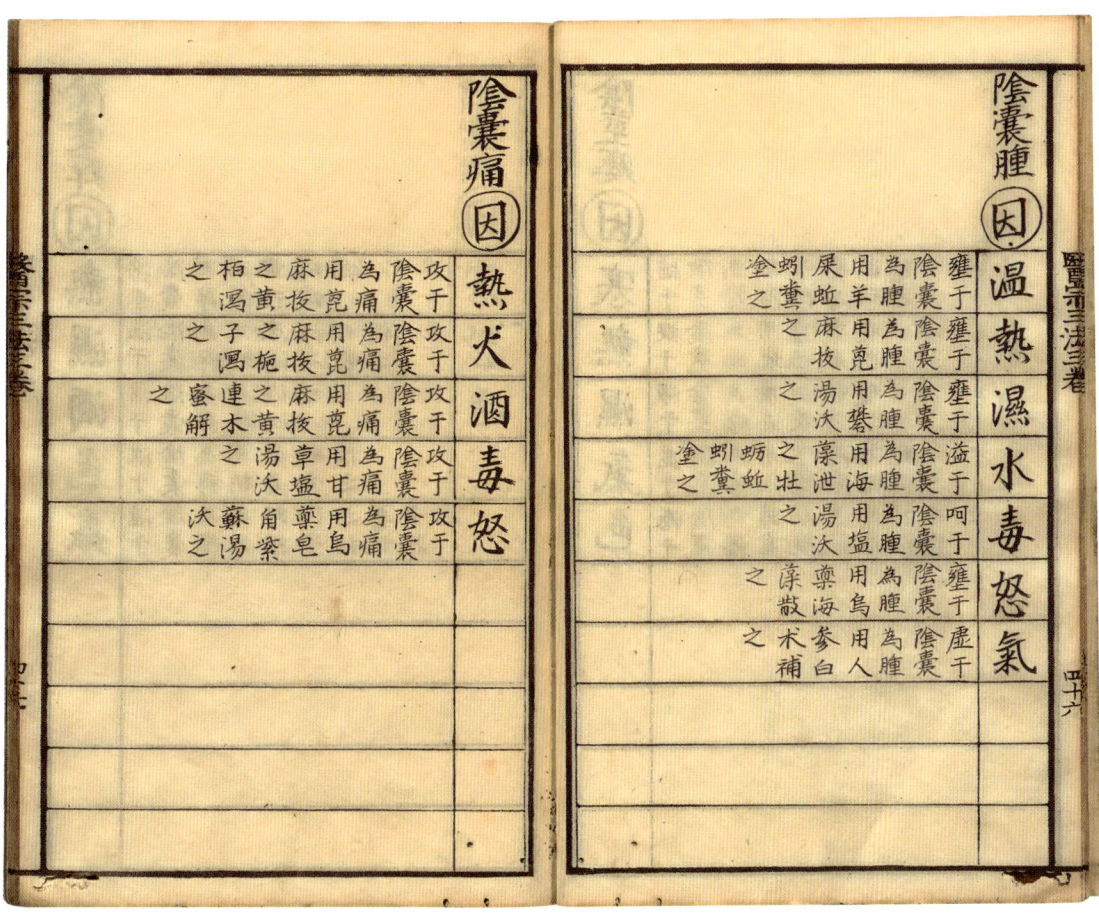

阴囊肿 因	
温	壅于阴囊为肿，用羊屎、蚯蚓粪涂之。
热	壅于阴囊为肿，用蓖麻拔之。
湿	壅于阴囊为肿，用矾汤沃之。
水	溢于阴囊为肿，用海藻泄之、牡蛎、蚯蚓粪涂之。
毒	呵于阴囊为肿，用盐汤沃之。
怒	壅于阴囊为肿，用乌药、海藻散之。
气	虚于阴囊为肿，用人参、白术补之。

阴囊痛 因	
热	攻于阴囊为痛，用蓖麻拔之，黄柏泻之。
火	攻于阴囊为痛，用蓖麻拔之，栀子泻之。
酒	攻于阴囊为痛，用蓖麻拔之，黄连、木蜜解之。
毒	攻于阴囊为痛，用甘草、盐汤沃之。
怒	攻于阴囊为痛，用乌药、皂角、紫苏汤沃之。

阴囊痒 因	
热	淫于阴囊为痒，用蒲黄、芒硝扑之。
湿	淫于阴囊为痒，用蛇床汤沃之，枯矾扑之。
酒	淫于阴囊为痒，用矾汤沃之。
色	淫于阴囊为痒，用枯矾、乌贼骨扑之。
虫	淫于阴囊为痒，用羊蹄根汁涂之，枯矾、雄黄扑之。

阴囊缩 因	
寒	束于阴囊为缩，用吴茱萸温之。
怒	逆于阴囊为缩，用乌药、橘叶散之，槟榔坠之。
色	钓于阴囊为缩，用竹茹、经衣舒之。

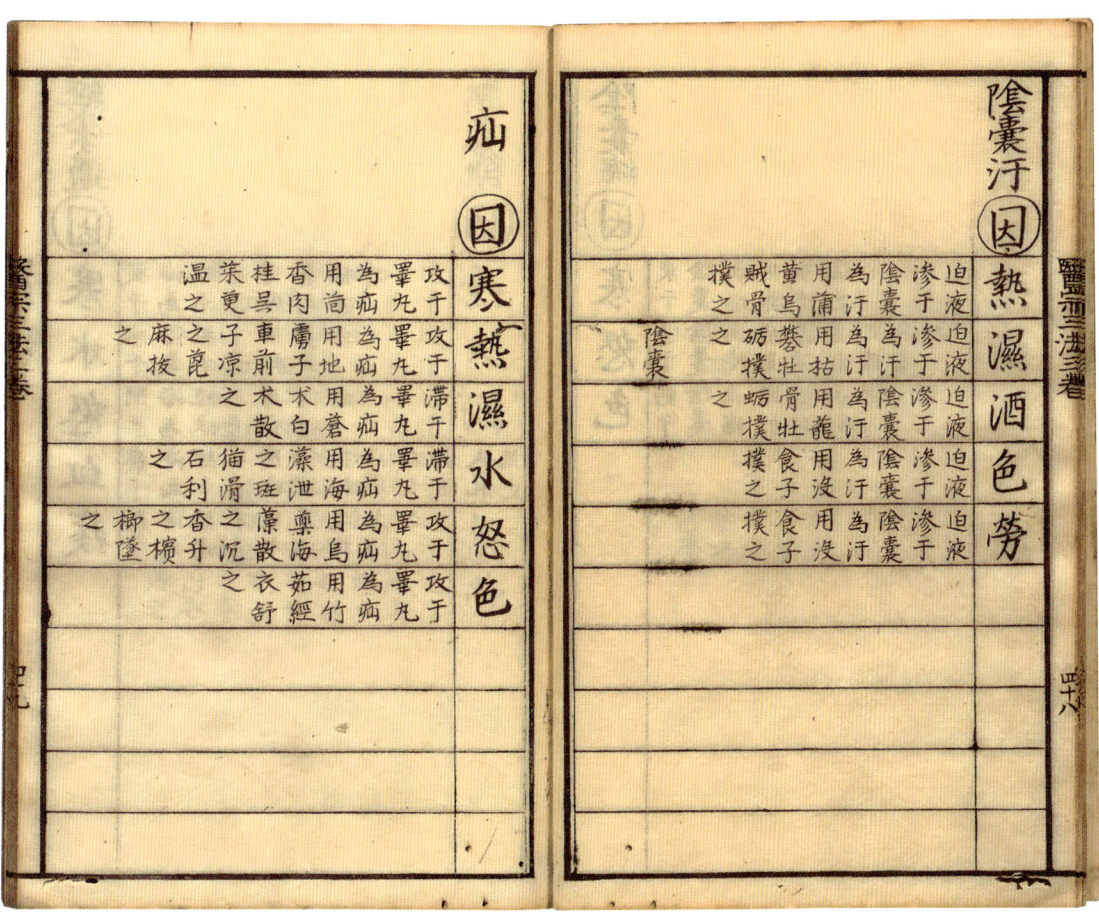

阴囊汗㊀	
热	迫液渗于阴囊为汗，用蒲黄、乌贼骨扑之。
湿	迫液渗于阴囊①为汗，用枯矾、牡蛎扑之。
酒	迫液渗于阴囊为汗，用龙骨、牡蛎扑之。
色	迫液渗于阴囊为汗，用没食子扑之。
劳	迫液渗于阴囊为汗，用没食子扑之。

疝㊀	
寒	攻于睾丸为疝，用茴香、肉桂、吴茱萸温之。
热	攻于睾丸为疝，用地肤子、车前子凉之，蓖麻拔之。
湿	滞于睾丸为疝，用苍术、白尤散之。
水	滞于睾丸为疝，用海藻泄之，斑蝥、滑石利之。
怒	攻于睾丸为疝，用乌药、海藻散之，沉香升之，槟榔坠之。
色	攻于睾丸为疝，用竹茹、经衣舒之。

①阴囊：原重作"为汗"，据上下文体例改。

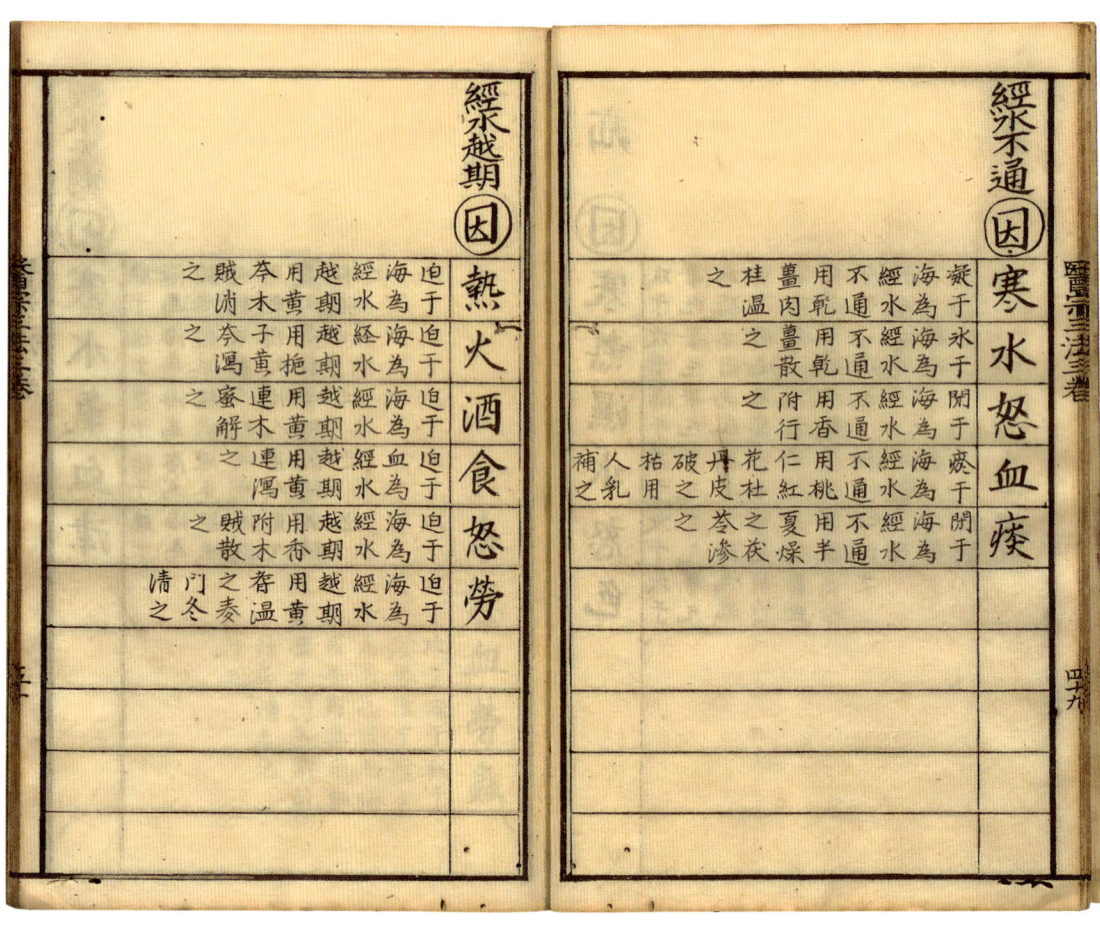

经水不通(因)	
寒	凝于海为经水不通,用干姜、肉桂温之。
水	冰于海为经水不通,用干姜散之。
怒	闭于海为经水不通,用香附行之。
血	瘀于海为经水不通,用桃仁、红花、牡丹皮破之,枯用人乳补之。
痰	闭于海为经水不通,用半夏燥之,茯苓渗之。

经水越期(因)	
热	迫于海为经水越期,用黄芩、木贼消之。
火	迫于海为经水越期,用栀子、黄芩泻之。
酒	迫于海为经水越期,用黄连、木蜜解之。
食	迫于海①为经水越期,用黄连泻之。
怒	迫于海为经水越期,用香附、木贼散之。
劳	迫于海为经水越期,用黄耆温之,麦门冬清之。

①海:原作"血",据上下文体例改。

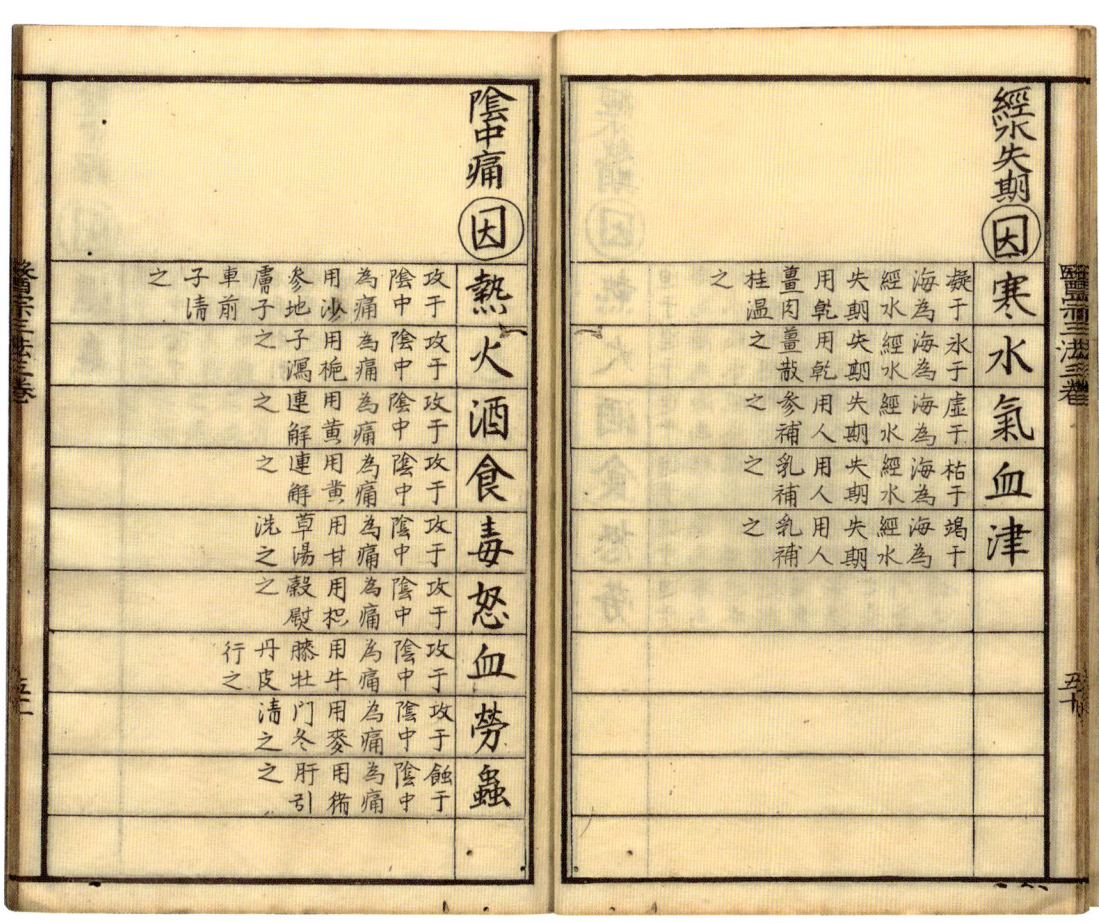

经水失期 因	
寒	凝于海为经水失期，用干姜、肉桂温之。
水	冰于海为经水失期，用干姜散之。
气	虚于海为经水失期，用人参补之。
血	枯于海为经水失期，用人乳补之。
津	竭于海为经水失期，用人乳补之。

阴中痛 因	
热	攻于阴中为痛，用沙参、地肤子、车前子清之。
火	攻于阴中为痛，用栀子泻之。
酒	攻于阴中为痛，用黄连解之。
食	攻于阴中为痛，用黄连解之。
毒	攻于阴中为痛，用甘草汤洗之。
怒	攻于阴中为痛，用枳壳熨之。
血	攻于阴中为痛，用牛膝、牡丹皮行之。
劳	攻于阴中为痛，用麦门冬清之。
虫	蚀于阴中为痛，用猪肝引之。

阴中痒 (因)	
湿	淫于阴中为痒，用矾石、乌贼骨燥之。
虫	淫于阴中为痒，用猪肝引之。

阴癞 (因)	
水	凸于阴户为癞，用干姜、牡蛎散之。
怒	凸于阴户为癞，用沉香升之。
气	脱于阴户为癞，用人参补之，升麻提之，铁精粉推之。

阴蚀 因	
虫	食于阴户为蚀，用猬皮、雄黄杀之。

癥瘕 因	
酒	结于腹中为癥瘕，用黄连、木蜜解之。
食	结于腹中为癥瘕，用紫苏、大蒜、礞石消之。
血	结于腹中为癥瘕，用琥珀、鳖甲、羖羊角消之；产瘕用秤锤伏之。
痰	结于腹中为癥瘕，用硇砂、礞石消之。
虫	生于腹中为癥瘕，用雄黄、锡灰、槟榔、巴豆追之。

血崩(因)	
热	进于海为血崩，用蒲黄、侧柏、贯众、生地凉之。
火	进于海为血崩，用栀子、黄芩、黄连泻之。
酒	进于海为血崩，用黄连、木蜜解之。
食	进于海为血崩，用黄连泻之。
怒	进于海为血崩，用香附、水苏散之。
劳	进于海为血崩，用茜草、桑寄生止之。

赤带(因)	
热	迫涕出于阴户为赤带，用赤石脂、禹余粮、牛角䚡、乌贼骨止之。
火	迫涕出于阴户为赤带，用栀子、乌贼骨止之。
酒	迫涕出于阴户为赤带，用黄连、木蜜解之。
食	迫涕出于阴户为赤带，用黄连泻之。
怒	迫涕出于阴户为赤带，用香附、水苏散之。
劳	迫涕出于阴户为赤带，用茜草、桑寄生止之。

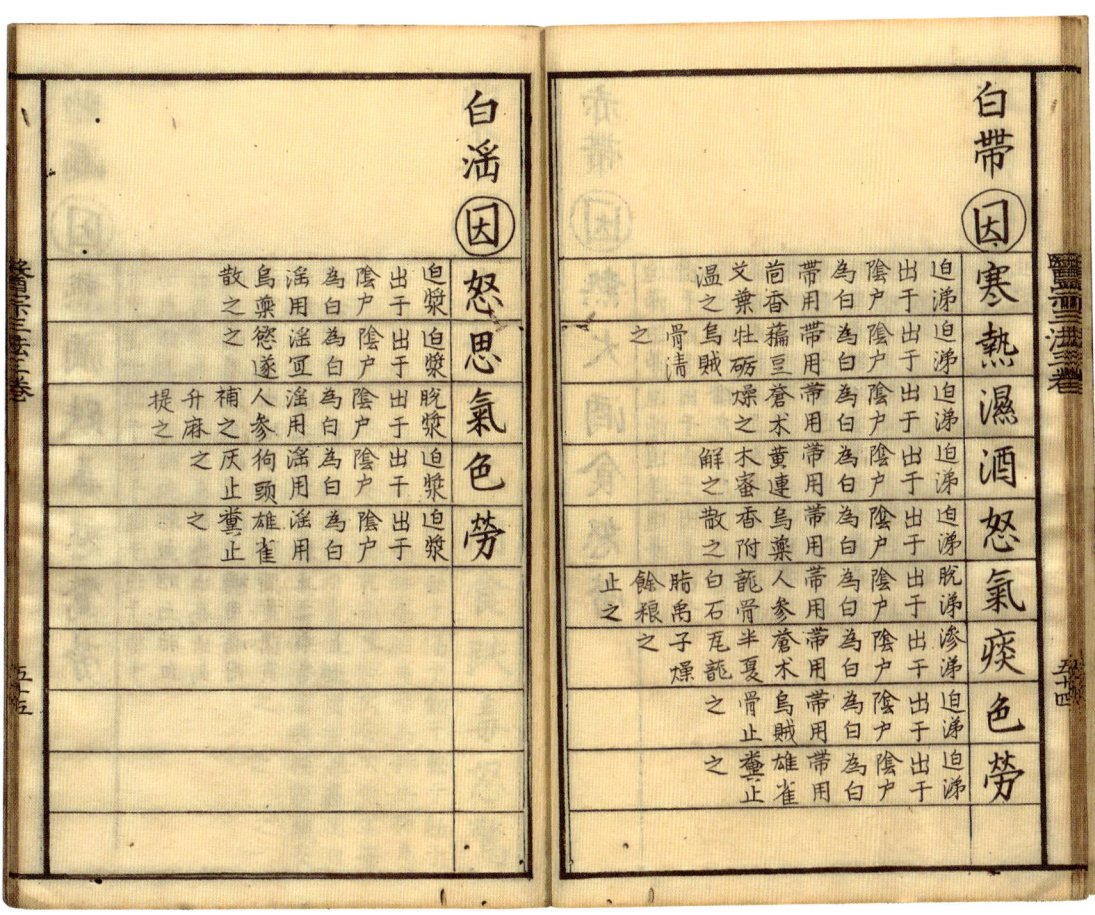

白带 因	
寒	迫涕出于阴户为白带，用茴香、艾叶温之。
热	迫涕出于阴户为白带，用扁豆、牡蛎、乌贼骨清之。
湿	迫涕出于阴户为白带，用苍术燥之。
酒	迫涕出于阴户为白带，用黄连、木蜜解之。
怒	迫涕出于阴户为白带，用乌药、香附散之。
气	脱涕出于阴户为白带，用人参、龙骨、白石脂、禹余粮止之。
痰	渗涕出于阴户为白带，用苍术、半夏、瓦楞子燥之。
色	迫涕出于阴户为白带，用乌贼骨止之。
劳	迫涕出于阴户为白带，用雄雀粪止之。

白淫 因	
怒	迫浆出于阴户为白淫，用乌药散之。
思	迫浆出于阴户为白淫，宜欲遂之。
气	脱浆出于阴户为白淫，用人参补之，升麻提之。
色	迫浆出于阴户为白淫，用狗头灰止之。
劳	迫浆出于阴户为白淫，用雄雀粪止之。

胎漏因	
热	迫于胎血出为漏，用蒲黄、生地凉之。
酒	迫于胎血出为漏，用黄连、木蜜解之。
跌	伤于胎血出为漏，用生地逐之。
毒	迫于胎血出为漏，用犀角解之。
怒	迫于胎血出为漏，用香附、水苏散之。
惊	迫于胎血出为漏，用蒲黄止之。
劳	迫于胎血出为漏，用蒲黄、桑寄生止之。

胎不安因	
寒	动于胎为不安，用艾叶温之。
热	动于胎为不安，用黄芩清之，白药、井底泥、伏龙肝涂之。
水	动于胎为不安，用猪苓、赤小豆、鲤鱼泄之。
火	动于胎为不安，用栀子泻之。
酒	动于胎为不安，用黄连、木蜜解之。
食	动于胎为不安，用黄连泻之，神曲清之。
跌	伤于胎为不安，用缩砂行之。
毒	动于胎为不安，用甘草解之。
怒	动于胎为不安，用苏梗散之。
惊	动于胎为不安，用白薇安之。

氣血痰色勞	
氣	虛於胎為不安，用人參、白朮補之。
血	虛於胎為不安，用熟地、當歸、阿膠補之。
痰	動於胎為不安，用半夏、竹瀝消之。
色	動於胎為不安，用竹茹清之。
勞	動於胎為不安，用黃耆溫之，麥門冬清之，桑寄生止之。

子懸 因	
怒	升於胎為子懸，用蘇梗、茯苓降之，紫蘇、烏藥湯浴之。

子死腹中 因	
热	伤于胎为子死腹中，用芫蔚、榆皮下之。
跌	伤于胎为子死腹中，用麝香、辰砂下之。
毒	伤于胎为子死腹中，用麝香、辰砂下之。

胎衣不下 因	
气	虚为胎衣不下，用蓖麻贴足心拔之，兔脑下之。
血	胀为胎衣不下，用牡丹皮、干漆、附子、芒硝破之。

乳汁不通 因	
气	闭于窍为乳汁不通，用通脱木通之，猪蹄、王不留行返之。

乳肿痛 因	
热	壅于乳为肿遂攻为痛，用蒲公英、葫芦巴消之。

囟肿 因	
寒	客于脑为囟肿，用官桂涂之。
热	客于脑为囟肿，用芒硝涂之。

囟陷 因	
气	虚于脑为囟陷，用鸡子清调狗头灰敷之，人参补之。

解颅 因	
气	虚于头为解颅，用蟹黄调天灵盖摊帛敷之。

头癞 因	
热	壅于头为癞，用黄丹、枯矾、黄连、鸡子黄油涂之。

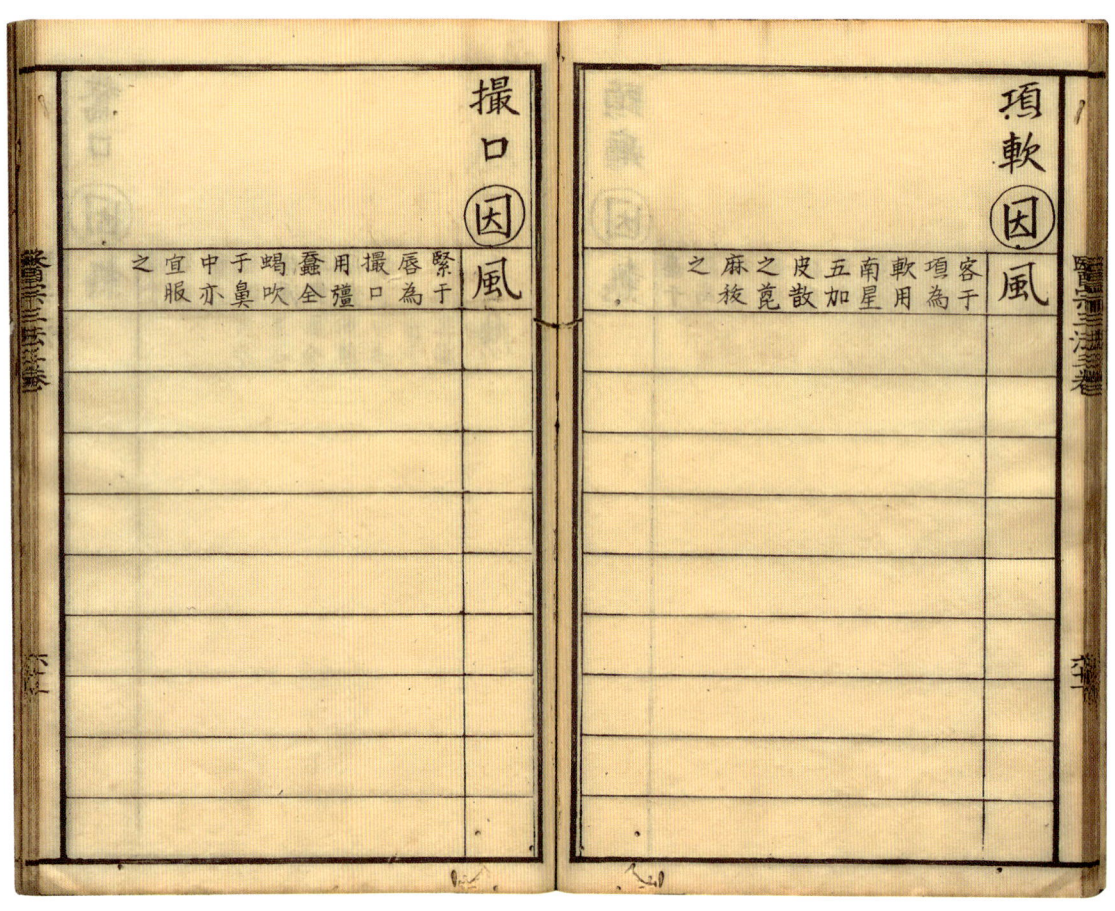

项软 因	
风	客于项为软，用南星、五加皮散之，蓖麻拔之。

撮口 因	
风	紧于唇为撮口，用僵蚕、全蝎吹于鼻中，亦宜服之。

鹅口 因	
热	溃于唇为鹅口，用白杨沥调黄丹涂之。

滞颐 因	
寒	流涎出于口为滞颐，用益智子摄之。
热	流涎出于口为滞颐，用金星石拔之。

重木舌 因

热	壅于心苗为重木舌，用蒲黄、竹沥涂之。

齿不生 因

	用雄鼠脊骨灰擦之。

龟胸 因

热	胀于肺为龟胸，用黄芩、地骨皮清之。

龟背 因

风	客于脊为龟背，用龟尿点于骨节平之。

腹大 因	
虫	积于腹为大，用蝦蟆食蛆煅灰加麝香消之。

脐汗 因	
水	渍于脐中为汗，用龙骨、枯矾扑之。

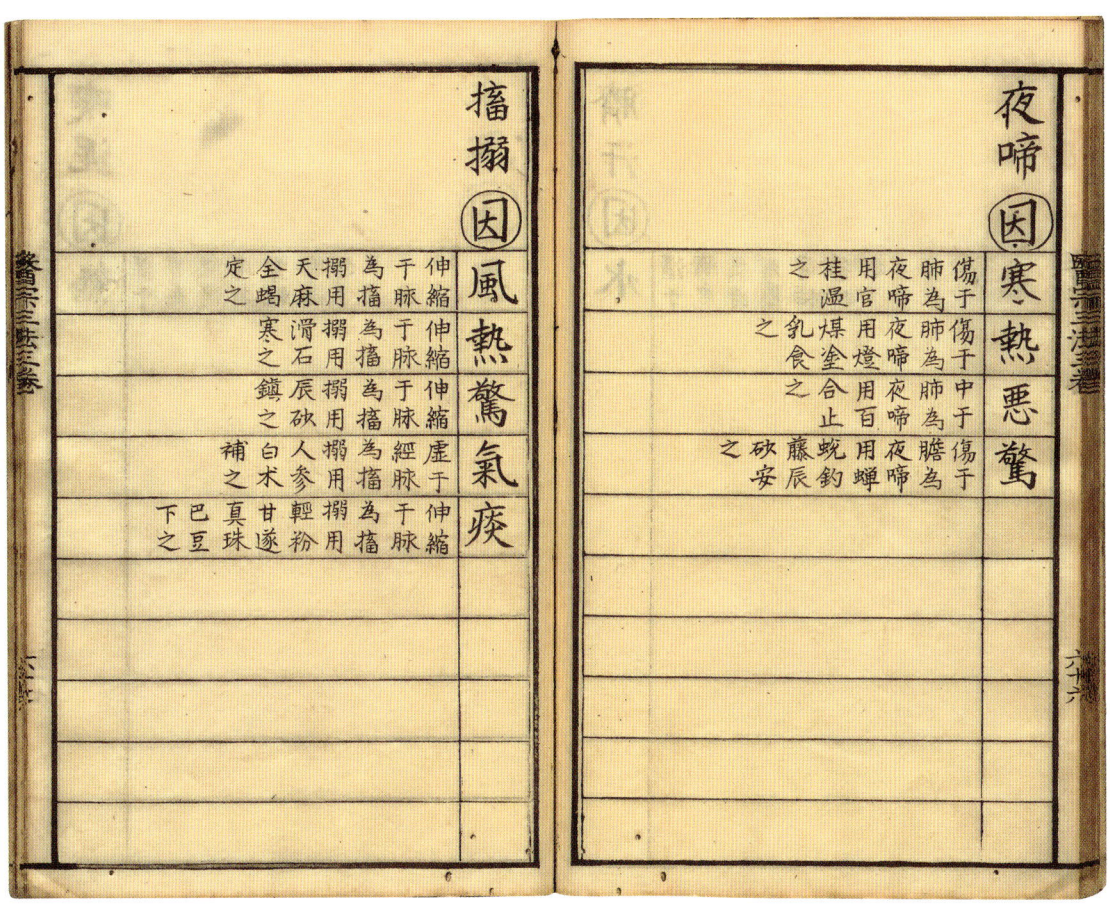

夜啼因	
寒	伤于肺为夜啼，用官桂温之。
热	伤于肺为夜啼，用灯煤涂乳食之。
恶	中于肺为夜啼，用百合止之。
惊	伤于胆为夜啼，用蝉蜕、钩藤、辰砂安之。

搐搦因	
风	伸缩于脉为搐搦，用天麻、全蝎定之。
热	伸缩于脉为搐搦，用滑石寒之。
惊	伸缩于脉为搐搦，用辰砂镇之。
气	虚于经脉为搐搦，用人参、白术补之。
痰	伸缩于脉为搐搦，用轻粉、甘遂、真珠、巴豆下之。

吃泥 因	
热	壅于胃为吃泥,用石骨[1]、轻粉清之。

卒死 因	
恶	中为卒死,用葱白、菖蒲纳于鼻耳醒之。

[1] 石骨:疑为"石膏"之误。

语迟 因	
惊	闭于心窍为语迟，用菖蒲、远志、百舌、蝦蟆舌开之。

行迟 因	
血	虚于足为行迟，用当归、黄耆、木瓜、酸枣仁、五加皮补之。

尿白 因	
热	迫浆渗于膀胱为尿白，用麦门冬、滑石清之。
食	迫浆渗于膀胱为尿白，用大蒜、豆豉、使君子消之。

脱囊 因	
热	坠于下为脱囊，用蚯蚓粪涂之。

痘伏因	
风	闭于卫为痘伏,用蝉蜕发之,少加桂枝佐之。
寒	凝于营为痘伏,用蝉蜕发之,外用麻黄,内用丁香少加佐之。
湿	滞于卫为痘伏,用蝉蜕发之,少加附子佐之。
气	充于卫为痘伏,用蝉蜕发之,少加木香佐之。

痘陷因	
毒	倒入为痘陷,用鲮鲤甲追之。
气	虚入为痘陷,用黄耆托之。
血	倒入为痘陷,用山楂发之。

夹斑 因

热	迫血出于皮肤为斑，用犀角、前胡解之，蝉蜕发之。

夹疹 因

风	迫血隐于肌肉为疹，用前胡解之，蝉蜕发之。

痘泡因	
水	溢于皮肤为痘泡，用白术燥之，茯苓渗之。

痘痒因	
气	虚于痘为痒，用黄耆补之，蝉蜕发之，乳香、大枣熏之。

痘塌 因	
气	虚于痘为塌，用人参、黄耆补之，桂枝托之。
血	虚于痘为塌，用猪心血、酒浆补之。

痘㿔 因	
毒	壅于痘为㿔，用兔矢、黄牛粪尖解之，白豆罨之。

痘疔因	
毒	结于痘为疔，用发灰、豌豆、真珠、胭脂封之。

浆清因	
气	虚于痘为浆清，用人参、黄耆补之。
血	虚于痘为浆清，用酒调猪心血补之，白鱼清之。

目不开	因
毒	壅于目为不开,用兔矢解之。

上《医宗三法》三卷,不审撰人名氏及刊行岁月。又有《病因论治》一书,分为乾、元、亨、利、贞五策,署曰秀水淑沙冯愈纂,天启元年岳和声为之序,云:淑沙,世宗朝人。今阅其书,全与是书无别,但文辞稍加节略,至药品亦用单名,殆似就是书而删订者。今录其序目,以存其梗概云。

存诚药室主人 元坚

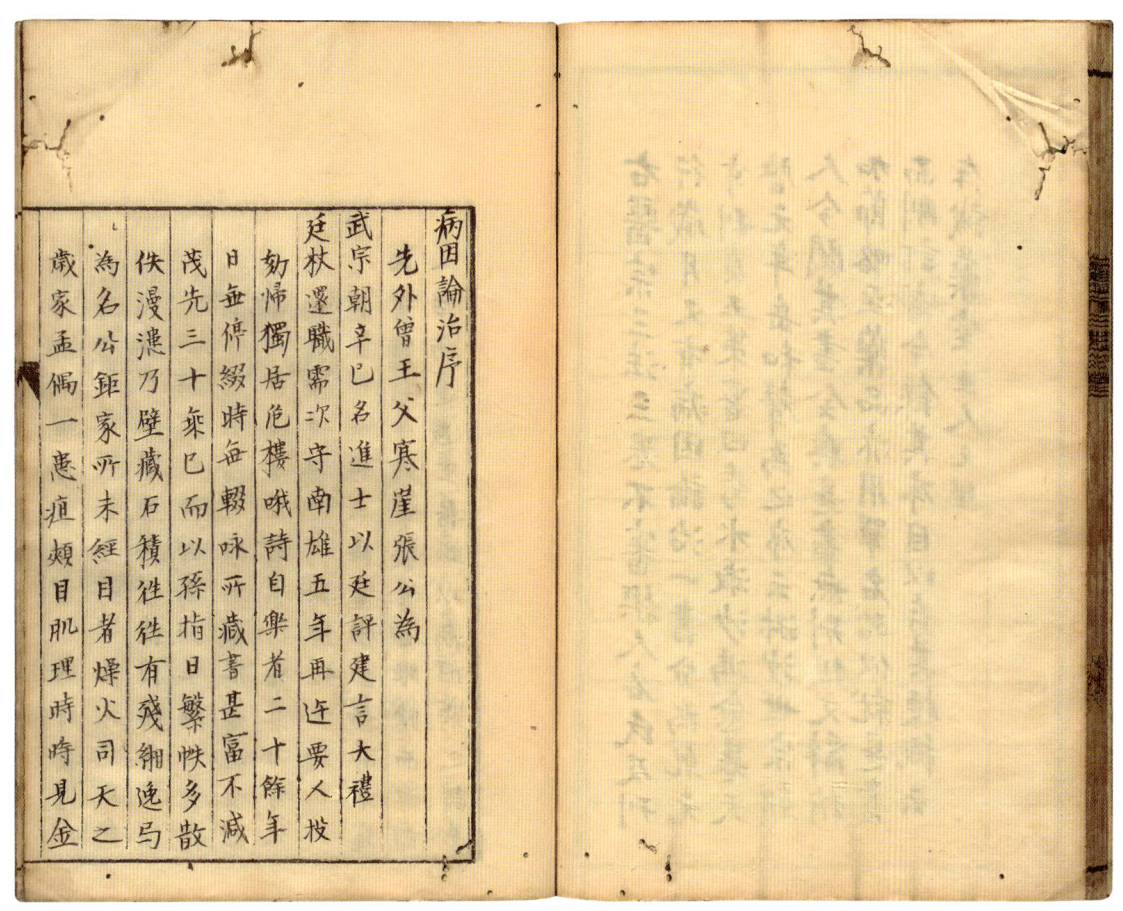

病因论治序

先外曾王父寒崖张公为武宗朝辛巳名进士，以廷评建言大礼，廷杖还职，需次守南雄五年，再忤要人，投劾归，独居危楼，哦诗自乐者二十余年，日无停缀，时无辍咏。所藏书甚富，不减茂先三十乘已，而以孙指日繁，帙多散佚漫漶，乃壁藏石积，往往有残缃逸与，为名公钜家所未经目者。燥火司天之岁，家孟偶一患疸，颊目肌理，时时见金色。过而问者，多言禁方不效。中表维明弟，寒崖公曾孙也。午所宝淑沙冯氏愈《病因论治》五策，来按证捡因，得其诠注数字剂，而投之辄效，遍问之国中，求所为淑沙氏何许人者，长老莫曙所由，已而问之水西高士殷东皋，东皋曰：有之，予师杨学博，杨学博师淑沙氏，故世宗朝里中一畸人，博览强记，无所不窥，而更镰精于岐黄家言。每踉跄而由为人治病，道遇里医，辄以病因穷之，谓某某脉理若何，足下主方若何，古之已病者如某如某，其指诀手剂若何。里医无不大诎而遁。坐是名噪境外内，而喜忌者亦相半，或呼为冯颠，冯颠云：晚乃好言金丹外事，家亦终落，毫期谢世。所著岐黄家言凡三种，其一则《病因》，为嘉兴陈令君版而布之通都者，维明所宝是也。嗟乎，身犹国也，身之病，国之病，未有无因而至者也。黄帝问要道，岐伯曰：治之极于一。何谓一？曰：一者，因得之王启玄，别为四因，陈无择括而三，曰内因、外因、不内外因。嗟乎，尽之矣。国之有夷狄盗贼，外因也，犹身之有风寒暑湿也；国之有宦官宫妾，内因也，犹身之有喜怒忧思也；而国之有不内外因也，则难言之，何也？彼之金疮跌扑有形，而此之金疮跌扑无形。有形者，内不得挟喜怒忧思，外不得挟风寒暑湿，而此之无形也，内可挟宦官宫妾以藉构，而外可挟夷狄盗贼以攘肥，而市重差次，汉唐宋之三季，其以内因病者十五，其以外因病者十五，而不内不外，交挟而为构、为攘、为市，以人之国侥幸而卒于无救者十居八九，千秋可覆说也。治身者极于一，治国者亦极于一。分之有三，合之一耳。挟其一而药之，使无形之金疮跌扑，不得内挟国之喜怒忧思，外挟国之风寒暑湿，以相构、相攘、相市，而后主圣臣良，内宁外谧，无偏无党，王道荡荡，非治国之要乎哉！无生家言曰因果，长生家言曰因应，

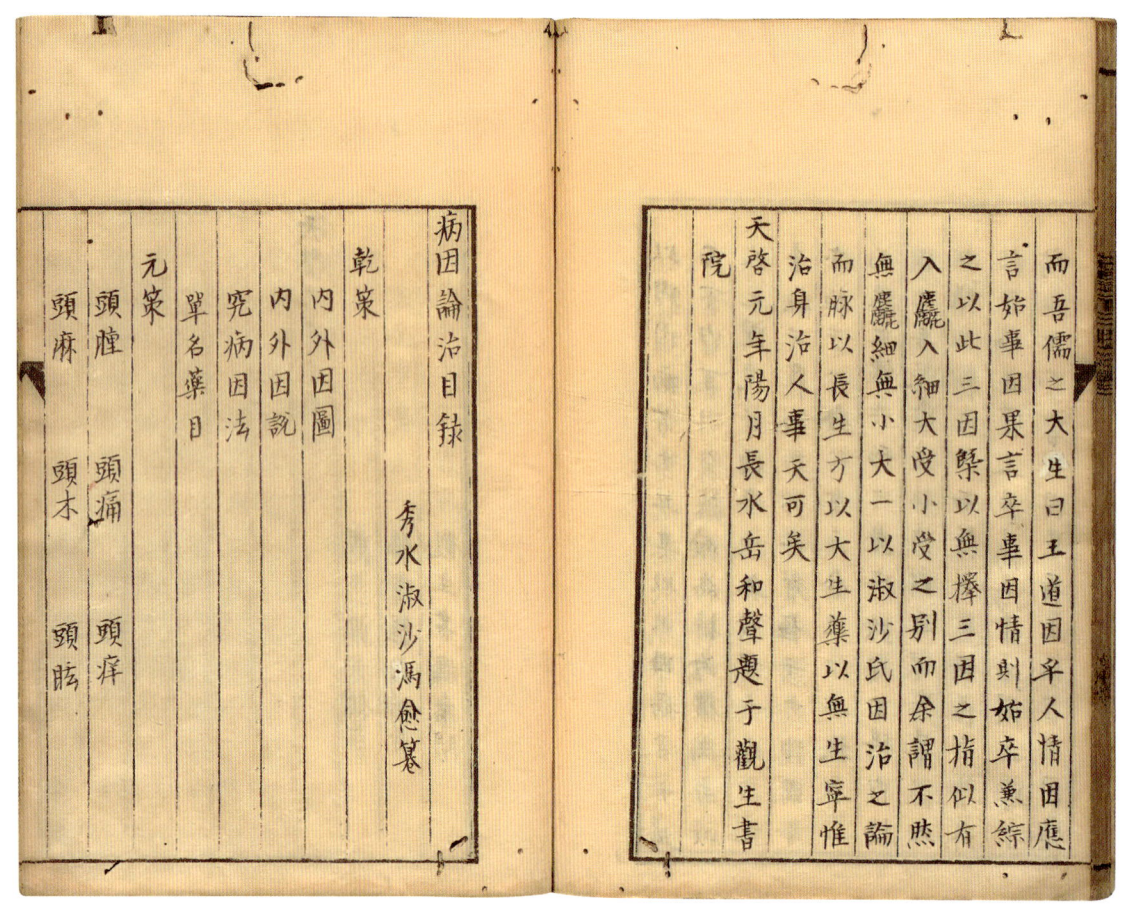

而吾儒之大生曰王道因乎人情。因应言始事，因果言卒事，因情则始卒兼综之。以此三因，概以无择三因之指，似有入粗入细、大受小受之别。而余谓不然，无粗细，无小大，一以淑沙氏因治之论，而脉以长生，方以大生，药以无生，宁惟治身治人事天可矣。

天启元年阳月长水岳和声 题于观生书院

病因论治目录

秀水淑沙冯愈纂

乾策

内外因图

内外因说

究病因法

单名药目

元策

头肿　头痛　头痒

头麻　头木　头眩

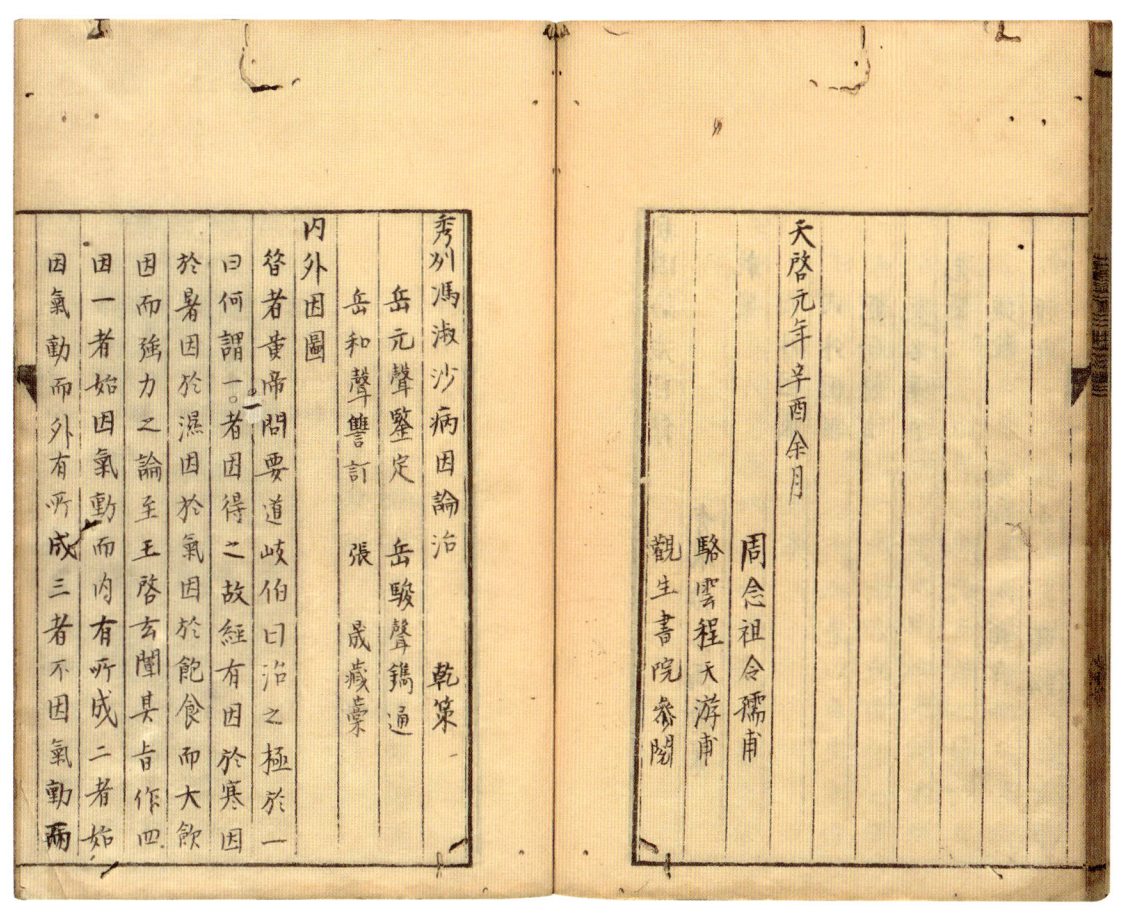

天启元年辛酉余月

周念祖 令孺甫

骆云程 天游甫

观生书院 参阅

秀水冯淑沙病因论治 乾策

岳元声鉴定 岳骏声镌通

岳和声雠订 张　晟藏稿

内外因图

昔者黄帝问要道，岐伯曰：治之极于一。曰：何谓一？一者，因得之。故经有因于寒、因于暑、因于湿、因于气、因于饱食而大饮、因而强力之论。至王启玄阐其旨，作四因：一者始因气动而内有所成；二者始因气动而外有所成；三者不因气动而

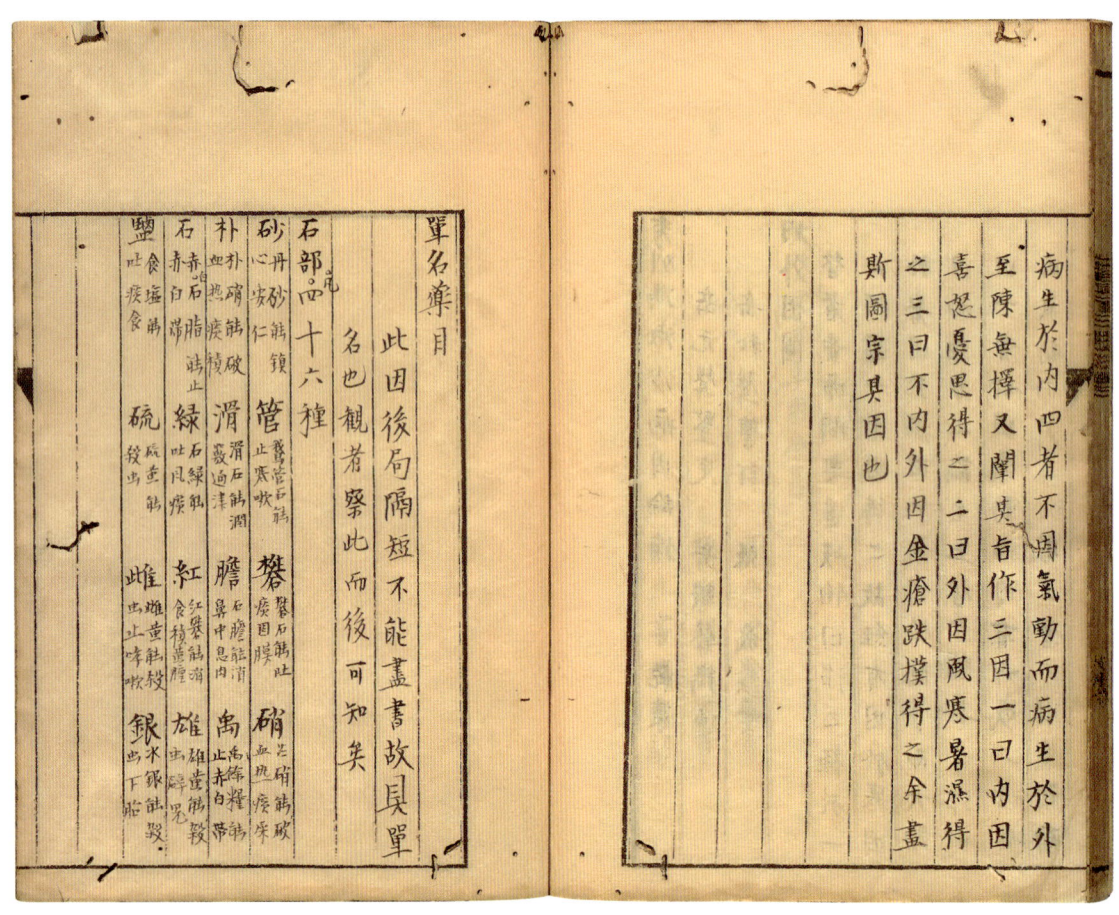

病生于内；四者不因气动而病生于外。至陈无择，又阐其旨，作三因：一曰内因，喜怒忧思得之；二曰外因，风寒暑湿得之；三曰不内外因，金疮跌扑得之。余尽斯图，宗其因也。

单名药目

此因后局隔短，不能尽书，故具单名也。观者察此而后可知矣。

石部　凡四十六种

砂：丹砂，能镇心安仁①。　　管：鹅管石，能止寒嗽。

矾：矾石，能吐痰固膜。　　硝：芒硝，能破血热痰屎。

朴：朴硝，能破血热痰积。　　滑：滑石，能润窍通津。

胆：石胆，能消鼻中息肉。　　禹：禹余粮，能止赤白带。

石：赤白石脂，能止赤白带。　　绿：石绿，能吐风痰。

红：红矾，能消食积黄肿。　　雄：雄黄，能杀虫辟鬼。

盐：食盐，能吐痰食。　　硫：硫黄，能杀虫。

雌：雌黄，能杀虫，止哮嗽。　　银：水银，能杀虫下胎。

---

①仁，疑为"神"之误。

洁古老人注王叔和脉诀

元刻本

[金] 张元素 注　[元] 张璧 述　王旭东 校订

　　《洁古老人注王叔和脉诀》十卷，为金元时期张元素、张璧父子对《王叔和脉诀》的注释。该书早已佚失，现仅有日本宫内厅书陵部存有元刻孤本，现予以影印、录写。

　　张元素（1131—1234），字洁古，易州人（河北省易县军士村，今水口村）。金代著名医家，中医易水学派创始人，金元四大家之一，中医史上声名卓著，其学术成就备受后人推崇。著有《医学启源》《脏腑标本寒热虚实用药式》《药注难经》《医方》《洁古本草》《洁古家珍》以及《珍珠囊》等。其中《医学启源》与《脏腑标本寒热虚实用药式》最能反映其学术思想。其子张璧，号云岐子，金代医家，精于脉法研究，倡导以《内经》《脉经》为本，参以仲景及后世诸家脉论，结合临床的脉学研究思路。代表性著作有《云岐子脉法》。该书以七表八里九道脉为纲，论述各脉之主证及方治。另有《伤寒保命集》，又名《云岐子保命集论类要》，后编入《济生拔萃》《脉谈》《医学新说》等，亦皆行于世。

　　《王叔和脉诀》一书，明代即已认定是伪书，乃六朝时高阳生伪托王叔和之名编造的一部歌诀式科普读物。因易于记诵，又冠以王叔和大名，故成书后大行其道，自宋代刘元宾《通真子补注王叔和脉诀》始，历代诸多医家为其作注，尤其宋元时期广受欢迎，以致于世人但知有《脉诀》，不知有《脉经》。宋代大儒朱熹甚至发出"《脉诀》出而《脉经》隐"之概叹。

诚然，仅从作者名号只能判断其真伪，而不应成为判断其优劣的依据，后者要从书中内容是否精当，是否合理，是否有助于临床等学术层面加以评判。但《王叔和脉诀》除了通俗易诵之外，其脉学理论则广受诟病，文辞更是粗鄙。明代李时珍的评价具有代表性："宋有俗子，杜撰《脉诀》，鄙陋纰缪，医学习诵，以为权舆；逮臻颁白，脉理竟昧。"（《濒湖脉学·自序》）元代戴起宗撰《脉诀刊误》逐条驳斥《脉诀》。朱丹溪则称："世之俗医，诵高阳生之妄作，欲以治病，其不杀人也几希。"（李时珍《脉诀考证》引丹溪语）元明医家对《王叔和脉诀》的全面否定态度，引发了有关该书的一大疑问：著名医学大家张元素会屈尊为这样一本文辞鄙俚，脉理纰缪（李延昰《脉诀汇辨》语）的通俗读本进行逐字逐句注释？从张元素的医学经历和代表性医著来看，其学术水平之高，被李时珍盛誉为"大扬医理，灵素之下一人而已"！无愧为开宗立派的大师级人物，水平不亚于朱丹溪、戴起宗、李时珍等人，岂能看不出上述瑕疵？

再将该书内容与张元素其他存世著作比对，几乎找不到相同点。笔者将该书中"洁古云"内容，选取关键词句，在张氏其他著作中检索，都无法证实该书文字与张氏相关，反而出现不少怪异结果，如"洁古云：三尺之童，皆知用大黄、甘遂……"此句出自宋代朱肱《类证活人书》卷二，未在张元素著作中出现过。又如该书书首《洁古老人入式论》中"过则生七表，不及则生八里"，此论应是该书最核心的学术观点，但在张氏著作中找不到任何踪迹。张氏也从未提到过"七表、八里、九道"（《脉诀》最基本的分类法）。凡此种种，可证《洁古老人注王叔和脉诀》的书名定义似乎难以成立。无怪乎明代何柬在《医学统宗》中断言该书"非易水老人张元素洁古之笔，乃通医好事者，窃王氏《脉经》平人下部尺脉，用针药两治之说，引申触类而妄为之者"。

再一个有力佐证，是该书收藏者、鉴定者，日本著名文献学家丹波元坚于天保三年（1832）写于该书末尾的题记，原文如下："晋王叔和著《脉经》及《脉诀》，余尝疑《脉诀》实非叔和作，后人伪书也。何以知之？《脉诀》皆歌也，西晋时焉有歌诀乎？可疑一也。《脉诀》比诸《脉经》，则文辞卑陋。其论脉亦有黑白表里之差，可疑二也。考《脉诀》，宋妄男高阳生所伪作也，呜呼！悲哉！世之愚医，漫知贵叔和之名，不察后人妄作，往往本于《脉诀》，其误人岂鲜哉！何乏世文学君子也。余幼而好学，于兹十年，稍稍知今文古文之别，于是乎有所见。故聊书卷后，解众人之惑云。"此论虽未直接否定张元素注《脉诀》，但倾向性已经十分明显，否则不会在该书之末大发感慨。

但是，从更加广阔的视角来看，似乎也不能完全否认张氏与《王叔和脉诀》的关系。虽然张元素注《脉诀》难以成立，但其子张璧却是靠《王叔和脉诀》而出名。张璧的代表性著作就是被收入《济生拔萃》而得以流传的《云岐子脉法》（全称为《云岐子七表八里九道脉诀并治法》）。该书完全宗法《王叔和脉诀》，以其七表、八里、九道的脉诊分类法为基础，加以注释发挥而成。取两书内容比照，则《云岐子脉法》的几乎全部内容都在该书中重复出现。

综上所述，该书真伪就成了一个错综复杂的局面：张元素注《脉诀》证据不足，似乎是伪托，而张璧却是实实在在撰写该书的主角。形成这种半真半假局面的原因，似乎与《脉诀》托名王叔和一样，张璧名声远不及其父，书商遂倚名托重，拉大旗作虎皮，借张元素大名以抬高书籍价值而已。

回到书本内容。本书共十卷，卷一为诊脉入式，为全书总论部分；卷二至卷七，五脏脉、左右手三部脉歌、七表八里九道脉的注释；卷八论特殊脉象；卷九为望诊；卷十论妇人、小儿脉诊。

全书除逐句注释《脉诀》外，学术上则偏重临床，构建了类似于理法方药架构的逻辑层次，即"随脉辨证，随证注药"，以脉统证，以证施方药。此特点与张元素《难经药注》的撰写手法类似，即注释《难经》理论的同时附以方药，以便读者临证施用。该书亦类此例，可为诊脉辨病，依脉选方之帮助。

医学之精，在明乎脉。脉未易明，而明之有书焉耳。书有未明，明之者注也。有注也，而且改作以为奇，乃未能援引证据，以明所未明，备所未备，其于是注也。焉攸用，无所用，而加之以误世焉，用之者，其不费人乎？王叔和之诀，医学启钥之书也，固有童而习之白，乃未能深究其义者。如女人反此背看之一句，释者且不得得其的，则其间未明者亦多矣。大抵释注之病，非一出胸臆之说，而不根诸古，则病乎泛；苟一时之见，而非传于一家，则病乎略；炫一己之能，而尽弃乎旧说，则又病乎偏。有能反是焉，斯为至当。然或无方以随之，则脉自脉，药自药，学者犹有误投之患，是所谓明而未备也。洁古老人张元素，精于医经者也。其于是书也，女人反背之语，则释之以四时之阴阳，已足破千载之惑。况其援引不外乎《素》《难》《内经》之中，则不失之泛；参错复继以其子云岐之议论，则不失之略；采摭不弃乎通真已当之旧说，则不失之偏。其后复继以随脉之方，使一览之余，医学之要且明且当，而且备矣，不亦善乎？余友虞兄成夫，近得斯本，乃江南前所

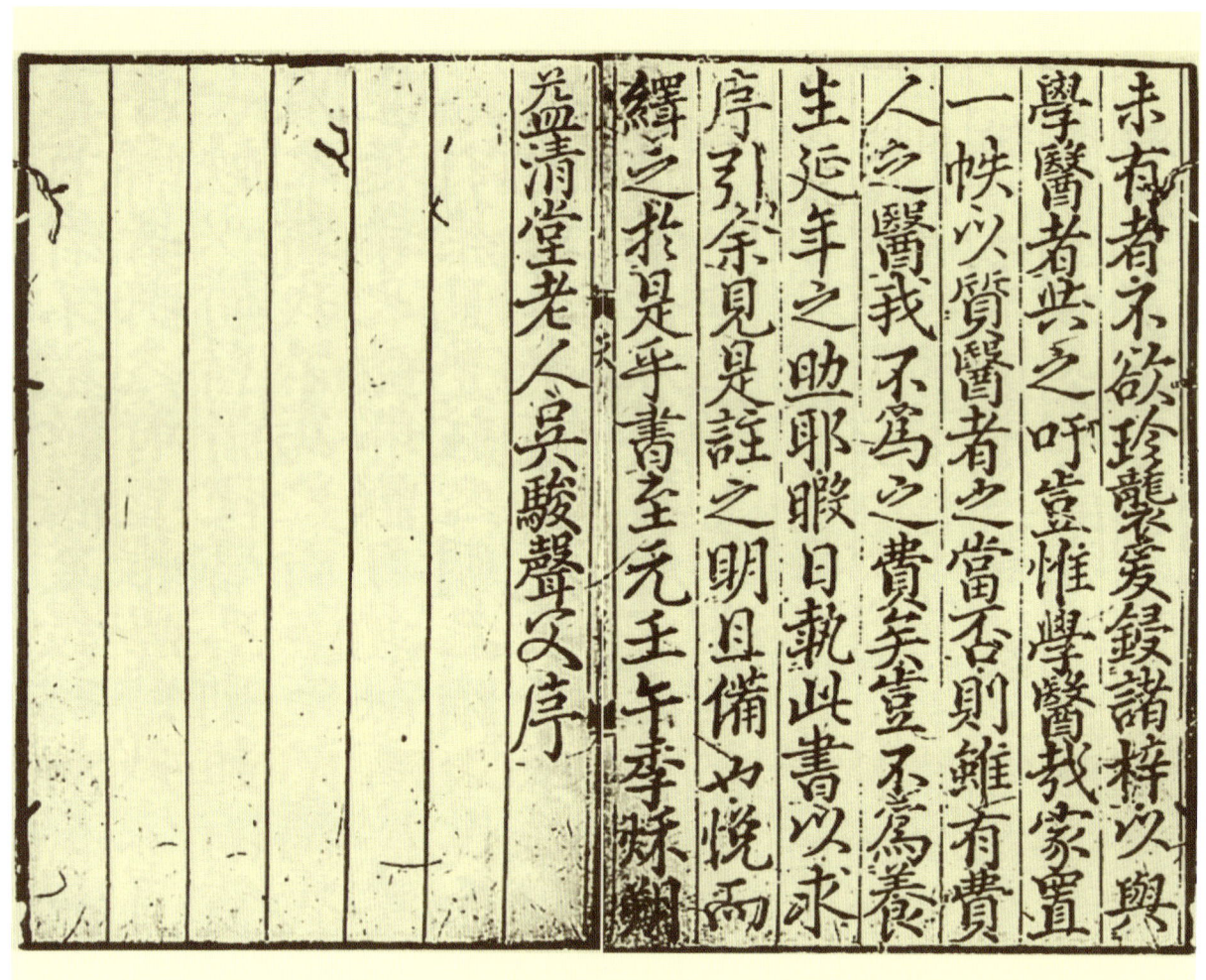

未有者。不欲珍袭，爰锓诸梓，以与学医者共之。吁！岂惟学医哉，家置一帙，以质医者之当否，则虽有费人之医，我不为之费矣，岂不为养生延年之助耶。暇日执此书以求序引，余见是注之明且备也，悦而绎之，于是乎书。

至元壬午季秋朔 益清堂老人 吴骏声父 序

脉訣之書其醫家之入門也潔古父子世傳醫學熟究方書洞察脉理随脉辨證随證註藥兼集諸家之善以釋後學之疑其用心亦良矣江南醫士前所未覩今虞成夫喜得茲本不欲私藏亟刻諸梓推廣活人之惠其志尤可嘉以此見潔古之有功於叔和而虞又有功於潔古也豈小補哉蒼嵓山人特書于會稽衛生堂

地支不移循環之圖

王氏先六位於左右手者分列六部以應十二經也言左右者乃司開闔之道以明汗下之法故曰左為表陽也右為裏陰也經曰陽化氣可汗陰成形可下

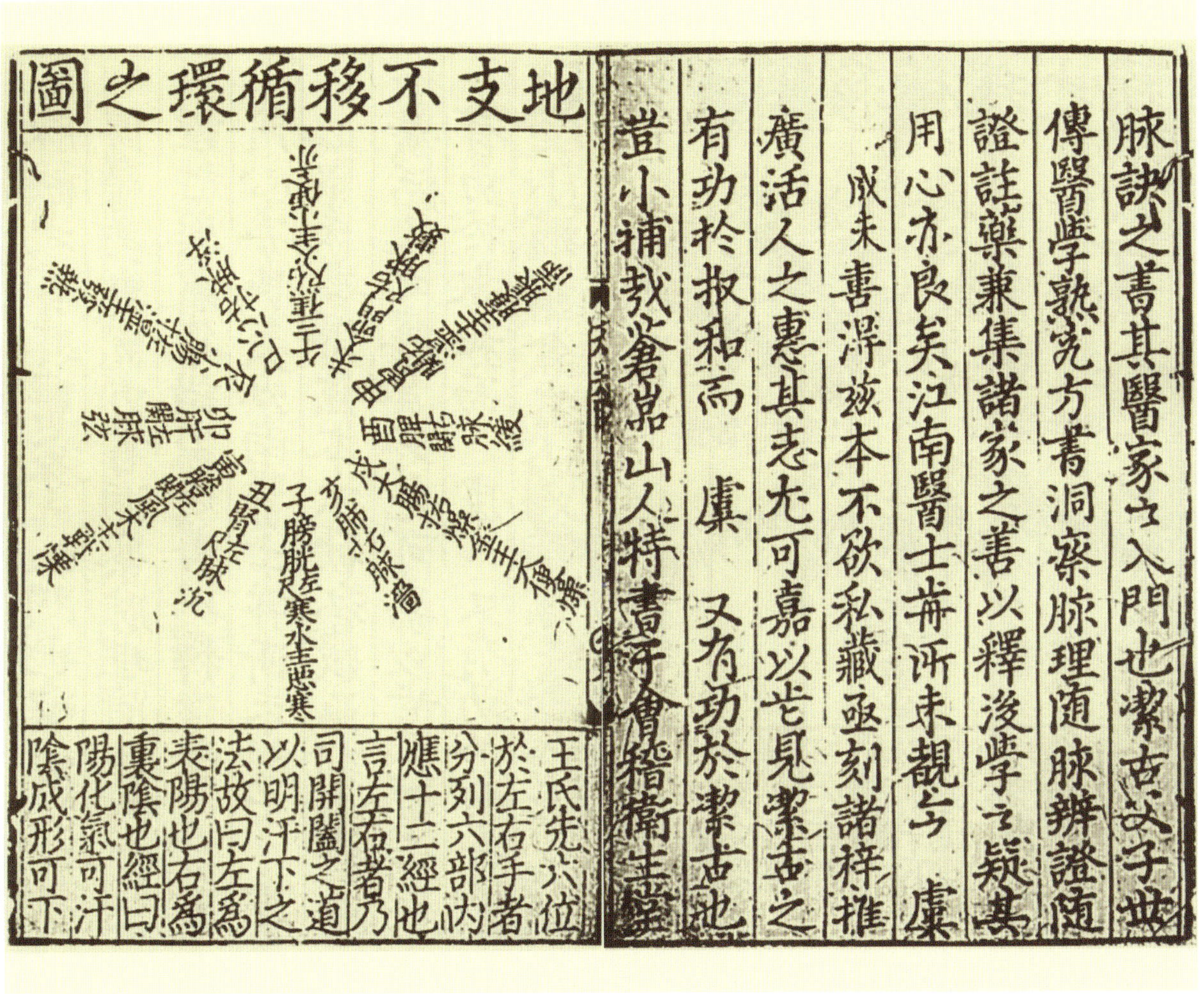

《脉诀》之书，其医家之入门也。洁古父子世传医学，熟究方书，洞察脉理，随脉辨证，随证注药，兼集诸家之善，以释后学之疑，其用心亦良矣。江南医士前所未睹。今虞成夫喜得兹本，不欲私藏，亟刻诸梓，推广活人之惠，其志尤可嘉。以此见洁古之有功于叔和，而虞又有功于洁古也，岂小补哉！

苍岩山人特书于会稽卫生堂

地支不移循环之图

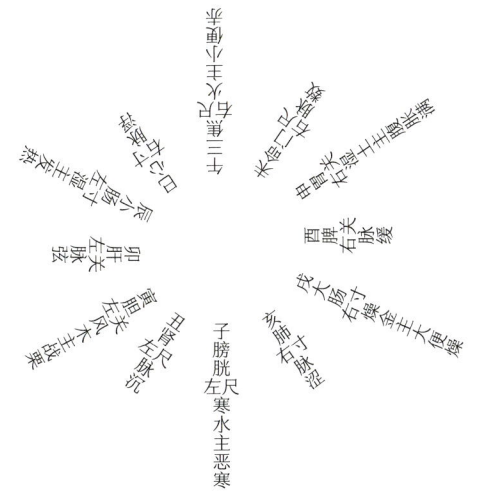

王氏先六位于左右手者，分列六部，内应十二经也。言左右者，乃司开阖之道，以明汗下之法，故曰左为表，阳也；右为里，阴也。经曰：阳化气，可汗；阴成形，可下。

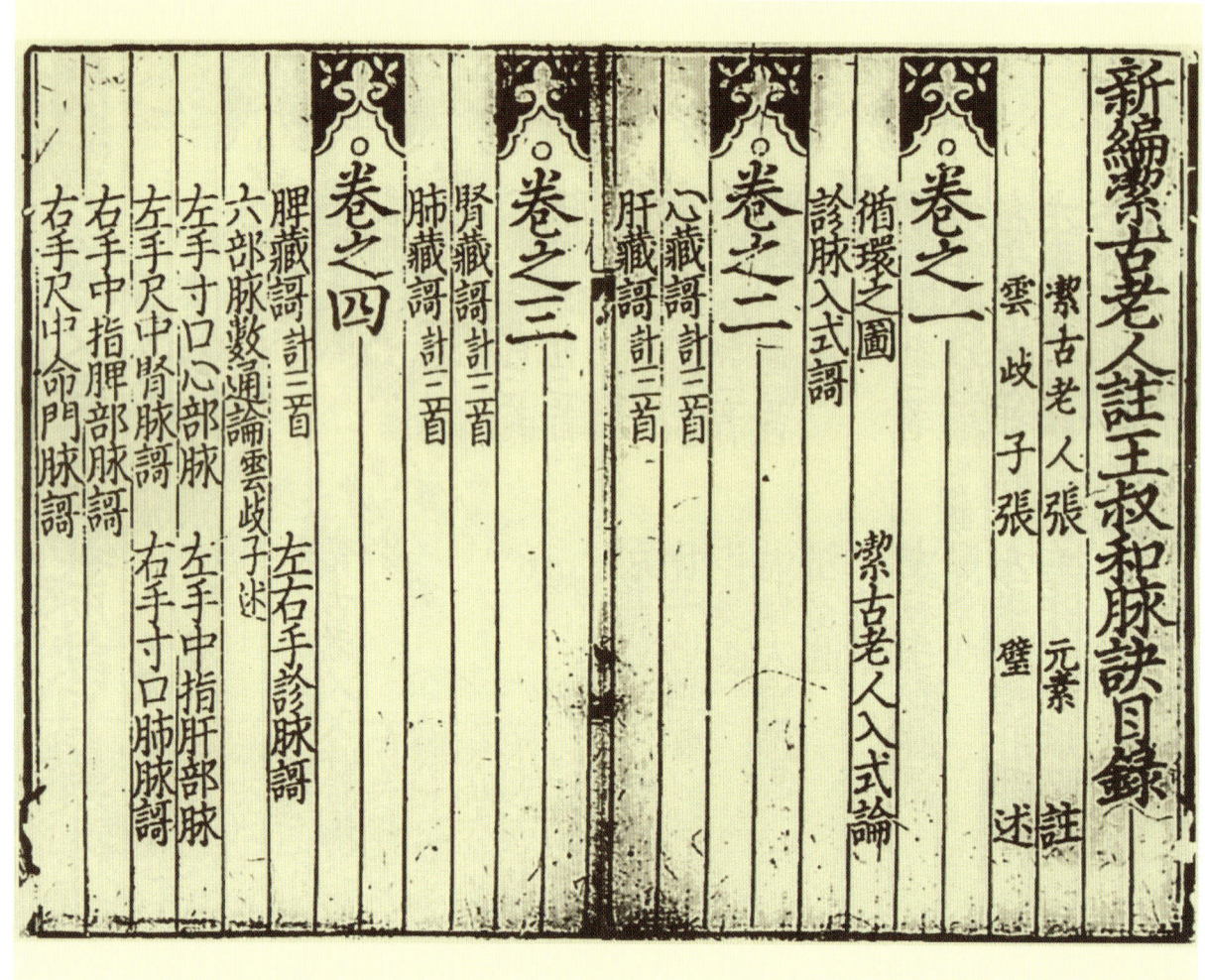

新编洁古老人注王叔和脉诀目录

洁古老人　张元素　注
云岐子　张　璧　述

卷之一
　　循环之图　　　　　　　　洁古老人入式论
　　诊脉入式歌

卷之二
　　心脏歌计三首
　　肝脏歌计三首

卷之三
　　肾脏歌计三首
　　肺脏歌计三首

卷之四
　　脾脏歌计三首　　　　　　左右手诊脉歌
　　六部脉数通论云岐子述
　　左手寸口心部脉歌[1]　　　左手中指肝部脉歌
　　左手尺中肾脉歌　　　　　右手寸口肺脉歌
　　右手中指脾部脉歌　　　　右手尺中命门脉歌

---

①歌：原无，据正文补。下一个"歌"字同。

卷之五

七表脉交变略例论 云岐子述

论七表脉法	小柴胡汤	地骨皮散	调中汤
七圣丸	加减栀子汤	猪苓汤	泻黄散
犀角地黄汤	抵当丸	桃仁承气汤	加减大柴胡汤
大承气汤	半夏汤	小柴胡加桂汤	附子四逆汤
藿香半夏散	凉膈散	术附汤	黄连泻心汤
小承气汤	芍药汤	桂枝芍药汤	麻黄汤
连翘汤	调中汤	泽泻散	

卷之六

八里脉交变略例论 云岐子述

论八里脉法	香芎汤	当归芍药汤	补肺散
八物汤	雄黄半夏丸	枳术汤	羌活汤
七气汤	桂枝加干姜汤	龙骨丸	桔梗汤
五补丸			

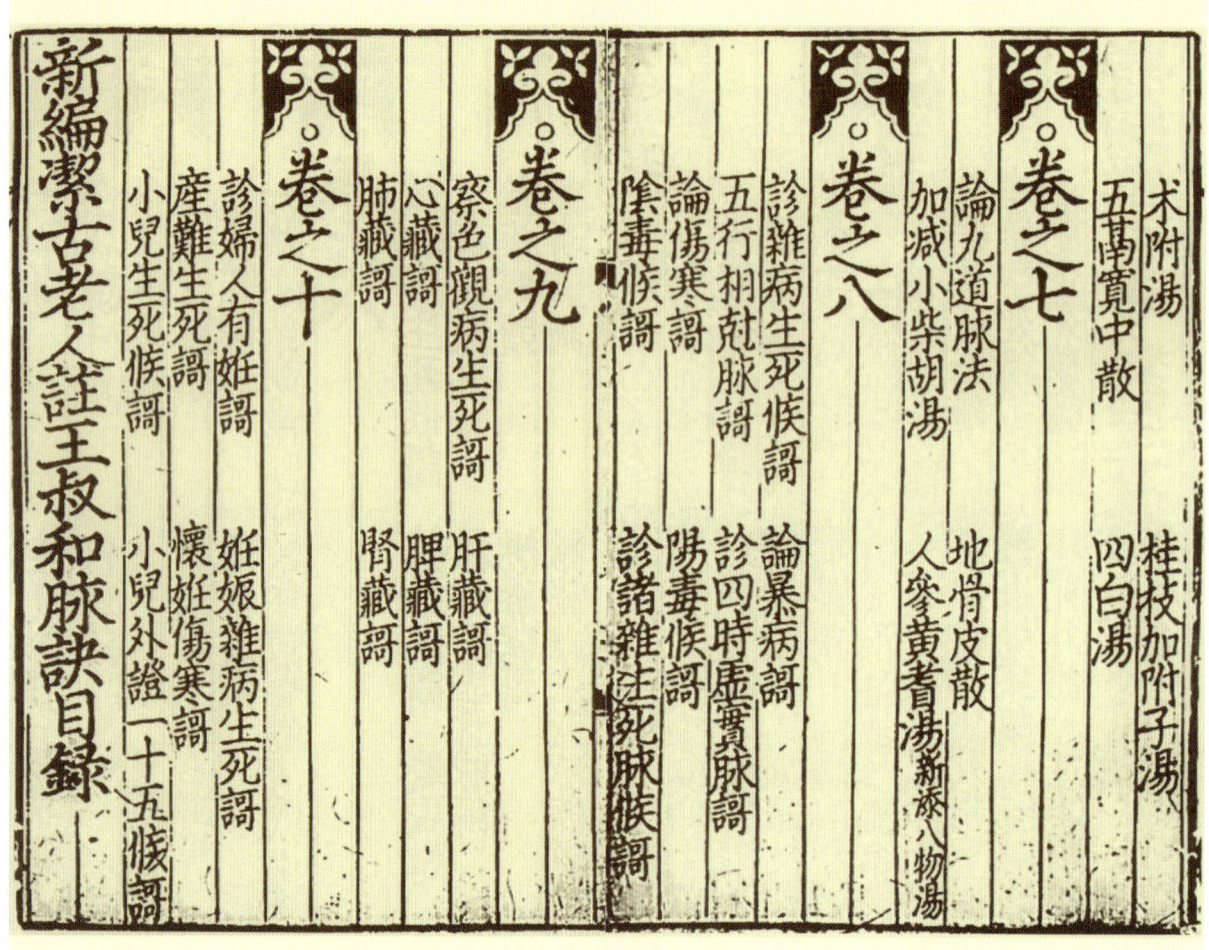

	术附汤	桂枝加附子汤	五幅宽中散	四白汤	

卷之七

	论九道脉法	地骨皮散	加减小柴胡汤	人参黄耆汤	新添八物汤

卷之八

诊杂病生死候歌　　　　　　　论暴病歌
诊四时病①五行相克脉歌　　　诊四时虚实脉歌
论伤寒歌　　　　　　　　　　阳毒候歌
阴毒候歌　　　　　　　　　　诊诸杂生死脉候歌

卷之九

察色观病生死候②歌　　　　　论五脏察色候歌③
肝脏歌　　心脏歌　　脾脏歌　　肺脏歌　　肾脏歌

卷之十

诊妇人有妊歌　　　　　　　　妊娠杂病生死歌
产难生死歌　　　　　　　　　怀妊伤寒歌
小儿生死候歌　　　　　　　　小儿外证一十五候歌

新编洁古老人注王叔和脉诀目录

---

① 诊四时病：原无，据正文补。
② 候：原脱，据正文补。
③ 论五脏察色候歌：原脱，据正文补。

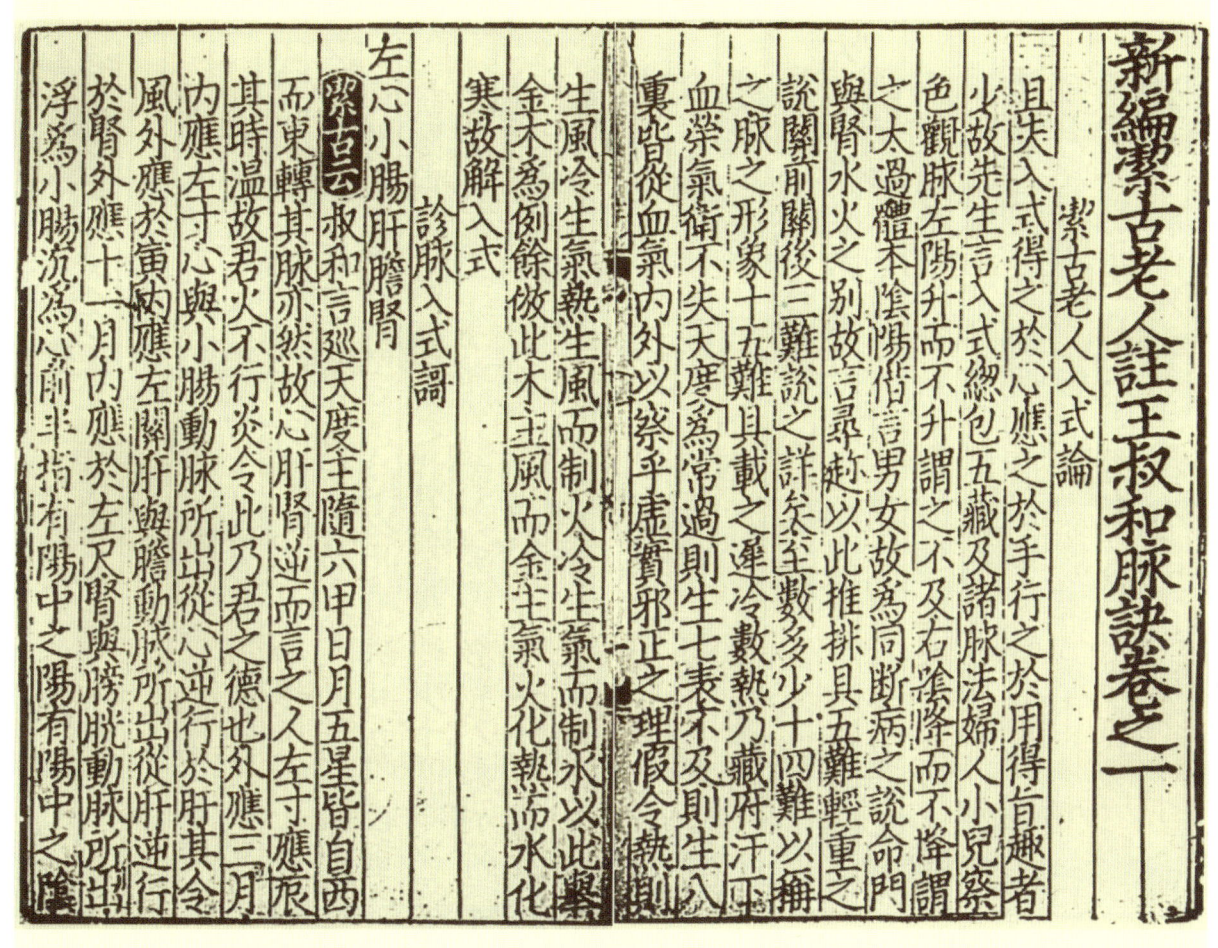

新编洁古老人注王叔和脉诀卷之一

洁古老人 张元素 注
云岐子 张 璧 述

洁古老人入式论

且夫入式，得之于心，应之于手，行之于用，得旨趣者少。故先生言入式，总包五脏及诸脉法，妇人小儿，察色观脉。左阳升而不升，谓之不及；右阴降而不降，谓之太过。体本阴阳，借言男女，故为同断病之说。命门与肾，水火之别，故言寻趁。以此推排，具五难轻重之说；关前关后，三难说之详矣；至数多少，十四难以称之；脉之形象，十五难具载之；迟冷数热，乃脏腑汗下；血荣气卫，不失天度为常，过则生七表，不及则生八里，皆从血气内外，以察乎虚实邪正之理。假令热则生风，冷生气，热生风而制火，冷生气而制水，以此举金木为例，余仿此。木主风而金主气，火化热而水化寒，故解入式。

诊脉入式歌

左心小肠肝胆肾，

洁古云：叔和言：巡天度主随六甲，日月五星，皆自西而东转，其脉亦然。故心肝肾，逆而言之，人左寸应辰，其时温，故君火不行炎令，此乃君之德也。外应三月，内应左寸，心与小肠动脉所出。从心逆行于肝，其令风，外应于寅，内应左关，肝与胆动脉所出。从肝逆行于肾，外应十一月，内应于左尺，肾与膀胱动脉所出。浮为小肠，沉为心。前半指有阳中之阳，有阳中之阴，后半指有阴中之阳，有阴中之阴，他皆仿此。

云岐子云：此三位主温，风寒可汗，谓之左升，是从子后一阳生。《内经》曰：阳化气，清阳发腠理。下者举之。温主发热，风主战栗，寒主恶寒。假令病人发热无汗，恶寒，脉浮紧，乃寒伤荣，可用**麻黄汤**主之。如战栗恶风，有汗，脉浮缓，乃风伤卫，可用**桂枝汤**。如往来寒热，是尺寸脉交，以**小柴胡汤**两和之。何以然？夫小柴胡汤乃少阳经药也，柴胡行本经，与黄芩治发热，**生姜半夏汤**治①寒。如发热战栗，**葛根解肌汤**主之。如战栗，脉浮弦，**小青龙汤**主之。如战栗恶寒，脉沉弦，**大青龙汤**主之。如恶寒，脉沉迟，麻黄附子细辛汤。以上皆解表之法也。

右肺大肠脾胃命。

洁古云：右寸肺，外应九月，内应右寸，其时燥，是肺与大肠动脉所出。逆行于脾，外应七月，内应右关，其时湿，脾与胃动脉所出。逆行于手厥阴三焦，其时暑，外应五月，内应右尺，命门三焦动脉所出。以上叔和言脉左行，温风寒燥湿暑。言天者，逆游六甲，非顺行十二辰。顺行十二辰者，温热湿燥寒风，却非天之左转。所以云天行，从前来者为实邪，从后来者为虚邪。

云岐云：此三位所主燥湿热，可下，谓之右降，是从午后一阴生。《内经》曰：阴成形。浊阴走五脏。高者抑之。燥主大便难，湿主腹满痛，热主小便赤涩。假令病人大便难，脉沉数，**小承气汤**主之。如腹满痛甚，而脉沉数，

---

①治：原无，据《洁古明备论》卷上补。

大承气汤主之。如小便赤涩，脉沉数，**大承气汤**主之。如小便赤，不大便，腹满痛，亦此药主之。如小便赤，腹痛而不满，**调胃承气汤**主之。如大实证，为不大便是也。如小便赤，大便难，腹满痛，大承气主之。以上皆攻里之法也。芒消辛润，治大便燥而难；厚朴、枳实，治腹满痛；大黄治大便不通及小便赤涩。温、风、寒在表，是上有水也，可汗；燥、湿、热在里，下有火也，可下。故曰：治病必求其本。假令有表里证者，先解表后攻里也。如病人大便难，发热，谓之温燥，先当解表，左宜**桂枝汤**；后攻里，右宜**承气汤**。如战而腹满痛，谓之风湿，左宜**桂枝汤**，右宜**承气汤**。如恶寒，自汗，小便赤，左宜**桂枝麻黄汤**，右宜**承气汤**。凡六气之病，脉与证相得者生，相反者死。色脉亦然。临病人持诊之时，宜细详消息，不可妄用。此发表攻里之大概，不可印定眼目，泥于上说。此大约言之也。此二者皆逆传其位，先立左寸心、小肠，乃君火之位；次立左关肝、胆，乃风木之位；次立左尺肾与膀胱，乃寒水之位；次立右寸肺、大肠，燥金之位；次立右关脾、胃，湿土之位；次立右尺命门、三焦，相火之位。凡此立六位之脉，皆循天而右行。以此言之，病在左，主表，宜发汗；病在右，主里，宜下。左为气，多虚，是无形，故宜汗；右为阴，多实，乃有形，故宜下。其传变之道，左必传右，乃汗证传作下证。下证无传汗证之理。左上热而下寒，右上燥而下热，左关、右关，以明汗下之道。如递互交经，客主邪正，相合消息。各所管证，随部脉论之。

女人反此背看之，

洁古云：非言男女，正谓四时。春夏寸弱而尺盛，为男得女脉，为不足，病在内。《素问》曰：浊阴归六腑。春夏为男，太阳、阳明、少阳三阳亦为男；寸弱而尺盛，皆为男得女脉，为不足也。秋冬为女，寸盛而尺弱，为女得男脉，为太过，病在四肢。《素问》曰：清阳实四肢。太阴、少阴、厥阴三阴亦为女，三阴证皆寸盛尺弱，亦为反此。《素问·热论》云：三日以前当汗，三日以后当下。春夏与秋冬四时同。

云岐云：夫天地有阴阳之升降，人有尺寸之水火，岂异于天地者哉？女人反此者，乃是明阴阳升降之道。是以阳升于上者，是背阳而抱阴，所以人背为阳，腹为阴；背为外，腹为内。春夏背阳而抱阴，是春夏阳在外，阴在内。故万物发生于上，人脉亦应之，当寸盛而尺弱。经曰：天气在上，人气亦在上。秋冬背阴而抱阳，是秋冬阳在内，阴在外，故万物收藏于下，人脉亦应之，当尺盛而寸弱。经曰：天气在下。人气亦在下。

尺脉第三同断病。

洁古云：男子藏精，女人藏血。所主者异，所受者同。

云岐云：夫同断病者，谓人反常而生诸病，是春夏寸盛而尺弱，而反得尺盛而寸弱，是男得女脉，为不足。病在内，乃阳不足而阴太过也。何谓阳不足？春时应温而反大寒，夏时应热而反大凉。《大法》曰：春宜汗，是

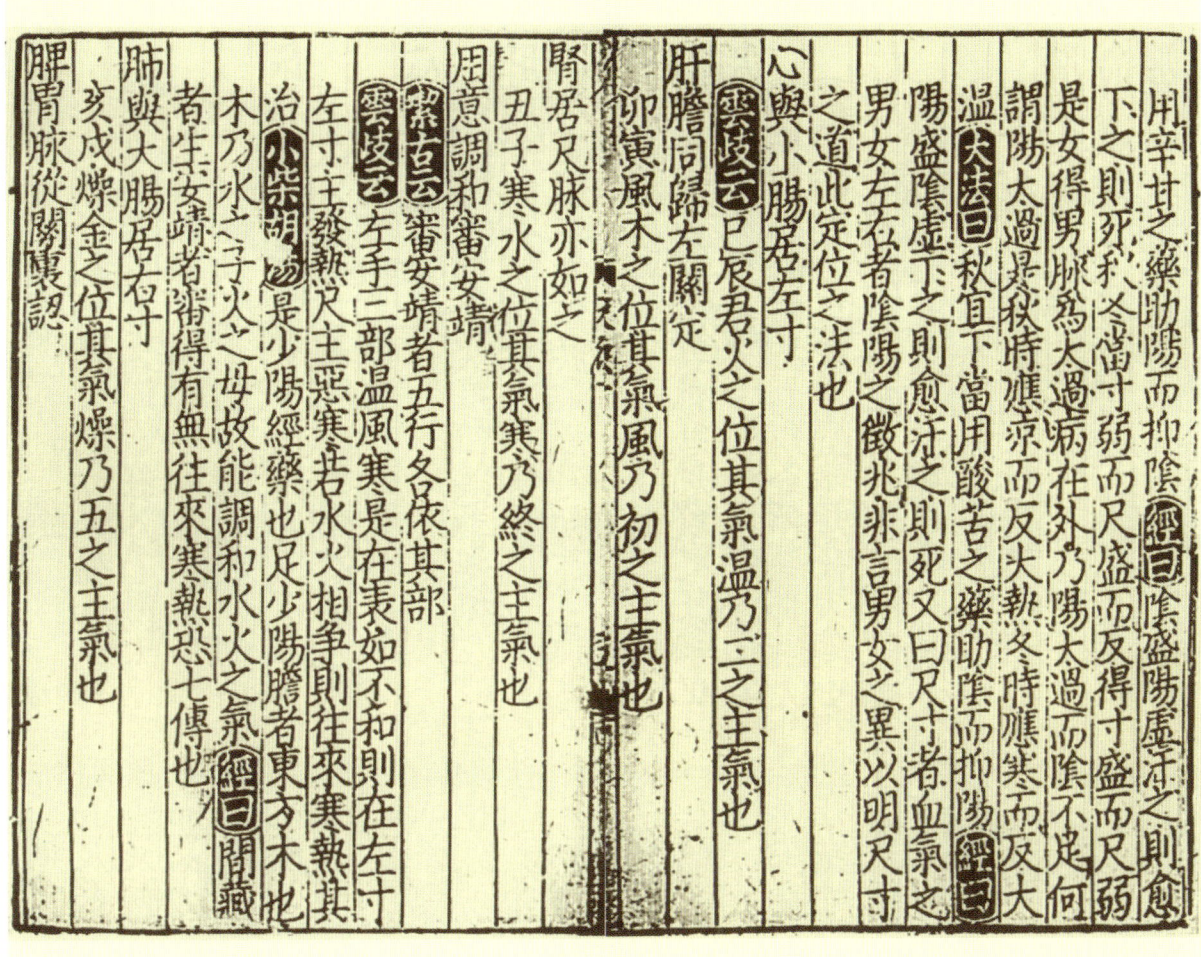

用辛甘之药助阳而抑阴。**经**曰：阴盛阳虚，汗之则愈，下之则死。秋冬当寸弱而尺盛，而反得寸盛而尺弱，是女得男脉，为太过，病在外，乃阳太过而阴不足。何谓阳太过？是秋时应凉而反大热，冬时应寒而反大温。《**大法**》曰：秋宜下，当用酸苦之药助阴而抑阳。**经**曰：阳盛阴虚，下之则愈，汗之则死。又曰：尺寸者，血气之男女；左右者，阴阳之征兆。非言男女之异，以明尺寸之道，此定位之法也。

心与小肠居左寸，

云岐云：巳辰君火之位，其气温，乃二之主气也。

肝胆同归左关定。

卯寅风木之位，其气风，乃初之主气也。

肾居尺脉亦如之，

丑子寒水之位，其气寒，乃终之主气也。

用意调和审安靖。

洁古云：审安靖者，五行各依其部。

云岐云：左手三部，温、风、寒，是在表。如不和，则在左寸。左寸主发热，尺主恶寒。若水火相争，则往来寒热，其治**小柴胡汤**，是少阳经药也。足少阳胆者，东方木也，木乃水之子，火之母，故能调和水火之气。**经**曰：间脏者生。安靖者，审得有无往来寒热，恐七传也。

肺与大肠居右寸，

亥戌燥金之位，其气燥。乃五之主气也。

脾胃脉从关里认。

酉申湿土之位，其气湿，乃四之主气也。

命门还与肾脉同，用心子细须寻趁。

未午相火之位，其气热，乃三之主气也。《脉法》曰：夫命门与肾脉同者，谓其所受病同于膀胱一腑，其各受病也，当用心辨水火之异。何以别之？如外证小便清利，及脉沉而迟，是其气寒，属肾水；如小便赤涩，脉沉数，是其气热，属命门火。故所受者同，所主者异。夫所受者同，乃命门与肾同归膀胱一腑也。所主者异，谓有寒热之别：一归于寒水，一归于相火也。叔和谓有水火寒热之异，故令持诊之时，当用心审察之。

若诊他脉覆手取，要自看时仰手认。

洁古云：经曰：常以不病人调病人，故云以我知彼。

三部须教指下明，

云岐子云：三部者，寸关尺也。寸为上部，法天，主胸膈之上至头之有疾；关为中部，法人，主脐之上至胸之下有疾；尺为下部，法地，主脐之下至足之上有疾。此乃三部所主也。

九候了然心里印。

九候者，浮中沉各诊五动。浮诊五动，天之象也；中诊五动，人之象也；沉诊五动，地之象也。三部各诊浮中沉，三乃三三九也。夫九候者，在天五日为一候，在脉五至为一候，一息之数。浮，一气十五为天；中，一气十五为人；沉，一气十五为地。故一气在上，一气在中，一气在下，三气相合而成一脉，是三元也，乃气、血、精。故总得四十五动，曰平脉也。故叔和于各脏言脉，云：四十五动无他事。又曰：无疑虑；又曰：不须怕。此平康脉也。何为心里印？印者，为浮中沉三诊各有太过不及之脉也。假令左寸太过，脉浮，诊得六数七极者，必身热而无汗，**麻黄汤**主之；不及，脉浮，诊得三迟二败者，必身热自汗，**桂枝汤**主之。桂枝止汗，麻黄发汗，明为表之补泻也。关脉中诊得六数七极者，是热在中，**调胃承气汤**主之；如得三迟二败者，是不及也，以**建中汤**、**理中丸**主之。用调胃承气自内而泻于外也。理中、建中，乃和中补药也。承气、建中，乃中焦补泻药也。左尺沉，诊得六数七极者，必大便难而小便赤涩，**大承气汤**主之。却得三迟二败者，必大小腹中痛，小便清则大便澄澈清冷，**姜附汤**主之。承气、姜附，乃下焦补泻之药也。夫大承气之寒，而能治下焦之热，不能治中焦上焦之热；姜附之热，而能治下焦之寒，不能治上焦中焦之寒；建中、理中之温，能治中焦之寒，不能治上焦下焦之寒；调胃承气之寒，而能治中焦之热，不能治上焦下焦之热。且**麻黄汤**为泻也，而能泻表之实，不能泻里之实。桂枝汤为补也，而能补表之虚，不能补里之虚。印者，察邪气之所在，上中下，或表或里，诊时常印此也。

大肠共肺为传送，

  大肠传送水谷之府，又名传道之官，当出而不纳。肺何以为传送？谓传气下入膀胱以通津液，亦为传送之脏。**经曰**：阳明之上，燥气治之，中见太阴。

心与小肠为受盛。

小肠为受盛之府，又名受盛之官。心何以为受盛？缘心属火，主时令，则万物皆盛；其为病，则有余，多语是也，故为受盛之脏。**经曰**：少阴之上，火气治之，中见太阳。

脾胃相通五谷消，

夫脾胃之气，常欲通和，胃为戊，其化火，象于天，其气热；脾为己，其化湿，象于地，故下热而上湿。其气相通，则五谷腐熟而自消矣。如湿多而热少，则成五泄；热多而湿少，则多食而饥虚，名曰消中。皆脾胃之病也。**经曰**：太阴之上，湿气治之，中见阳明。

膀胱肾合为津庆。

夫膀胱者，津液之府，有出而无入。何为变化以通津液之府？《内经》曰：饮入于胃，游溢精气，上输于脾；脾气散精，上归于肺。通调水道，下输膀胱。乃金生水也。夫气者，升而为雨露，降而作渊源。膀胱者，州都之官，气化之所出焉。肾何为津液之脏？**经曰**：泣、涕、汗、涎、唾，皆肾水所主，故言肾合为津庆。**经曰**：太阳之上，寒气治之，中见少阴。

三焦无状空有名，寄在胸中膈相应。

洁古云：上焦如雾，中焦如沤，下焦如渎。有正脏而无腑也。三焦者，六腑之本原，主诸气之父，无不支也。散在诸经，故无状有名也。

云岐云：夫三焦者，手少阳之阴也。凡人十二经内，十一经有形，惟三焦一经，独无形而有名，寄在胸中，以应呼吸出入往来是也。何为相应？《内经》曰：一呼脉行三寸，一吸脉行三寸，经行六寸，脉动五至，是为相应。然使人之气血，自手之三阴，从脏走至手；手之三阳，从手走至头；足之三阳，从头走至足；足之三阴，从足走至腹。周流不息，通行血气者，三焦也。夫气者，上至头而岂能下？血者，下至足而岂能上？皆三焦之用，拥遏鞭辟，使气血由是而贯通。《内经》曰：风寒在下，燥热在上，湿气在中，火游行其间。寒暑交，故令虚而生化也。寄在胸中者，谓三焦之腑，不与十一经有形者同于始终，谓无形而有用。老子曰：有之以为利，无之以为用。《内经》曰：神去则机息，气止则化绝。然三焦者，乃人之元气。又名曰天真之气。善养生者，以养天真之气，即冲和一气也。外主荣卫，内则温养脏腑，寄位于胸中，与膈相应。《内经》曰：少阳之上，热气治之，中见厥阴。

肝胆同为津液腑，能通眼目为清净。

夫胃、大肠、小肠为腑，有出而有入；其膀胱之为腑也，有出而无入；惟胆之为腑也，无出无入。其胆之精气，从何而得？答曰：肝之余气，溢入于胆，聚而成精，由是内藏精而不泄，外视物而得明，以为清净之府，能通于眼目。凡人年老而目昏者，谓血气衰而肝叶薄，胆汁减而目乃昏。经曰：厥阴之上，风气治之，中见少阳。

智者能调五脏和，自然察认诸家病。

夫智者，上工也，是知神圣工巧之道，识五脏相传之理，能调血气之和，察认诸家病者，是识五脏六腑之病也。假令察得色青、脉弦，风气大来，是木之胜也，即脾土受邪，何法能调土木之和？当治其心。心者，火也。火乃木之子，土之母也。经曰：间脏者生。《针经》曰：木实则泻火，火者，木之子；土虚则补火；火者，土之母，火居木土之中，以正补虚泻实之道，而能调风湿之和，得和则愈。

掌后高骨号为关，骨下关脉形宛然。

掌后高骨，以定关脉之位。

以次推排名尺泽，三部还须仔细看。

凡持脉之法，须仔细用指按三部，推排次第轻重诊之。何谓推排次第轻重？谓初诊脉，各一指之下，如一菽之重，共按三指之下，如三菽之重，与皮毛相得者，肺脉也；如六菽之重，与血肉相得者，心部也；如九菽之重，与肌肉相得者，脾胃脉也；如十二菽之重，与筋平者，肝部也；如十五菽之重，按之至骨者，肾部也。此乃五诊轻重之法也。三部五诊，共四十五菽也。假令色白，脉当得三菽之重；色赤，脉当得六菽之重；色黄，脉当得九菽之重；色青，脉当得十二菽之重；色黑，脉当得十五菽之重。何为尺泽？在手尺部，肾水所主。泽者，水也。非尺泽穴名也。

关前为阳名寸口，

是阳得寸内九分而浮。

关后为阴直下取。

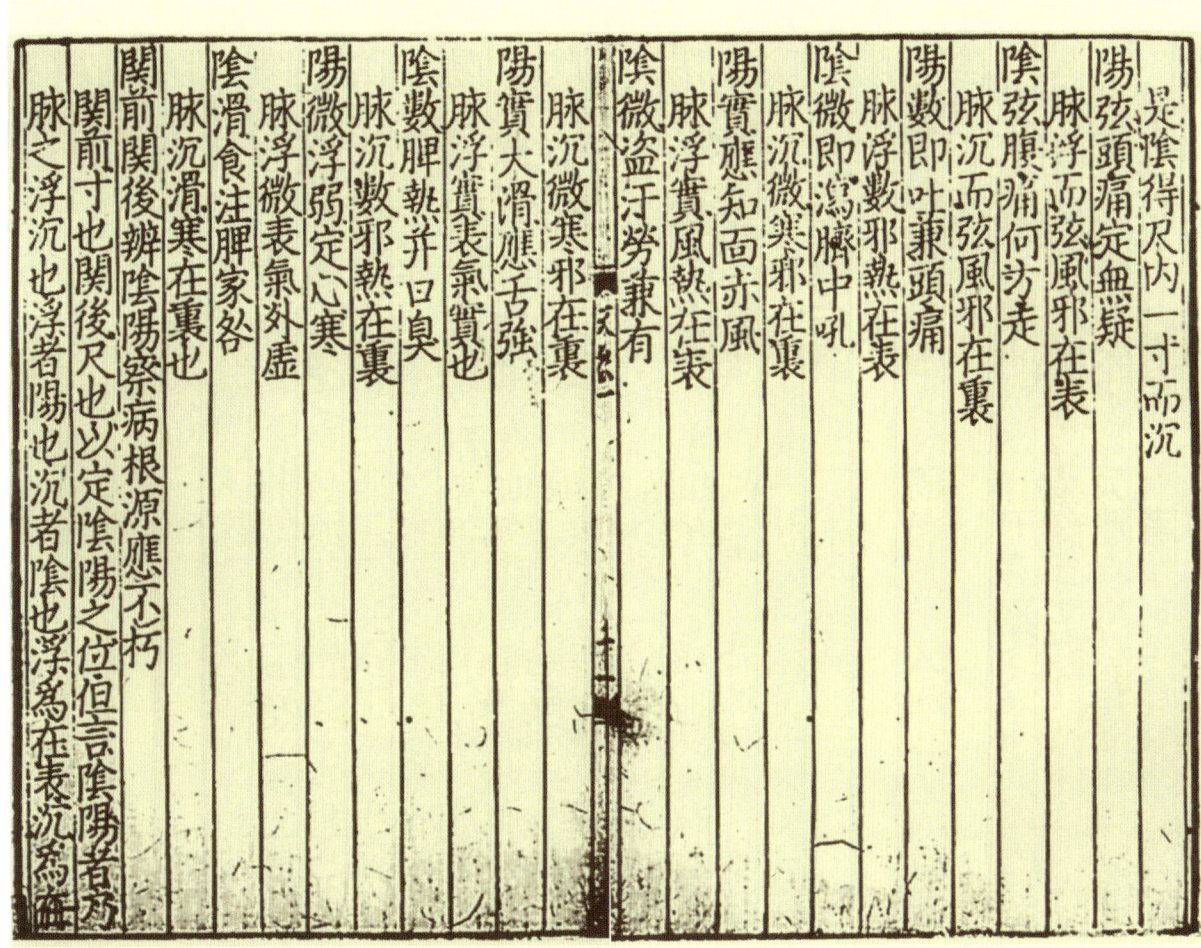

是阴得尺内一寸而沉。

阳弦头痛定无疑，脉浮而弦，风邪在表。

阴弦腹痛何方走。脉沉而弦，风邪在里。

阳数即吐兼头痛，脉浮数，邪热在表。

阴微即泻脐中吼。脉沉微，寒邪在里。

阳实应知面赤风，脉浮实，风热在表。

阴微盗汗劳兼有。脉沉微，寒邪在里。

阳实大滑应舌强，脉浮实，表气实也。

阴数脾热并口臭。脉沉数，邪热在里。

阳微浮弱定心寒，脉浮微，表气外虚。

阴滑食注脾家咎。脉沉滑，寒在里也。

关前关后辨阴阳。**察病根源应不朽**。

关前寸也，关后尺也，以定阴阳之位。但言阴阳者，乃脉之沉浮也。浮者，阳也；沉者，阴也。浮为在表，沉为在里。非止寸口独浮，尺脉独沉。尺寸俱有浮沉。言浮者，法于寸，知病在表、在上之根源也。言沉者，法于尺，知病在里、在下之根源也。沉于尺寸者，是察脉之浮者，在上在表之象也；沉者，在下在里之象也。是识病之根源，应不朽也。

《难经》曰：阳得寸内九分而浮，阴得尺内一寸而沉，此之谓也。

一息四至号平和，更加一至太无疴。

一呼一吸为一息也，是一呼脉行两至，一吸脉行两至。乃呼出心与肺，脉行两至，吸入肾与肝，脉行两至，是心肺肝肾各一至，通四至也。心气通于夏，肺气通于秋，肾气通于冬，肝气通于春。一息之间，是得四时之脉，故号平和；更加一至者，是呼吸之间脉行一至，乃脾受五味也，是有胃气，故五脏各一至曰平。

三迟二败冷危困，

一息四至虽号平和，犹少胃之一至，为阴太过，当以温治之；一息三至是阴乘阳也，当以热治之；二至是阴溢于阳也，当以热并除之。

六数七极热生多；

一息六至，为阳太过、阴不及，以凉治之；一息七至，是阳乘阴也，以寒治之。

八脱九死十归墓，十一十二绝魂瘥。

一息八至，是阳覆于阴也，阴不胜阳则脱；一息九至，是阳关于阴也，是无阴则死，十至亦然。十一十二，乃阳欲并绝之状也。

三至为迟一二败，两息一至死非怪。

一息一至，阴格于阳也；败，死也。两息一至，阳独绝，为之死脉也。

迟冷数热古今传，《难经》越度分明载。

《难经》曰：诸数为热，诸迟为寒；诸阳为热，诸阴为寒。脉有太过，有不及，有阴阳相乘，有覆有溢，有关有格，所以越人切脉，以兴此四问，以别阴阳死生。故曰：病有大小，治有浅深，当谨察之。

热则生风冷生气，用心指下丁宁记。

热者南方火，风者东方木，冷者北方水，气者西方金。五方之中，当云木生火，金生水是也。今叔和云热则生风者，乃子能令母实，谓木中有火，使金不能制木，是金有惧火之意，故云热则生风，是南方火实，则西方金虚也。法当泻南方火，补北方水。火减则金得气盛，木自虚而风自止矣。何为补泻之药？假令大承气以味苦泻火，以气寒补水，以硝之辛寒能润燥益水。**经云**：实则泻其子。冷生气者，亦是子能令母实而水盛，则冷生气。金中有水，使火不能制金，是火有惧水之意，是北方水实则南方火虚也。法当泻北方水，补南方火，水减则火得气盛，金自虚而气自衰矣。何为补泻之药？假令**姜附汤**以辛甘发散为阳，以气热除寒，以味之辛甘泻水及金而补火及木也，此实则泻其子也。当用心指下，记三迟、二败、六数、七极之别。

春弦夏洪秋似毛，冬石依经分节气。

春脉微弦，曰平。何谓微弦？经言：厌厌聂聂，如循榆叶，曰平。夏脉微钩，曰平。何谓微钩？经言：累累如环，如循琅玕，曰平。秋脉微毛，曰平。何谓微毛？经言：蔼蔼如车盖，按之益大，曰平。冬脉微石，曰平。何谓微石？经言：上大下锐，濡滑如雀之喙，曰平。五脏应五行，各主七十二日。四季月尾各有十八日，属脾，是三百六十日法也。分节气者，十二经各有所主：正月左足少阳，二月左足太阳，三月左足阳明，四月右足阳明，五月右足太阳，六月右足少阳，七月右足少阴，八月右足太阴，九月右足厥阴，十月左足厥阴，十一月左足太阴，十二月左足少阴。此为地之十二辰所主节气也。春夏秋冬，节也；寒热温凉，气也。弦洪毛石，脉之体样也。四季之脉，各依腑脏之十二经部分以主之，是为分四时之节气也。肝胆二经，左关之位主之；心小肠二经，左寸之位主之；肺大肠二经，右寸之位主之；肾膀胱二经，左尺之位主之；脾胃二经，右关之位主之；三焦包络二经，右尺之位主之。右关二经不言者，四季兼有之也；右尺二经不言者，以其如天地之尊，而不系五行也。《玉机》云：脉从四时，谓之可治。

洁古云：依经为之，十二经各有病源，本证本脉，故身为时，脉为令。见其色而不得其脉，知其脉而不见其色，皆非也。

阿阿缓若春杨柳，此是脾家居四季。

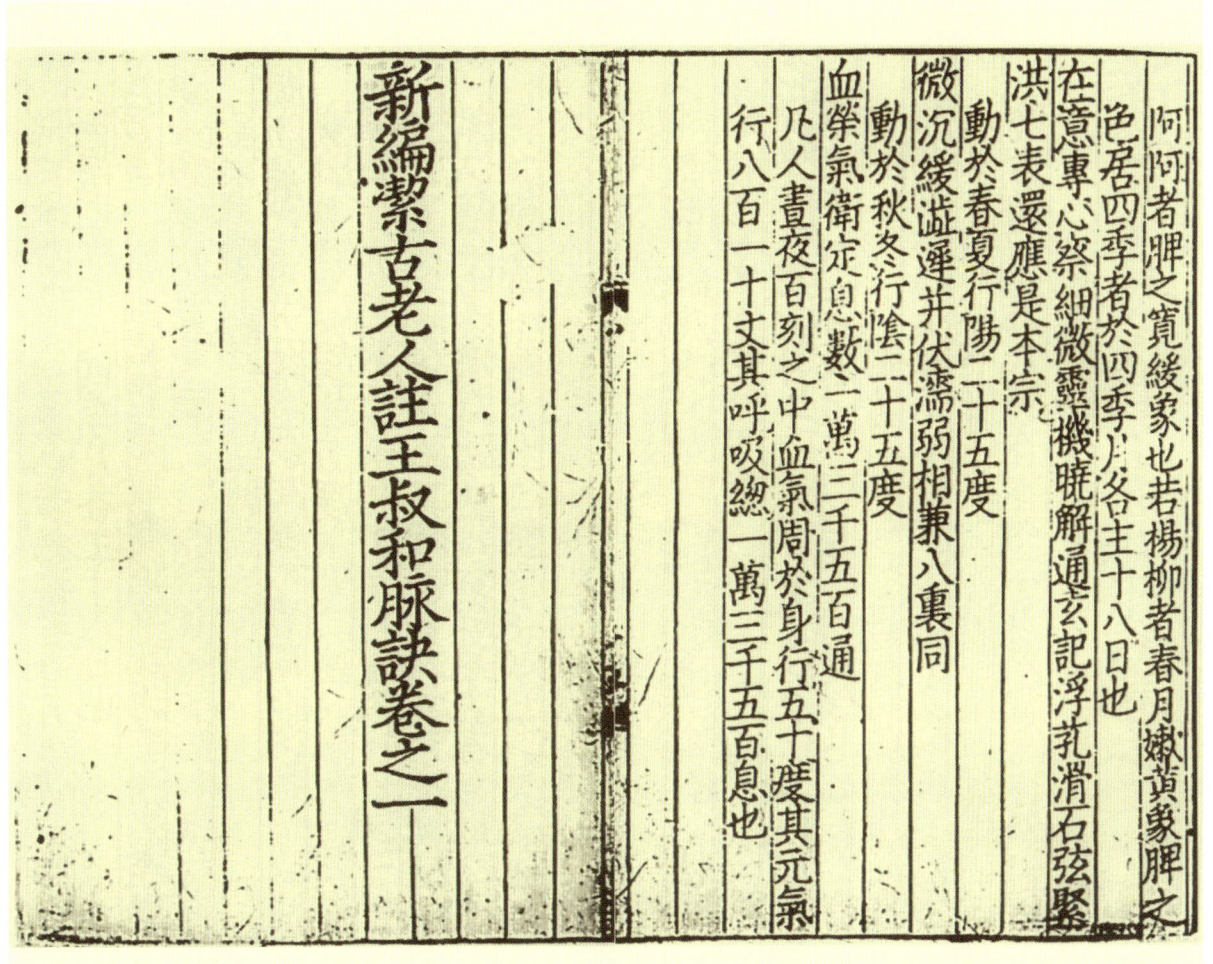

阿阿者，脾之宽缓象也；若杨柳者，春月嫩黄，象脾之色；居四季者，于四季月各主十八日也。

在意专心察细微，灵机晓解通玄记。浮芤滑石弦紧洪，七表还应是本宗。

动于春夏，行阳二十五度。

微沉缓涩迟并伏，濡弱相兼八里同。

动于秋冬，行阴二十五度。

血荣气卫定息数，一万三千五百通。

凡人昼夜百刻之中，血气周于身，行五十度，其元气行八百一十丈，其呼吸总一万三千五百息也。

新编洁古老人注王叔和脉诀卷之一

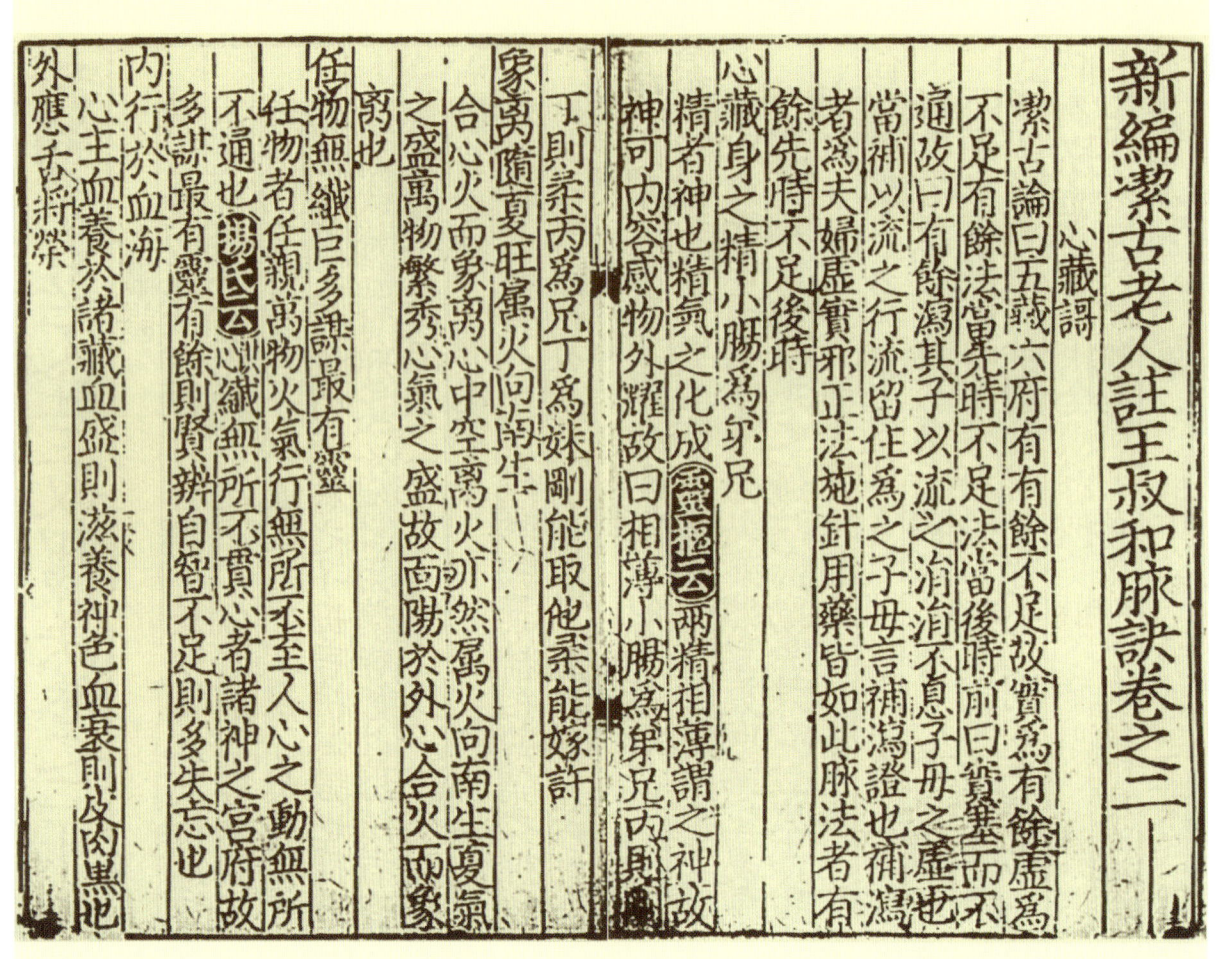

新编洁古老人注王叔和脉诀卷之二

心脏歌

洁古论曰：五脏六腑有有余不足，故实为有余，虚为不足。有余法当先时，不足法当后时。前曰实，塞而不通，故曰有余。泻其子以流之，涓涓不息，子母之虚也，当补以流之。行流留住，为之子母，言补泻证也。补泻者，为夫妇虚实邪正法。施针用药，皆如此脉法者，有余先时，不足后时。

心藏身之精，小肠为弟兄。

精者，神也，精气之化成。《灵枢》云：两精相薄谓之神。故神可内容，感物外耀，故曰相薄。小肠为弟兄，丙则刚，丁则柔；丙为兄，丁为妹。刚能取他，柔能嫁许。

象离随夏旺，属火向南生。

合心火而象离，心中空，离火亦然。属火向南生，夏气之盛，万物繁秀，心气之盛，故面阳于外，心合火而象离也。

任物无纤巨，多谋最有灵。

任物者，任亲万物。火气行，无所不至，人心之动，无所不通也。杨氏云：洪心纤无所不贯。心者，诸神之宫府，故多谋，最有灵。有余则贤辨自智，不足则多失忘也。

内行于血海，

心主血，养于诸脏，血盛则滋养神色，血衰则皮肉黑也。

外应舌将荣。

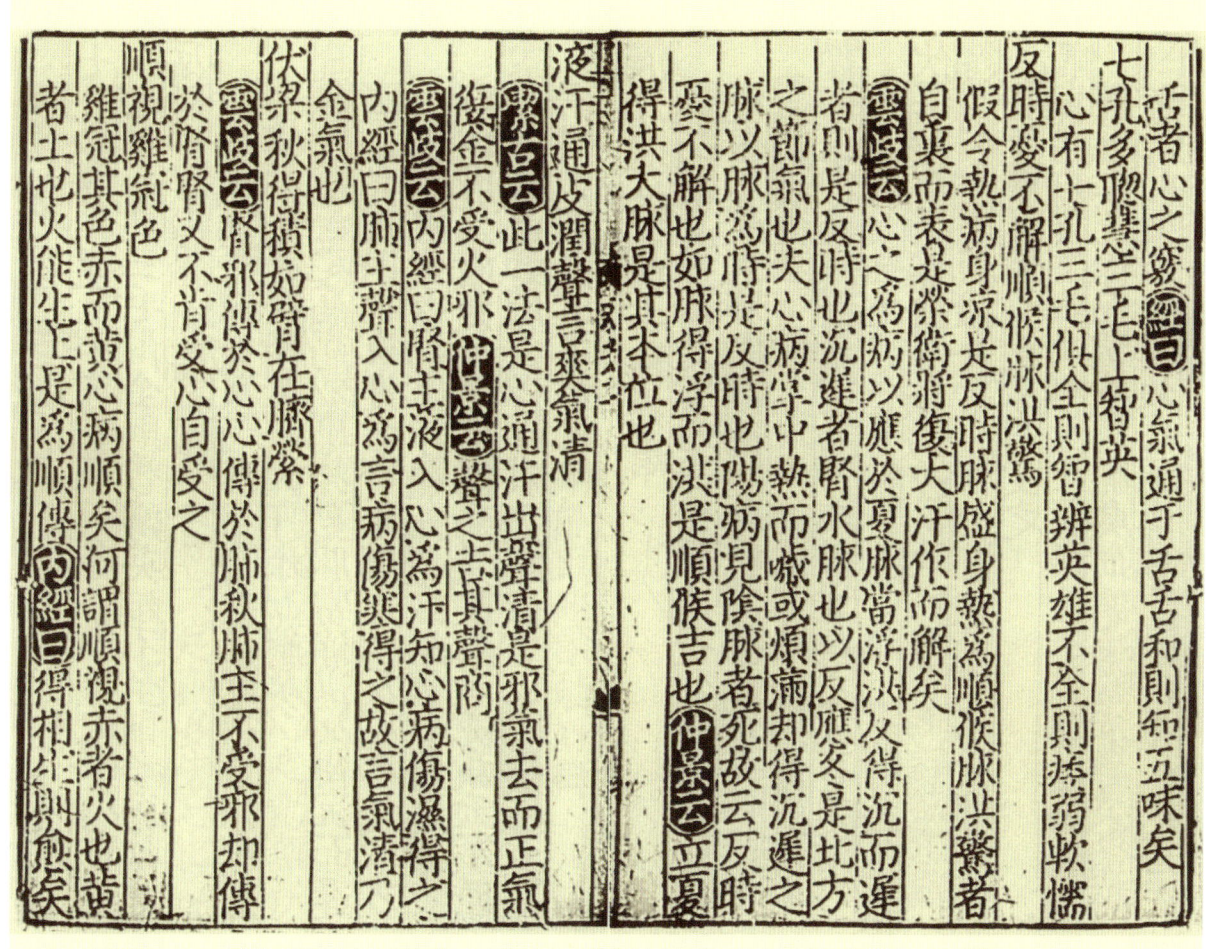

舌者心之窍。经曰：心气通于舌，舌和则知五味矣。

七孔多聪慧，三毛上智英。

心有七孔三毛俱全，则智辨英雄；不全，则痿弱软懦。

反时忧不解，顺候脉洪惊。

假令热病身凉，是反时；脉盛身热，为顺候。脉洪惊者，自里而表，是荣卫将复，大汗作而解矣。

云岐云：心之为病，以应于夏，脉当浮洪。反得沉而迟者，则是反时也。沉迟者，肾水脉也。以反应冬，是北方之节气也。夫心病，掌中热而哕，或烦满，却得沉迟之脉，以脉为时，是反时也。阳病见阴脉者死，故云反时忧不解也。如脉得浮而洪，是顺候，吉也。**仲景云**：立夏得洪大脉，是其本位也。

液汗通皮润，声言爽气清。

洁古云：此一法是心通，汗出，声清，是邪气去而正气复，金不受火邪。**仲景云**：声之吉，其声商。

云岐云：《内经》曰：肾主液。入心为汗，知心病伤湿得之。《内经》曰：肺主声。入心为言，病伤寒得之，故言气清，乃金气也。

伏梁秋得积，如臂在脐萦。

云岐云：肾邪传于心，心传于肺，秋，肺主不受邪，却传于肾，肾又不肯受，心自受之。

顺视鸡冠色，

鸡冠其色赤而黄，心病顺矣。何谓顺视？赤者，火也；黄者，土也。火能生土，是为顺传。《内经》曰：得相生则愈矣。

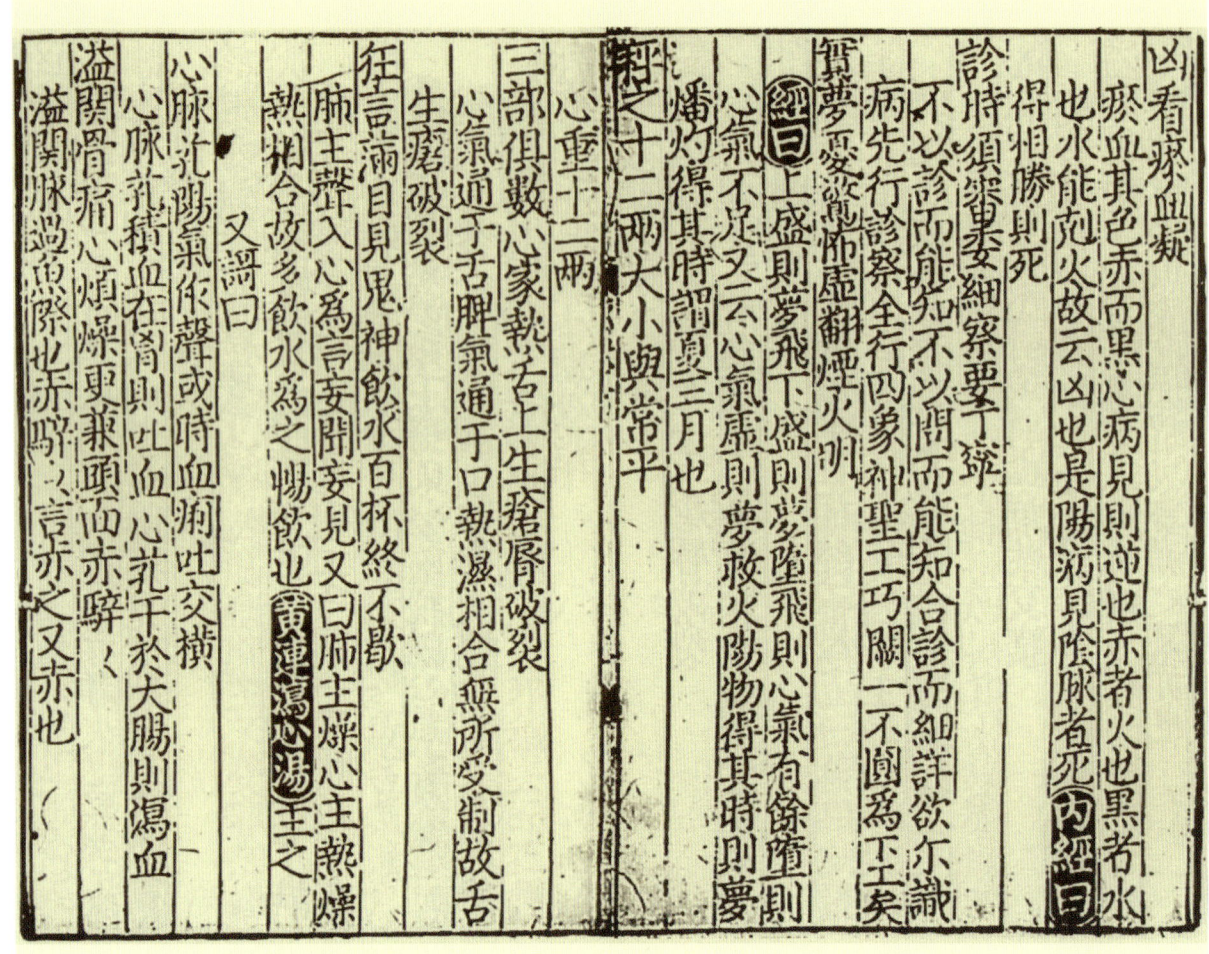

凶看瘀血凝。

瘀血其色赤而黑，心病见则逆也。赤者火也，黑者水也，水能克火，故云凶也。是阳病见阴脉者死。《内经》曰：得相胜则死。

诊时须审委，细察要丁宁。

不以诊而能知，不以问而能知，合诊而细详。欲尔识病，先行诊察。全行四象，神圣工巧，阙一不圆，为下工矣。

实梦忧惊怖，虚翻烟火明。

经曰：上盛则梦飞，下盛则梦堕。飞则心气有余，堕则心气不足。又云：心气虚则梦救火；阳物得其时，则梦燔灼。得其时，谓夏三月也。

秤之十二两，大小与常平。

心重十二两。

三部俱数心家热，舌上生疮唇破裂。

心气通于舌，脾气通于口，热湿相合，无所受制，故舌生疮破裂。

狂言满目见鬼神，饮水百杯终不歇。

肺主声，入心为言，妄闻妄见。又曰：肺主燥，心主热，燥热相合，故多饮水，为之畅饮也。黄连泻心汤主之。

又歌曰：

心脉扤阳气作声，或时血痢吐交横。

心脉扤，积血在胸，则吐血。心扤干于大肠，则泻血。

溢关骨痛心烦躁，更兼头面赤骍骍。

溢关，脉过鱼际也；赤骍骍，言赤之又赤也。

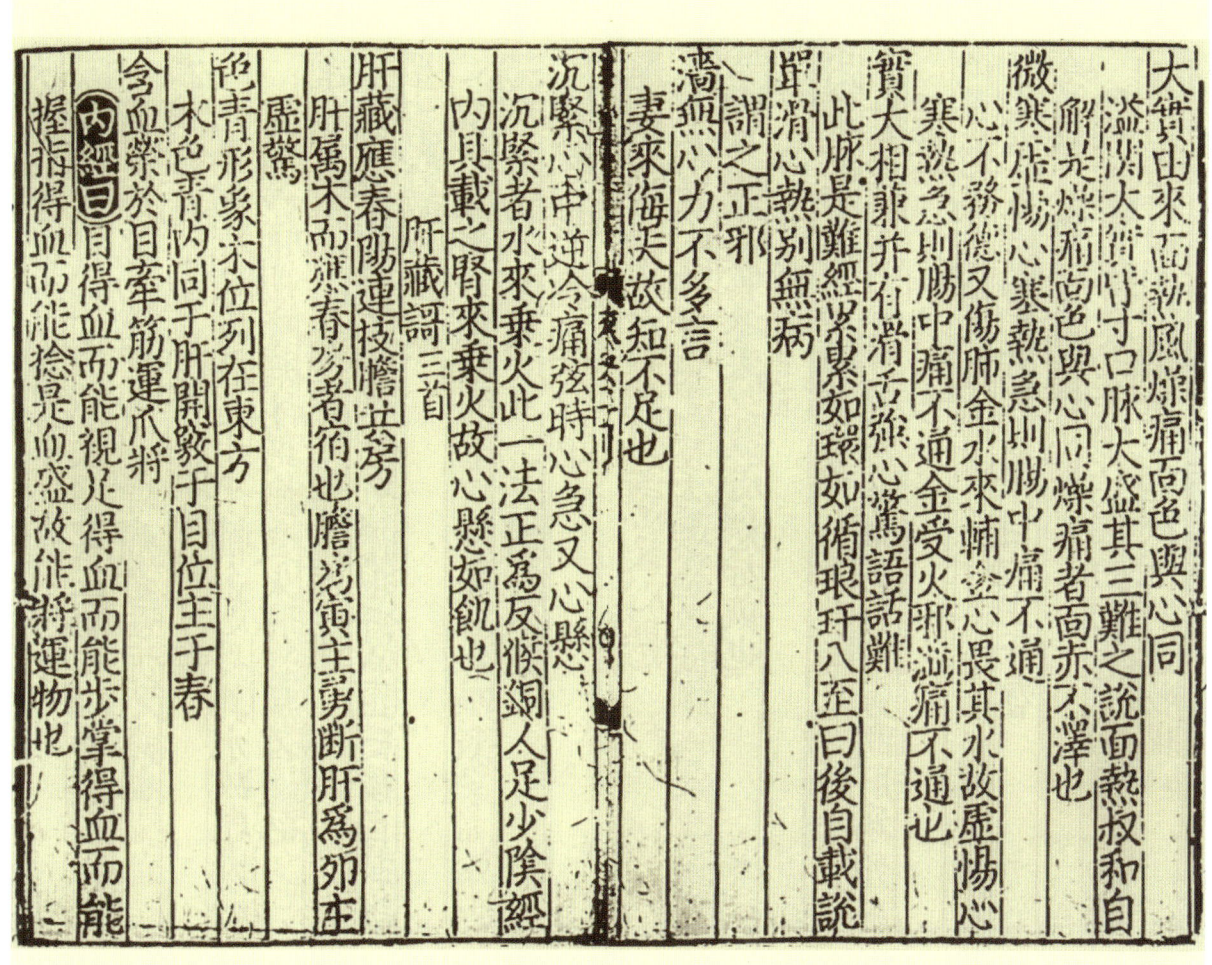

大实由来面热风，燥痛面色与心同。

溢关、大实，皆寸口脉大盛。其三难之说面热，叔和自解是燥痛面色与心同。燥痛者，面赤不泽也。

微寒虚惕心寒热，急则肠中痛不通。

心不务德，又伤肺金，水来辅金，心畏其水，故虚惕；心寒热急，则肠中痛不通。金受火邪，涩痛不通也。

实大相兼并有滑，舌强心惊语话难。

此脉是《难经》：累累如环，如循琅玕。八至曰后自载说。

单滑心热别无病，

谓之正邪。

涩无心力不多言；

妻来侮夫，故知不足也。

沉紧心中逆冷痛，弦时心急又心悬。

沉紧者，水来乘火。此一法正为反候。《铜人·足少阴经》内具载之。肾来乘火，故心悬如饥也。

肝脏歌三首

肝脏应春阳，连枝胆共房。

肝属木而应春。房者，宿也。胆为寅，主勇断；肝为卯，主虚惊。

色青形象木，位列在东方。

木色青，内同于肝，开窍于目，位主于春。

含血荣于目，牵筋运爪将。

《内经》曰：目得血而能视，足得血而能步，掌得血而能握，指得血而能捻。是血盛，故能将运物也。

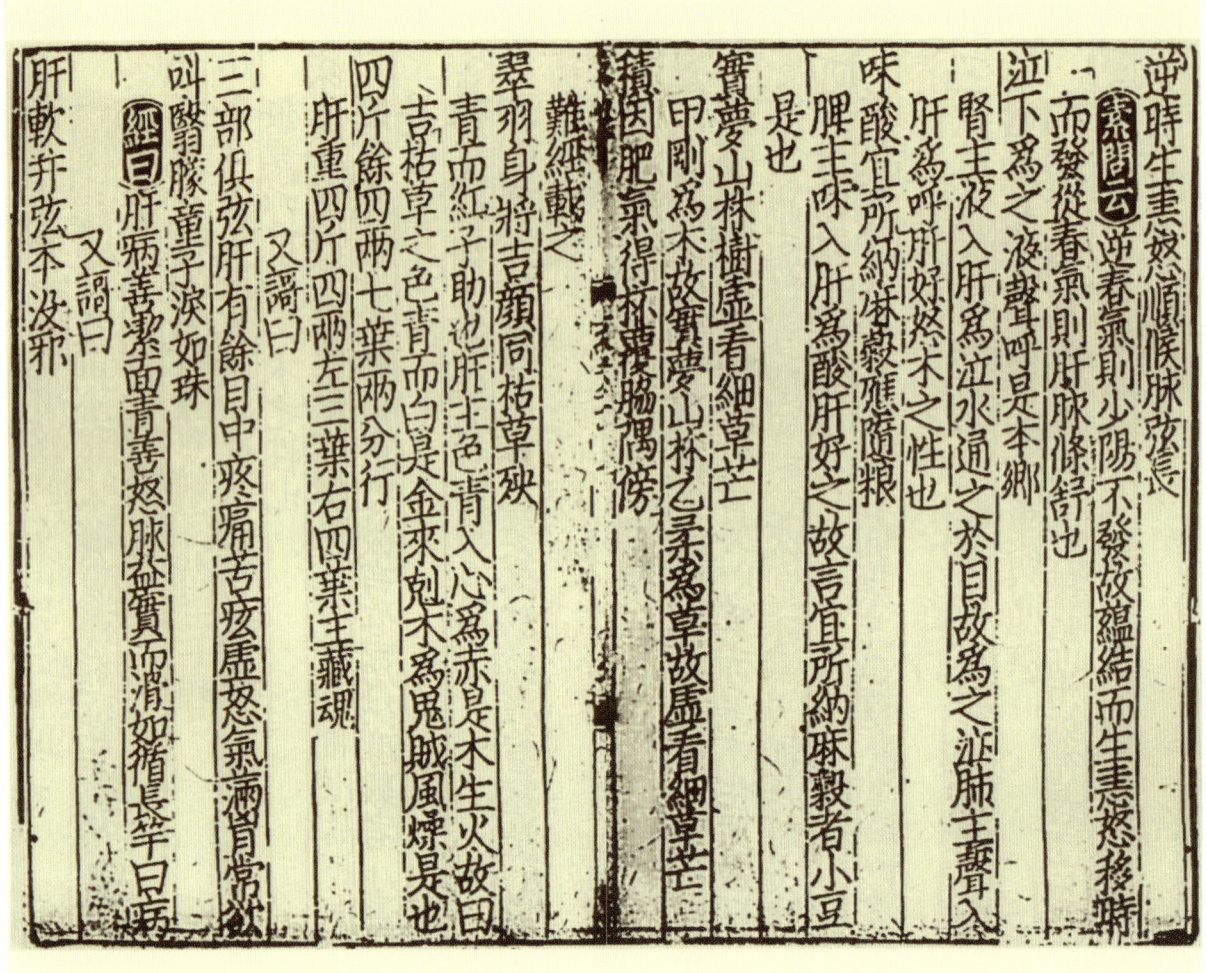

逆时生恚怒，顺候脉弦长。

《素问》云：逆春气则少阳不发。故蕴结而生恚怒，移时而发。从春气，则肝脉条舒也。

泣下为之液，声呼是本乡。

肾主液，入肝为泣。水通之于目，故为之泣。肺主声，入肝为呼。肝好怒，木之性也。

味酸宜所纳，麻谷应随粮。

脾主味，入肝为酸，肝好之，故言宜所纳。麻谷者，小豆是也。

实梦山林树，虚看细草芒。

甲刚为木，故实梦山林；乙柔为草，故虚看细草芒。

积因肥气得，杯覆胁隅傍。

《难经》载之。

翠羽身将吉，颜同枯草殃。

青而红，子助也。肝主色青，入心为赤，是木生火，故曰吉；枯草之色青而白，是金来克木，为鬼贼，风燥是也。

四斤余四两，七叶两分行。

肝重四斤四两，左三叶，右四叶，主藏魂。

又歌曰：

三部俱弦肝有余，目中疼痛苦疢虚；怒气满胸常欲叫，翳朦童子泪如珠。

经曰：肝病善洁，面青善怒，脉益实而滑，如循长竿，曰病。

又歌曰：

肝软并弦本没邪，

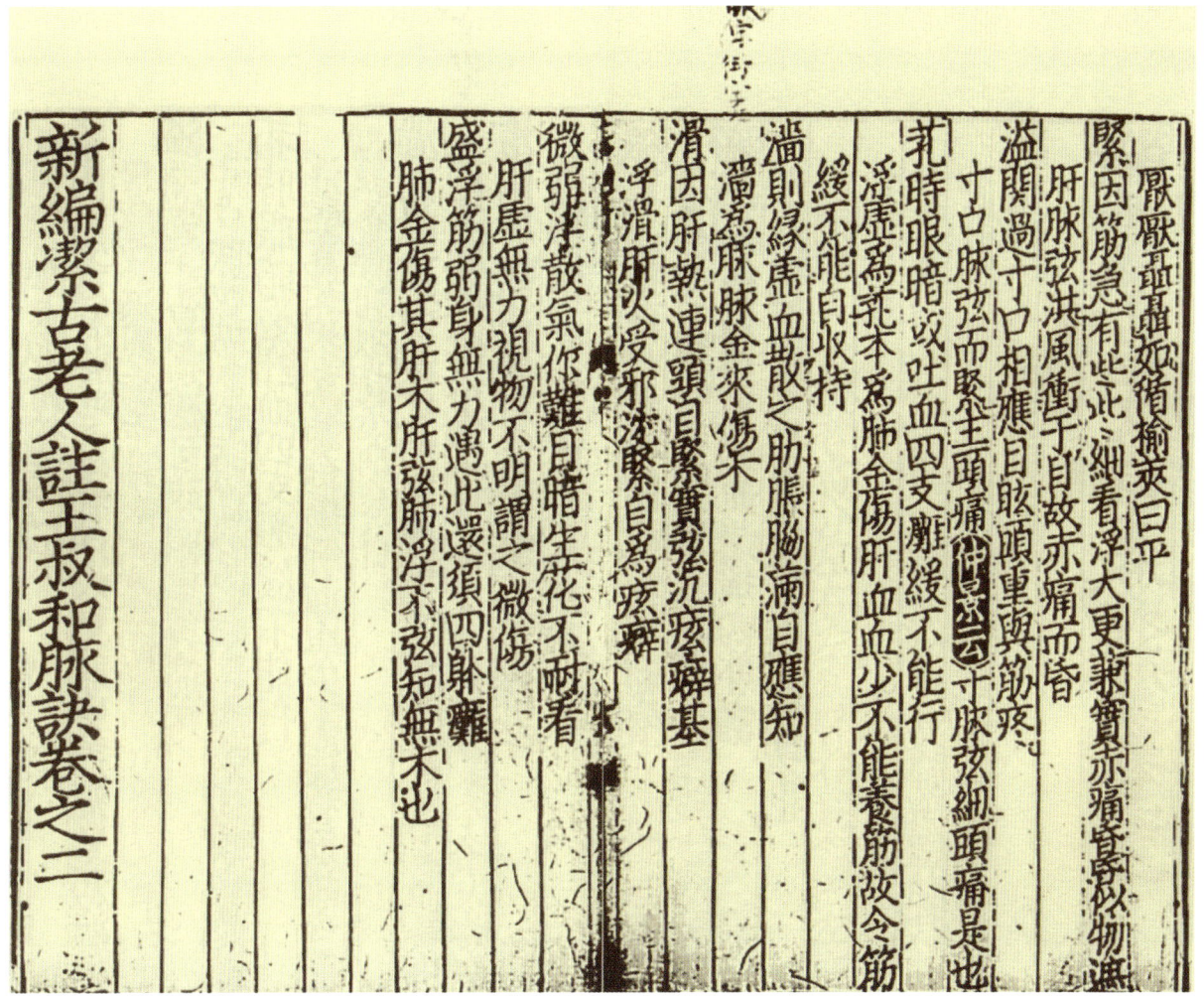

厌厌聂聂，如循榆荚，曰平。

紧因筋急有些些。细看浮大更兼实，赤痛昏昏似物遮。

肝脉弦洪，风冲于目，故赤痛而昏。

溢关过寸口相应，目眩头重与筋疼。

寸口脉弦而紧，主头痛。**仲景云**：寸脉弦细，头痛是也。

芤时眼暗或吐血，四肢瘫缓不能行。

浮虚为芤，本为肺金伤肝血，血少不能养筋，故令筋缓不能自收持。

涩则缘虚血散之，肋胀胁满自应知。

涩为脉脉①，金来伤木。

滑因肝热连头目，紧实弦沉痃癖基。

浮滑，肝火受邪；沉紧，自为痃癖。

微弱浮散气作难，目暗生花不耐看。

肝虚无力，视物不明，谓之微伤。

盛浮筋弱身无力，遇此还须四体瘫。

肺金伤其肝木，肝弦肺浮。不弦，知无木也。

新编洁古老人注王叔和脉诀卷之二

① 脉脉：应是"肺脉"之误。

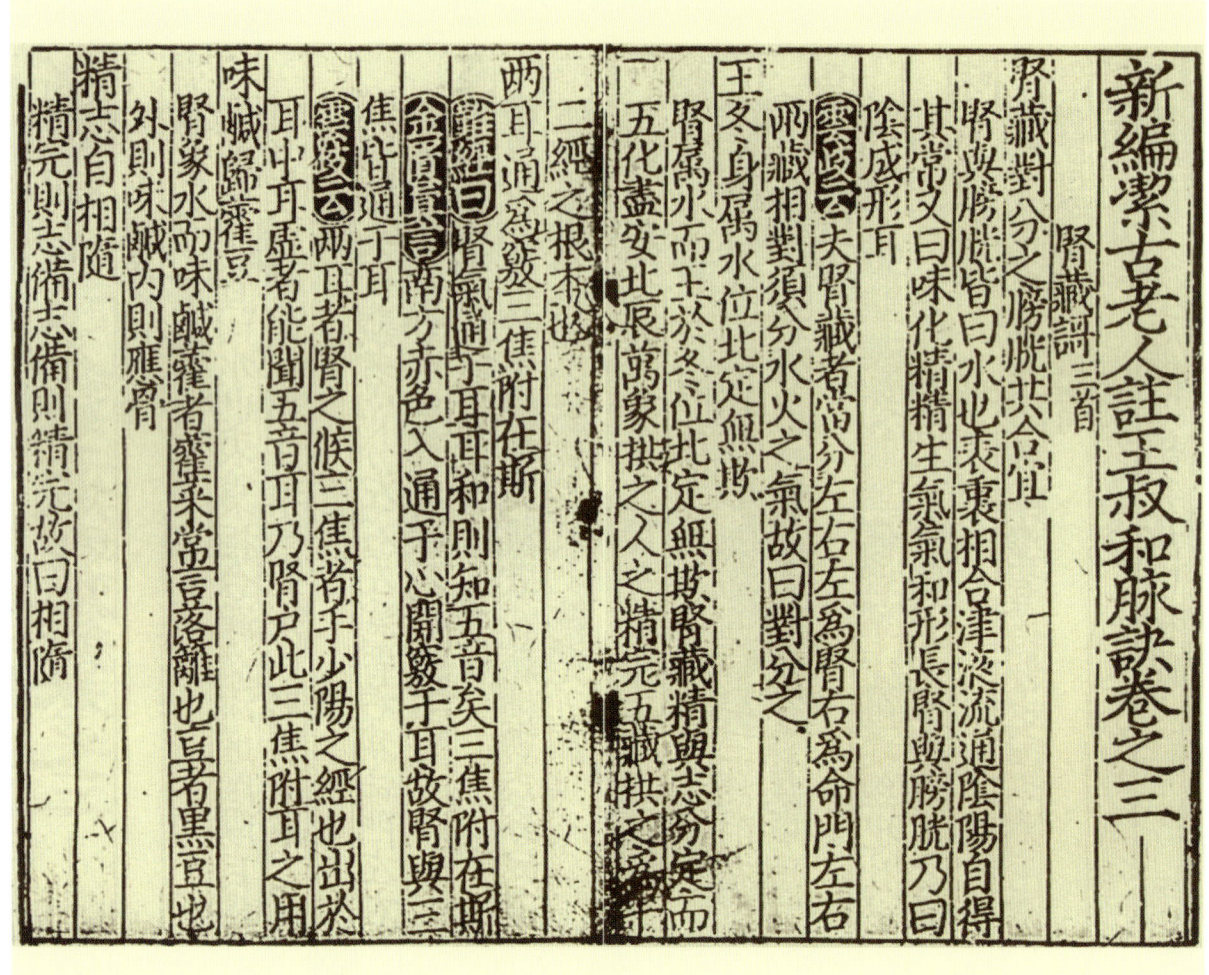

新编洁古老人注王叔和脉诀卷之三

肾脏歌 三首

肾脏对分之，膀胱共合宜；

肾与膀胱，皆曰水也。表里相合，津液流通，阴阳自得其常。又曰：味化精，精生气，气和形长，肾与膀胱，乃曰阴成形耳。

云岐云：夫肾脏者，当分左右。左为肾，右为命门。左右两脏相对，须分水火之气，故曰对分之。

王冬身属水，位北定无欺。

肾属水，而王于冬。位北定无欺，肾藏精，与志分定，而五化尽安，北辰万象拱之。人之精完，五脏拱之为平，二经之根本也。

两耳通为窍；三焦附在斯。

《难经》曰：肾气通于耳，耳和则知五音矣。三焦附在斯，《金匮真言》：南方赤色，入通于心，开窍于耳，故肾与三焦皆通于耳。

云岐云：两耳者，肾之候；三焦者，手少阳之经也，出于耳中。耳虚者，能闻五音。耳乃肾户，此三焦附耳之用。

味咸归藿豆，

肾象水而味咸。藿者，藿菜，常言落篱也；豆者，黑豆也。外则味咸，内则应骨。

精志自相随。

精完则志备，志备则精完，故曰相随。

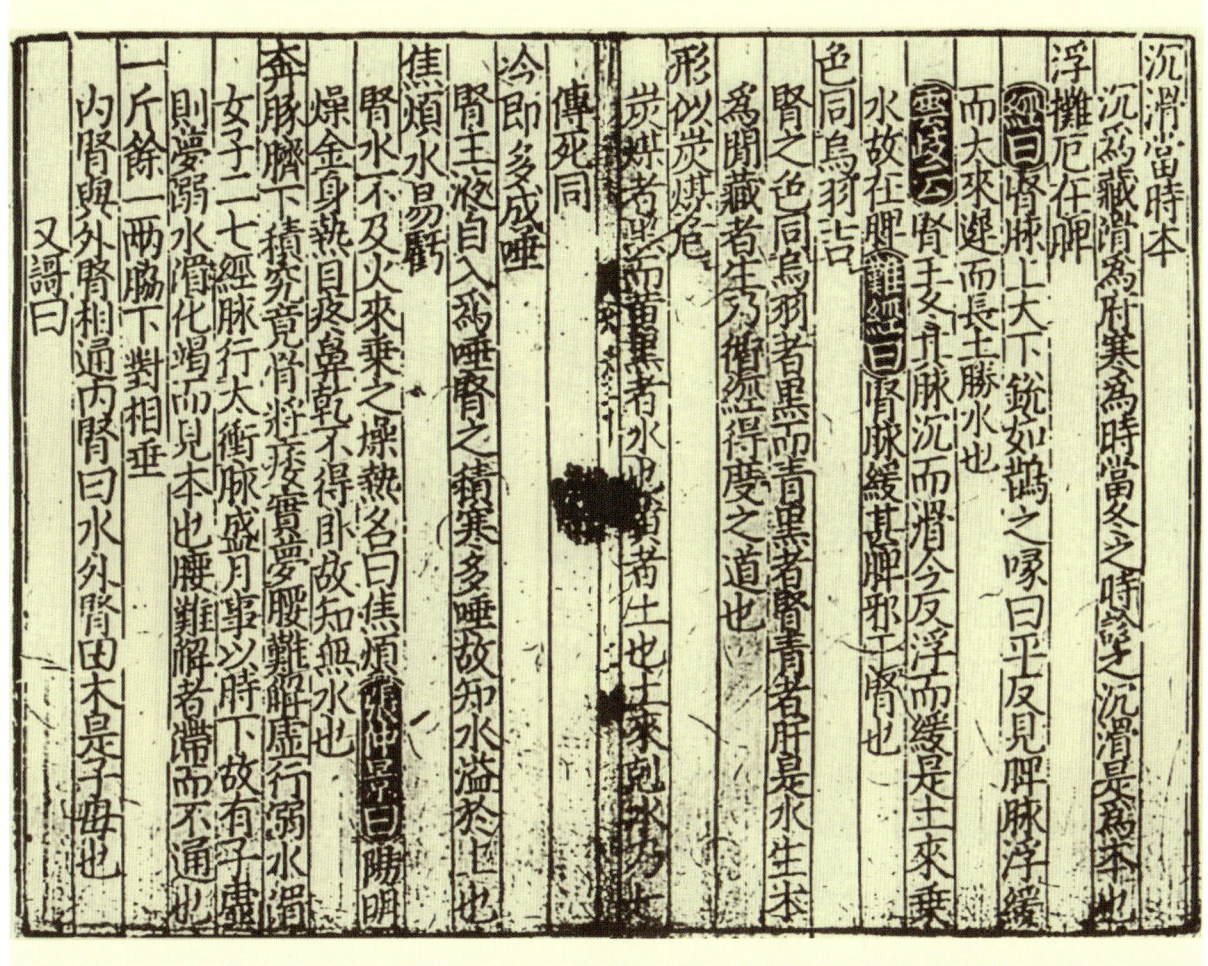

沉滑当时本，

沉为脏，滑为腑，寒为时，当冬之时，诊之沉滑，是为本也。

浮摊厄在脾。

经曰：肾脉上大下锐，如鹊之喙，曰平。反见脾脉，浮缓而大，来迟而长，土胜水也。

云岐云：肾王冬，其脉沉而滑，今反浮而缓，是土来乘水，故在脾。《难经》曰：肾脉缓甚，脾邪干肾也。

色同乌羽吉，

肾之色同乌羽者，黑而青。黑者肾，青者肝，是水生木，为间脏者生，乃循经得度之道也。

形似炭煤危。

炭煤者，黑而黄。黑者水也，黄者土也，土来克水，乃七传，死同。

冷即多成唾，

肾主液，自入为唾。肾之积寒多唾，故知水溢于上也。

焦烦水易亏。

肾水不及，火来乘之，燥热，名曰焦烦。张仲景曰：阳明燥金，身热，目疼鼻干，不得卧，故知无水也。

奔豚脐下积，究竟骨将痿。实梦腰难解，虚行溺水湄。

女子二七经脉行，太冲脉盛，月事以时下，故有子。虚则梦溺水湄，化竭而见本也。腰难解者，滞而不通也。

一斤余一两，胁下对相垂。

内肾与外肾相通，内肾曰水，外肾曰木。是子母也。

又歌曰：

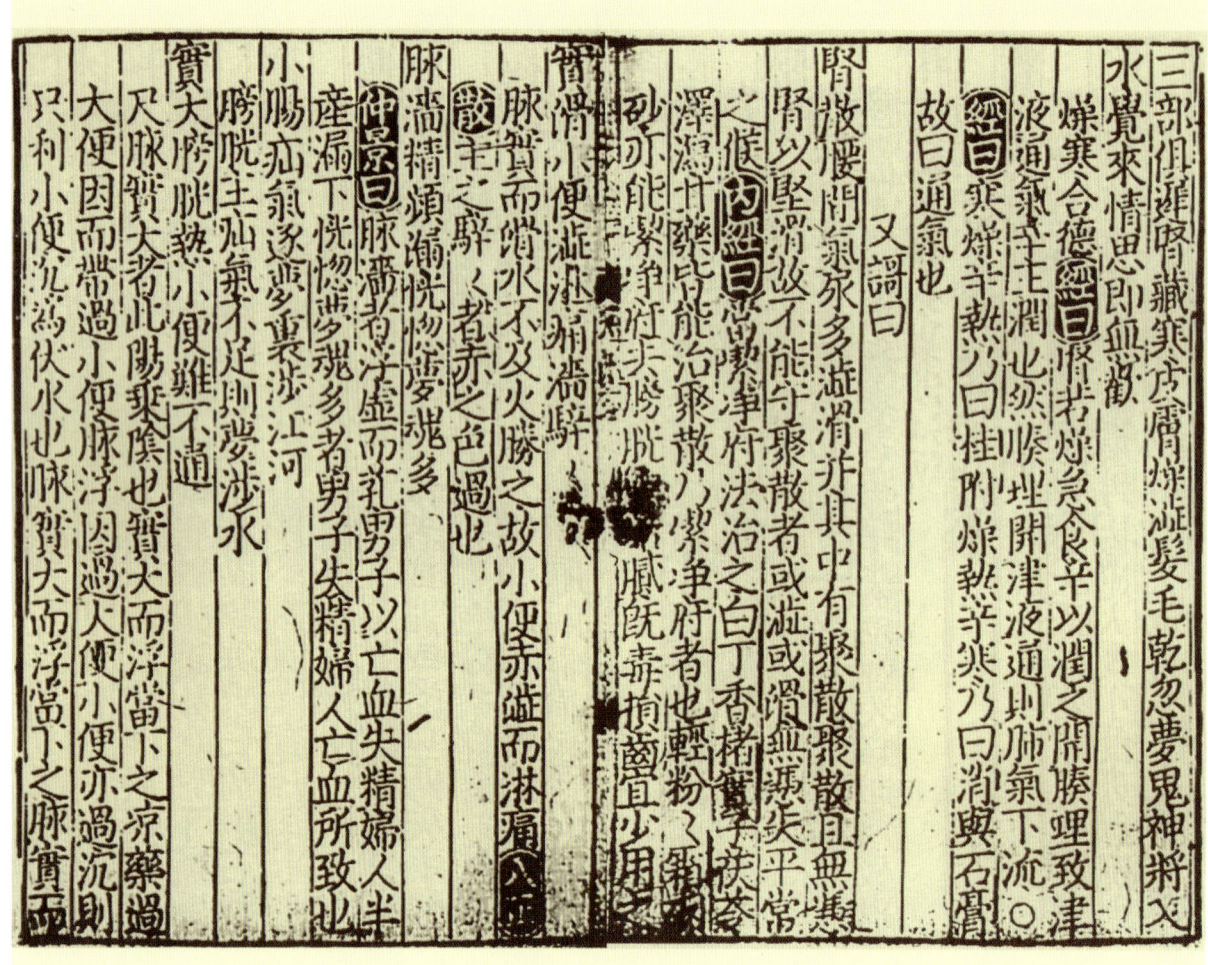

三部俱迟肾脏寒，皮肤燥涩发毛干。忽梦鬼神将入水，觉来情思即无欢。

燥寒合德。经曰：肾若燥，急食辛以润之。开腠理，致津液，通气，辛主润也。然腠理开，津液通，则肺气下流。○经曰：寒燥辛热，乃曰桂附；燥热辛寒，乃曰消与石膏。故曰通气也。

又歌曰：

肾散腰间气，尿多涩滑并，其中有聚散，聚散且无凭。

肾以坚滑，故不能守。聚散者，或涩或滑；无凭，失平常之候。《内经》曰：当洁净府法治之，白丁香、楮实子、茯苓、泽泻、甘药皆能治聚散，乃洁净府者也；轻粉、粉霜、硇砂，亦能洁净府，去膀胱中垢腻。既毒损齿，宜少用之。

实滑小便涩，淋痛涩骓骓。

脉实而滑，水不及，火胜之，故小便赤涩而淋痛。八正散主之。骓骓者，赤之色过也。

脉涩精频漏，恍惚梦魂多。

仲景曰：脉涩者，浮虚而芤，男子以亡血失精，妇人半产漏下。恍惚梦魂多者，男子失精，妇人亡血所致也。

小肠疝气逐，梦里涉江河。

膀胱主疝气，不足则梦涉水。

实大膀胱热，小便难不通。

尺脉实大者，此阳乘阴也。实大而浮，当下之。凉药过大便，因而带过小便。脉浮，因过大便，小便亦过。沉则只利小便，沉为伏水也。脉实大而浮，当下之；脉实而

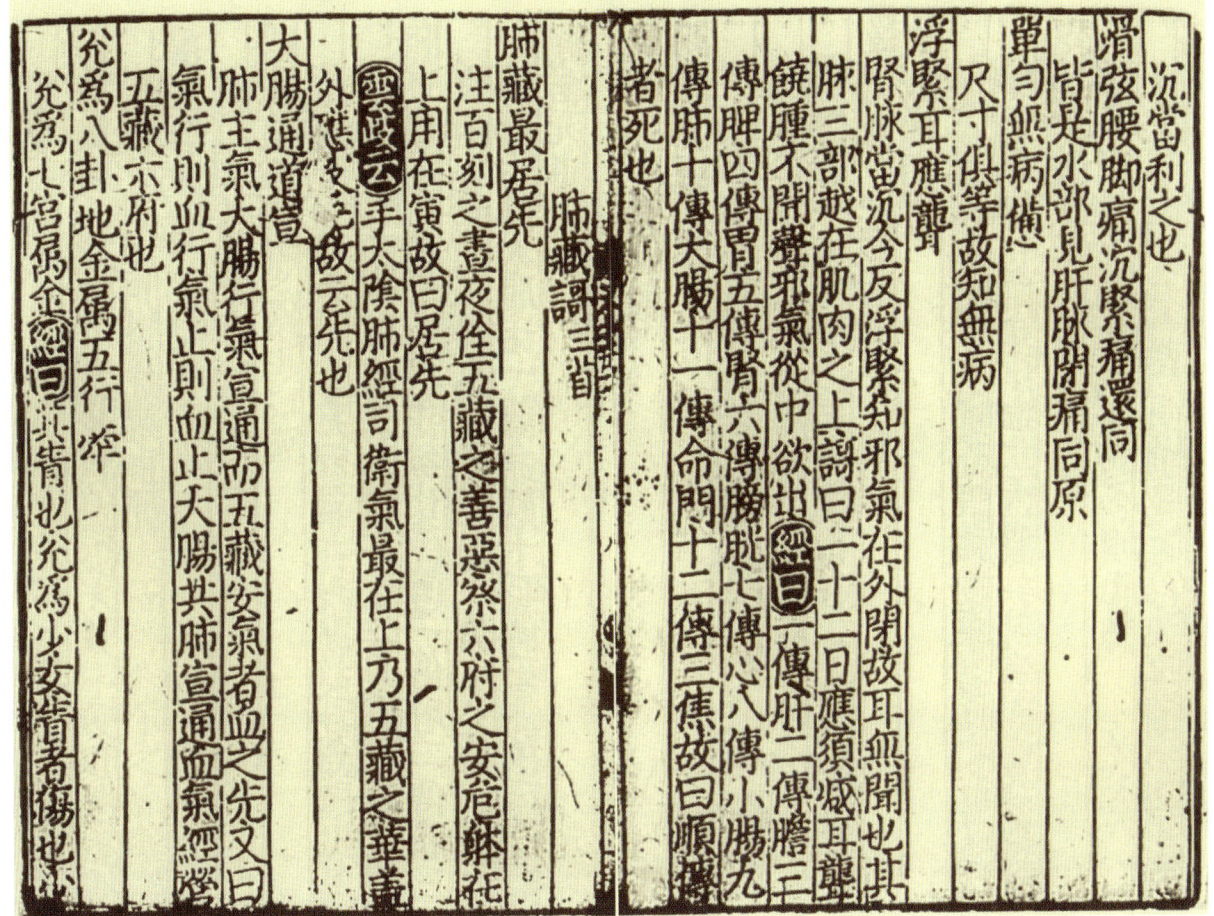

沉,当利之也。

滑弦腰脚痛,沉紧痛还同。

皆是水部见肝脉,闭痛同原。

单匀无病恙,

尺寸俱等,故知无病。

浮紧耳应聋。

肾脉当沉,今反浮紧,知邪气在外闭,故耳无闻也。其脉三部,越在肌肉之上。歌曰:一十二日应须减,耳聋饶肿不闻声。邪气从中欲出。经曰:一传肝,二传胆,三传脾,四传胃,五传肾,六传膀胱,七传心,八传小肠,九传肺,十传大肠,十一传命门,十二传三焦。故曰:顺传者死也。

肺脏歌 三首

肺脏最居先,

注百刻之昼夜,佺五脏之善恶,察六腑之安危,体在上,用在寅,故曰居先。

云岐云:手太阴肺经司卫气,最在上,乃五脏之华盖,外应皮毛,故云先也。

大肠通道宣。

肺主气,大肠行气,宣通而五脏安。气者血之先。又曰:气行则血行,气止则血止。大肠共肺宣通血气,经营五脏六腑也。

兑为八卦地。金属五行牵。

兑为七官属金。经曰:其眚也,兑为少女。眚者,伤也。少

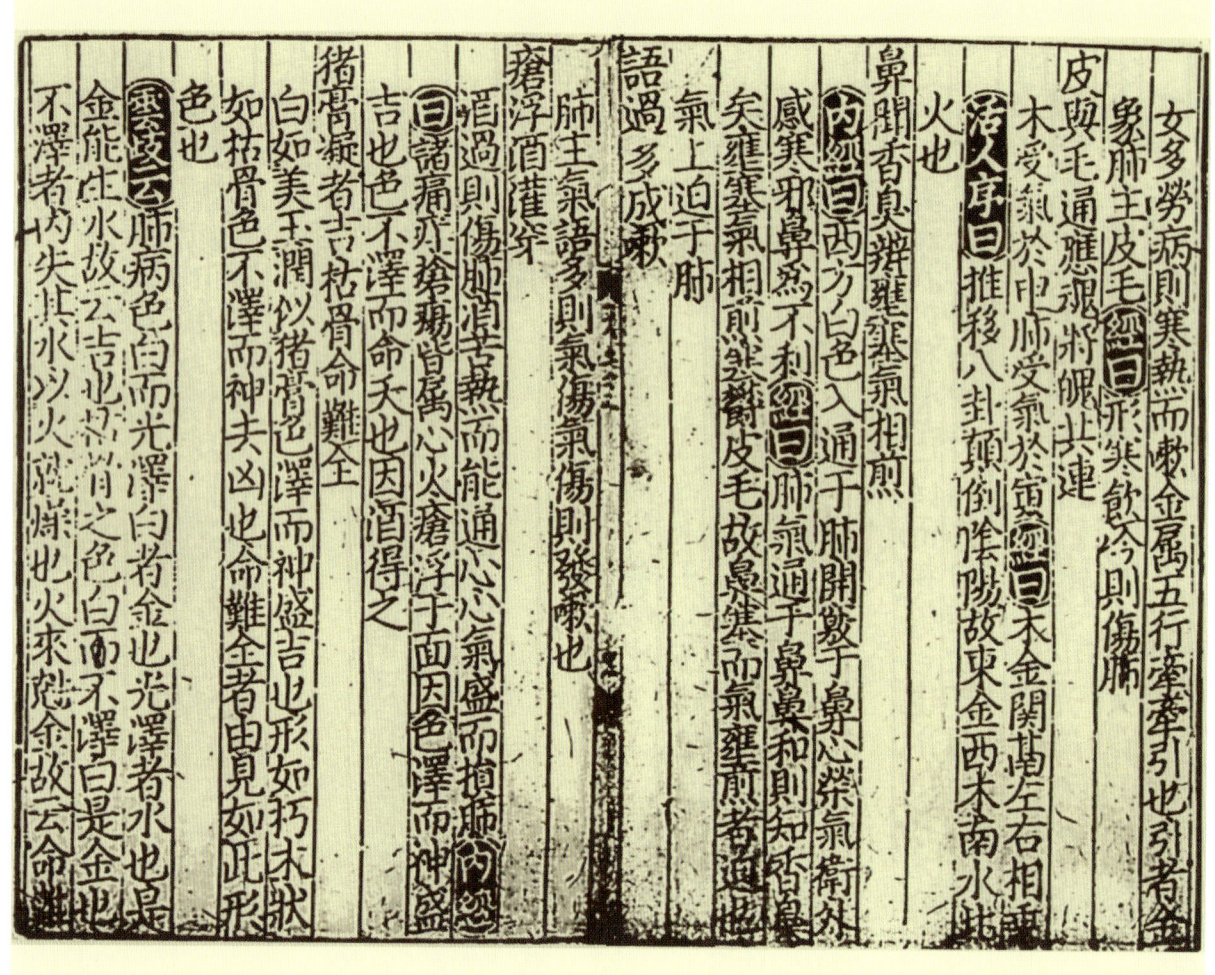

女多劳，病则寒热而嗽。金属五行牵，牵，引也。引者，金象肺，主皮毛。经曰：形寒饮冷则伤肺。

皮与毛通应，魂将魄共连。

木受气于申，肺受气于寅。经曰：木金关膈，左右相乘。

《活人序》曰：推移八卦，颠倒阴阳。故东金、西木、南水、北火也。

鼻闻香臭辨，壅塞气相煎。

《内经》曰：西方白色，入通于肺，开窍于鼻。心荣气卫，外感寒邪，鼻为不利。经曰：肺气通于鼻，鼻和则知香臭矣。壅塞气相煎，寒郁皮毛，故鼻塞而气壅。煎者，迫也，气上迫于肺。

语过多成嗽，

肺主气，语多则气伤，气伤则发嗽也。

疮浮酒灌穿。

酒过则伤肺，酒苦热而能通心，心气盛而损肺。《内经》曰：诸痛痒疮疡，皆属心火。疮浮于面，因色泽而神盛，吉也；色不泽，而命夭也。因酒得之。

猪膏凝者吉。枯骨命难全。

白如美玉，润似猪膏，色泽而神盛，吉也；形如朽木，状如枯骨，色不泽而神去，凶也。命难全者，由见如此形色也。

云岐云：肺病色白而光泽。白者，金也；光泽者，水也。是金能生水，故云吉也。枯骨之色，白而不泽。白是金也。不泽者，内失其水，以火就燥也。火来克金，故云命难

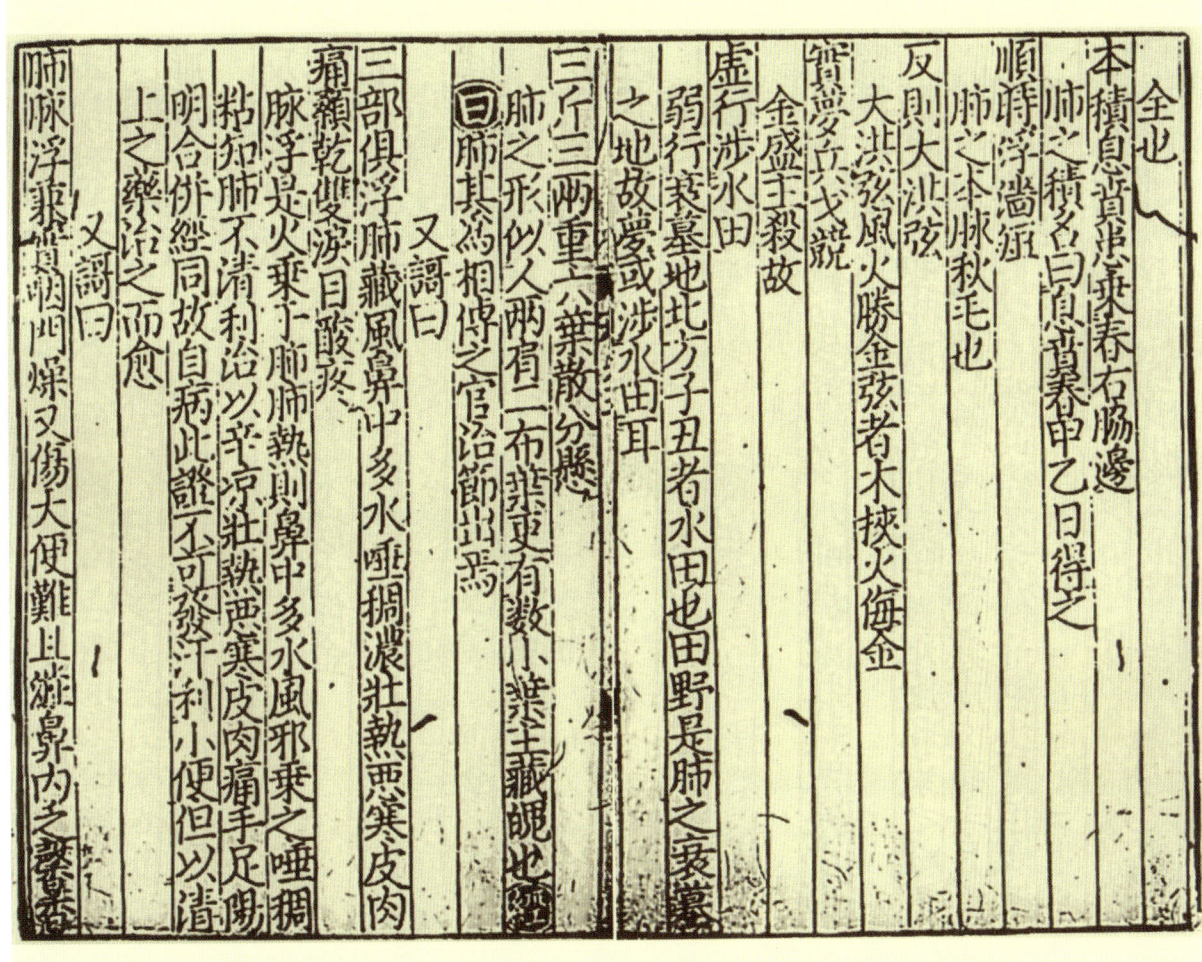

全也。

本积息贲患，乘春右肋边。

肺之积，名曰息贲，春甲乙日得之。

顺时浮涩短，

肺之本脉秋毛也。

反则大洪弦。

大洪弦，风火胜金。弦者，木挟火侮金。

实梦兵戈竞，

金盛主杀故。

虚行涉水田。

弱行衰墓地。北方子丑者，水田也。田野是肺之衰、墓之地，故梦或涉水田耳。

三斤三两重，六叶散分悬。

肺之形似人两肩，二布叶，更有数小叶，主藏魄也。经曰：肺其为相傅之官，治节出焉。

又歌曰：

三部俱浮肺脏风，鼻中多水唾稠浓；壮热恶寒皮肉痛，颡干双泪目酸疼。

脉浮，是火乘于肺，肺热则鼻中多水；风邪乘之，唾稠粘，知肺不清利。治以辛凉。壮热恶寒，皮肉痛，手足阳明合并经同，故自病。此证不可发汗利小便，但以清上之药治之而愈。

又歌曰：

肺脉浮兼实，咽门燥又伤；大便难且涩。鼻内乏馨香。

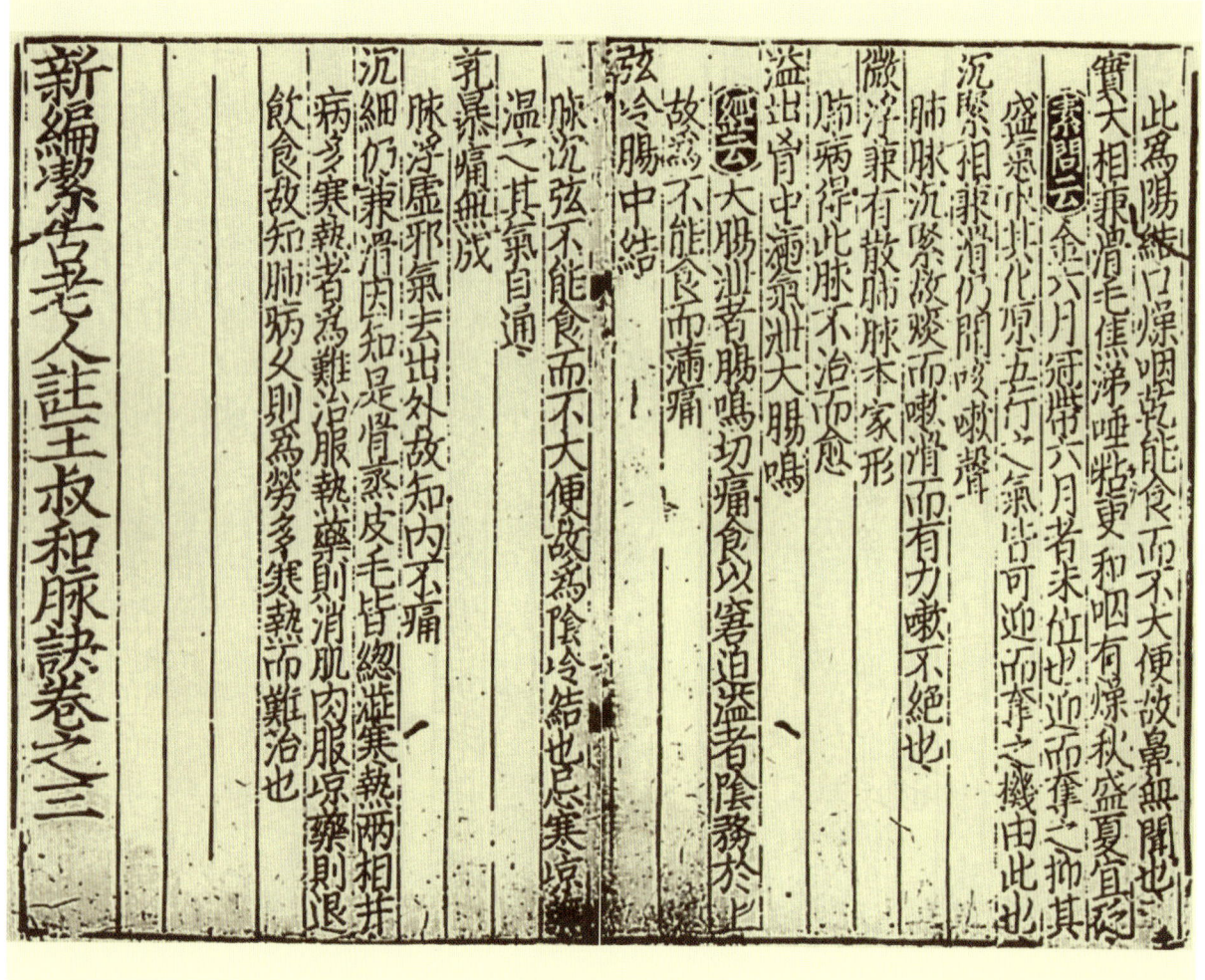

此为阳结,口燥咽干,能食而不大便,故鼻无闻也。

实大相兼滑,毛焦涕唾粘,更知[1]咽有燥,秋[2]盛夏宜砭。

《素问》云:金六月冠带,六月者,未位也。迎而夺之,抑其盛气,取其化原。五行之气,皆可迎而夺之,机由此也。

沉紧相兼滑,仍闻咳嗽声。

肺脉沉紧,故痰而嗽;滑而有力,嗽不绝也。

微浮兼有散,肺脉本家形。

肺病得此脉,不治而愈。

溢出胸中满,气泄大肠鸣。

经云:大肠泄者,肠鸣切痛,食以窘迫。溢者,阴务于上,故为不能食而满痛。

弦冷肠中结,

脉沉弦,不能食而不大便,故为阴冷结也。忌寒凉药,温之其气自通。

扎暴痛无成。

脉浮虚,邪气去出外,故知内不痛。

沉细仍兼滑,因知是骨蒸。皮毛皆总涩,寒热两相并[3]。

病多寒热者,为难治。服热药则消肌肉,服凉药则退饮食。故知肺病久则为劳,多寒热而难治也。

新编洁古老人注王叔和脉诀卷之三

---

[1] 知:原作"和",据《脉诀刊误》卷上改。
[2] 秋:《脉诀刊误》卷上作"火"。
[3] 并:《脉诀刊误》卷上作"承"。

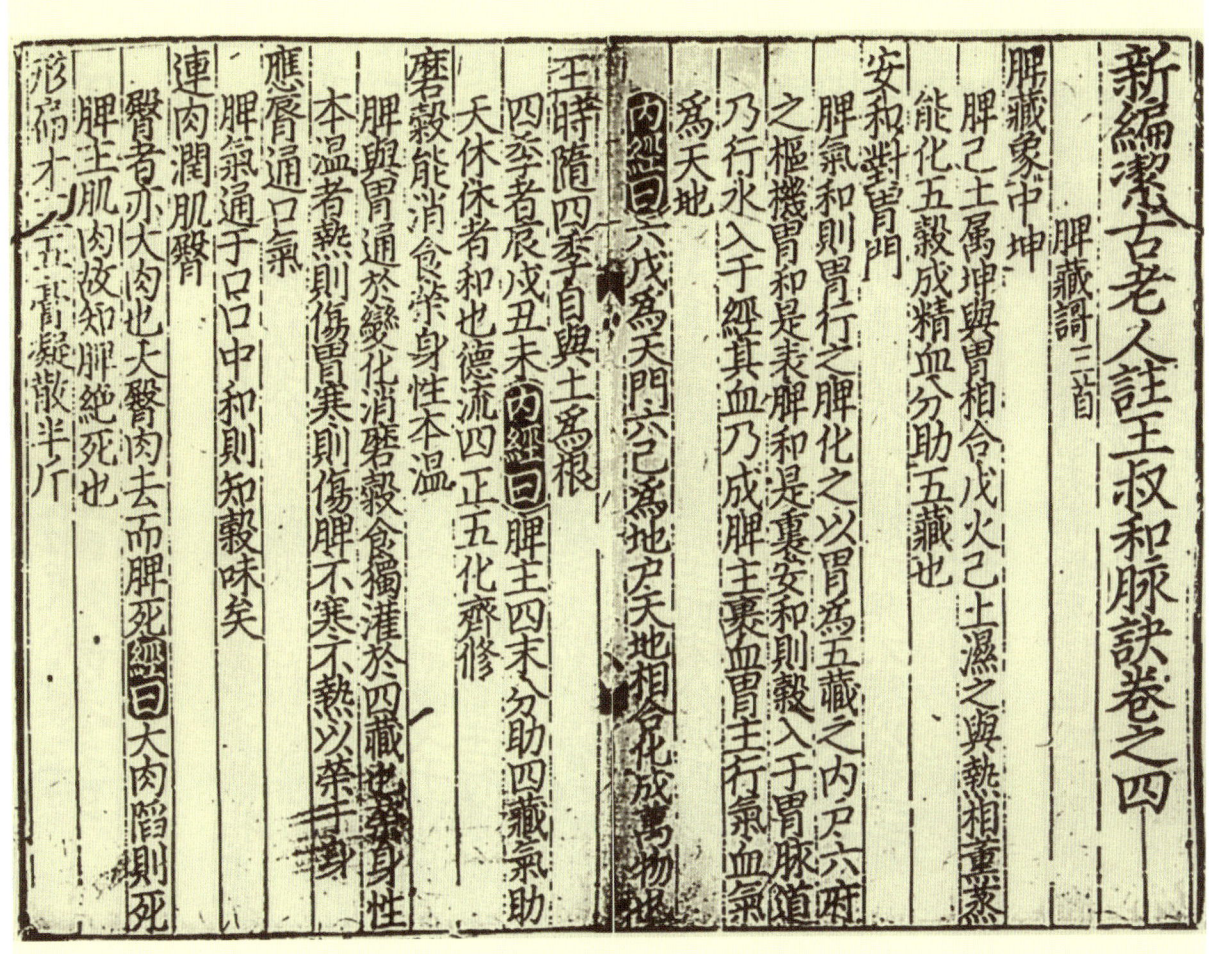

新编洁古老人注王叔和脉诀卷之四

脾脏歌 三首

脾脏象中坤，

脾，己土，属坤，与胃相合。戊火己土，湿之与热相薰蒸，能化五谷成精血，分助五脏也。

安和对胃门。

脾气和则胃行之、脾化之。以胃为五脏之内户，六腑之枢机。胃和是表，脾和是里。安和则谷入于胃，脉道乃行；水入于经，其血乃成。脾主裹血，胃主行气，血气为天地。

《内经》曰：六戊为天门，六己为地户。天地相合，化成万物也。

王时随四季，自与土为根。

四季者，辰戌丑未。《内经》曰：脾主四末，分助四脏，气助天休。休者，和也。德流四正，五化齐修。

磨谷能消食，荣身性本温。

脾与胃通于变化，消磨谷食，独灌于四脏也。荣身性本温者，热则伤胃，寒则伤脾，不寒不热，以荣于身。

应唇通口气，

脾气通于口，口中和则知谷味矣。

连肉润肌臀；

臀者，亦大肉也。大臀肉去而脾死。经曰：大肉陷则死。脾主肌肉，故知脾绝死也。

形扁才三五，膏凝散半斤。

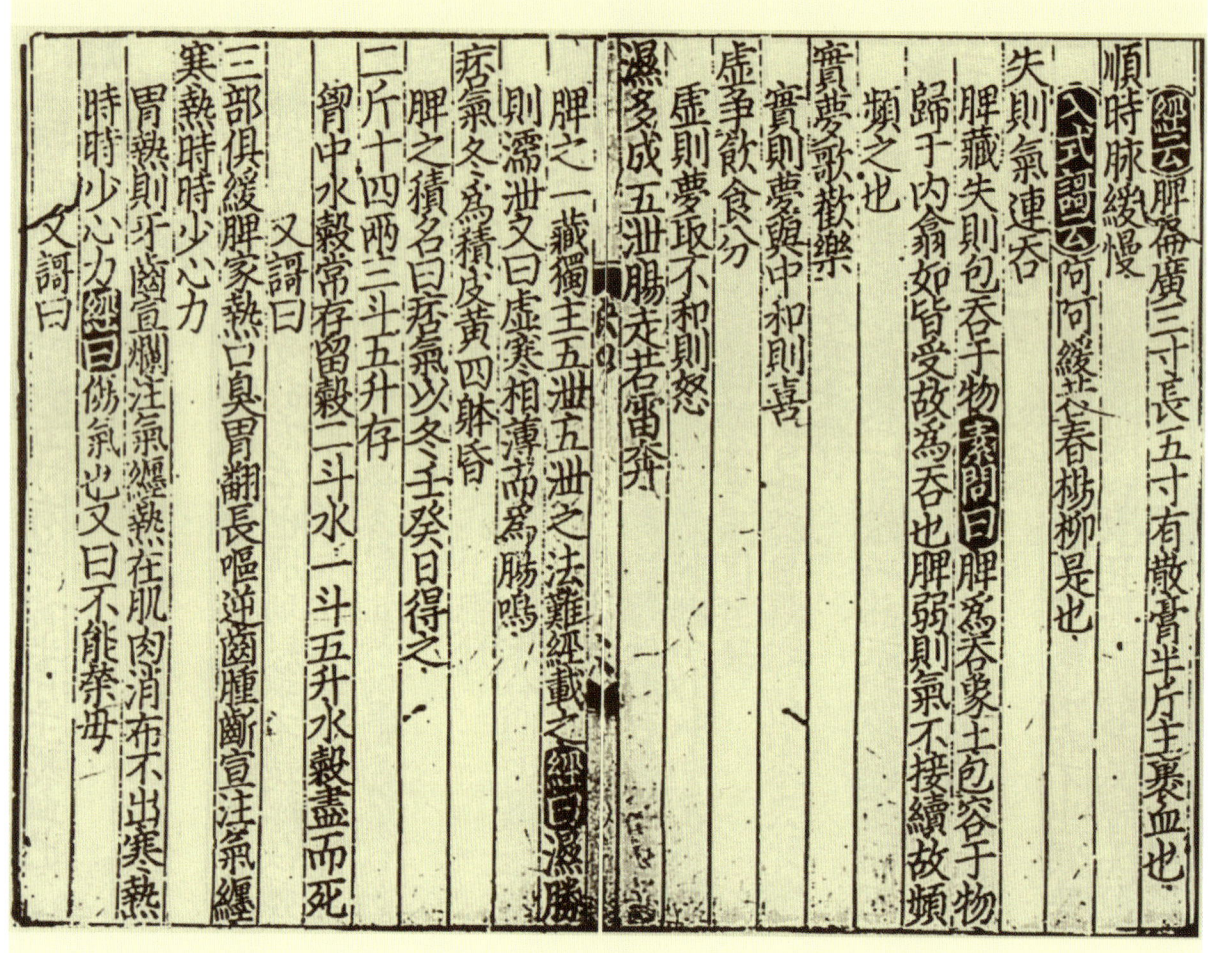

经云：脾扁广三寸，长五寸，有散膏半斤，主裹血也。

顺时脉缓慢，

《入式歌》云：阿阿缓若春杨柳是也。

失则气连吞。

脾脏失则包吞于物。《素问》曰：脾为吞，象土，包容于物，归于内，翕如皆受，故为吞也。脾弱则气不接续，故频频之也。

实梦歌欢乐，

实则梦与，中和则喜。

虚争饮食分。

虚则梦取，不和则怒。

湿多成五泄，肠走若雷奔。

脾之一脏，独主五泄。五泄之法，《难经》载之。经曰：湿胜则濡泄。又曰：虚寒相薄，而为肠鸣。

痞气冬为积，皮黄四体昏。

脾之积，名曰痞气，以冬壬癸日得之。

二斤十四两，三斗五升存。

胸中水谷常存留，谷二斗，水一斗五升，水谷尽而死。

又歌曰：

三部俱缓脾家热，口臭胃翻长呕逆，齿肿龈宣注气缠，寒热时时少心力。

胃热则牙齿宣烂，注气缠，热在肌肉，消布不出。寒热时时少心力，经曰：伤气也。又曰：不能荣母。

又歌曰：

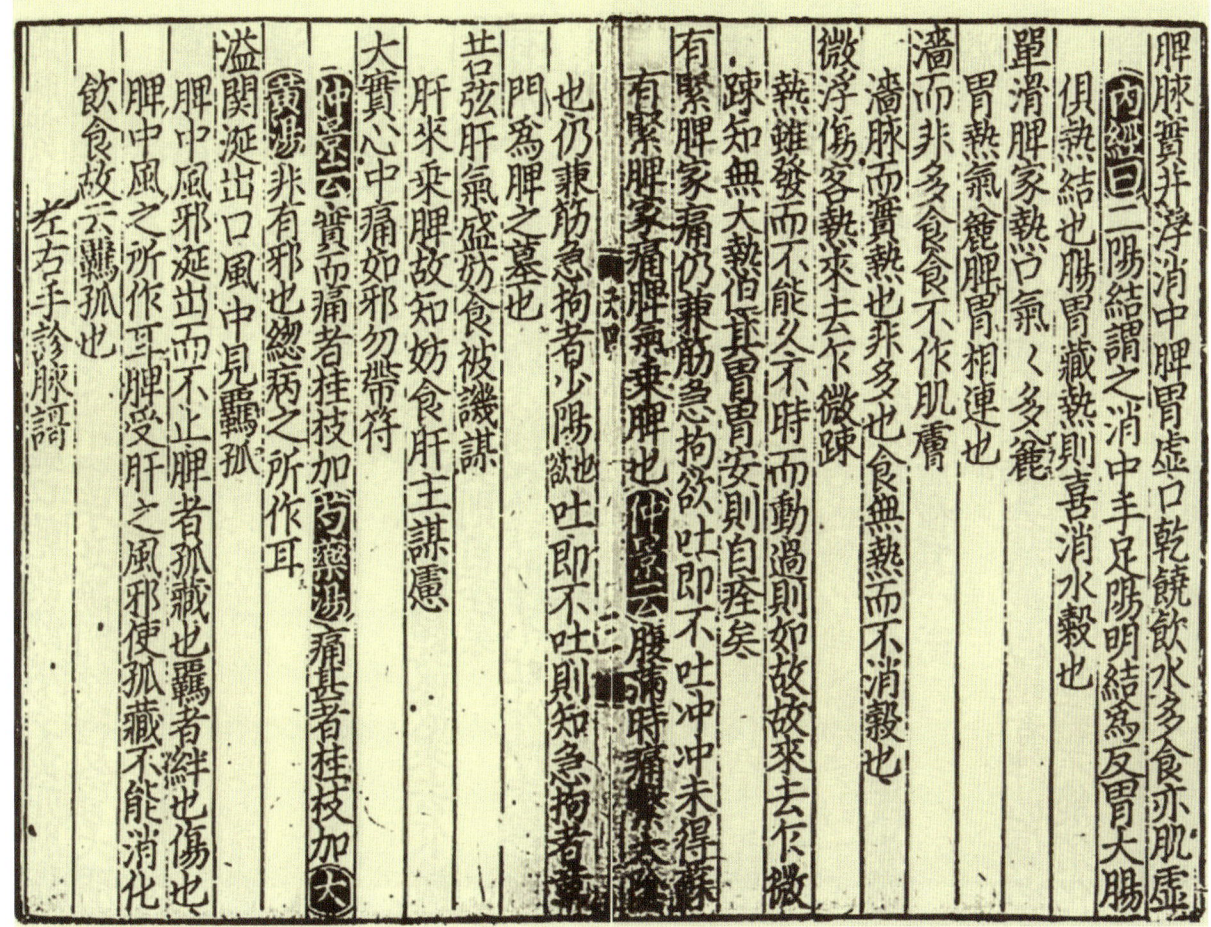

脾脉实并浮，消中脾胃虚。口干饶饮水，多食亦肌虚。

《内经》曰：二阳结谓之消中，手足阳明结为反胃，大肠俱热结也。肠胃藏热，则喜消水谷也。

单滑脾家热，口气①气多粗。

胃热气粗，脾胃相连也。

涩则②非多食，食不作肌肤。

涩脉而实，热也，非多也。食无热而不消谷也。

微浮伤客热，来去乍微疏。

热虽发而不能久，不时而动，过则如故。故来去乍微疏，知无大热，但其胃，胃安则自痊矣。

有紧脾家痛，仍兼筋急拘。欲吐即不吐，冲冲未得苏。

有紧脾家痛，脾气乘脾也。仲景云：腹满时痛，系太阴也。仍兼筋急拘者，少阳也。欲吐即不吐，则知急拘者章门，为脾之募③也。

若弦肝气盛，妨食被讥谋。

肝来乘脾，故知妨食，肝主谋虑。

大实心中痛，如邪勿带符。

仲景云：实而痛者，桂枝加芍药汤；痛甚者，桂枝加大黄汤。非有邪也，总病之所作耳。

溢关涎出口，风中见羁孤。

脾中风邪，涎出而不止。脾者，孤脏也；羁者，绊也，伤也。脾中风之所作耳。脾受肝之风邪，使孤脏不能消化饮食，故云羁孤也。

左右手诊脉歌

①气：《脉诀刊误》卷上作"臭"。
②则：原作"而"，据本书卷九"察色观病生死候歌"改。
③募：原作"墓"，据理改。

左右顺候四时脉，四十五动为一息。指下弦急洪紧时，便是有风兼热极。

经云：热即生风是也。

忽然匿匿慢沉细，冷疾缠身兼患气。

经云：冷生气是也。

贼脉频来问五行，屋漏雀啄终不治。

如此有失天常之理，左右三部、十二经动脉止多少。五十常数中，有动止，有吉凶。总心脉为假令，四十五动为一息。经云：三部者，寸关尺；九候者，浮中沉。言半指之前，半指之后，中是胃，各一十五动，计四十五动为一息。浮为卫，沉为荣，中有胃者，以养五脏神也。举按不及四十五者，迟冷也，过四十五者，数热也。言五十动者，除四十五动外，五动通言卫气也。六部、七表之说，有动止，谓之促；从八里之说，谓之结。以伤寒表里言之，结伏、浮结是积聚，依《难经》言之，从无病之说。代脉者，是滴漏、雀啄，连而有止也。

六部脉数通论 云岐子述

左右手各列五脏六腑之位，或有至数多而言寒，或有至数少而言热，各随部分，推其传变逆顺，是知不拘数则为热，迟则为寒。夫脉乃五行之数，各有生成之用，相克之数。木得金而伐，火得水而灭，金得火而缺，土得木而亏，水得土而绝。五脏应五行，各有相生相胜之理。得相生者愈，相胜者死。此论若不通，五脏交变相传，及虚实逆顺，无由入此理趣也。

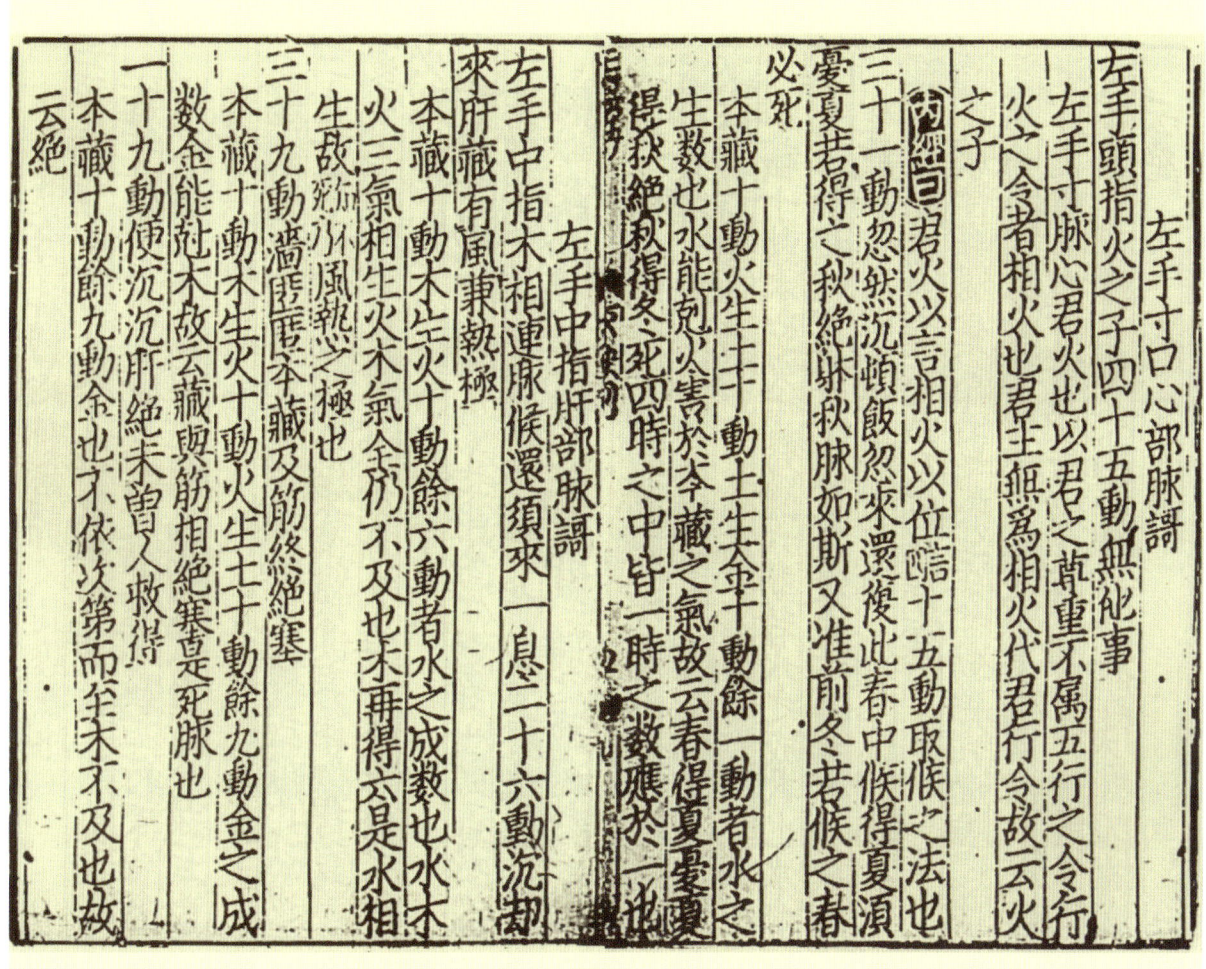

左手寸口心部脉歌

左手头指火之子，四十五动无他事。

左手寸脉心，君火也。以君之尊重，不属五行之令，行火之令者，相火也。君主无为，相火代君行令，故云火之子。

《内经》曰：君火以言，相火以位。言四十五动取候之法也。

三十一动忽然沉，顿饭忽来还复此。春中候得夏须忧，夏若得之秋绝体。秋脉如斯又准前，冬若候之春必死。

本脏十动，火生土十动，土生金十动，余一动者，水之生数也。水能克火，害于本脏之气，故云春得夏忧，夏得秋绝，秋得冬死。四时之中，皆一时之数应于一也。

左手中指肝部脉歌

左手中指木相连，脉候还须来一息。二十六动沉却来，肝脏有风兼热极。

本脏十动，木生火十动，余六动者，水之成数也。水、木、火三气相生，火木气全，仍不及也。木再得六，是水相生，故知不死，乃风热之极也。

三十九动涩匿匿，本脏及筋终绝塞。

本脏十动，木生火十动，火生土十动，余九动，金之成数。金能克木，故云脏与筋相绝塞，是死脉也。

一十九动便沉沉，肝绝未曾人救得。

本脏十动，余九动，金也。不依次第而至，木不及也，故云绝。

左手尺中肾脉歌

左手肾脉指第三，四十五动无疾咎。指下急急动弦时，便是热风之脉候。忽然来往慢慢极，肾脏败时须且救。此病多从冷变来，疗之开破千金口。二十五动沉即来，肾绝医人无好手。努力黄泉在眼前，纵在也应终不久。

本脏十动，水生木十动，余五动，土也。土克水，故云肾绝。二十四动者误矣。四者金，金生水，何由肾绝也。

右手寸口肺脉歌

右手头指肺相连，四十五动无忧虑。极急明知是中风，更看二十余七度。忽然指下来往慢，肺冷莫言无大故。一朝肺绝脉沉沉，染病卧床思此语。十二动而又不来，咳嗽唾脓兼难补。发直如麻只片时，扁鹊也应难救护。

二十七度者，本脏十动，金生水十动，余七动，火也。此三者皆相胜。又言一十二动又不来者，本脏十动，余二动，火之生数也。火能克金，故云片时死也。

右手中指脾部脉歌

右手第二指连脾，四十五动无诸疑。急动名为脾热极，食不能消定若斯。欲知疾患多为冷，指下寻之慢极迟。吐逆不定经旬日，胃气冲心得几时。

脾乃四时之本也，无余动脉。急则为逆，缓则为顺也。

右手尺中命门脉歌

右手命脉三指下，四十五动不须怕。一十九动默然

沉，百死无生命绝也。指下急急动如弦，肾脏有风犹莫治。七动沉沉更不来，努力今朝应是死。

一十九动者，本脏十动，余九动，金也。金能克木，绝君火之源，相火无由生矣，故云百死无生也。

新编洁古老人注王叔和脉诀卷之四

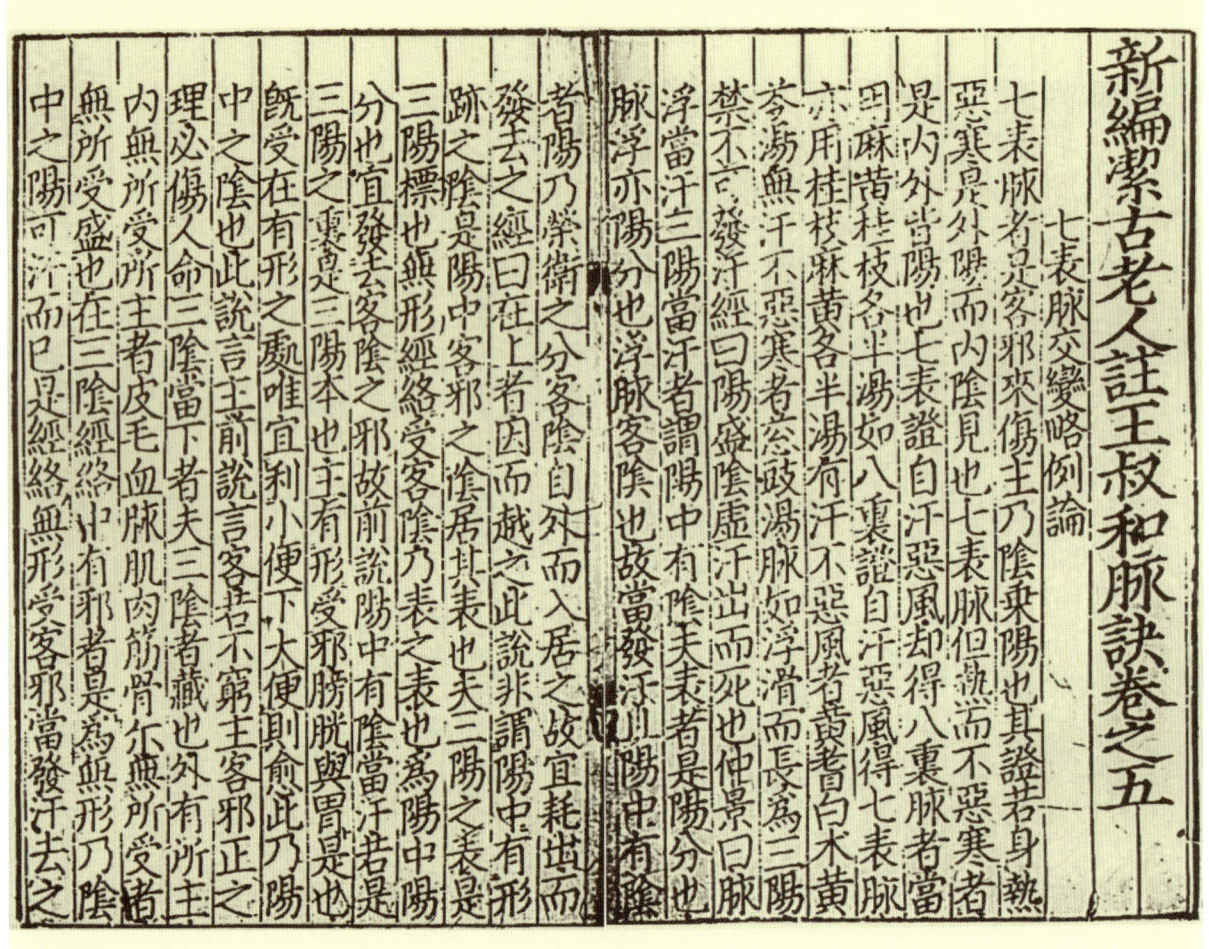

新编洁古老人注王叔和脉诀卷之五

七表脉交变略例论

七表脉者,是客邪来伤主,乃阴乘阳也。其证若身热恶寒,是外阳而内阴见也。七表脉但热而不恶寒者,是内外皆阳也。七表证自汗恶风,却得八里脉者,当用麻黄桂枝各半汤。如八里证自汗恶风,得七表脉,亦用桂枝麻黄各半汤。有汗不恶风者,黄耆白术黄芩汤。无汗不恶寒者,葱豉汤。脉如浮滑而长,为三阳,禁不可发汗。经曰:阳盛阴虚,汗出而死也。仲景曰:脉浮当汗。三阳当汗者,谓阳中有阴。夫表者,是阳分也,脉浮亦阳分也。浮脉,客阴也,故当发汗。且阳中有阴者,阳乃荣卫之分,客阴自外而入居之,故宜耗出而发去之。经曰:在上者,因而越之。此说非谓阳中有形迹之阴,是阳中客邪之阴居其表也。夫三阳之表,是三阳标也。无形经络受客阴,乃表之表也,为阳中阳分也,宜发去客阴之邪。故前说阳中有阴当汗。若是三阳之里,是三阳本也,主有形受邪,膀胱与胃是也。既受在有形之处,唯宜利小便,下大便则愈。此乃阳中之阴也。此说言主,前说言客。若不穷主客、邪正之理,必伤人命。三阴当下者,夫三阴者,脏也,外有所主,内无所受。所主者皮毛、血脉、肌肉、筋骨尔。无所受者,无所受盛也。在三阴经络中有邪者,是为无形,乃阴中之阳,可汗而已。是经络无形,受客邪,当发汗去之。

为三阴标之病也。三阴本者，脏也。盛则终归于胃，是有形病也，当自各经络中，药入胃，下去之，此乃三阴当下也，是为阴中之阴，可下而愈。此为主之阴，非是客邪之阴也。夫客主共论，阴中有阳，当下去之者，阴中者，主也；有阳者，客邪也。言阴经中受阳邪，染于有形物中，不得出者，可下。略说八里，乃阳乘阴也，其证身凉，四肢厥，恶热，是外阴而内阳也。但寒不热不渴者，是内外皆阴也。仲景云：厥深热亦深，厥微热亦微。口伤烂赤，因发汗得之。夫七表八里，发汗吐下，治伤寒必当仔细论之。七表八里，互相交变，乃坏证，来理脉中一说，六脉交变，浮、滑、长，为三阳，乃阳中有阴；沉、涩、短，为三阴，乃阴中有阳。当审察表里，分其内外，以辨虚实，治从标本，万举万当。夫标本者，太阳有标本之化，少阴亦然。太阳标热而本寒，从此生七表；少阴标寒而本热，从此生八里。太阴标本皆阴，少阳标本皆阳，惟阳明与厥阴不从标本，从乎中也。此举六气之标本也。叔和所载者，是七表、八里、九道脉，计二十四道脉之标本也。有皆从标、从本、从乎中。假令太阳、少阴各有标本之化，太阳脉浮，少阴脉沉，此乃浮沉交。《内经》曰：若从标本论之，是为长短交。长以发汗，短以下；长曰阳明，短曰太阴；长者阳明，当解表，利小便；短者太阴，当下。上郁则夺之，下令无壅碍。故长脉发之，短脉下之者，是滑与涩交。滑居寸而热，涩居尺而寒；滑居尺而热，涩居寸而寒。涩脉居尺寸，皆损气血；

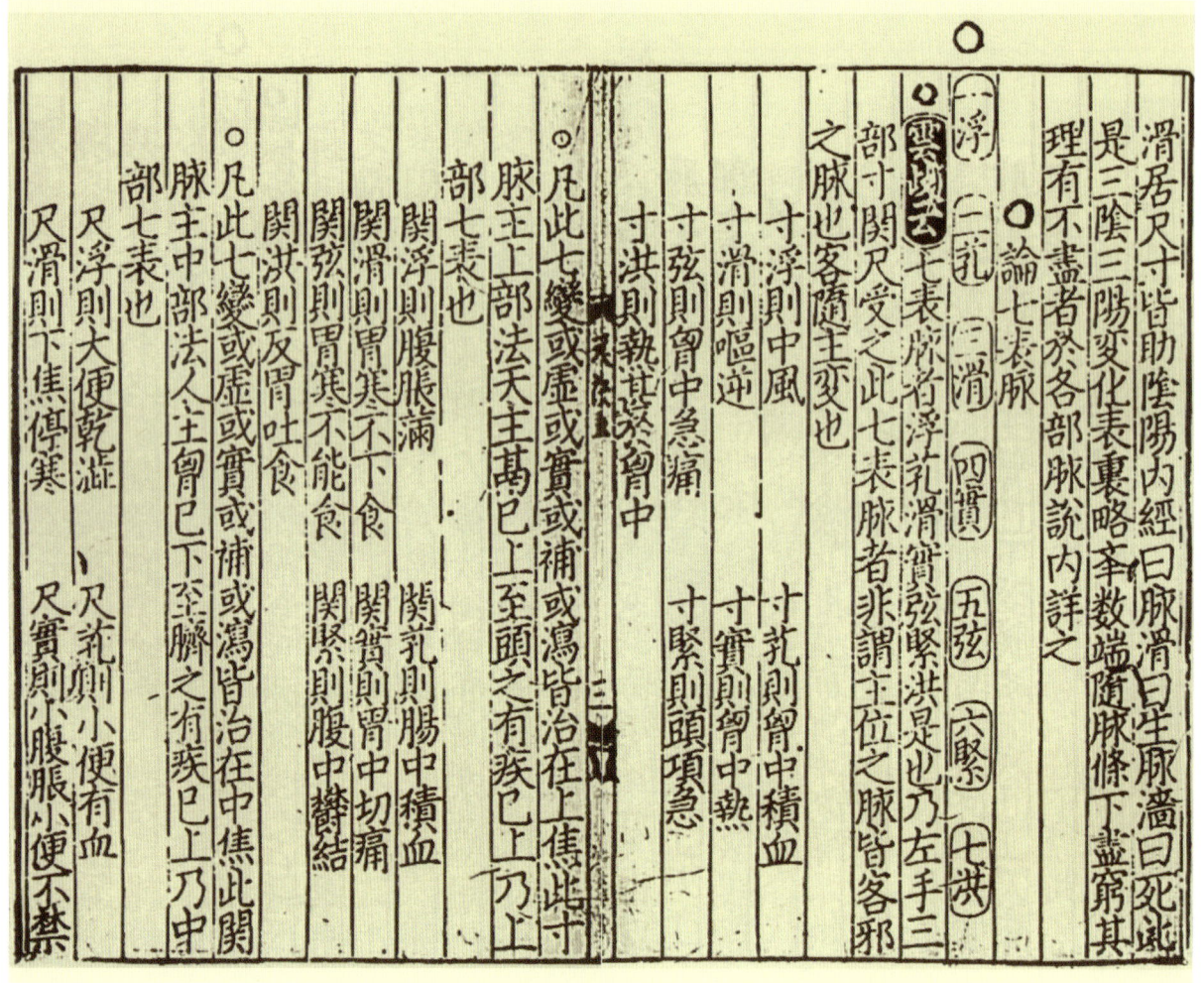

滑居尺寸，皆助阴阳。《内经》曰：脉滑曰生，脉涩曰死。此是三阴三阳变化表里。略举数端，随脉条下，尽穷其理。有不尽者，于各部脉说内详之。

论七表脉法[1]

一浮 二芤 三滑 四实 五弦 六紧 七洪

云岐云：七表脉者，浮、芤、滑、实、弦、紧、洪是也。乃左手三部寸、关、尺受之。此七表脉者，非谓主位之脉，皆客邪之脉也，客随主变也。

寸浮则中风。　　　　　寸芤则胸中积血。　　　寸滑则呕逆。
寸实则胸中热。　　　　寸弦则胸中急痛。　　　寸紧则头项急。
寸洪则热甚于胸中。

凡此七变，或虚或实，或补或泻，皆治在上焦。此寸脉主上部，法天，主膈以上至头之有疾。以上乃上部七表也。

关浮则腹胀满。　　　　关芤则肠中积血。　　　关滑则胃寒不下食。
关实则胃中切痛。　　　关弦则胃寒不能食。　　关紧则腹中郁结。
关洪则反胃吐食。

凡此七变，或虚或实，或补或泻，皆治在中焦。此关脉主中部，法人，主膈以下至脐之有疾。以上乃中部七表也。

尺浮则大便干涩。　　　尺芤则小便有血。
尺滑则下焦停寒。　　　尺实则小腹胀，小便不禁。

[1]法：原脱，据目录补。

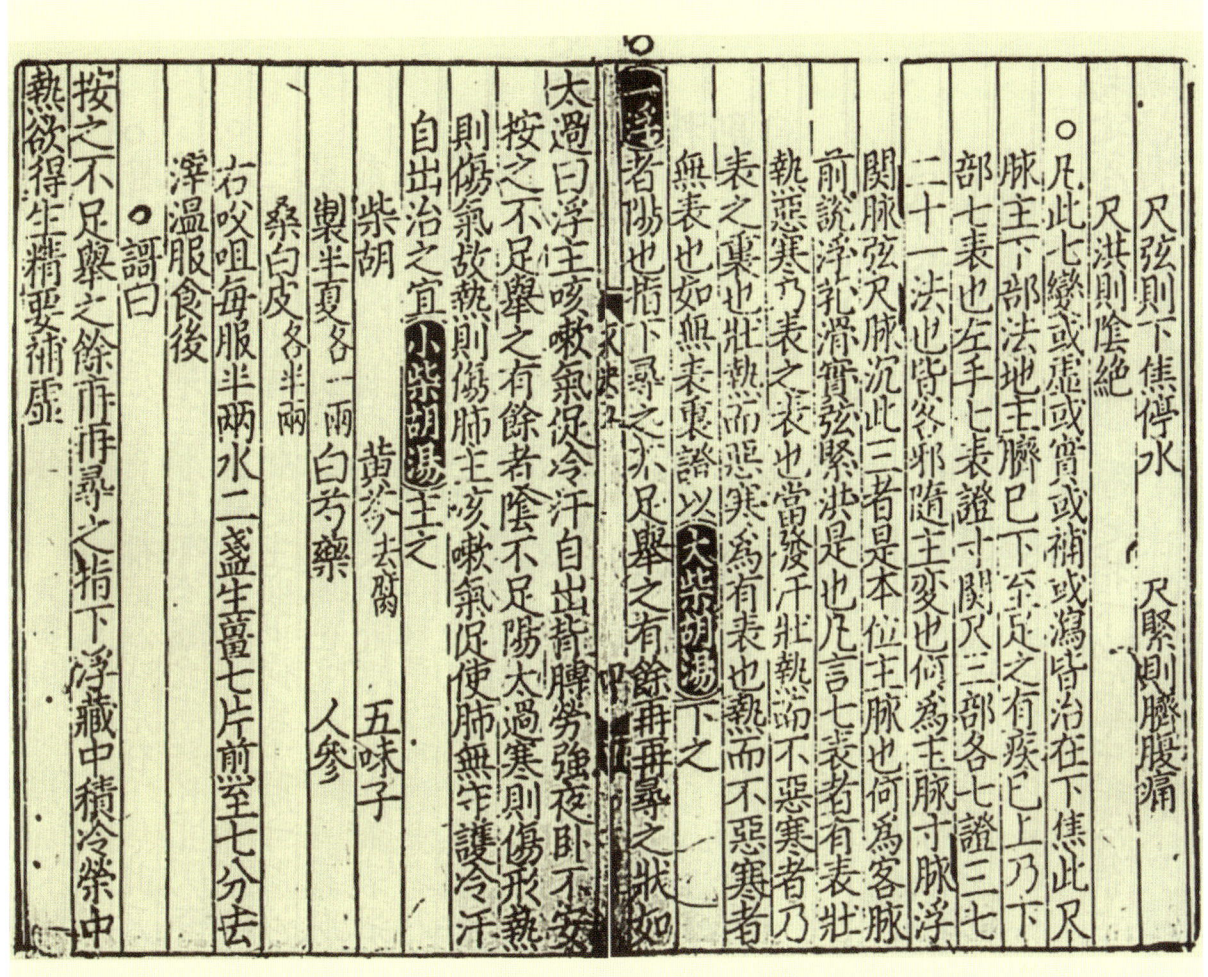

尺弦则下焦停水。　　　尺紧则脐腹痛。　　　尺洪则阴绝。

凡此七变，或虚或实，或补或泻，皆治在下焦，此尺脉主下部，法地，主脐以下至足之有疾。以上乃下部七表也。左手七表证，寸关尺三部各七证，三七二十一法也，皆客邪随主变也。何为主脉？寸脉浮，关脉弦，尺脉沉，此三者是本位主脉也。何为客脉？前说浮、芤、滑、实、弦、紧、洪是也。凡言七表者，有表壮热恶寒，乃表之表也，当发汗；壮热而不恶寒者，乃表之里也。壮热而恶寒，为有表也；热而不恶寒者，无表也。如无表里证，以**大柴胡汤**下之。

一：浮者，阳也，指下寻之不足。举之有余；再再寻之，状如太过，曰浮。主咳嗽气促，冷汗自出，背膊劳强，夜卧不安。

按之不足，举之有余者，阴不足，阳太过。寒则伤形，热则伤气，故热则伤肺，主咳嗽气促，使肺无守护，冷汗自出。治之宜**小柴胡汤**主之。

柴胡　黄芩去腐　五味子　制半夏各一两　白芍药　人参　桑白皮各半两

上㕮咀。每服半两，水二盏，生姜七片，煎至七分，去滓温服，食后。

歌曰：

按之不足举之余，再再寻之指下浮。脏中积冷荣中热，欲得生精要补虚。

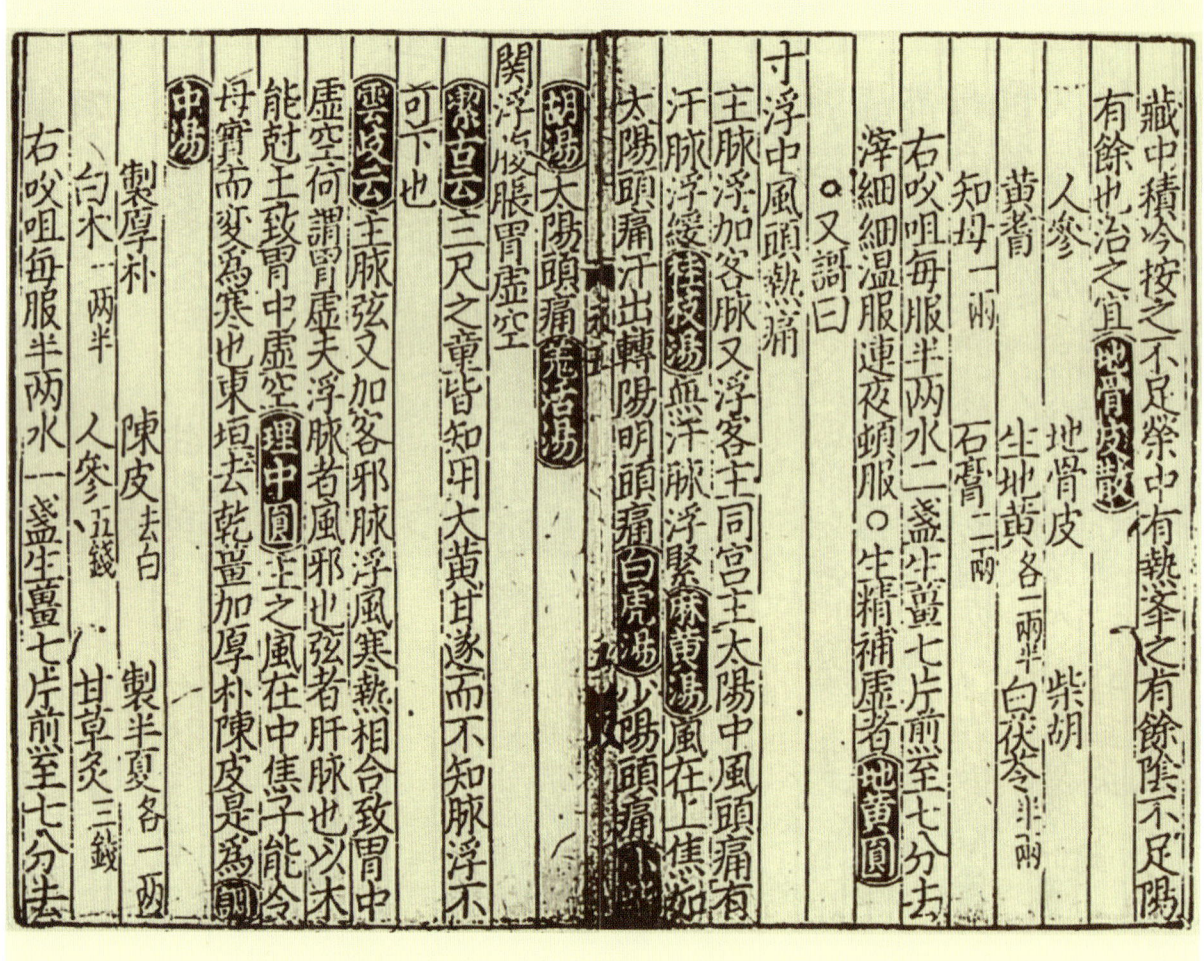

脏中积冷，按之不足；荣中有热，举之有余。阴不足、阳有余也。治之宜**地骨皮散**。

人参　地骨皮　柴胡　黄耆　生地黄各一两半　白茯苓半两　知母一两　石膏二两

上㕮咀，每服半两，水二盏，生姜七片，煎至七分，去滓，细细温服，连夜顿服。○生精补虚者，**地黄丸**。

又歌曰：

寸浮中风头热痛，

主脉浮，加客脉又浮，客主同宫，主太阳中风，头痛有汗，脉浮缓，**桂枝汤**。无汗脉浮紧，**麻黄汤**。风在上焦，如太阳头痛汗出，转阳明头痛，**白虎汤**；少阳头痛，**小柴胡汤**；太阳头痛，**羌活汤**。

关浮腹胀胃虚空。

洁古云：三尺之童，皆知用大黄、甘遂，而不知脉浮不可下也。

云岐云：主脉弦，又加客邪脉浮，风寒热相合，致胃中虚空。何谓胃虚？夫浮脉者，风邪也；弦者，肝脉也。以木能克土，致胃中虚空，**理中丸**主之。风在中焦，子能令母实而变为寒也。东垣去干姜，加厚朴、陈皮，是为**调中汤**。

制厚朴　陈皮去白　制半夏各一两　白术一两半　人参五钱　甘草炙，三钱

上㕮咀，每服半两，水一盏，生姜七片，煎至七分，去

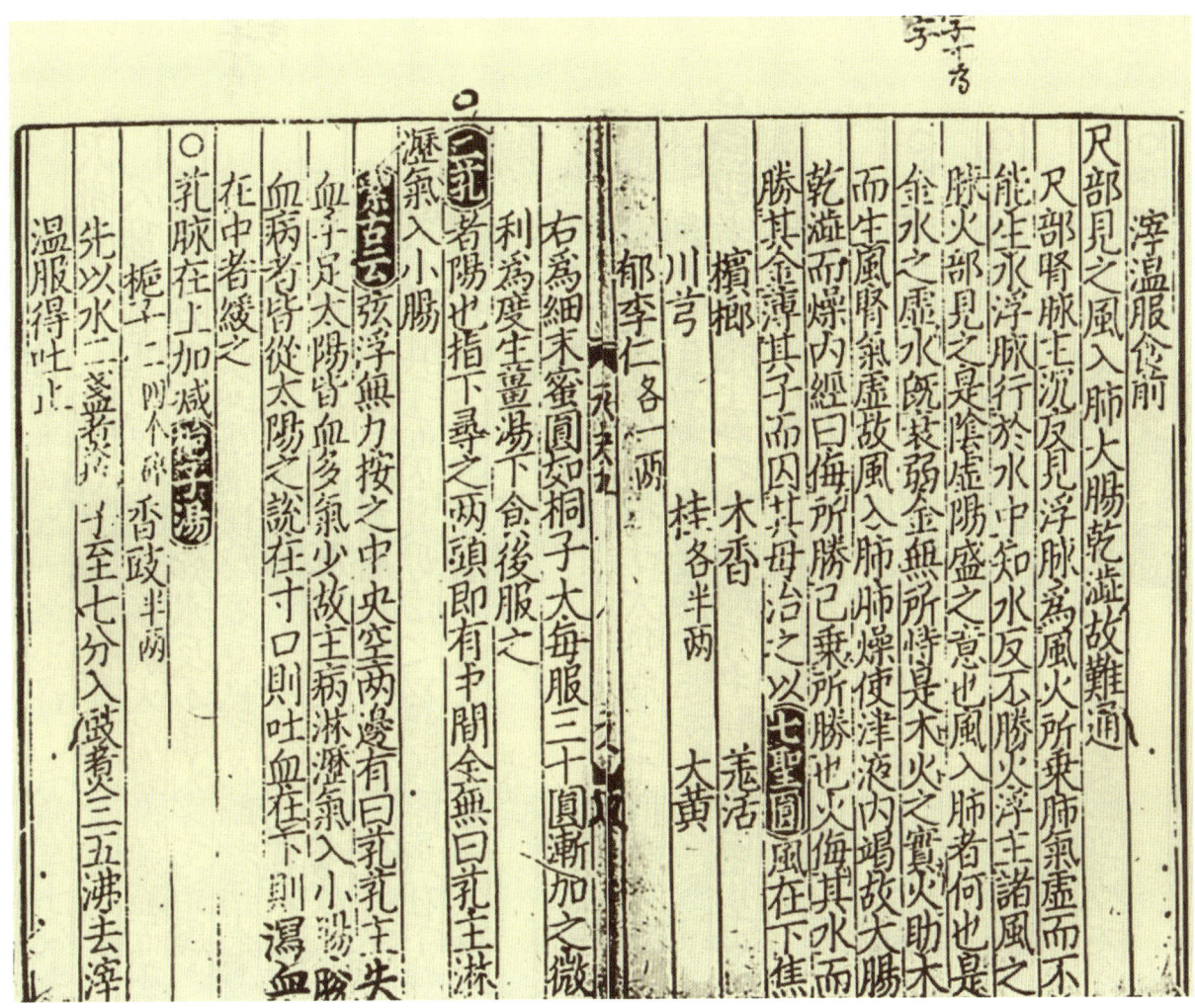

滓温服,食前。

尺部见之风入肺。大肠干涩故难通。

尺部肾脉主沉,反见浮脉,为风火所乘,肺气虚而不能生水。浮脉行于水中,知水反不胜火。浮主诸风之脉,火部见之,是阴虚阳盛之意也。风入肺者,何也?是金水之虚。水既衰弱,金无所恃,是木火之实火,助木而生风。肾气虚,故风入肺。肺燥,使津液内竭,故大肠干涩而燥。《内经》曰:侮所胜己,乘所胜也。火侮其水而胜其金,薄其子而因其母,治之以**七圣丸**,风在下焦。

槟榔　木香　羌活　川芎　桂各半两　大黄　郁李仁各一两

上为细末,蜜丸,如桐子大。每服三十丸,渐加之,微利为度。生姜汤下,食后服之。

二:芤者,阳也,指下寻之,两头即有,中间全无,曰芤。主淋沥,气入小肠。

洁古云:弦浮无力,按之中央空,两边有,曰芤。芤主失血。手足太阳皆血多气少,故主病淋沥,气入小肠。脱血病者,皆从太阳之说,在寸口则吐血,在下则泻血,在中者缓之。

○芤脉在上,加减**栀子汤**。

栀子二四个,碎　香豉半两

先以水二盏,煮栀子至七分,入豉,煮三五沸,去滓温服,得吐止。

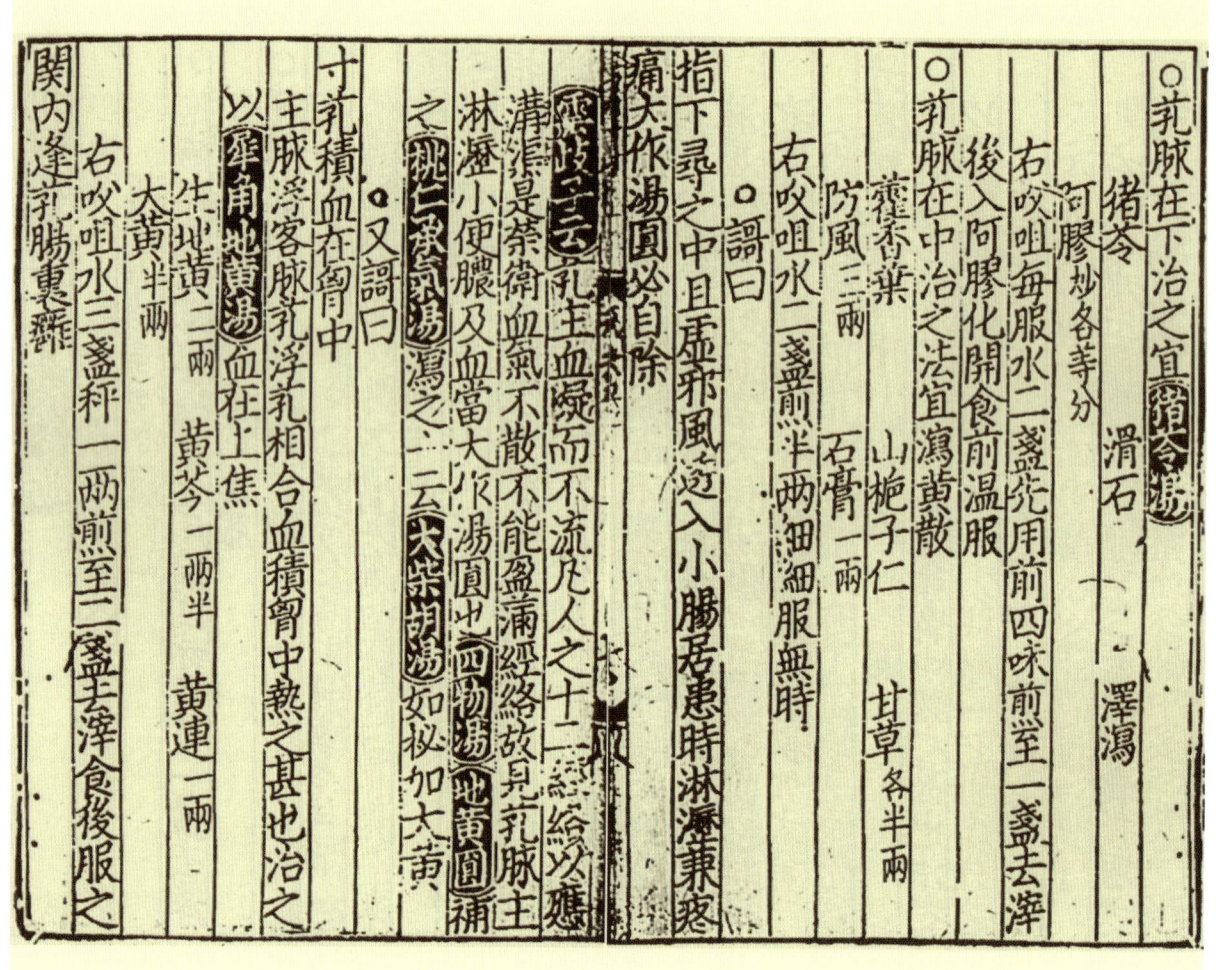

○芤脉在下，治之宜**猪苓汤**。

猪苓　滑石　泽泻　阿胶炒，各等分

上㕮咀。每服水二盏，先用前四味煎至一盏，去滓后入阿胶化开，食前温服。

○芤脉在中，治之法宜**泻黄散**。

藿香叶　山栀子仁　甘草各半两　防风三两　石膏一两

上㕮咀。水二盏，煎半两，细细服，无时。

歌曰：

指下寻之中且虚，邪风透入小肠居。患时淋沥兼疼痛，大作汤丸必自除。

云岐子云：芤主血凝而不流。凡人之十二经络，以应沟渠，是荣卫血气不散，不能盈满经络，故见芤脉。主淋沥，小便脓及血，当大作汤丸也。**四物汤**、**地黄丸**补之；**桃仁承气汤**泻之。一云**大柴胡汤**，如秘，加大黄。

又歌曰：

寸芤积血在胸中，

主脉浮，客脉芤。浮芤相合，血积胸中，热之甚也。治之以**犀角地黄汤**，血在上焦。

生地黄二两　黄芩一两半　黄连一两　大黄半两

上㕮咀。水三盏，秤一两，煎至二盏，去滓，食后服之。

关内逢芤肠里痈。

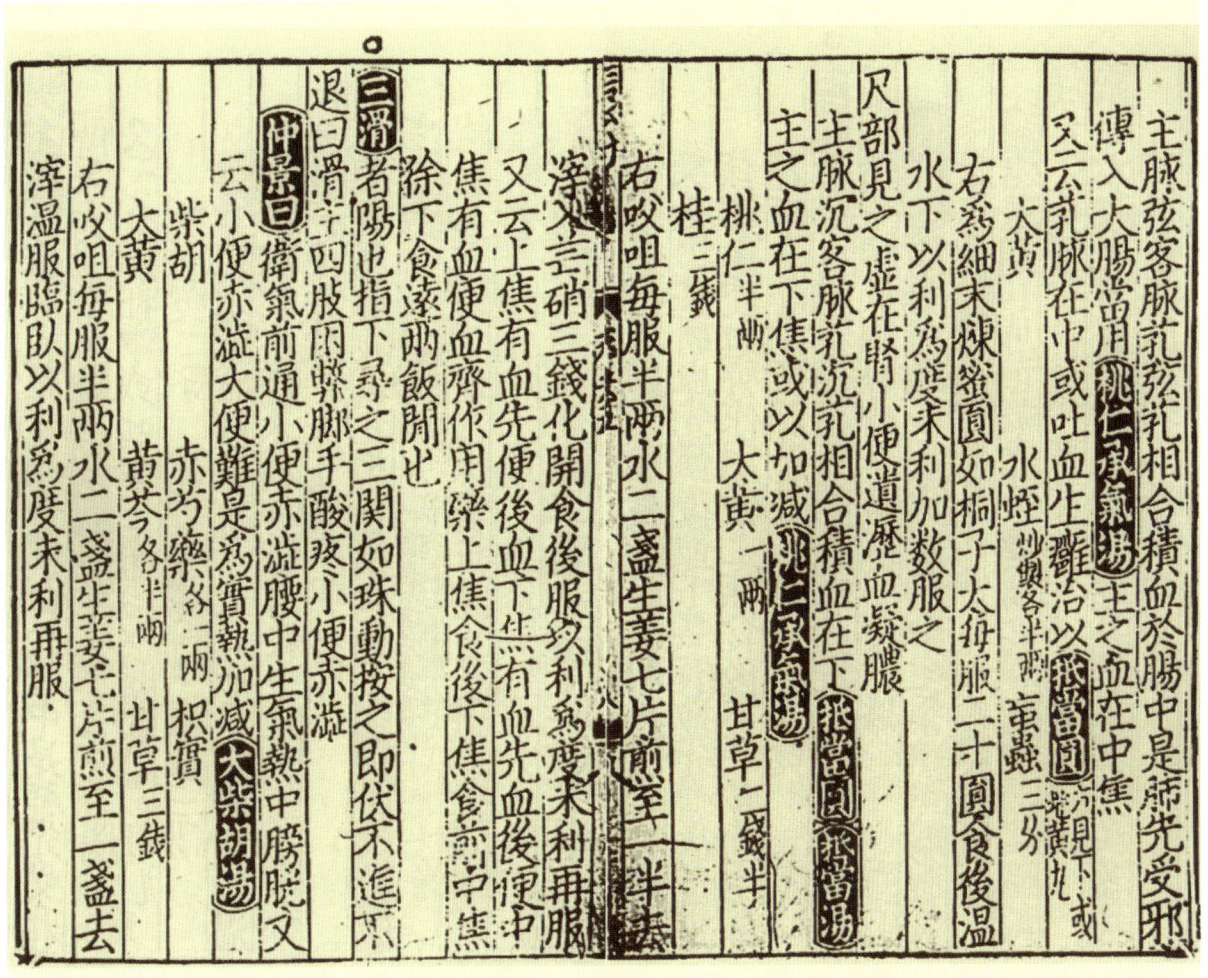

主脉弦，客脉芤。弦芤相合，积血于肠中。是肺先受邪，传入大肠，当用**桃仁承气汤**主之，血在中焦。

又云：芤脉在中，或吐血生痈，治以**抵当丸**。方见下，或地黄丸。

大黄　水蛭炒制，各半两　虻虫三钱

上为细末，炼蜜丸，如桐子大。每服二十丸，食后温水下，以利为度。未利，加数服之。

尺部见之虚在肾，小便遗沥血凝脓。

主脉沉，客脉芤。沉芤相合，积血在下。**抵当丸**、**抵当汤**主之。血在下焦，或以加减**桃仁承气汤**。

桃仁半两　大黄一两　甘草二钱半　桂三钱

上㕮咀，每服半两。水二盏，生姜七片，煎至一半，去滓，入芒硝三钱化开，食后服。以利为度，未利再服。

又云：上焦有血，先便后血；下焦有血，先血后便；中焦有血，便血齐作。用药，上焦食后，下焦食前，中焦徐下，食远，两饭间也。

三：滑者，阳也，指下寻之，三关如珠动，按之即伏，不进不退，曰滑。主四肢困弊，脚手酸疼，小便赤涩。

仲景曰：卫气前通，小便赤涩；腰中生气，热中膀胱。又云：小便赤涩，大便难，是为实热，加减**大柴胡汤**。

柴胡　赤芍药各一两　枳实　大黄　黄芩各半两　甘草三钱

上㕮咀，每服半两。水二盏，生姜七片，煎至一盏，去滓温服，临卧。以利为度，未利再服。

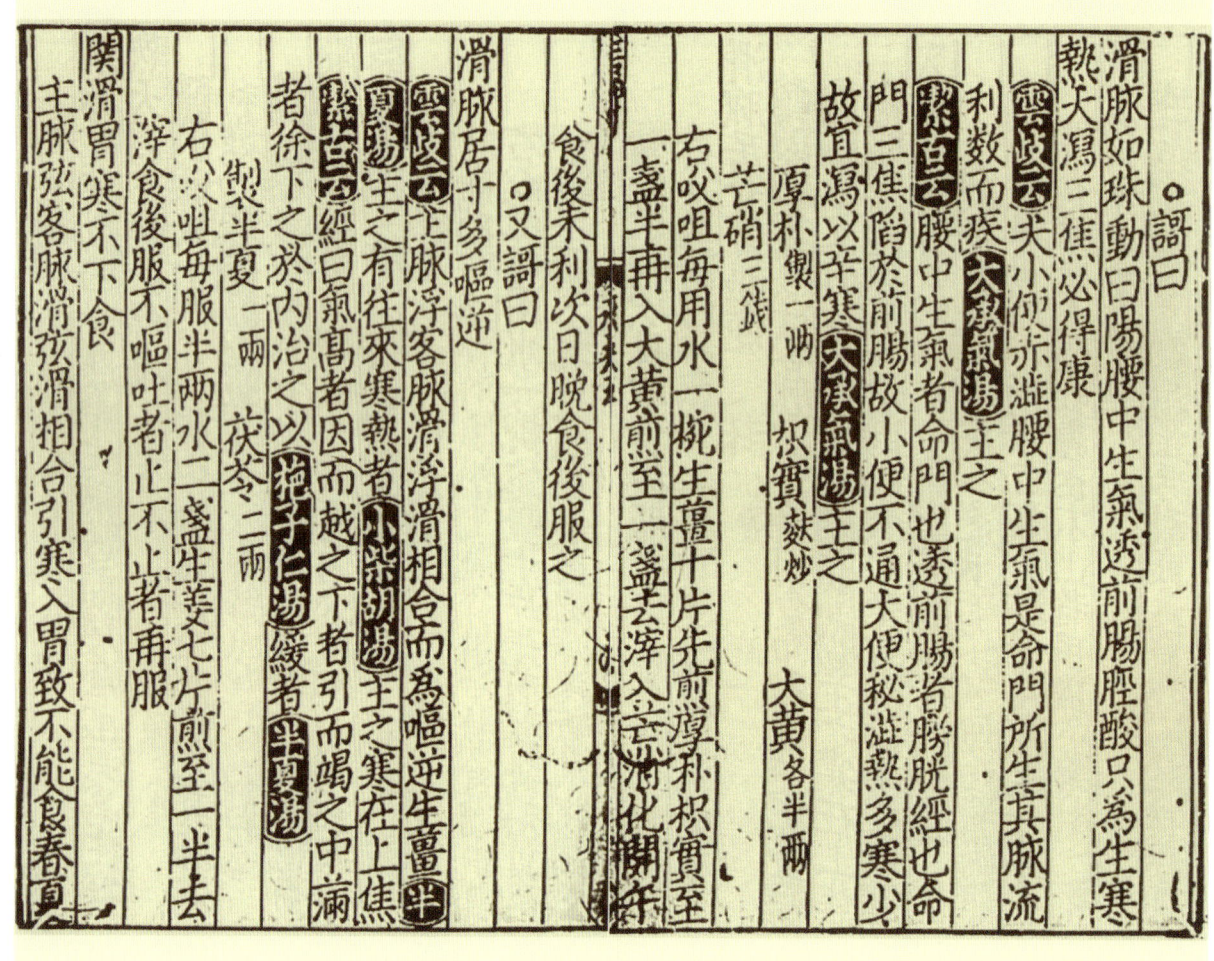

歌曰：

滑脉如珠动日阳，腰中生气透前肠。胜酸只为生寒热，大泻三焦必得康。

云岐云：夫小便赤涩，腰中生气，是命门所生。其脉流利，数而疾，**大承气汤**主之。

洁古云：腰中生气者，命门也；透前肠者，膀胱经也。命门、三焦陷于前肠，故小便不通，大便秘涩，热多寒少，故宜泻以辛寒，**大承气汤**主之。

厚朴制，一两　枳实麸炒　大黄各半两　芒硝三钱

上吹咀。每用水一碗，生姜十片，先煎厚朴、枳实至一盏半，再入大黄，煎至一盏。去滓，入芒硝化开。午食后。未利，次日晚食后服之。

又歌曰：

滑脉居寸多呕逆，

云岐云：主脉浮，客脉滑。浮滑相合，而为呕逆。**生姜半夏汤**主之。有往来寒热者，**小柴胡汤**主之，寒在上焦。

洁古云：经曰：气高者因而越之；下者引而竭之；中满者，徐下之于内。治之以**栀子仁汤**，缓者**半夏汤**。

制半夏一两　茯苓二两

上吹咀，每服半两，水二盏，生姜七片，煎至一半，去滓，食后服。不呕吐者止，不止者再服。

关滑胃寒不下食。

主脉弦，客脉滑，弦滑相合，引寒入胃，致不能食，春夏

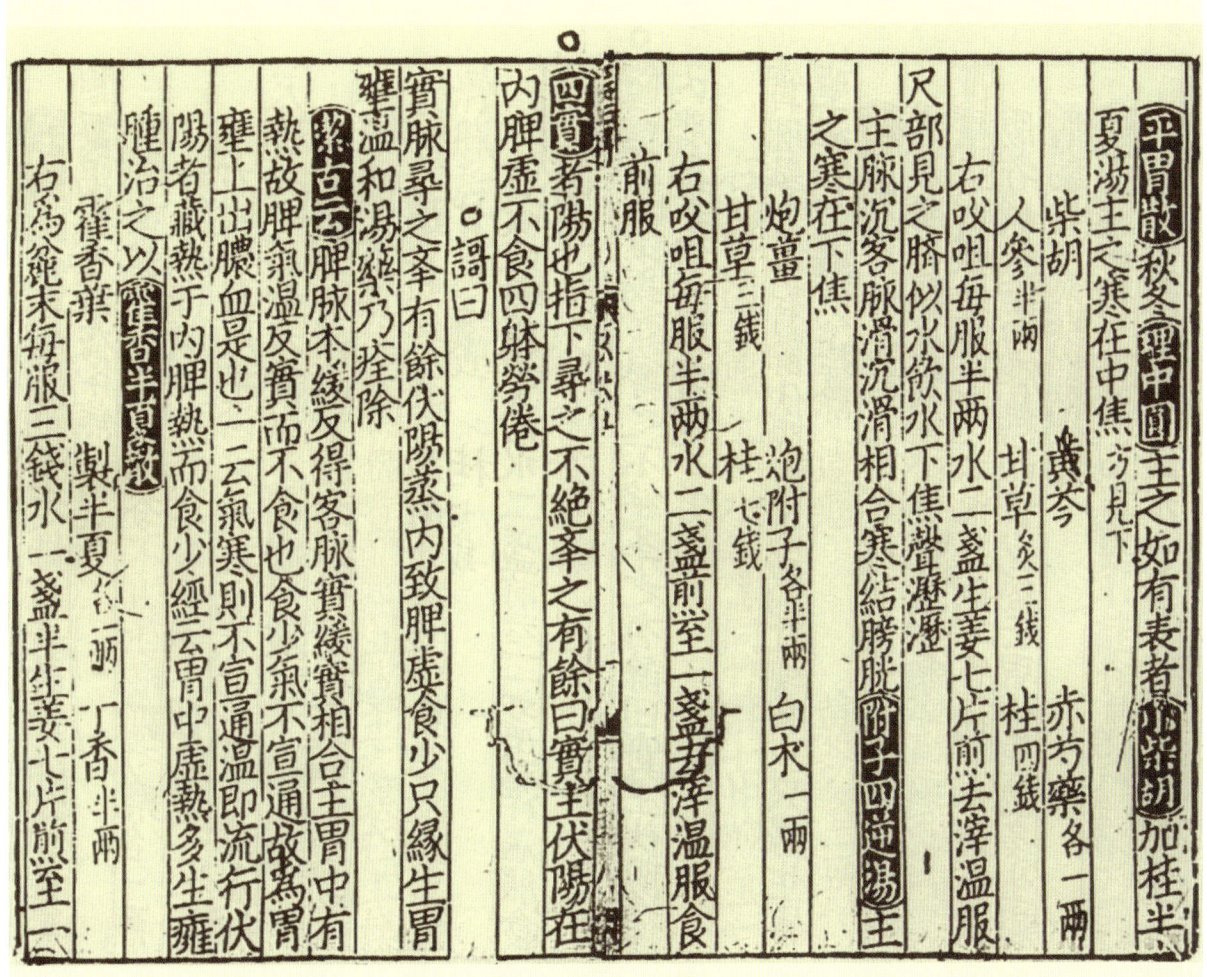

平胃散,秋冬**理中丸**主之。如有表者,**小柴胡**加桂、半夏汤主之,寒在中焦。方见下。

柴胡　黄芩　赤芍药各一两　人参半两　甘草炙,三钱　桂四钱

上㕮咀。每服半两,水二盏,生姜七片煎,去滓温服。

尺部见之脐似冰[①],**饮水下焦声沥沥**。

主脉沉,客脉滑,沉滑相合,寒结膀胱,**附子四逆汤**主之,寒在下焦。

炮姜　炮附子各半两　白术一两　甘草三钱　桂七钱

上㕮咀。每服半两,水二盏,煎至一盏,去滓温服,食前服。

四:实者,阳也,指下寻之不绝,举之有余,曰实。主伏阳在内,脾虚不食,四体劳倦。

歌曰:

实脉寻之举有余,伏阳蒸内致脾虚。食少只缘生胃壅,温和汤药乃痊除。

洁古云:脾脉本缓,反得客脉实,缓实相合,主胃中有热,故脾气温,反实而不食也。食少气不宣通,故为胃壅,上出脓血是也。一云气寒则不宣通,温即流行。伏阳者,藏热于内,脾热而食少。

经云:胃中虚热,多生痈肿。治之以**藿香半夏散**。

藿香叶　制半夏各一两　丁香半两

上为粗末。每服三钱,水一盏半,生姜七片,煎至一

---

① 冰:原作"水",据《脉诀刊误集解》卷上改。

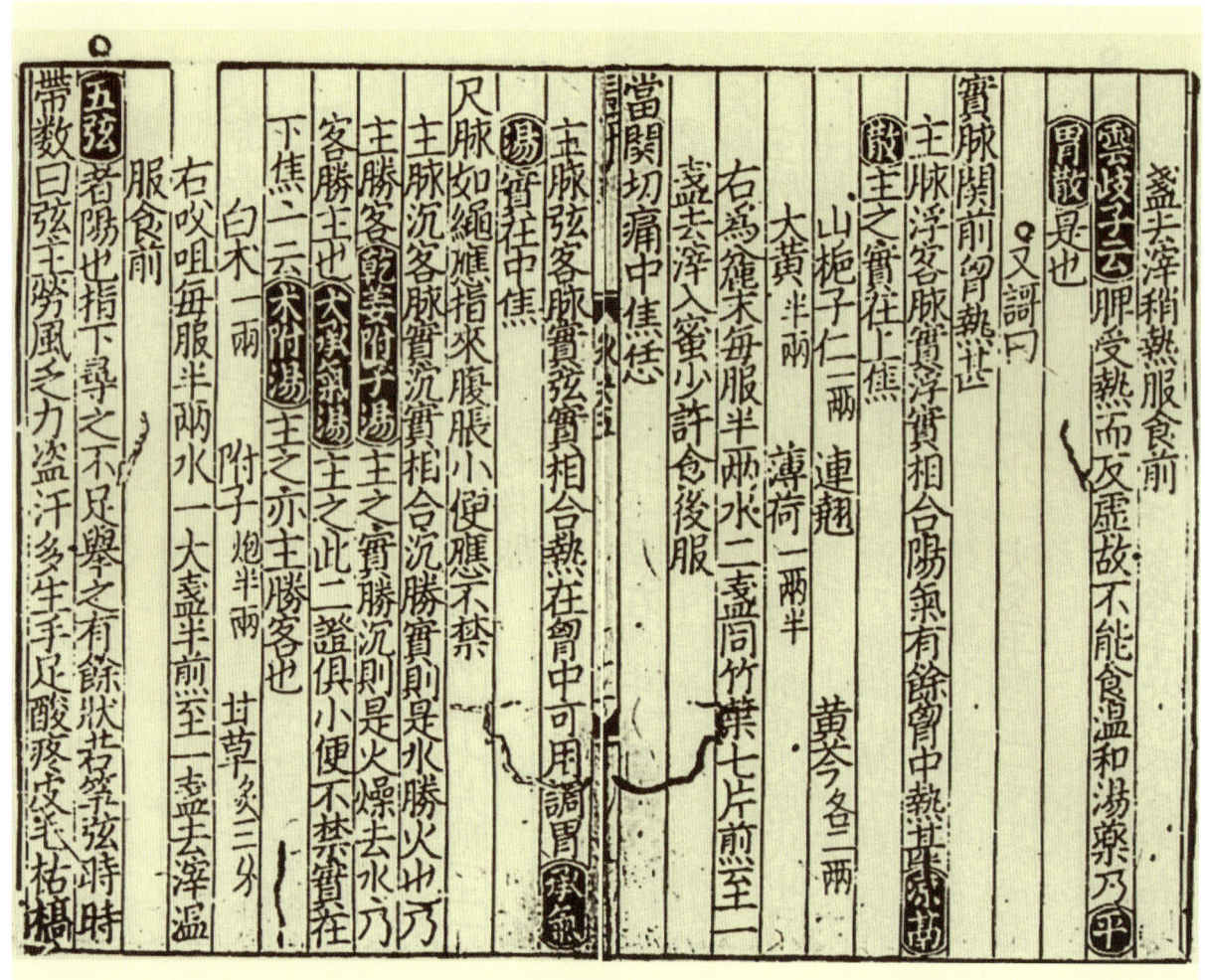

盏，去滓，稍热服，食前。

云岐子云：脾受热而反虚，故不能食。温和汤药乃**平胃散**是也。

又歌曰：

实脉关前胸热甚，

主脉浮，客脉实，浮实相合，阳气有余，胸中热甚，**凉膈散**主之。实在上焦。

山栀子仁一两　连翘　黄芩各二两　大黄半两　薄荷一两半

上为粗末。每服半两，水二盏，同竹叶七片，煎至一盏，去滓，入蜜少许，食后服。

当关切痛中焦恁。

主脉弦，客脉实，弦实相合，热在胸中，可用调胃**承气汤**。实在中焦。

尺脉如绳应指来，腹胀小便应不禁。

主脉沉，客脉实，沉实相合，沉胜实，则是水胜火也，乃主胜客，**干姜附子汤**主之；实胜沉，则是火燥去水，乃客胜主也，**大承气汤**主之。此二证俱小便不禁，实在下焦。一云：**术附汤**主之，亦主胜客也。

白术一两　附子炮，半两　甘草炙，三钱

上咬咀。每服半两，水一大盏半，煎至一盏，去滓温服，食前。

五：弦者，阳也，指下寻之不足，举之有余，状若筝弦，时时带数，曰弦。主劳风乏力，盗汗多生，手足酸疼，皮毛枯槁。

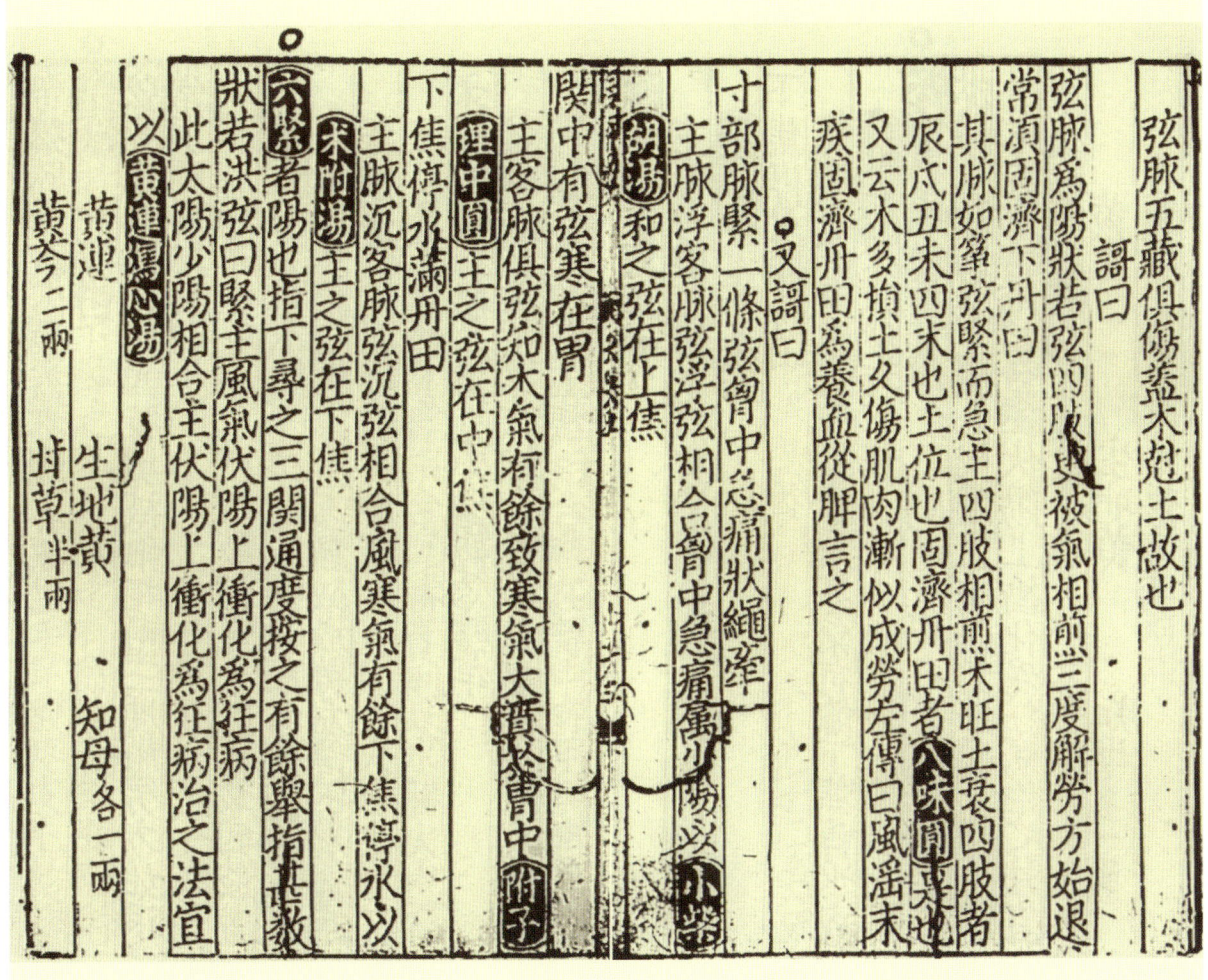

弦脉五脏俱伤，盖木克土故也。

歌曰：

弦脉为阳状若弦，四肢更被气相煎。三度解劳方始退，常须固济下丹田。

其脉如筝弦，紧而急，主四肢相煎，木旺土衰。四肢者，辰、戌、丑、未四末也，土位也。固济丹田者，**八味丸**是也。又云：木多损土，久伤肌肉，渐似成劳。《左传》曰：风淫末疾。固济丹田为养血，从脾言之。

又歌曰：

寸部脉紧一条弦，胸中急痛状绳牵。

主脉浮，客脉弦，浮弦相合，胸中急痛，属少阳，以**小柴胡汤**和之。弦在上焦。

关中有弦寒在胃，

主客脉俱弦，知木气有余，致寒气大实于胃中，**附子理中丸**主之。弦在中焦。

下焦停水满丹田。

主脉沉，客脉弦，沉弦相合，风寒气有余，下焦停水，以**术附汤**主之。弦在下焦。

六：**紧者，阳也，指下寻之，三关通度，按之有余，举指甚数，状若洪弦，曰紧。主风气伏，阳上冲，化为狂病。**

此太阳、少阳相合，主伏阳上冲，化为狂病。治之法，宜以**黄连泻心汤**。

黄连　生地黄　知母各一两　黄芩二两　甘草半两

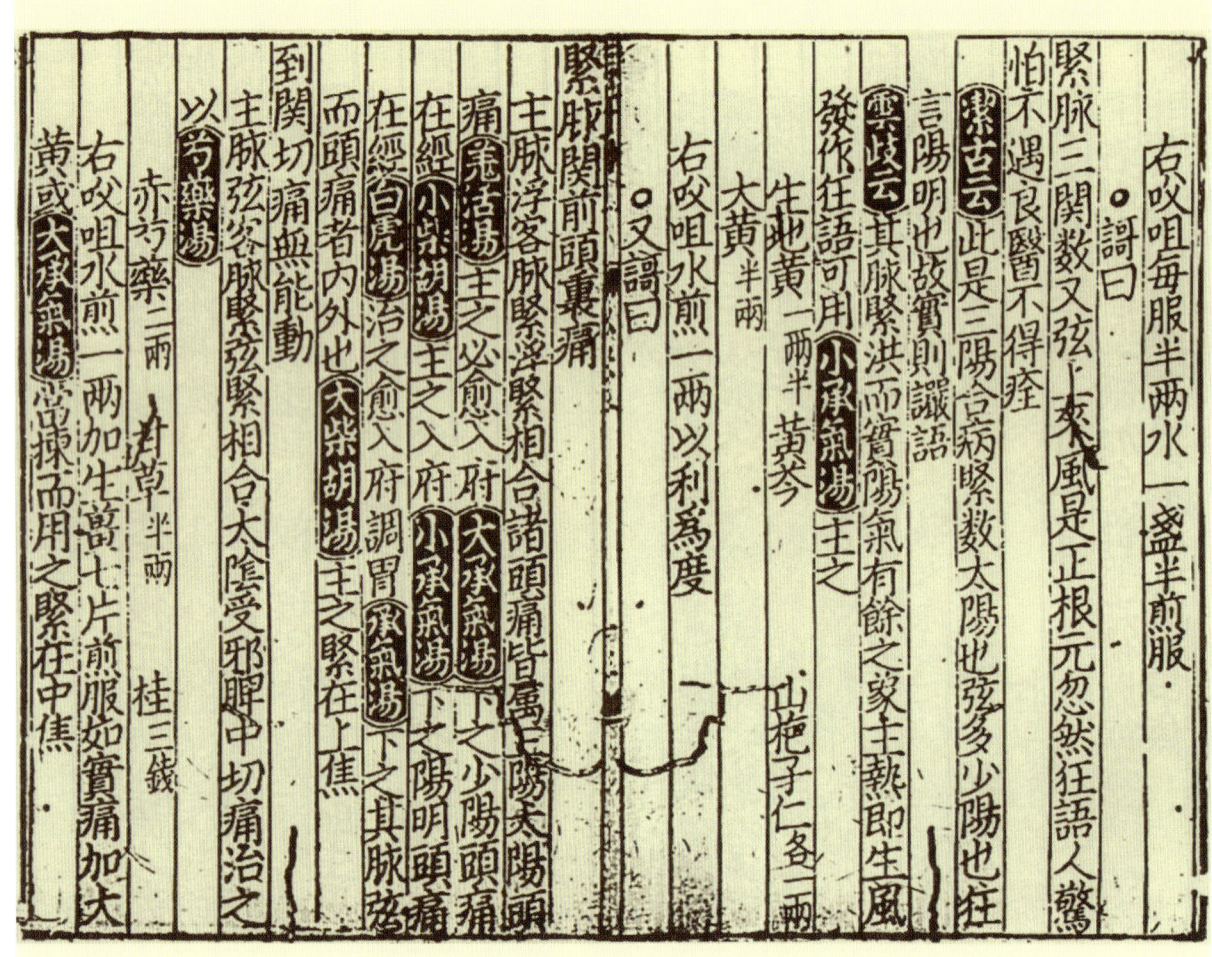

上㕮咀,每服半两,水一盏半,煎服。

歌曰:

紧脉三关数又弦,上来风是正根元。忽然狂语人惊怕,不遇良医不得痊。

洁古云:此是三阳合病。紧、数,太阳也;弦多,少阳也;狂言,阳明也。故实则谵语。

云岐云:其脉紧洪而实,阳气有余之象。主热即生风,发作狂语,可用**小承气汤**主之。

生地黄一两半　黄芩　山栀子仁各一两　大黄半两

上㕮咀,水煎一两,以利为度。

又歌曰:

紧脉关前头里痛,

主脉浮,客脉紧,浮紧相合,诸头痛皆属三阳。太阳头痛,**羌活汤**主之,必愈;入腑,**大承气汤**下之。少阳头痛在经,**小柴胡汤**主之;入腑,**小承气汤**下之。阳明头痛在经,**白虎汤**治之愈;入腑,调胃**承气汤**下之。其脉弦而头痛者,内外也,**大柴胡汤**主之。紧在上焦。

到关切痛无能动。

主脉弦,客脉紧,弦紧相合,太阴受邪,脾中切痛,治之以**芍药汤**。

赤芍药二两　甘草半两　桂三钱

上㕮咀,水煎一两,加生姜七片煎服。如实痛,加大黄,或**大承气汤**,当拣而用之。紧在中焦。

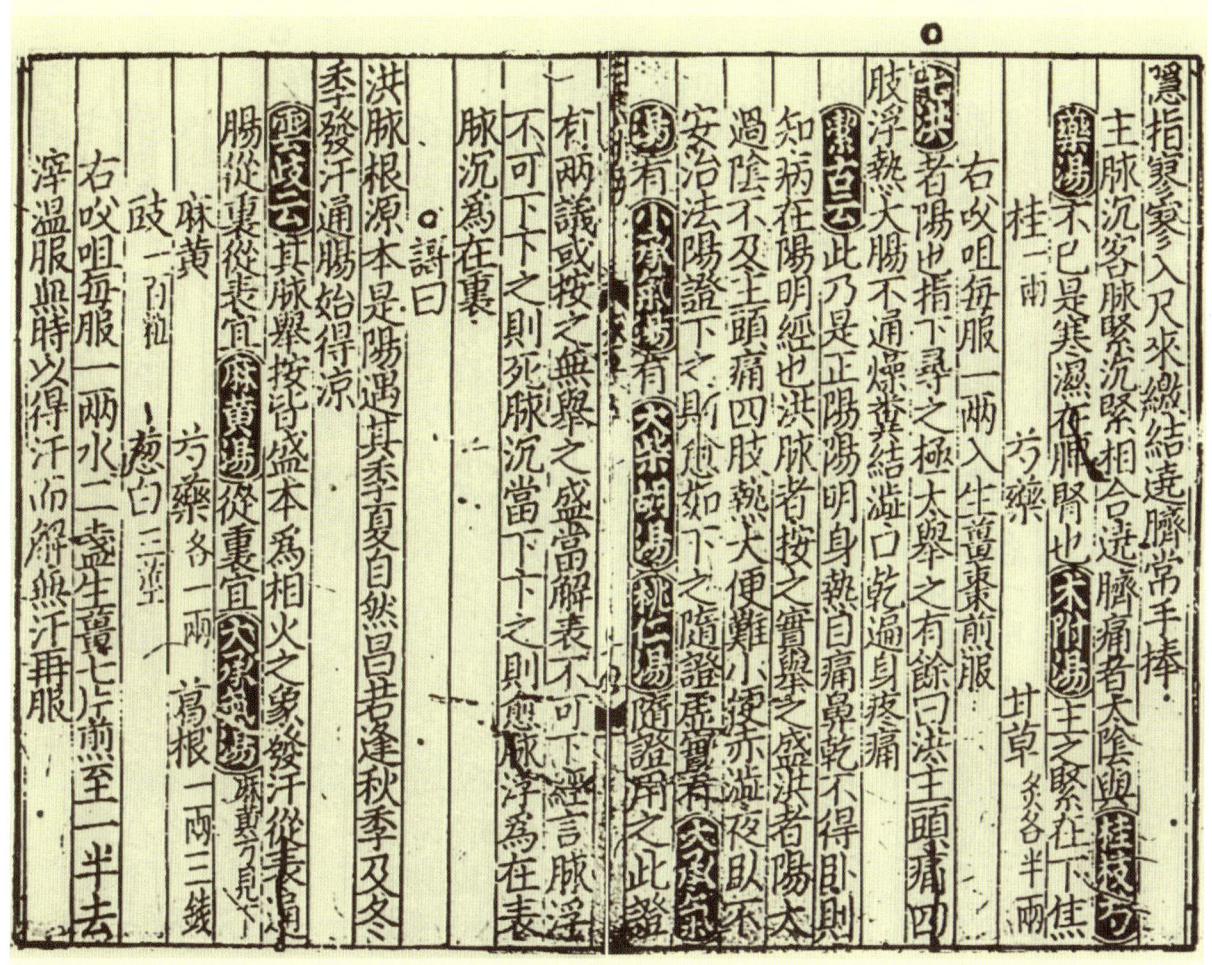

隐指寥寥入尺来，缴结绕脐常手捧。

主脉沉，客脉紧，沉紧相合，绕脐痛者，太阴，与**桂枝芍药汤**。不已，是寒湿在脾肾也，**术附汤**主之。紧在下焦。

桂一两　芍药　甘草炙，各半两

上㕮咀。每服一两，入生姜、枣煎服。

七：**洪者，阳也，指下寻之极大，举之有余，曰洪。主头痛，四肢浮热，大肠不通，燥粪结涩，口干，遍身疼痛。**

洁古云：此乃是正阳阳明，身热，目痛，鼻干，不得卧，则知病在阳明经也。洪脉者，按之实，举之盛。洪者，阳太过，阴不及，主头痛，四肢热，大便难，小便赤涩，夜卧不安，治法：阳证下之则愈。如下之，随证虚实，有**大承气汤**，有**小承气汤**、有**大柴胡汤**、**桃仁汤**，随证用之。此证有两议，或按之无，举之盛，当解表，不可下。经言：脉浮不可下，下之则死；脉沉当下，下之则愈。脉浮为在表，脉沉为在里。

歌曰：

洪脉根源本是阳，遇其季夏自然昌。若逢秋季及冬季，发汗通肠始得凉。

云岐云：其脉举按皆盛，本为相火之象，发汗从表，通肠从里。从表宜**麻黄汤**，从里宜**大承气汤**。麻黄方见下。

麻黄　芍药各一两　葛根一两三钱　豉一百粒　葱白三茎

上㕮咀。每服一两，水二盏，生姜七片，煎至一半，去滓温服，无时。以得汗而解，无汗再服。

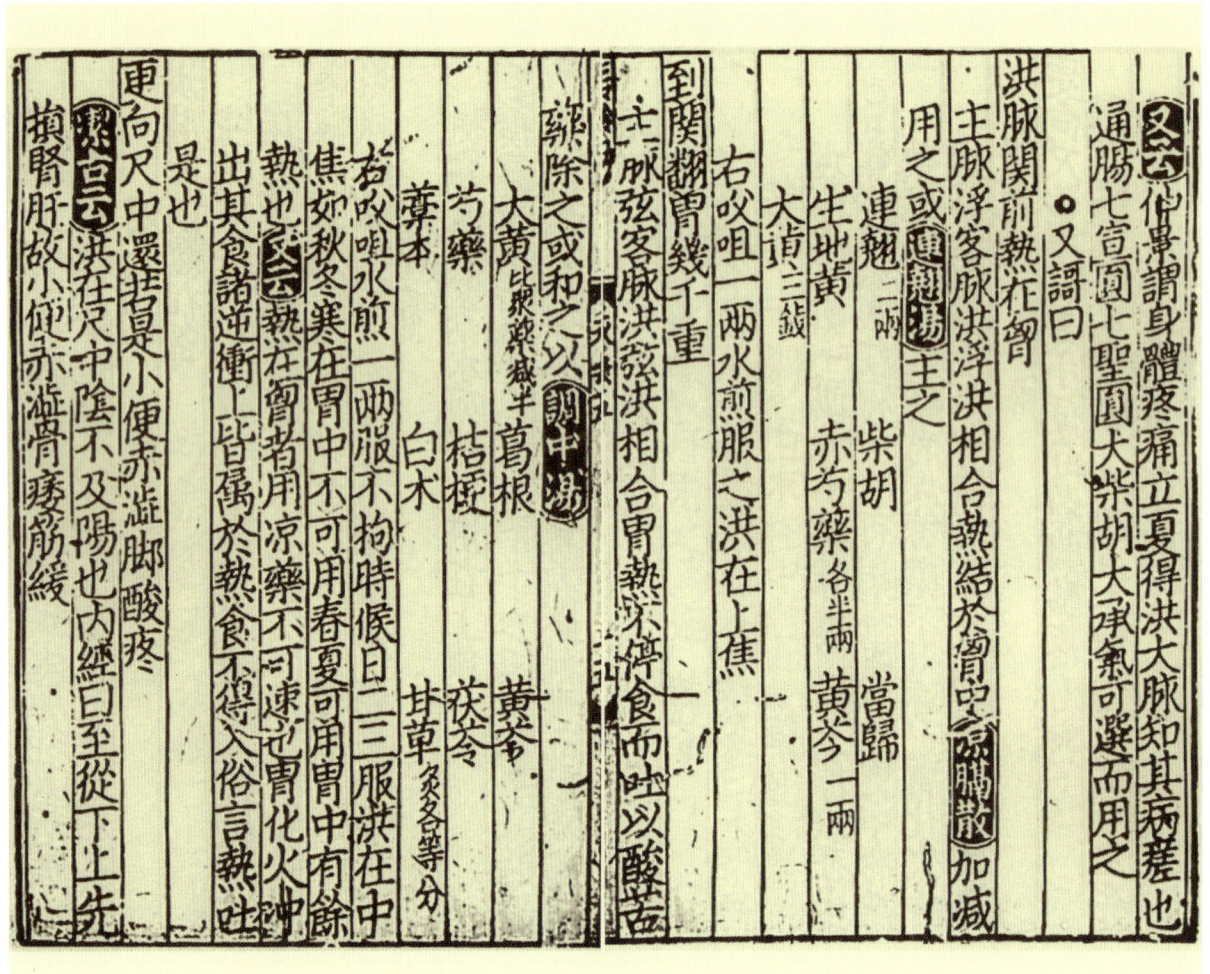

又云：仲景谓身体疼痛，立夏得洪大脉，知其病瘥也。通肠七宣丸、七圣丸、大柴胡、大承气，可选而用之。

又歌曰：

洪脉关前热在胸，

主脉浮，客脉洪，浮洪相合，热结于胸中，**凉膈散**加减用之，或**连翘汤**主之。

连翘二两　柴胡　当归　生地黄　赤芍药各半两　黄芩一两　大黄三钱

上㕮咀。一两，水煎服之。洪在上焦。

到关翻胃几千重。

主脉弦，客脉洪，弦洪相合，胃热，不停食而吐，以酸苦药除之，或和之以**调中汤**。

大黄比众药减半　葛根　黄芩　芍药　桔梗　茯苓　藁本　白术　甘草炙，各等分

上㕮咀。水煎一两服，不拘时候，日二三服。洪在中焦。如秋冬寒在胃中不可用，春夏可用，胃中有余热也。**又云**：热在胸者，用凉药不可速也。胃化火冲出其食，诸逆冲上，皆属于热。食不得入，俗言热吐是也。

更向尺中还若是，小便赤涩脚酸疼。

洁古云：洪在尺中，阴不及阳也。《内经》曰：至从下上，先损肾肝，故小便赤涩，骨痿筋缓。

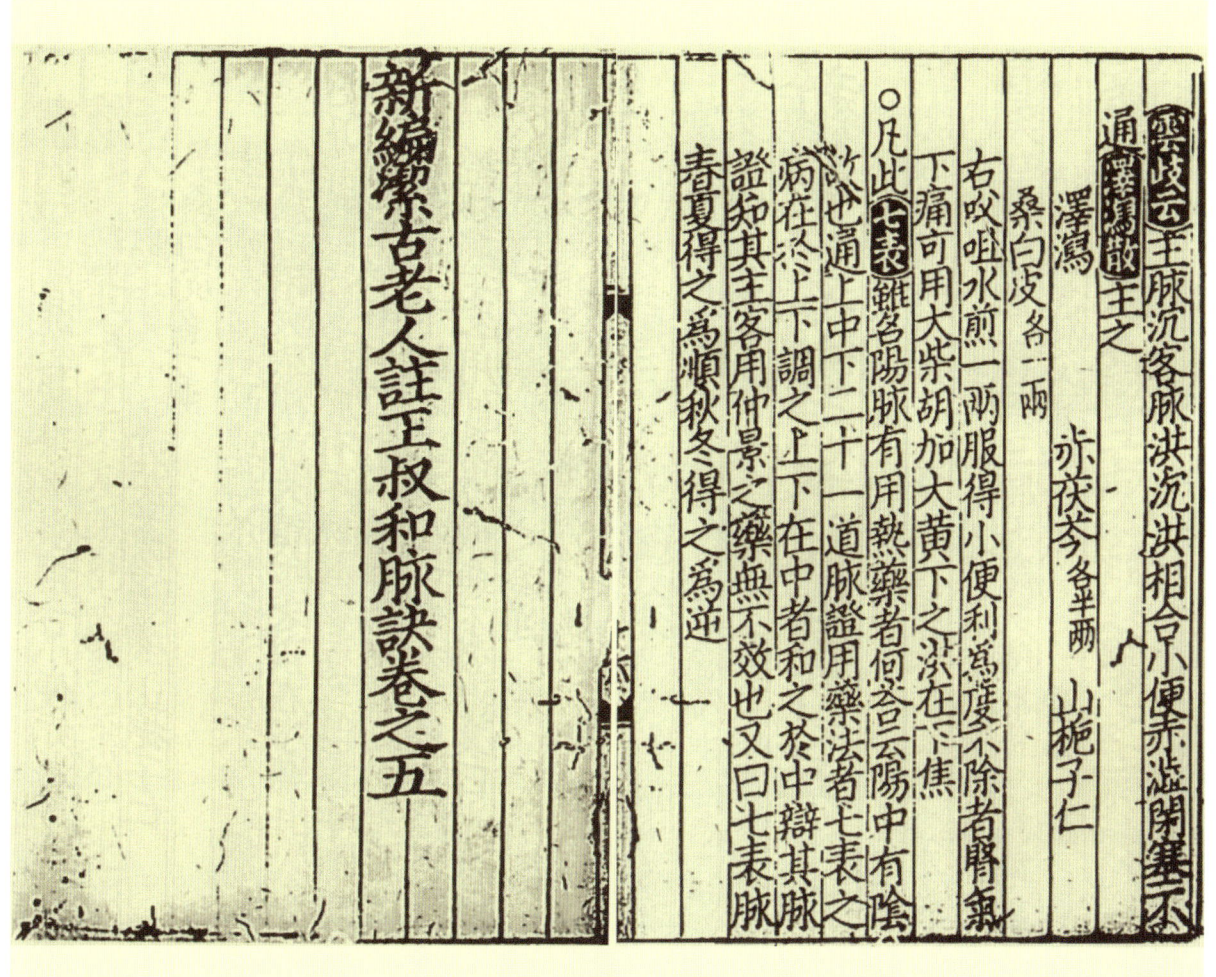

云岐云：主脉沉，客脉洪，沉洪相合，小便赤涩，闭塞不通，**泽泻散**主之。

泽泻　赤茯苓各半两　山栀子仁　桑白皮各一两

上吹咀。水煎一两服。得小便利为度。不除者，肾气下痛，可用大柴胡加大黄下之。洪在下焦。

○凡此**七表**，虽名阳脉，有用热药者何？答云：阳中有阴故也。通上中下二十一道脉证用药法者，七表之病，在于上下，调之上下，在中者和之于中。辨其脉证，知其主客，用仲景之药，无不效也。又曰：七表脉，春夏得之为顺，秋冬得之为逆。

新编洁古老人注王叔和脉诀卷之五

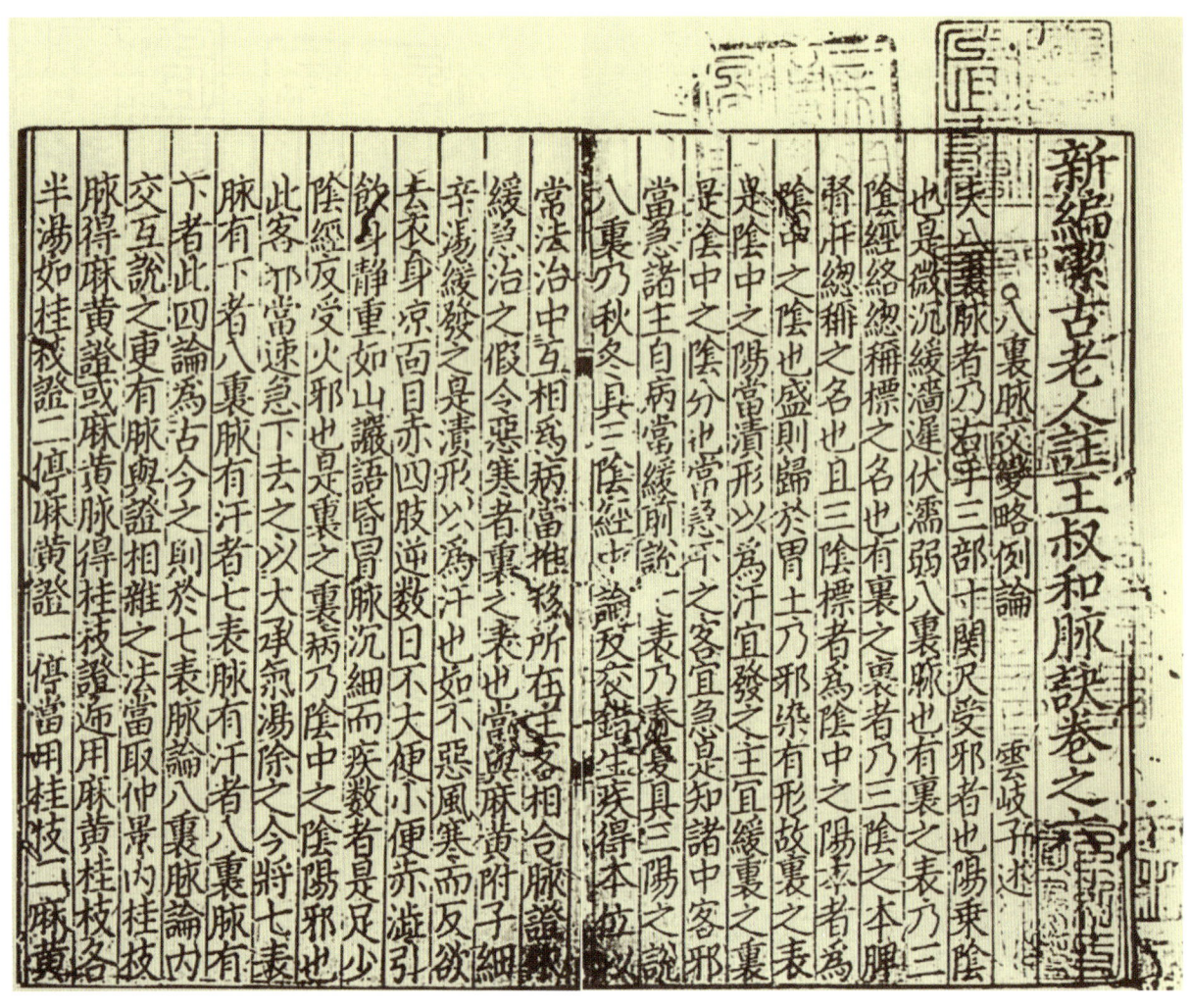

新编洁古老人注王叔和脉诀卷之六

八里脉交变略例论 云岐子述

夫八里脉者，乃右手三部寸、关、尺受邪者也。阳乘阴也，是微、沉、缓、涩、迟、伏、濡、弱八里脉也。有里之表，乃三阴经络总称，标之名也；有里之里者，乃三阴之本，脾、肾、肝总称之名也。且三阴标者，为阴中之阳；本者，为阴中之阴也。盛则归于胃土，乃邪染有形，故里之表，是阴中之阳，当渍形以为汗，宜发之，主宜缓；里之里，是阴中之阴分也，当急下之。客宜急，是知诸中客邪当急；诸主自病当缓。前说七表，乃春夏具三阳之说。八里，乃秋冬，具三阴，经中论反交错生疾，得本位，以常法治。中互相为病，当推移所在。主客相合，脉证依缓急治之。假令恶寒者，里之表也。当与麻黄附子细辛汤缓发之，是渍形以为汗也。如不恶风寒，而反欲去衣身凉，面目赤，四肢逆，数日不大便，小便赤涩，引饮，身静重如山，谵语，昏冒，脉沉细而疾数者，是足少阴经反受火邪也，是里之里病，乃阴中之阴。阳邪也，此客邪，当速急下去之，以大承气汤除之。今将七表脉有下者，八里脉有汗者，七表脉有汗者，八里脉有下者，此四论，为古今之则，于七表脉论，八里脉论内，交互说之。更有脉与证相杂之法，当取仲景内桂枝脉得麻黄证，或麻黄脉得桂枝证，递用麻黄桂枝各半汤。如桂枝证二停，麻黄证一停，当用桂枝二麻黄

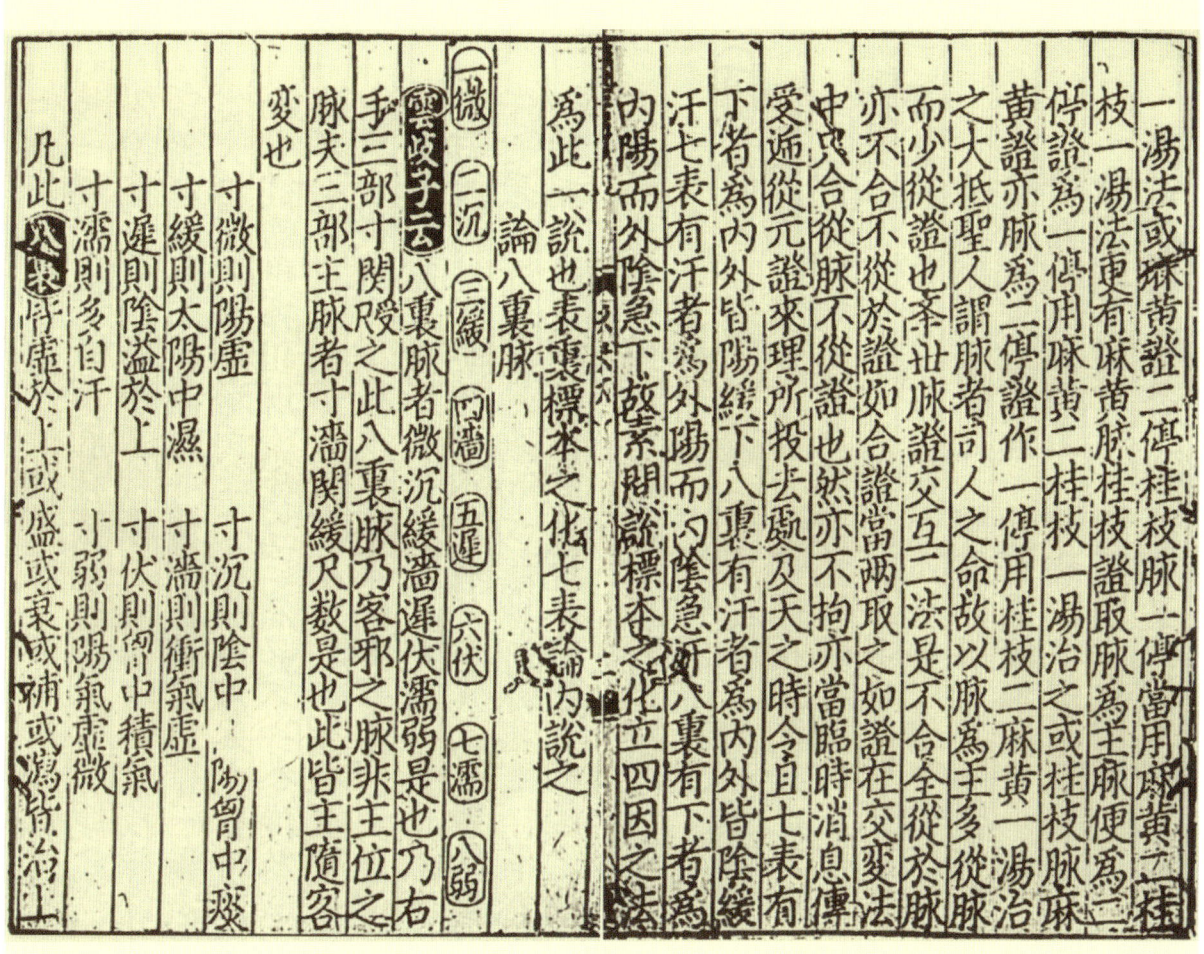

一汤法；或麻黄证二停，桂枝脉一停，当用麻黄二桂枝一汤法。更有麻黄脉桂枝证，取脉为主，脉便为二停，证为一停，用麻黄二桂枝一汤治之；或桂枝脉麻黄证，亦脉为二停，证作一停，用桂枝二麻黄一汤治之。大抵圣人谓脉者，司人之命，故以脉为主，多从脉而少从证也。举世脉证交互二法，是不合全从于脉，亦不合不从于证。如合证，当两取之。如证在交变法中，只合从脉，不从证也。然亦不拘，亦当临时消息。传受递从，元证来理，所投去处，及天之时令。且七表有下者，为内外皆阳，缓下；八里有汗者，为内外皆阴，缓汗。七表有汗者，为外阳而内阴，急汗；八里有下者，为内阳而外阴，急下。故《素问》说标本之化，立四因之法，为此一说也。表里标本之化，七表论内说之。

论八里脉法[①]

一微　二沉　三缓　四涩　五迟　六伏　七濡　八弱

云岐子云：八里脉者，微、沉、缓、涩、迟、伏、濡、弱是也，乃右手三部寸关尺受之。此八里脉乃客邪之脉，非主位之脉。夫三部主脉者，寸涩、关缓、尺数是也，此皆主随客变也。

寸微则阳虚。　　　　　　寸沉则阴中伏阳，胸中痰。
寸缓则太阳中湿。　　　　寸涩则冲气虚。
寸迟则阴溢于上。　　　　寸伏则胸中积气。
寸濡则多自汗。　　　　　寸弱则阳气虚微。

凡此八里，皆虚于上。或盛或衰，或补或泻，皆治上

---

① 法：原无，据目录补。

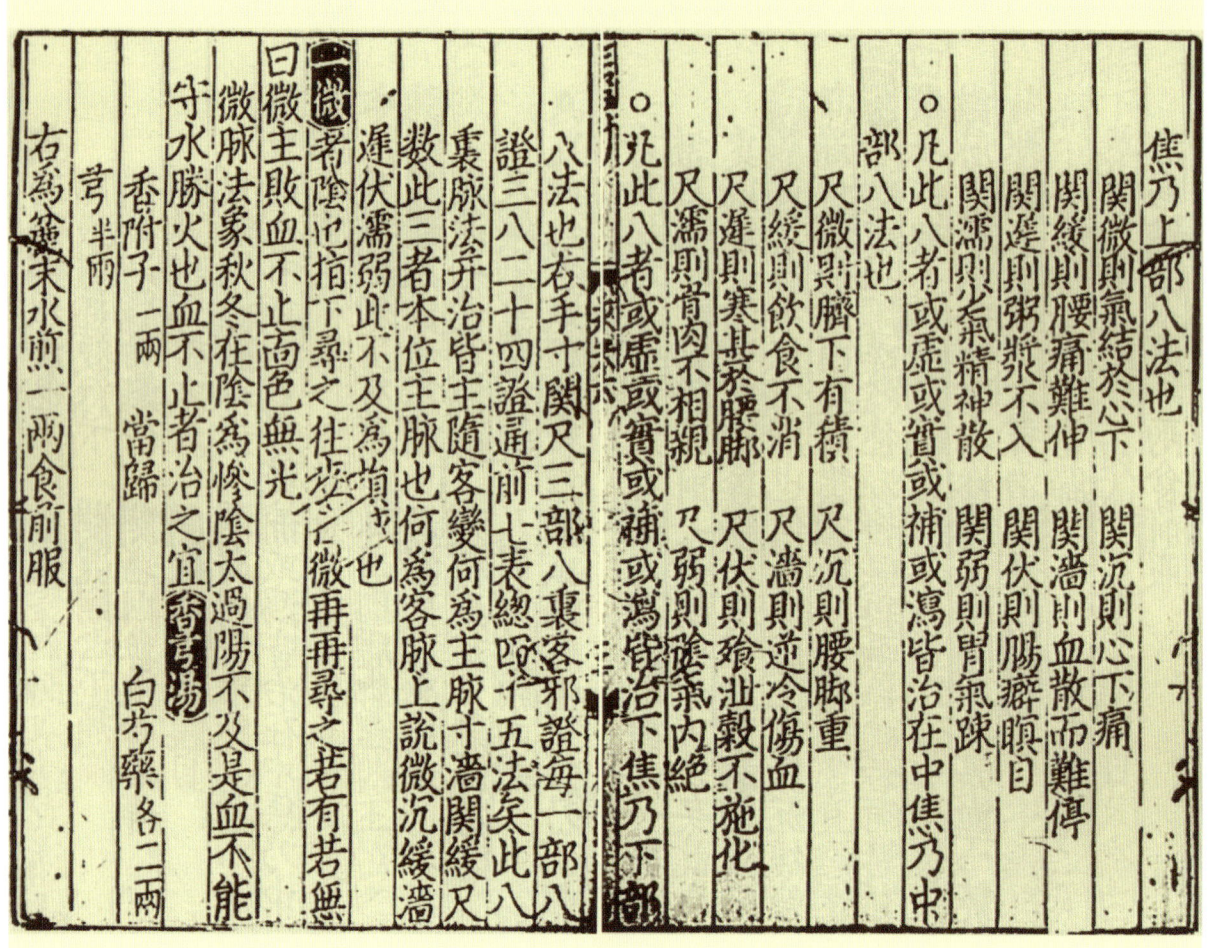

焦，乃上部八法也。

关微则气结于心下。　　关沉则心下痛。　　关缓则腰痛难伸。

关涩则血散而难停。　　关迟则粥浆不入。　　关伏则肠癖瞑目。

关濡则少气精神散。　　关弱则胃气疏。

○凡此八者，或虚或实，或补或泻，皆治在中焦，乃中部八法也。

尺微则脐下有积。　　尺沉则腰脚重。　　尺缓则饮食不消。

尺涩则逆冷伤血。　　尺迟则寒甚于腰脚。　　尺伏则飧泄，谷不施化。

尺濡则骨肉不相亲。　　尺弱则阴气内绝。

○凡此八者，或虚或实，或补或泻，皆治下焦，乃下部八法也。右手寸关尺三部，八里客邪证，每一部八证，三八二十四证，通前七表，总四十五法矣。此八里脉法并治，皆主随客变。何为主脉？寸涩、关缓、尺数。此三者，本位主脉也。何为客脉？上说微、沉、缓、涩、迟、伏、濡、弱，此不及，为损脉也。

一：微者，阴也，指下寻之，往来极微；再再寻之，若有若无，曰微。主败血不止，面色无光。

微脉法象秋冬，在阴为惨。阴太过、阳不及，是血不能守，水胜火也。血不止者，治之宜**香芎汤**。

香附子一两　当归　白芍药各二两　芎半两

上为粗末。水煎一两，食前服。

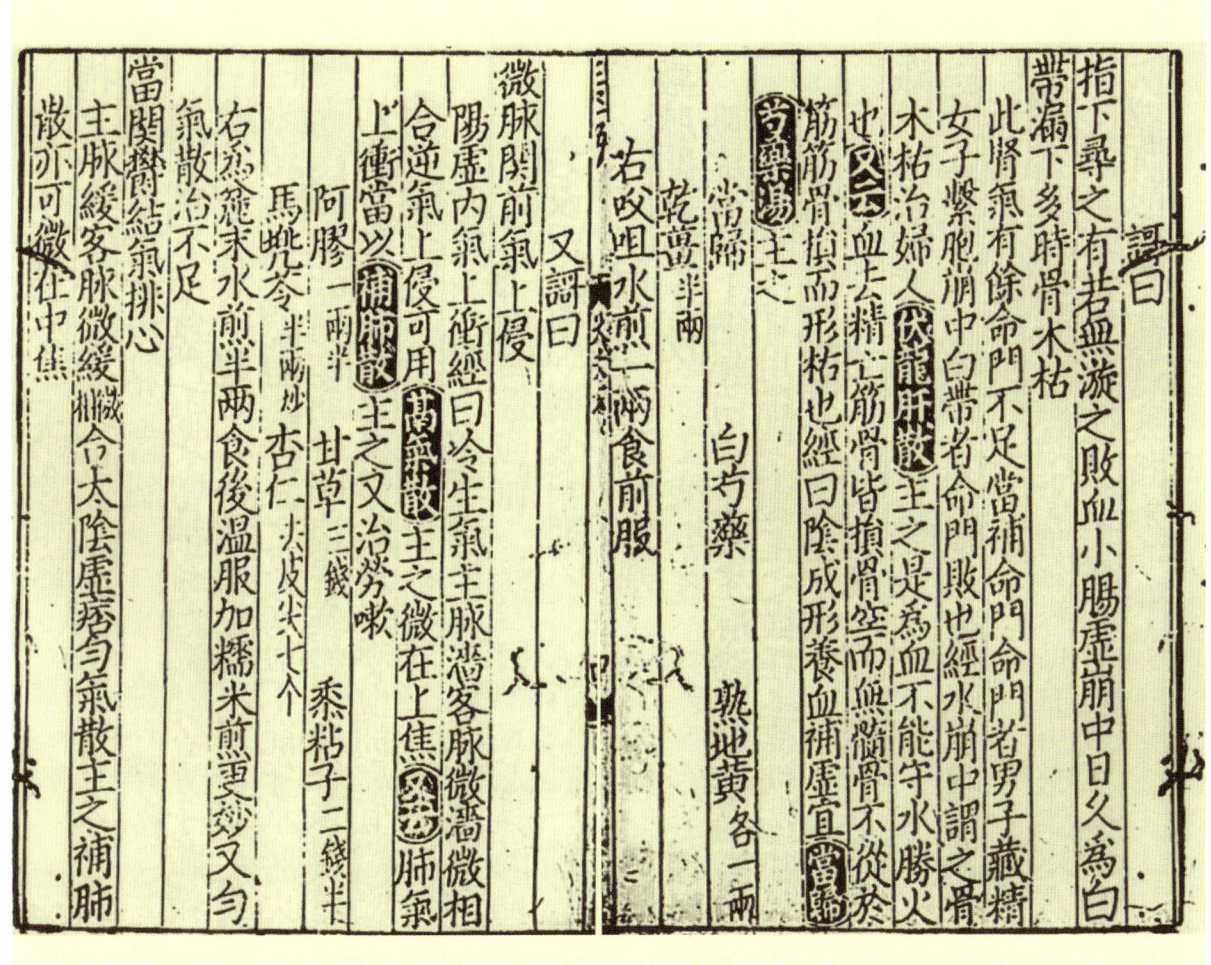

歌曰：

指下寻之有若无，漩之败血小肠虚。崩中日久为白带，漏下多时骨木枯。

此肾气有余，命门不足，当补命门。命门者，男子藏精，女子系胞。崩中白带者，命门败也。经水崩中，谓之骨木枯。治妇人，**伏龙肝散**主之。是为血不能守，水胜火也。**又云**：血去精亡，筋骨皆损，骨空而无髓，骨不从于筋，筋骨损而形枯也。经曰：阴成形。养血补虚，宜**当归芍药汤**主之。

当归　白芍药　熟地黄各一两　干姜半两

上咬咀。水煎一两，食前服。

又歌曰：

微脉关前气上侵，

阳虚内气上冲。经曰：冷生气。主脉涩，客脉微，涩微相合，逆气上侵。可用**膈气散**主之。微在上焦。**又云**：肺气上冲，当以**补肺散**主之，又治劳嗽。

阿胶一两半　甘草三钱　黍粘子二钱半　马兜铃半两，炒　杏仁去皮尖，七个

上为粗末。水煎半两，食后温服。加糯米煎更妙。又匀气散，治不足。

当关郁结气排心。

主脉缓，客脉微，缓微相合，太阴虚痞，匀气散主之，补肺散亦可。微在中焦。

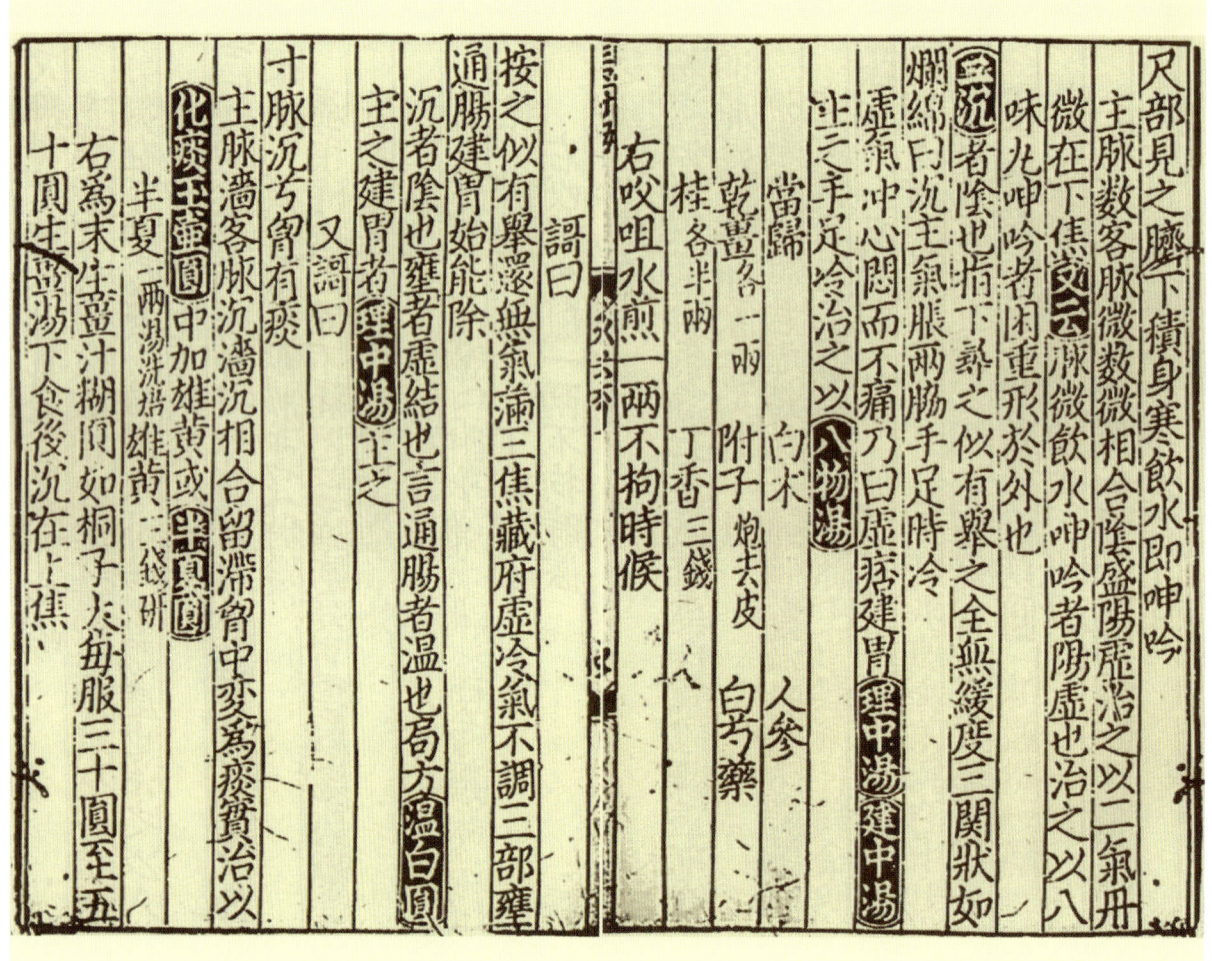

尺部见之脐下积，身寒饮水即呻吟。

主脉数，客脉微，数微相合，阴盛阳虚，治之以二气丹。微在下焦。**又云**：脉微，饮水呻吟者，阳虚也，治之以八味丸。呻吟者，困重形于外也。

二：沉者，阴也，指下寻之似有，举之全无，缓度三关，状如烂绵，曰沉。主气胀两胁，手足时冷。虚气冲心，闷而不痛，乃曰虚痞，建胃**理中汤**、**建中汤**主之。手足冷，治之以八物汤。

当归　白术　人参　干姜各一两　附子炮去皮　白芍药　桂各半两　丁香三钱

上咬咀。水煎一两，不拘时候。

歌曰：

按之似有举还无，气满三焦脏腑虚。冷气不调三部壅，通肠健胃始能除。

沉者阴也，壅者虚结也。言通肠者，温也，《局方》**温白丸**主之。健胃者，**理中汤**主之。

又歌曰：

寸脉沉兮胸有痰。

主脉涩，客脉沉，涩沉相合，留滞胸中，变为痰实，治以**化痰玉壶丸**中加雄黄，或**半夏丸**。

半夏一两，汤洗，焙　雄黄三钱，研

上为末。生姜汁糊丸，如桐子大。每服三十丸至五十丸，生姜汤下，食后。沉在上焦。

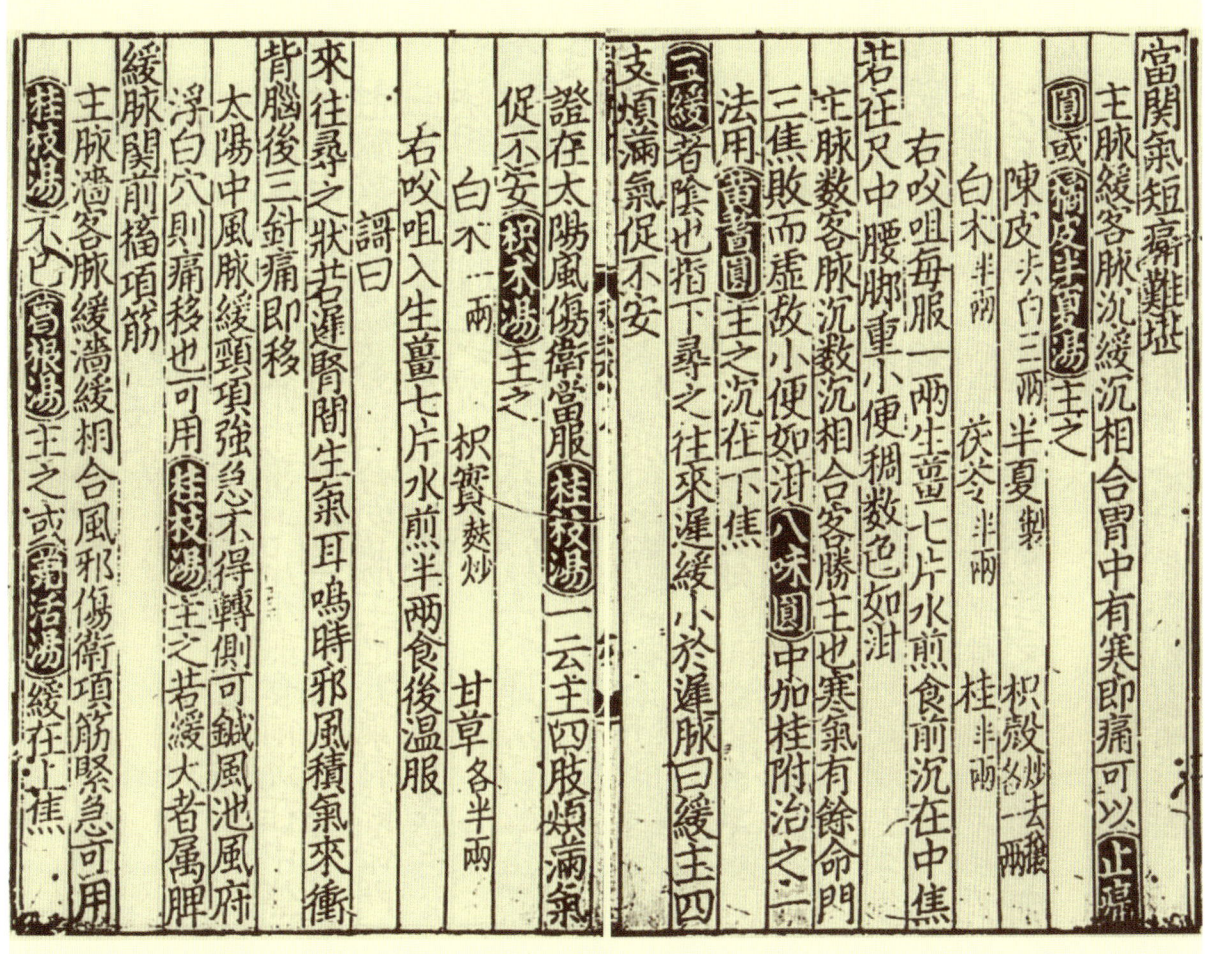

当关气短痛难堪。

主脉缓，客脉沉，缓沉相合，胃中有寒即痛，可以**止痛丸**或**橘皮半夏汤**主之。

陈皮去白，三两　半夏制　枳壳炒，去瓤，各一两　白术半两　茯苓半两　桂半两

上㕮咀。每服一两，生姜七片，水煎，食前。沉在中焦。

若在尺中腰脚重，小便稠数色如泔。

主脉数，客脉沉，数沉相合，客胜主也。寒气有余，命门、三焦败而虚，故小便如泔。八味丸中加桂、附治之。一法：用**黄耆丸**主之。沉在下焦。

三：**缓者，阴也，指下寻之，往来迟缓，小于迟脉，曰缓。主四肢烦满，气促不安。**

证在太阳，风伤卫，当服**桂枝汤**。一云：主四肢烦满，气促不安，**枳术汤**主之。

白术一两　枳实麸炒　甘草各半两

上㕮咀。入生姜七片，水煎半两，食后温服。

歌曰：

来往寻之状若迟，肾间生气耳鸣时。邪风积气来冲背，脑后三针痛即移。

太阳中风，脉缓，颈项强急，不得转侧，可针风池、风府、浮白穴，则痛移也。可用**桂枝汤**主之。若缓大者，属脾。

缓脉关前搐项筋，

主脉涩，客脉缓，涩缓相合，风邪伤卫，项筋紧急，可用**桂枝汤**。不已，**葛根汤**主之，或**羌活汤**。缓在上焦。

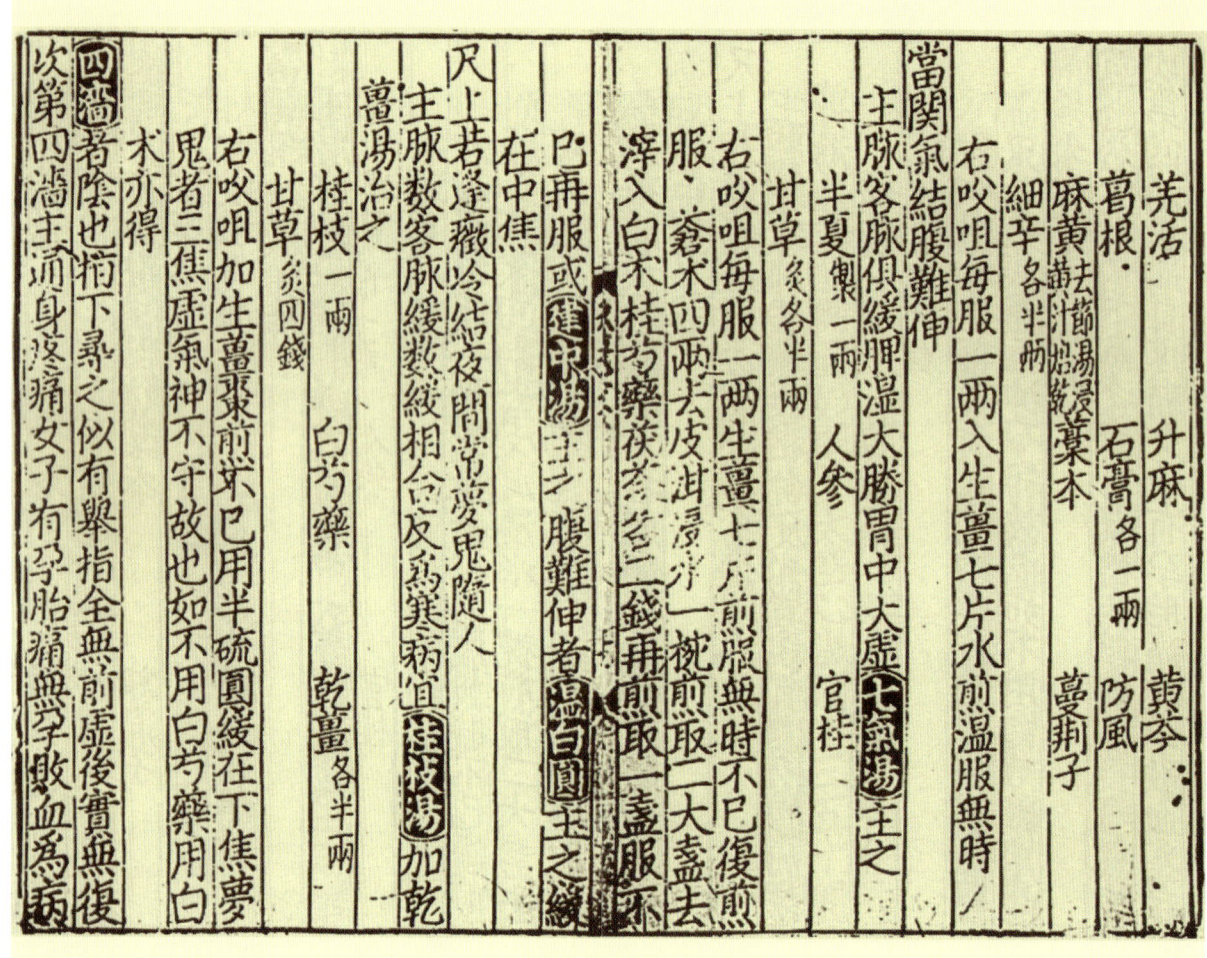

羌活 升麻 黄芩 葛根 石膏各一两 防风 麻黄去节,汤浸,黄汁焙干 藁本 蔓荆子 细辛各半两

上㕮咀。每服一两,入生姜七片,水煎温服,无时。

当关气结腹难伸。

主脉、客脉俱缓,脾湿大胜,胃中大虚,**七气汤**主之。

半夏制,一两 人参 官桂 甘草炙,各半两

上㕮咀。每服一两,生姜七片,煎服,无时。不已,复煎服散①。苍术四两,去皮,泔浸,水一碗,煎取二大盏,去滓,入白术、桂、芍药、茯苓各二钱,再煎取一盏服。不已再服。或**建中汤**主之。腹难伸者,**温白丸**主之。缓在中焦。

尺上若逢癥冷结,夜间常梦鬼随人。

主脉数,客脉缓,数缓相合,反为寒病,宜**桂枝汤**加干姜汤治之。

桂枝一两 白芍药 干姜各半两 甘草炙,四钱

上㕮咀。加生姜、枣煎。不已,用半硫丸。缓在下焦。梦鬼者,三焦虚,气神不守故也。如不用白芍药,用白术亦得。

四:涩者,阴也,指下寻之似有,举指全无,前虚后实,无复次第,曰②涩。主通身疼痛,女子有孕胎痛,无孕败血为病。

①散:底本版蚀,据《云岐子脉诀》补。
②曰:原作"四",据体例改。

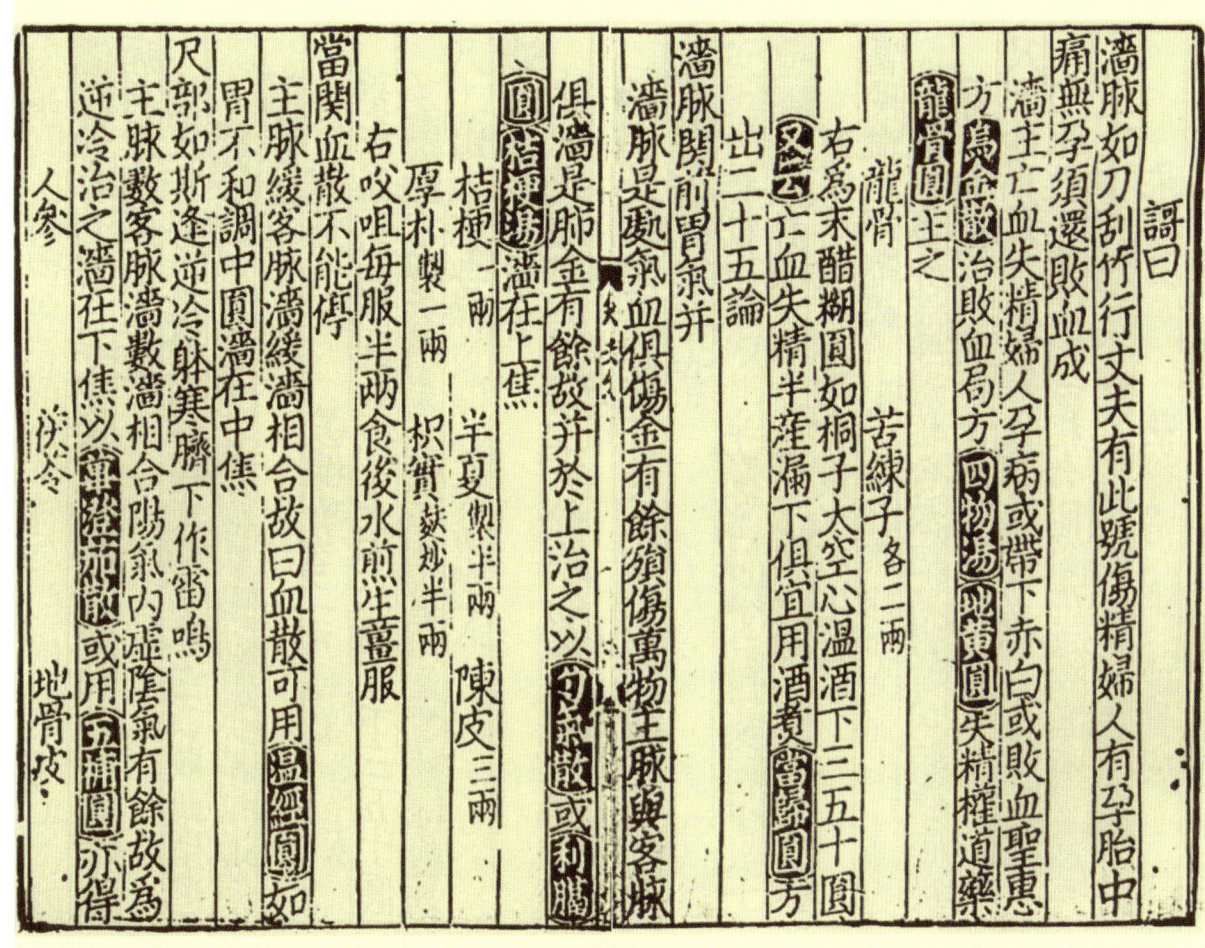

歌曰：

涩脉如刀刮竹行，丈夫有此号伤精；妇人有孕胎中痛，无孕须还败血成。

涩主亡血失精，妇人孕病，或带下赤白，或败血。《圣惠方》乌金散。治败血，《局方》四物汤、地黄丸。失精权道药，龙骨丸主之。

龙骨　苦楝子各二两

上为末。醋糊丸，如桐子大，空心温酒下三五十丸。

又云：亡血失精，半产漏下，俱宜用酒煮当归丸。方出二十五论。

涩脉关前胃气并，

涩脉，是处气血俱伤，金有余，损伤万物。主脉与客脉俱涩，是肺金有余，故并于上，治之以匀气散，或利膈丸、桔梗汤。涩在上焦。

桔梗一两　半夏制，半两　陈皮三两　厚朴制，一两　枳实麸炒，半两

上㕮咀。每服半两，食后水煎生姜服。

当关血散不能停。

主脉缓，客脉涩，缓涩相合，故曰血散，可用温经丸。如胃不和，调中丸。涩在中焦。

尺部如斯逢逆冷，体寒脐下作雷鸣。

主脉数，客脉涩，数涩相合，阳气内虚，阴气有余，故为逆冷。治之，涩在下焦，以荜澄茄散，或用五补丸亦得。

人参　茯苓　地骨皮

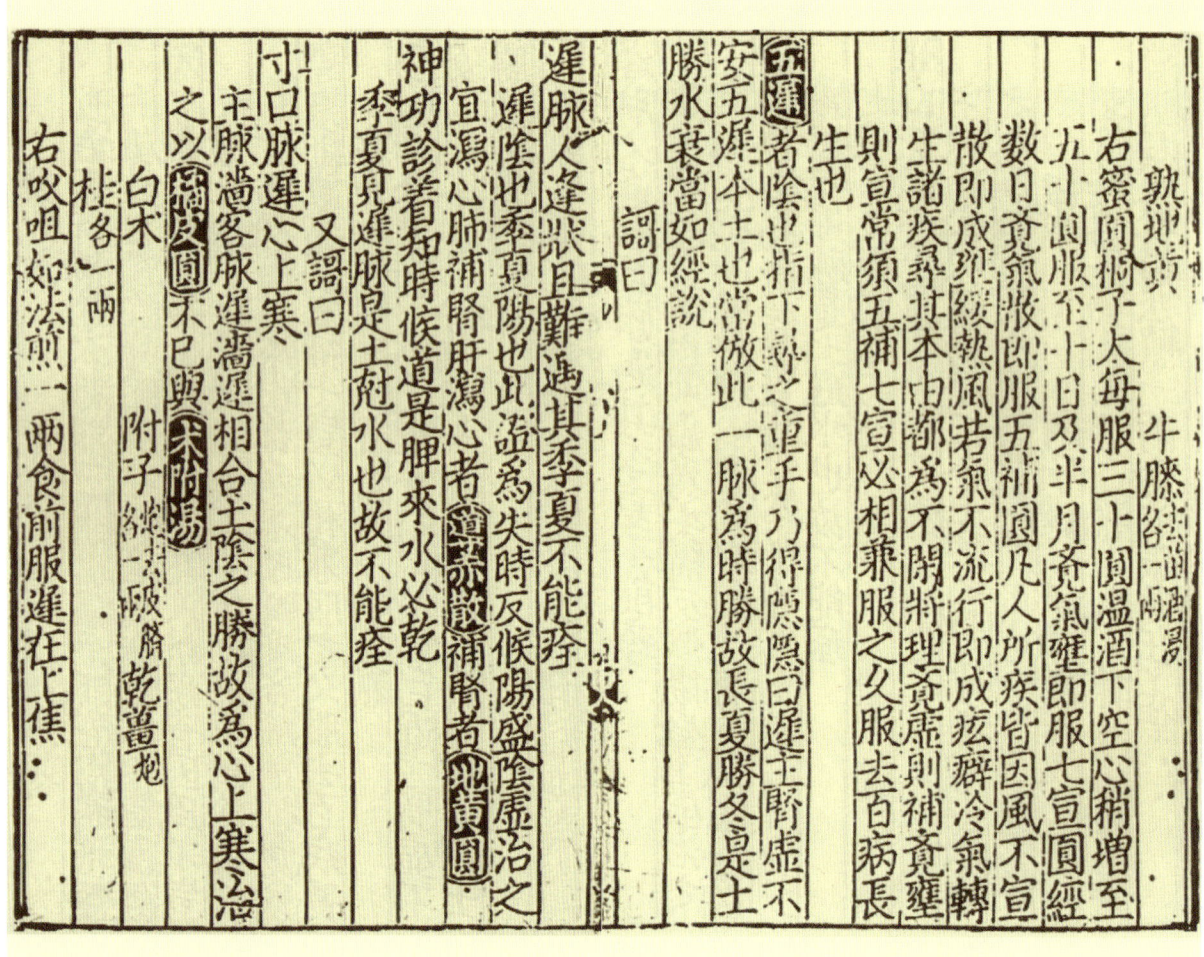

熟地黄　牛膝去苗，酒浸，各一两

上蜜丸，桐子大。每服三十丸，温酒下，空心。稍增至五十丸，服至十日及半月，觉气壅，即服七宣丸。经数日，觉气散，即服五补丸。凡人所疾，皆因风不宣散，即成壅缓热风。若气不流行，即成痃癖冷气，转生诸疾。寻其本由，都为不闲将理，觉虚则补，觉壅则宣，常须五补、七宣，必相兼服之。久服，去百病长生也。

五：迟者，阴也。指下寻之，重手乃得隐隐，曰迟。主肾虚不安。五迟本土也。当仿此一脉，为时胜，故长夏胜冬，是土胜水衰，当如经说。

歌曰：

迟脉人逢状且难，遇其季夏不能痊。

迟，阴也；季夏，阳也。此证为失时反候，阳盛阴虚，治之宜泻心肺，补肾肝。泻心者，导赤散；补肾者，地黄丸。

神功诊着知时候，道是脾来水必干。

季夏见迟脉，是土克水也，故不能痊。

又歌曰：

寸口脉迟心上寒，

主脉涩，客脉迟，涩迟相合，土阴之胜，故为心上寒，治之以橘皮丸。不已，与术附汤。

白术　附子炮，去皮脐，各一两　干姜炮　桂各一两

上㕮咀。如法煎一两，食前服。迟在上焦。

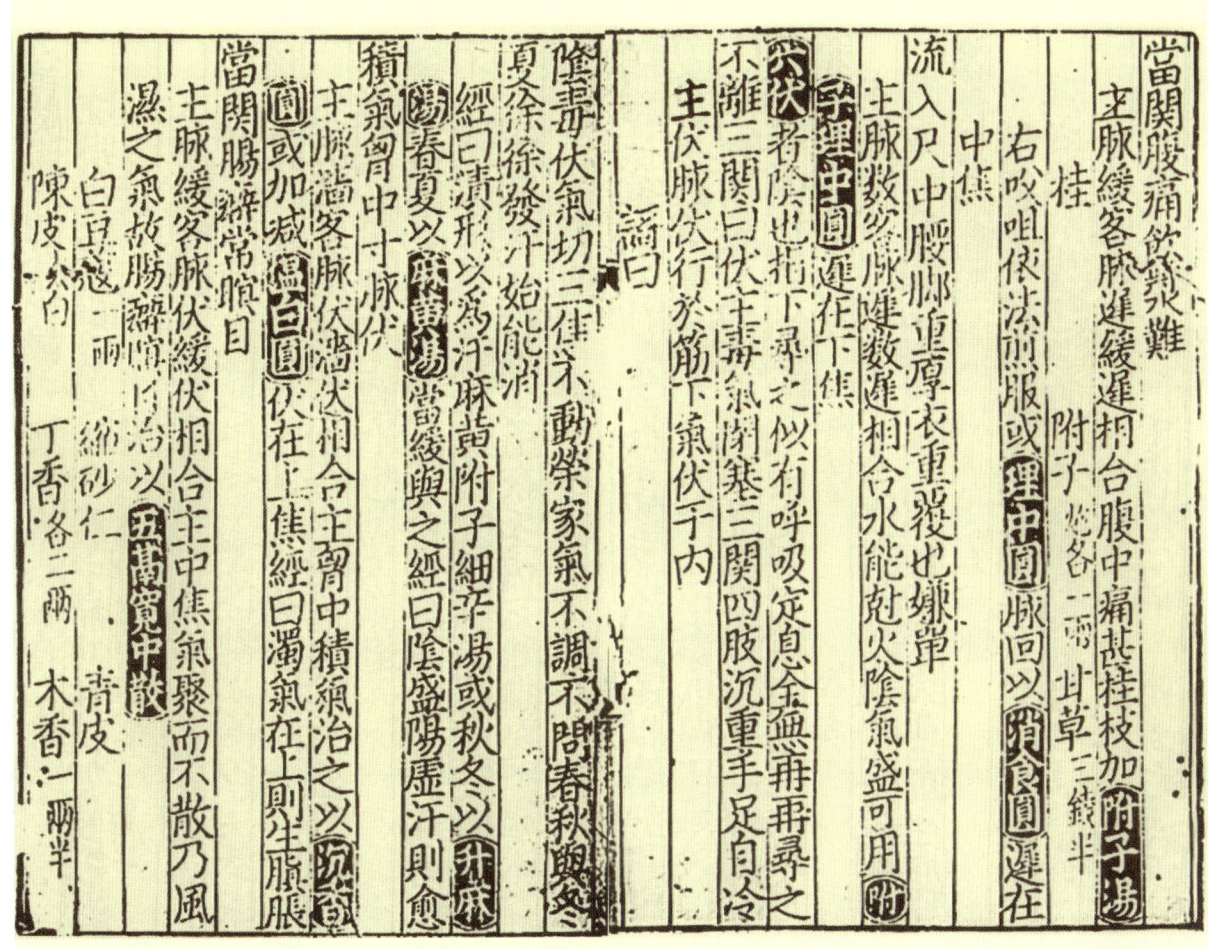

当关腹痛饮浆难。

主脉缓，客脉迟，缓迟相合，腹中痛甚，桂枝加**附子汤**。

桂　附子炮，各一两　甘草三钱半

上哎咀。依法煎服，或**理中丸**。脉回，以**消食丸**。迟在中焦。

流入尺中腰脚重，厚衣重覆也嫌单。

主脉数，客脉迟，数迟相合，水能克火，阴气盛，可用**附子理中丸**。迟在下焦。

六：伏者，阴也，指下寻之似有，呼吸定息全无。再再寻之，不离三关，曰伏。主毒气闭塞三关，四肢沉重，手足自冷。

主伏脉，伏行于筋下，气伏于内。

歌曰：

阴毒伏气切三焦，不动荣家气不调。不问春秋与冬夏，徐徐发汗始能消。

经曰：渍形以为汗，麻黄附子细辛汤。或秋冬以**升麻汤**，春夏以**麻黄汤**，当缓与之。经曰：阴盛阳虚，汗则愈。

积气胸中寸脉伏，

主脉涩，客脉伏，涩伏相合，主胸中积气。治之以**沉香丸**，或加减**温白丸**。伏在上焦。经曰：浊气在上，则生䐜胀。

当关肠癖常瞑目。

主脉缓，客脉伏，缓伏相合，主中焦气聚而不散，乃风湿之气，故肠癖瞑目。治以**五膈宽中散**。

白豆蔻一两　缩砂仁　青皮　陈皮去白　丁香各二两　木香一两半

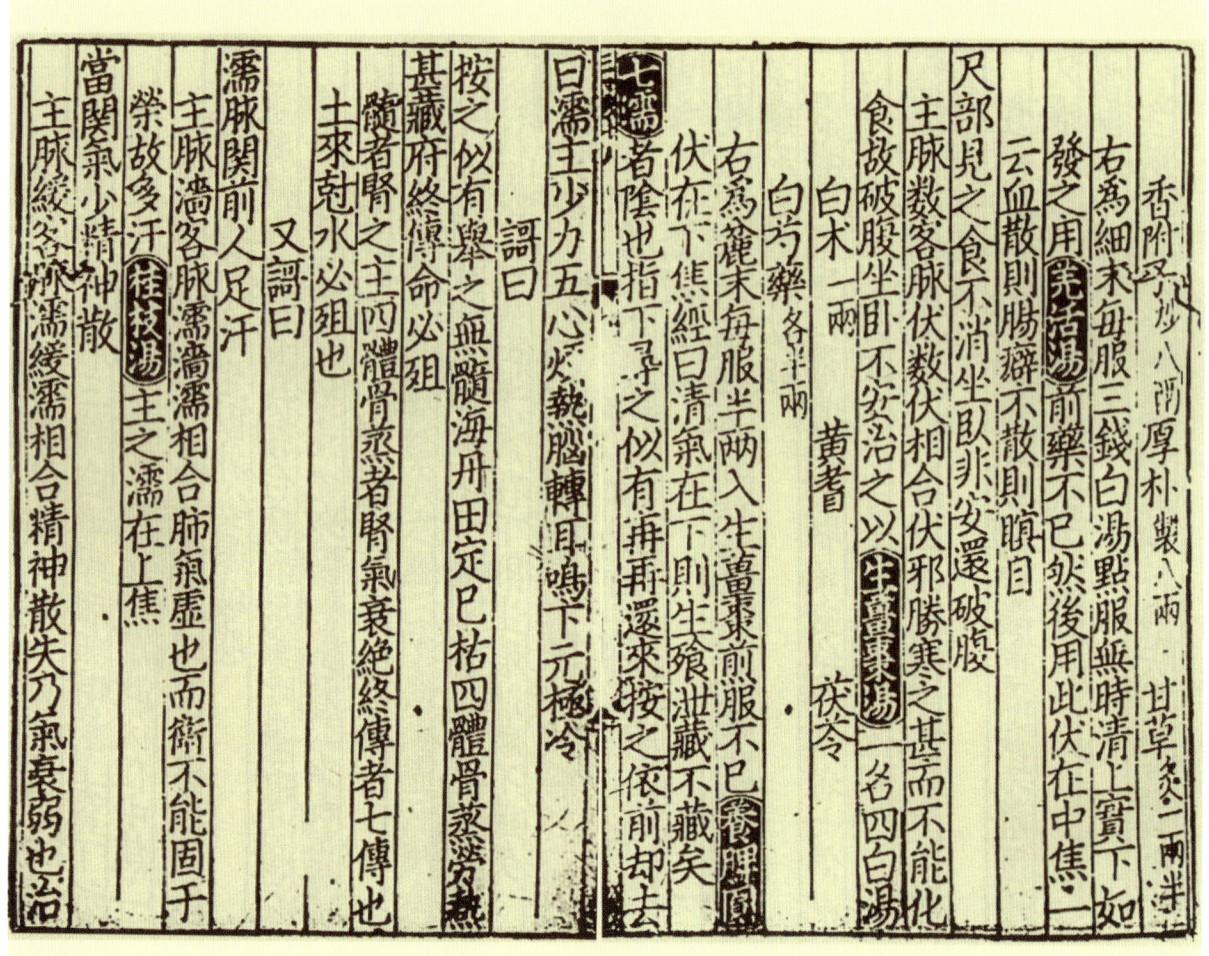

香附子炒，八两　厚朴制，八两　甘草炙，一两半

上为细末。每服三钱，白汤点服，无时。清上实下。如发之，用**羌活汤**。前药不已，然后用此。伏在中焦。一云：血散则肠癖，不散则瞑目。

尺部见之食不消，坐卧非安还破腹。

主脉数，客脉伏，数伏相合，伏邪胜，寒之甚而不能化食，故破腹，坐卧不安。治之以**生姜枣汤**，一名四白汤。

白术一两　黄耆　茯苓　白芍药各半两

上为粗末。每服半两，入生姜枣煎服。不已，**养脾丸**。伏在下焦。经曰：清气在下，则生飧泄，脏不藏矣。

七：濡者，阴也，指下寻之似有，再再还来，按之依前却去，曰濡。主少力，五心烦热，脑转耳鸣。下元极冷。

歌曰：

按之似有举之无，髓海丹田定已枯。四体骨蒸劳热甚，脏腑终传命必殂。

髓者，肾之主。四体骨蒸者，肾气衰绝。终传者，七传也。土来克水，必殂也。

又歌曰：

濡脉关前人足汗，

主脉涩，客脉濡，涩濡相合，肺气虚也。而卫不能固于荣，故多汗，**桂枝汤**主之。濡在上焦。

当关气少精神散。

主脉缓，客脉濡，缓濡相合，精神散失，乃气衰弱也。治

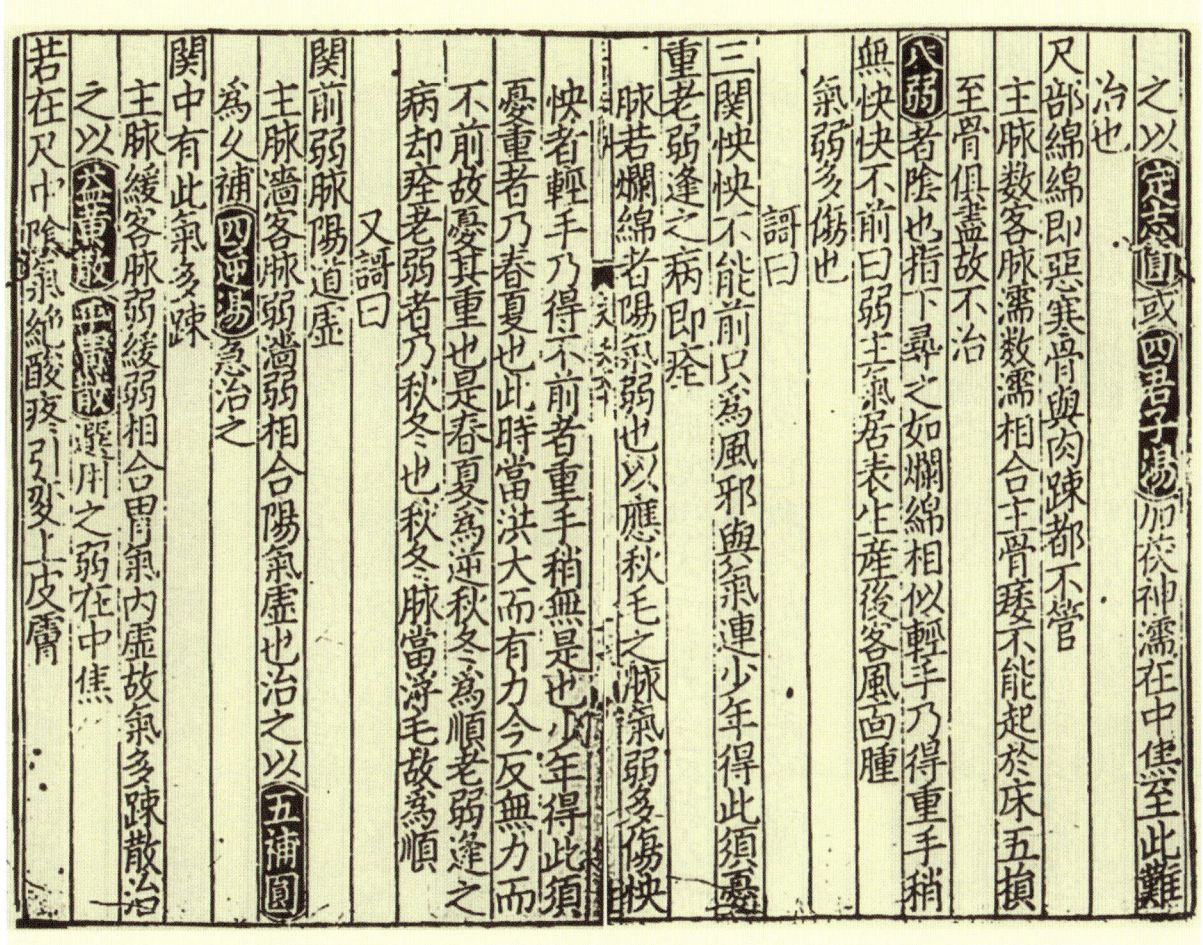

之以**定志丸**，或**四君子汤**加茯神。濡在中焦，至此难治也。

尺部绵绵即恶寒，骨与肉疏都不管。

主脉数，客脉濡，数濡相合，主骨痿不能起于床，五损至骨俱尽，故不治。

八：弱者，阴也。指下寻之，如烂绵相似，轻手乃得，重手稍无，怏怏[①]**不前，曰弱。主气居表，生产后客风面肿。**

气弱多伤也。

歌曰：

三关怏怏不能前，只为风邪与气连。少年得此须忧重，老弱逢之病即痊。

脉若烂绵者，阳气弱也。以应秋毛之脉，气弱多伤。怏怏者，轻手乃得；不前者，重手稍无是也。少年得此须忧重者，乃春夏也，此时当洪大而有力，今反无力而不前，故忧其重也。是春夏为逆，秋冬为顺。老弱逢之病却痊，老弱者，乃秋冬也，秋冬脉当浮毛，故为顺。

又歌曰：

关前弱脉阳道虚，

主脉涩，客脉弱，涩弱相合，阳气虚也。治之以**五补丸**，为久补；**四逆汤**急治之。

关中有此气多疏。

主脉缓，客脉弱，缓弱相合，胃气内虚，故气多疏散，治之以**益黄散**、**平胃散**选用之。弱在中焦。

若在尺中阴气绝，酸疼引变上皮肤。

---

①怏怏：原作"快快"，据下"三关怏怏不能前"句改。

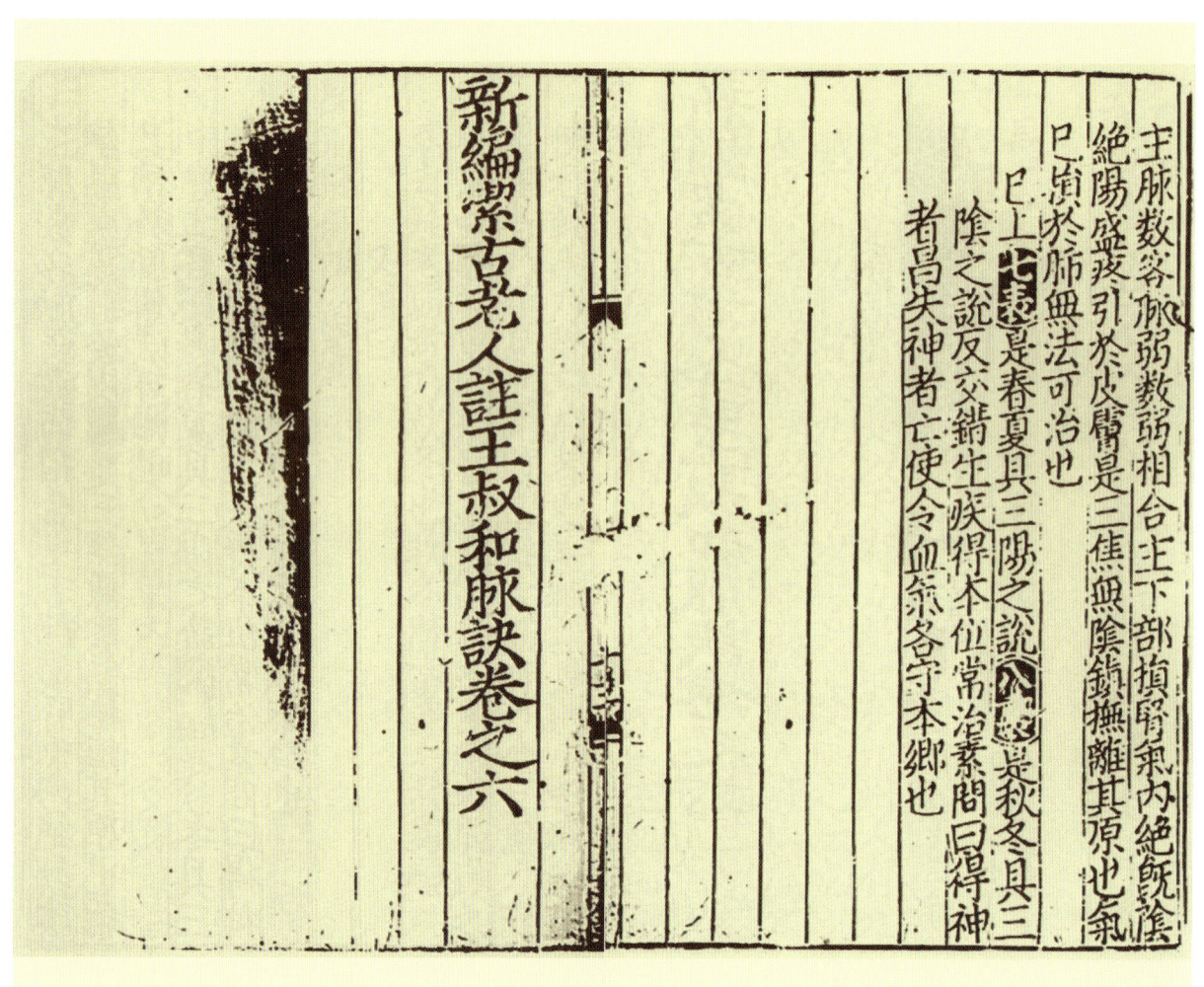

主脉数,客脉弱,数弱相合,主下部损,肾气内绝。既阴绝阳盛,疼引于皮肤,是三焦无阴镇抚,离其原也。气已损于肺,无法可治也。

以上**七表**,是春夏具三阳之说;**八里**,是秋冬具三阴之说。反交错生疾,得本位常治。《素问》曰:得神者昌,失神者亡。使令血气各守本乡也。

新编洁古老人注王叔和脉诀卷之六

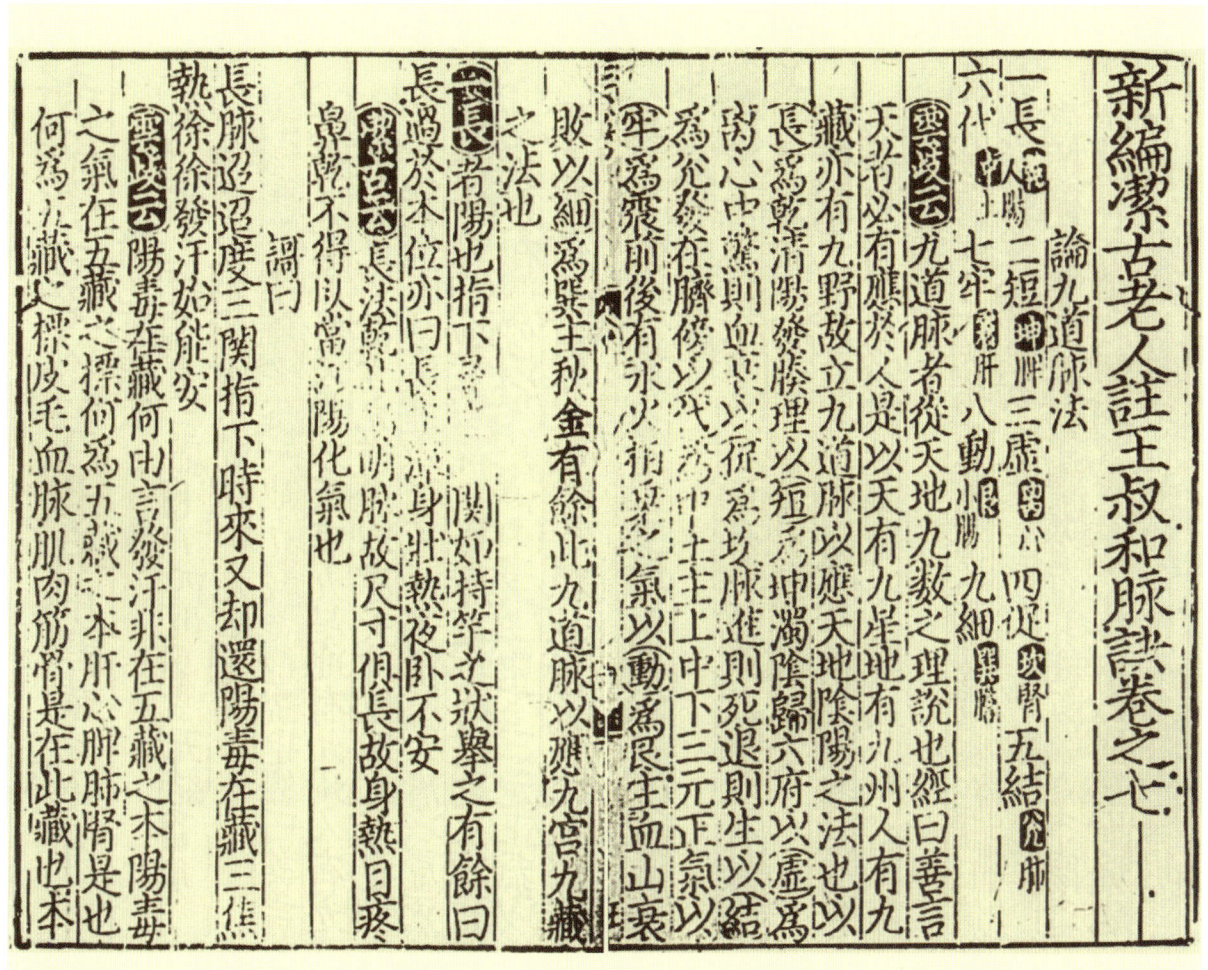

新编洁古老人注王叔和脉诀卷之七

论九道脉法

一长乾大肠 二短坤脾 三虚离心 四促坎肾 五结兑肺 六代中土 七牢震肝 八动艮小肠 九细巽胆

云岐云：九道脉者，从天地九数之理说也。经曰：善言天者，必有应于人。是以天有九星，地有九州，人有九脏，亦有九野，故立九道脉以应天地阴阳之法也。以⑲为乾，清阳发腠理；以⑳为坤，浊阴归六腑；以㉑为离，心中惊则血衰；以㉒为坎，脉进则死，退则生；以㉓为兑，发在脐傍；以㉔为中土，主上中下三元正气；以㉕为震，前后有水火相乘之气；以㉖为艮，主血山衰败；以㉗为巽，主秋金有余。此九道脉以应九宫九脏之法也。

一：长者，阳也。指下寻之，三关如持竿之状，举之有余，曰长；过于本位亦曰长。主浑身壮热，夜卧不安。

洁古云：长法乾，此阳明脉，故尺寸俱长，故身热目疼，鼻干不得卧，当汗，阳化气也。

歌曰：

长脉迢迢度三关，指下时来又却还。阳毒在脏三焦热。徐徐发汗始能安。

云岐云：阳毒在脏，何由言发汗？非在五脏之本。阳毒之气，在五脏之标。何为五脏之本？肝心脾肺肾是也；何为五脏之标？皮毛血脉肌肉筋骨。是在此脏也。本

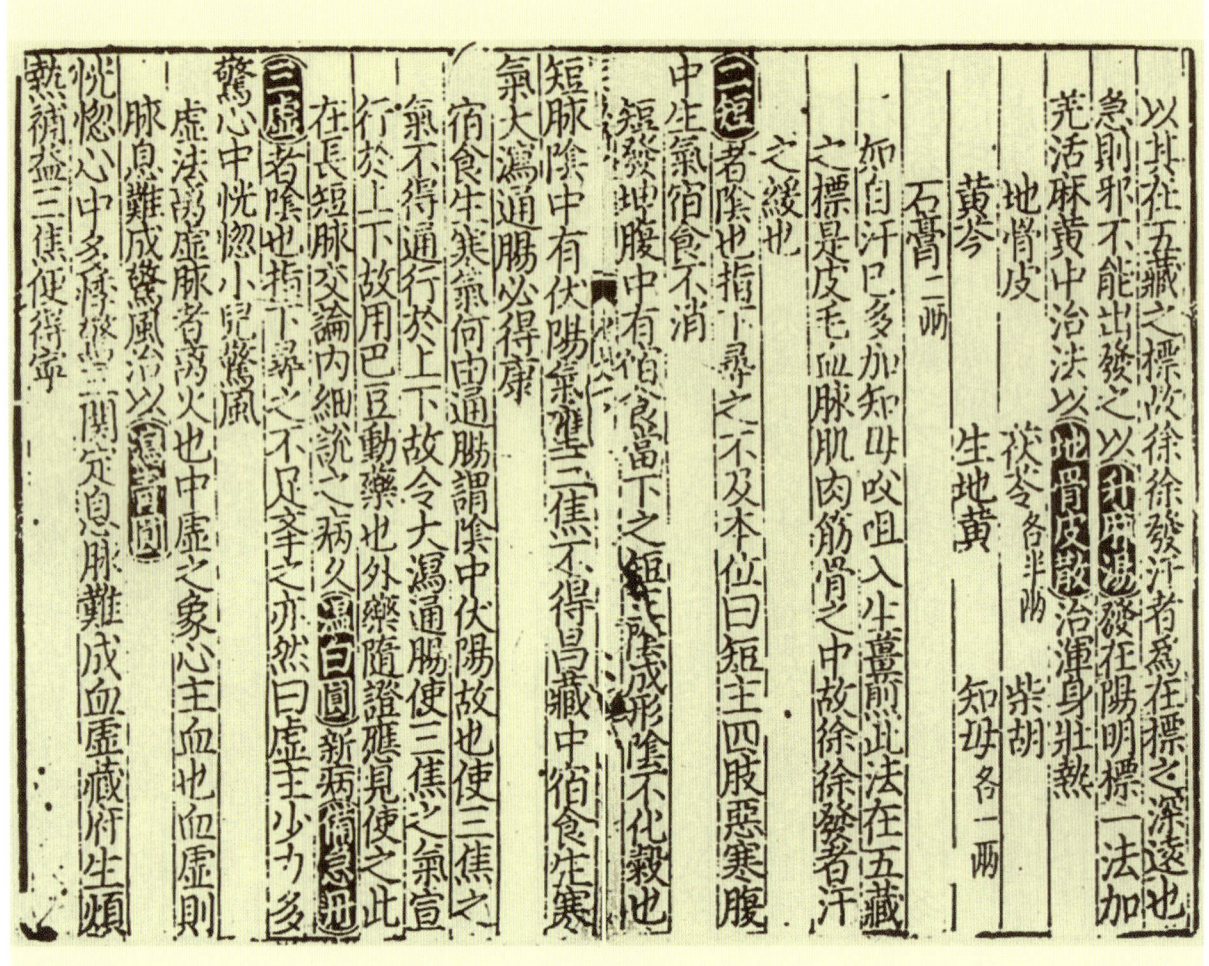

以其在五脏之标，故徐徐发汗者，为在标之深远也。急则邪不能出，发之以**升麻汤**。发在阳明标。一法加羌活麻黄中。治法以**地骨皮散**，治浑身壮热。

地骨皮　茯苓各半两　柴胡　黄芩　生地黄　知母各一两　石膏二两

如自汗已，多加知母，㕮咀，入生姜煎。此法在五脏之标，是皮毛、血脉、肌肉、筋骨之中，故徐徐发者，汗之缓也。

二：**短者，阴也。指下寻之，不及本位，曰短。主四肢恶寒，腹中生气，宿食不消。**

短发坤，腹中有宿食，当下之。短主阴成形，阴不化谷也。

短脉阴中有伏阳，气壅三焦不得昌。脏中宿食生寒气，大泻通肠必得康。

宿食生寒气，何由通肠？谓阴中伏阳故也，使三焦之气不得通行于上下，故令大泻通肠，使三焦之气宣行于上下，故用巴豆动药也。外药随证，应见使之。此在长短脉交论内细说之。病久**温白丸**，新病**备急丹**。

三：**虚者，阴也。指下寻之不足，举之亦然，曰虚。主少力多惊，心中恍惚，小儿惊风。**

虚法离。虚脉者，离火也，中虚之象。心主血也，血虚则脉息，难成惊风。治以**泻青丸**。

恍惚心中多悸惊，三关定息脉难成。血虚脏腑生烦热，补益三焦便得宁。

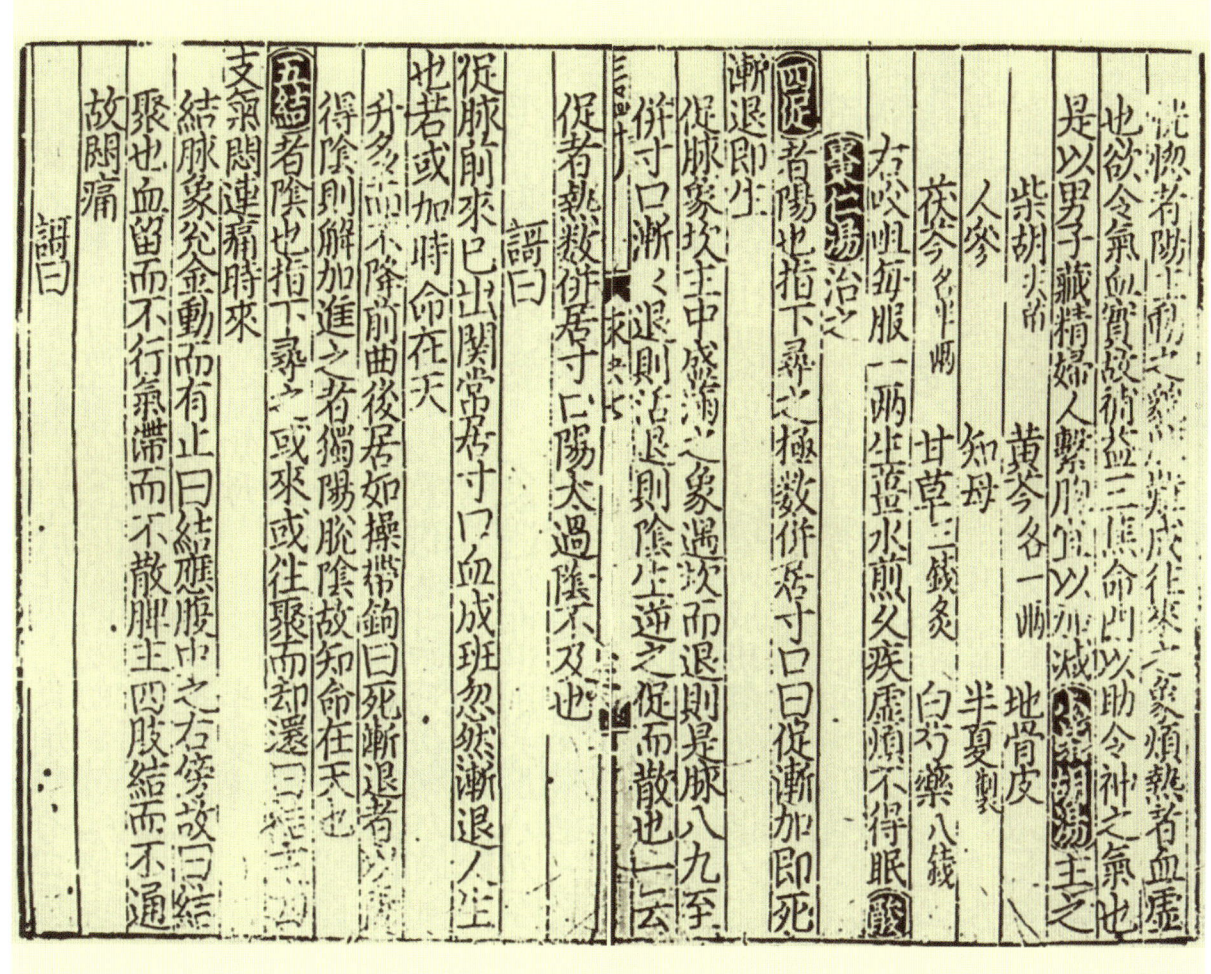

恍惚者，阳主动之貌；脉难成，往来之象；烦热者，血虚也。欲令气血实，故补益三焦命门，以助心[1]神之气也。是以男子藏精，妇人系胞，宜以加减**小柴胡汤**主之。

柴胡去苗　黄芩各一两　地骨皮　人参　知母　半夏制　茯苓各半两　甘草三钱，炙　白芍药八钱

上哎咀。每服一两，生姜水煎。久疾虚烦不得眠，**酸枣仁汤**治之。

四：促者，阳也。指下寻之极数，并居寸口，曰促。渐加即死，渐退即生。

促脉象坎，主中盛满之象。遇坎而退，则是脉八九至，并寸口渐渐退则活。退则阴生，逆之促而散也。一云：促者热数，并居寸口，阳太过，阴不及也。

歌曰：

促脉前来已出关，常居寸口血成斑。忽然渐退人生也，若或加时命在天。

升多而不降，前曲后居，如操带钩，曰死。渐退者，以阳得阴则解；加进之者，独阳脱阴，故知命在天也。

五：结者，阴也。指下寻之，或来或往。聚而却还，曰结。主四肢气闷，连痛时来。

结脉象兑，金动而有止，曰结。应腹中之右傍，故曰结聚也。血留而不行，气滞而不散。脾主四肢，结而不通，故闷痛。

歌曰：

---

[1] 心：原作"令"，据《云岐子脉诀》改。

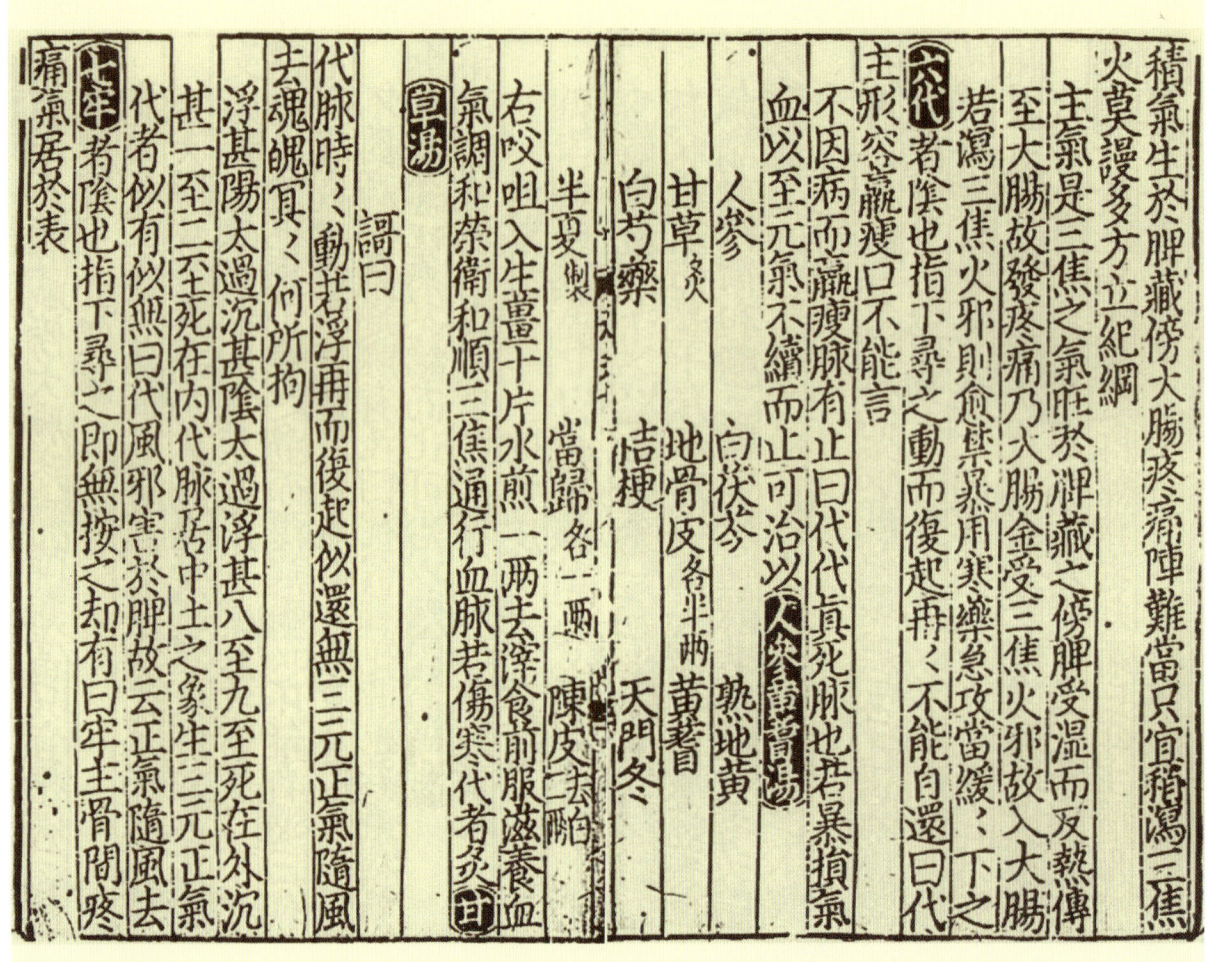

积气生于脾脏傍,大肠疼痛阵难当。只宜稍泻三焦火,莫谩多方立纪纲。

主气是三焦之气,旺于脾脏之傍,脾受湿而反热,传至大肠,故发疼痛。乃大肠金受三焦火邪,故入大肠。若泻三焦火邪则愈,禁暴用寒药急攻,当缓缓下之。

六:代者,阴也。指下寻之,动而复起,再再不能自还,曰代。主形容羸瘦,口不能言。

不因病而羸瘦,脉有止,曰代。代,真死脉也。若暴损气血,以至元气不续而止,可治以**人参黄耆汤**。

人参　白茯苓　熟地黄　甘草炙　地骨皮各半两　黄耆　白芍药　桔梗　天门冬　半夏制　当归各一两　陈皮去白,二两

上㕮咀。入生姜十片,水煎一两,去滓,食前服。滋养血气,调和荣卫,和顺三焦,通行血脉。若伤寒代者,炙**甘草汤**。

歌曰:

代脉时时动若浮,再而复起似还无。三元正气随风去,魂魄冥冥何所拘。

浮甚,阳太过;沉甚,阴太过。浮甚,八至九至,死在外;沉甚,一至二至,死在内。代脉居中土之象,生三元正气。代者,似有似无,曰代。风邪害于脾,故云正气随风去。

七:牢者,阴也。指下寻之即无,按之却有,曰牢。主骨间疼痛,气居于表。

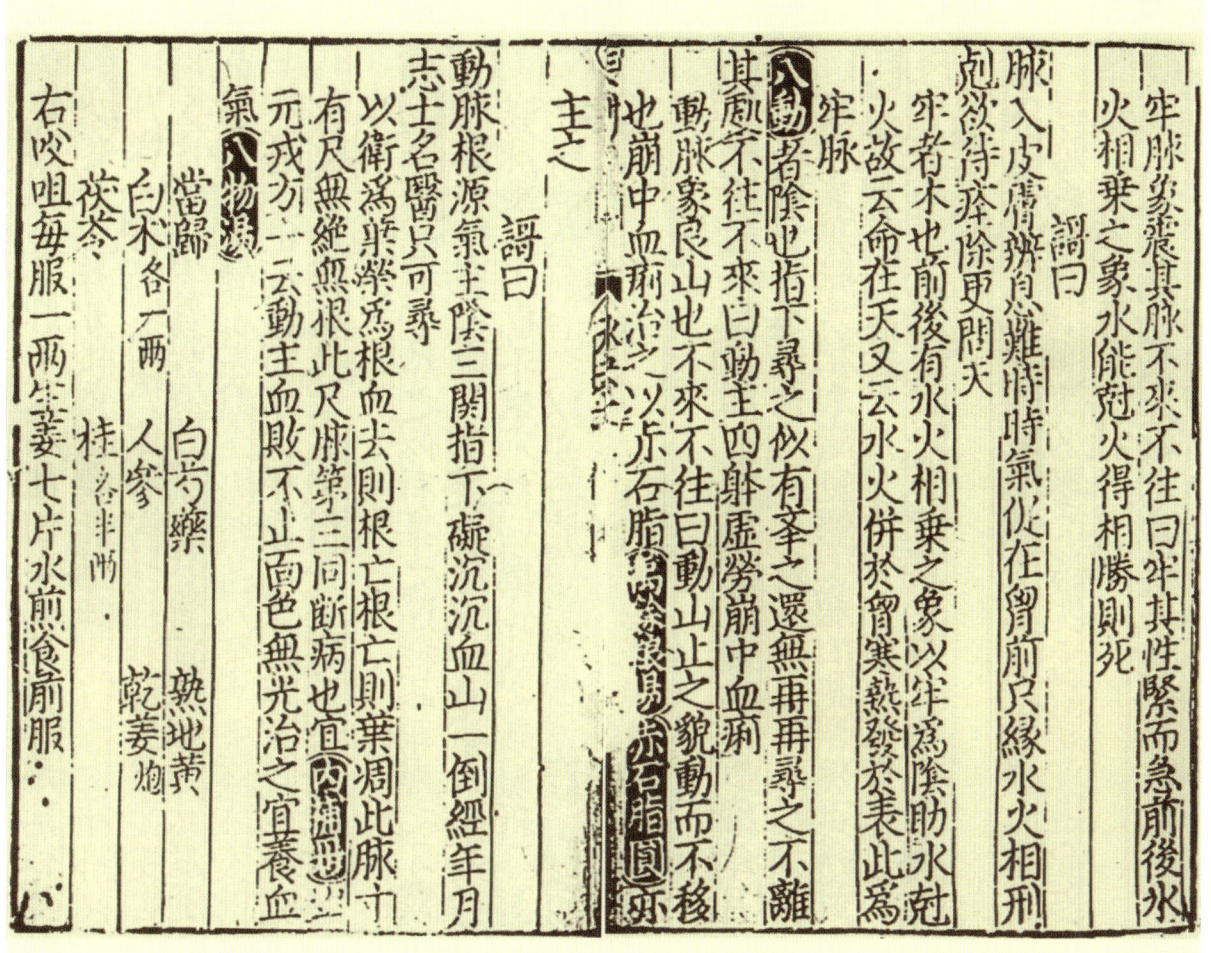

牢脉象震，其脉不来不往，曰牢。其性紧而急，前后水火相乘之象。水能克火，得相胜则死。

歌曰：

脉入皮肤辨息难，时时气促在胸前。只缘水火相刑克，若待痊除更问天。

牢者，木也，前后有水火相乘之象。以牢为阴，助水克火，故云命在天。又云：水火并于胸，寒热发于表，此为牢脉。

八：动者，阴也。**指下寻之似有，举之还无，再再寻之，不离其处，不往不来，曰动。主四体虚劳。崩中血痢。**

动脉象艮，山也，不来不往曰动，山止之貌，动而不移也。崩中血痢，治之以赤石脂禹余粮汤，**赤石脂丸**亦主之。

歌曰：

动脉根源气主阴，三关指下碍沉沉。血山一倒经年月，志士名医只可寻。

以卫为叶，荣为根，血去则根亡，根亡则叶凋。此脉寸有尺无，绝无根。此尺脉第三同断病也，宜**内补丹**，出《元戎》方。一云：动主血败不止，面色无光，治之宜养血气，**八物汤**。

当归　白芍药　熟地黄　白术各一两　人参　干姜炮　茯苓　桂各半两

上㕮咀，每服一两，生姜七片，水煎，食前服。

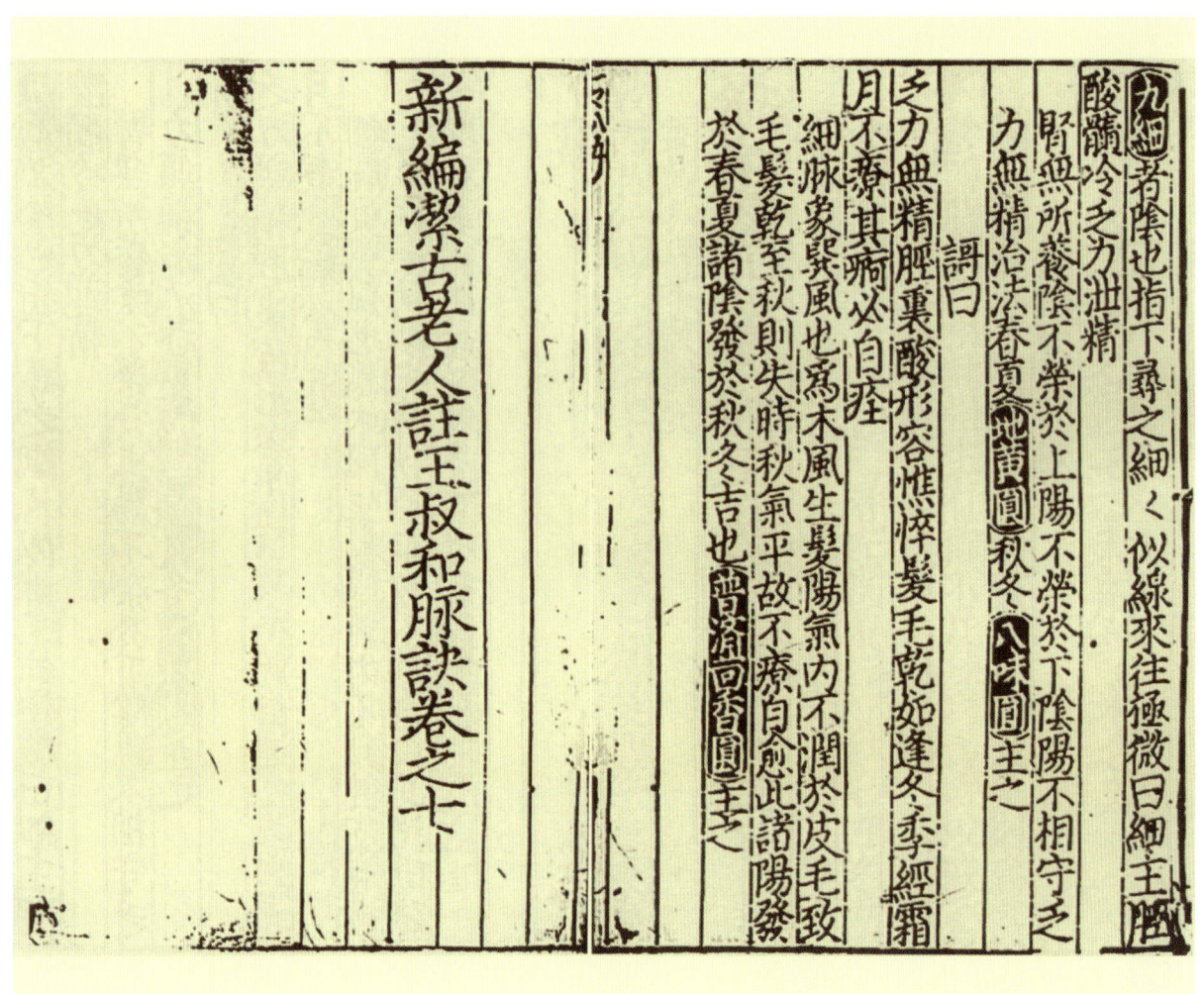

九：细者，阴也。指下寻之，细细似线，来往极微，曰细。主胫酸髓冷，乏力泄精。

肾无所养，阴不荣于上，阳不荣于下，阴阳不相守，乏力无精。治法：春夏**地黄丸**，秋冬**八味丸**主之。

歌曰：

乏力无精胫里酸，形容憔悴发毛干。如逢冬季经霜月，不疗其疴必自痊。

细脉象巽，风也，为木，风生发。阳气内不润于皮毛，致毛发干，至秋则失时。秋气平，故不疗自愈。此诸阳发于春夏，诸阴发于秋冬，吉也。**普济茴香丸**主之。

新编洁古老人注王叔和脉诀卷之七

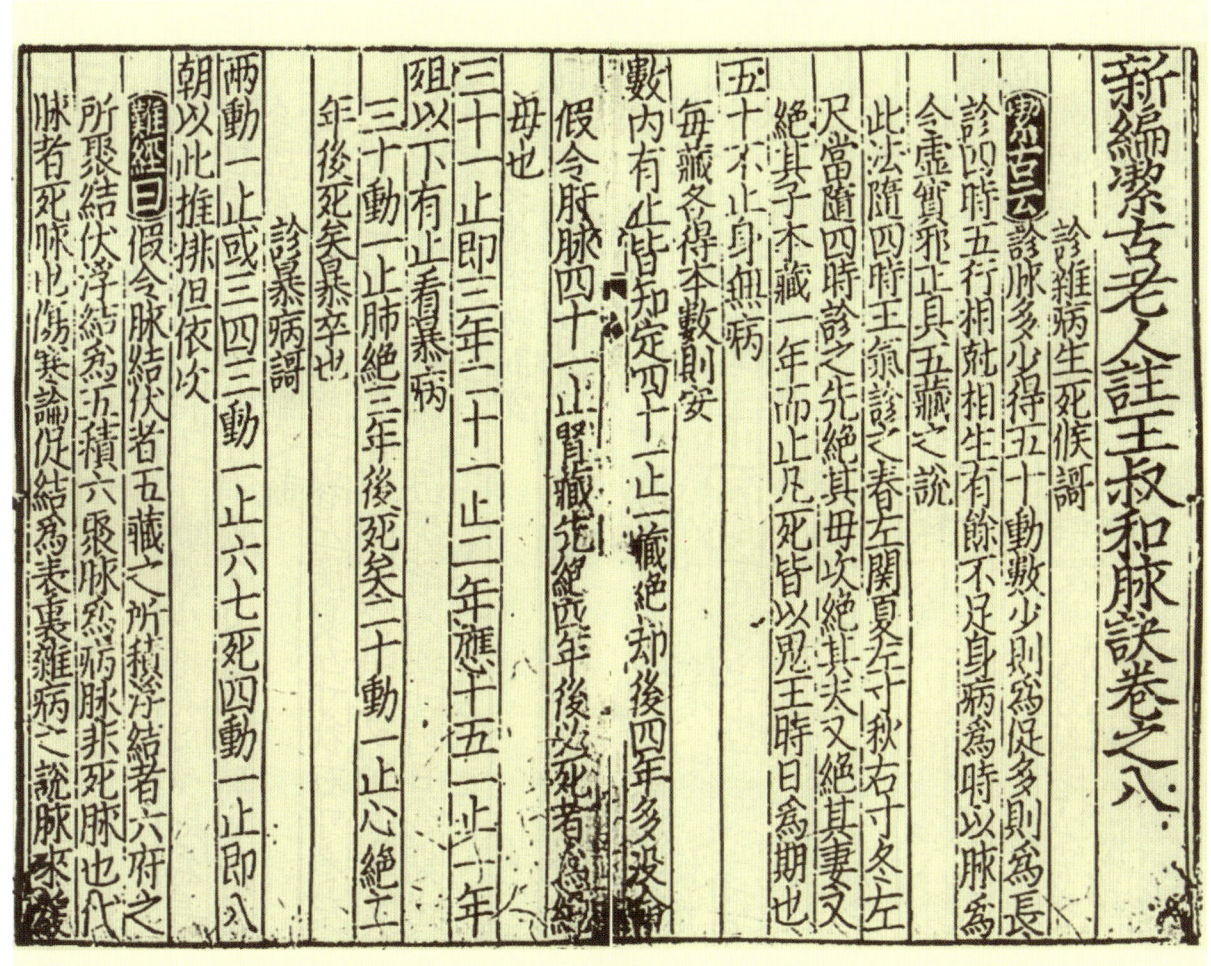

新编洁古老人注王叔和脉诀卷之八

诊杂病生死候歌

洁古云：诊脉多少，得五十动。数少则为促，多则为长。诊四时五行相克相生，有余不足，身病为时，以脉为令，虚实邪正，具五脏之说。

此法随四时王气诊之，春左关，夏左寸，秋右寸，冬左尺，当随四时诊之。先绝其母，次绝其夫，又绝其妻，又绝其子。本脏一年而止。凡死，皆以鬼王时日为期也。

五十不止身无病，

每脏各得本数则安。

数内有止皆知定。四十一止一脏绝，却后四年多没命。

假令肝脉四十一止，肾脏先绝。四年后必死者，为绝母也。

三十一止即三年，二十一止二年应；十五一止一年殂，以下有止看暴病。

三十动一止肺绝，三年后死矣；二十动一止心绝，二年后死矣，暴卒也。

诊暴病歌

两动一止或三四，三动一止六七死；四动一止即八朝，以此推排但依次。

《难经》曰：假令脉结伏者，五脏之所积。浮结者，六腑之所聚。结伏、浮结，为五积六聚，脉为病脉，非死脉也。代脉者，死脉也。《伤寒论》促结为表里杂病之说，脉来缓，

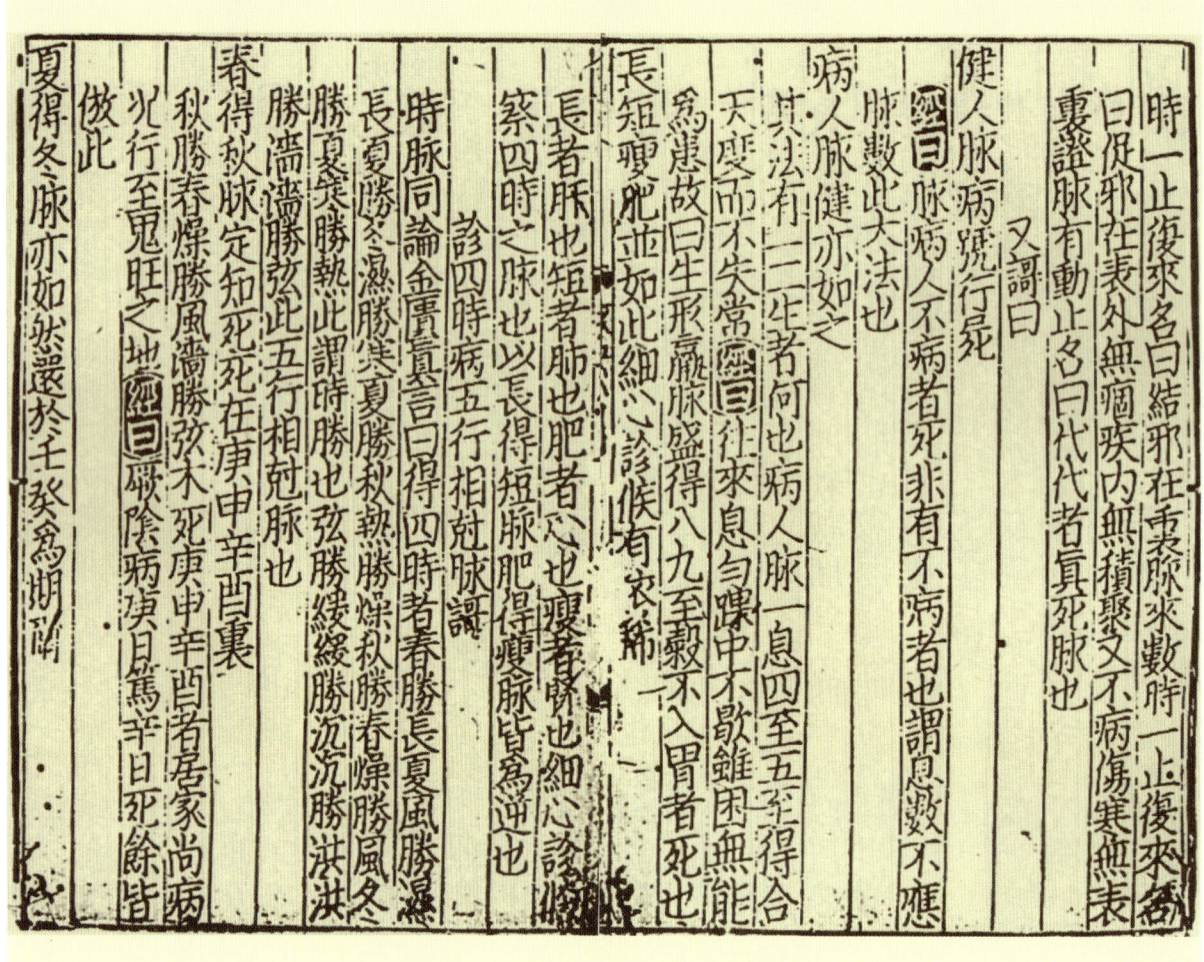

时一止复来,名曰结,邪在里;脉来数,时一止复来,名曰促,邪在表。外无痼疾,内无积聚,又不病伤寒,无表里证,脉有动止,名曰代。代者,真死脉也。

又歌曰:

健人脉病号行尸,

经曰:脉病,人不病者死。非有不病者也,谓息数不应脉数,此大法也。

病人脉健亦如之。

其法有一二生者,何也?病人脉一息四至五至,得合天度而不失常。经曰:往来息匀,踝中不歇,虽困,无能为患,故曰生。形羸脉盛,得八九至,谷不入胃者,死也。

长短瘦肥并如此,细心诊候有依稀。

长者肝也,短者肺也,肥者心也,瘦者肾也。细心诊候,察四时之脉也。以长得短脉,肥得瘦脉,皆为逆也。

诊四时病五行相克脉歌

时脉同论,《金匮真言》曰:得四时者,春胜长夏,风胜湿;长夏胜冬,湿胜寒;夏胜秋,热胜燥;秋胜春,燥胜风;冬胜夏,寒胜热。此谓时胜也。弦胜缓,缓胜沉,沉胜洪,洪胜涩,涩胜弦,此五行相克脉也。

春得秋脉定知死,死在庚申辛酉里。

秋胜春,燥胜风,涩胜弦。木死庚申辛酉者,居家尚病,况行至鬼旺之地?经曰:厥阴病,庚日笃,辛日死。余皆仿此。

夏得冬脉亦如然,还于壬癸为期尔。

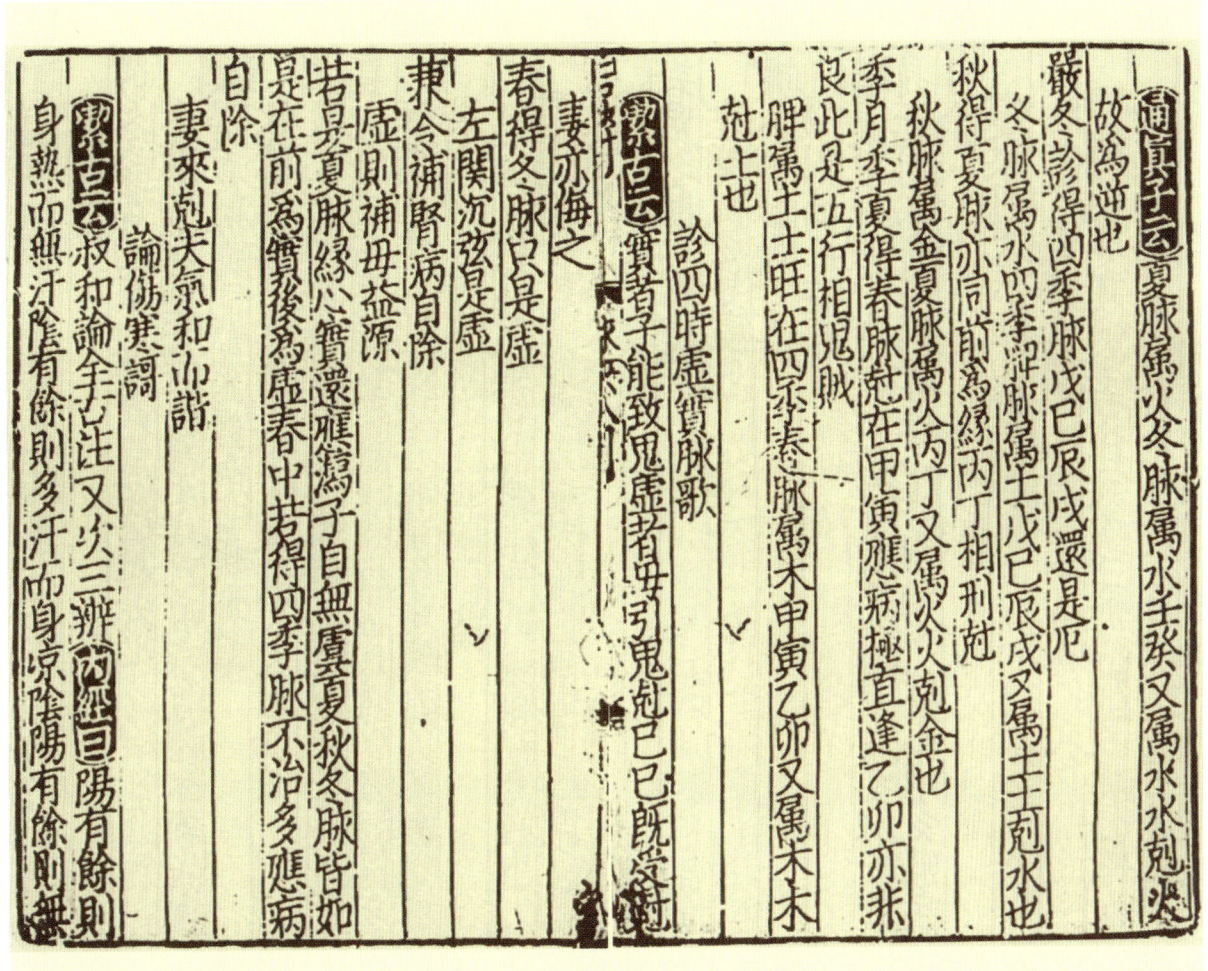

通真子云：夏脉属火，冬脉属水，壬癸又属水，水克火，故为逆也。
严冬诊得四季脉，戊己辰戌还是厄。
冬脉属水，四季脾脉属土，戊己辰戌，又属土，土克水也。
秋得夏脉亦同前，为缘丙丁相刑克。
秋脉属金，夏脉属火，丙丁又属火，火克金也。
季月季夏得春脉，克在甲寅应病极。直逢乙卯亦非良，此是五行相鬼贼。
脾属土，土旺在四季；春脉属木，甲寅乙卯又属木，木克土也。

诊四时虚实脉歌

洁古云：实者子能致鬼，虚者母引鬼克己。己既受克，妻亦侮之。
春得冬脉只是虚，
左关沉弦是虚。
兼令补肾病自除。
虚则补母益源。
若是夏脉缘心实，还应泻子自无虞。夏秋冬脉皆如是，在前为实后为虚。春中若得四季脉，不治多应病自除。
妻来克夫，气和而谐。

论伤寒歌

洁古云：叔和论全古注，又次三辨。《内经》曰：阳有余则身热而无汗，阴有余则多汗而身凉，阴阳有余则无

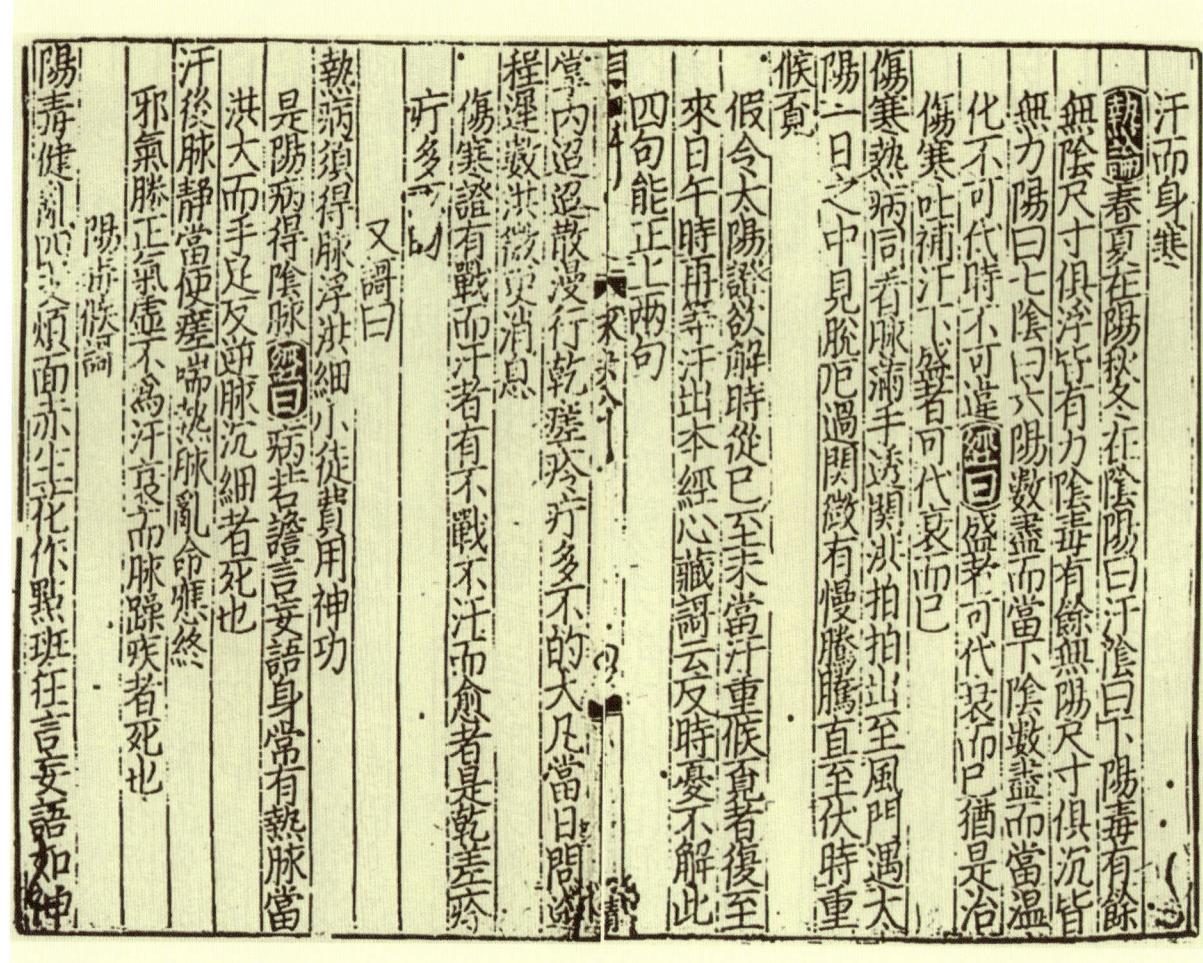

汗而身寒。

《热论》：春夏在阳，秋冬在阴。阳曰汗，阴曰下。阳毒有余，无阴，尺寸俱浮，皆有力；阴毒有余，无阳，尺寸俱沉，皆无力。阳曰七，阴曰六，阳数尽而当下，阴数尽而当温。化不可代，时不可违。经曰：盛者可代，衰而已。犹是治伤寒，吐补汗下，盛者可代，衰而已。

伤寒热病同看脉，满手透关洪拍拍。出至风门遇太阳，一日之中见脱厄。过关微有慢腾腾。直至伏时重候觅。

假令太阳证欲解时，从巳至未，当汗。重候觅者，复至来日午时，再等汗出。本经心脏歌云：反时忧不解，此四句能正上两句。

掌内迢迢散漫行，干瘥疼疗多不的。大凡当日问途程，迟数洪微更消息。

伤寒证有战而汗者，有不战不汗而愈者，是干瘥疼疗多不的。

又歌曰：

热病须得脉浮洪。细小徒费用神功。

是阳病得阴脉。经曰：病若谵言妄语，身常有热，脉当洪大，而手足反逆，脉沉细者死也。

汗后脉静当便瘥，喘热脉乱命应终。

邪气胜，正气虚，不为汗衰，而脉躁疾者，死也。

阳毒候歌

阳毒健乱四肢烦，面赤生花作点斑，狂言妄语如神

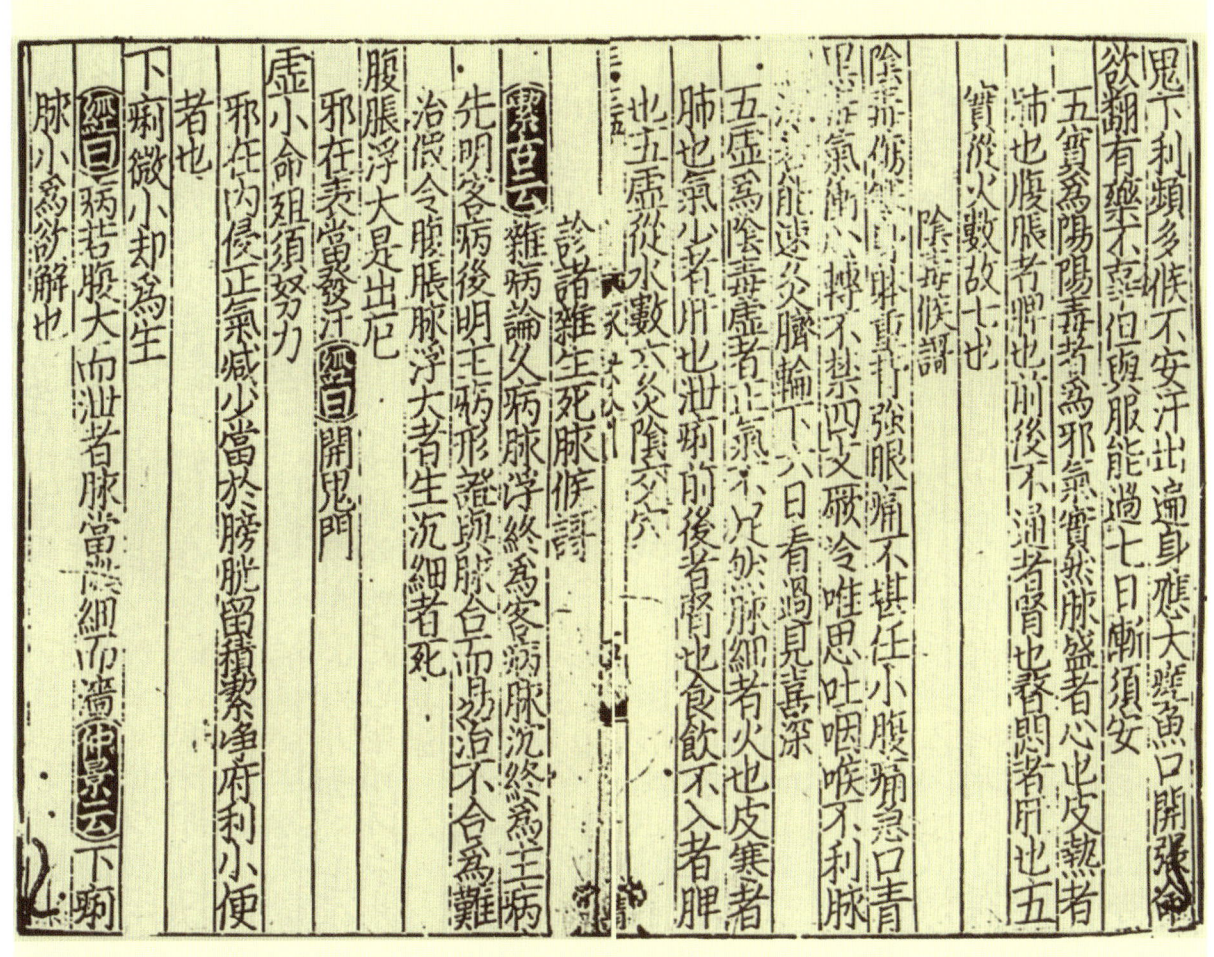

鬼，下利频多候不安。汗出遍身应大瘥，鱼口开张命欲翻。有药不辜但与服，能过七日渐须安。

五实为阳。阳毒者，为邪气实。然脉盛者心也，皮热者肺也，腹胀者脾也，前后不通者肾也，瞀闷者肝也。五实从火数，故七也。

阴毒候歌

阴毒伤寒身体重，背强眼痛不堪任。小腹痛急口青黑，毒气冲心转不禁。四肢厥冷唯思吐，咽喉不利脉细沉。若能速灸脐轮下，六日看还见喜深。

五虚为阴毒。虚者，正气不足。然脉细者火也，皮寒者肺也，气少者肝也，泄痢前后者肾也，食饮不入者脾也。五虚从水数，六灸阴交穴。

诊诸杂生死脉候歌

洁古云：《杂病论》久病脉浮，终为客病；脉沉，终为主病。先明客病，后明主病，形证与脉合而易治，不合为难治。假令腹胀，脉浮大者生，沉细者死。

腹胀浮大是出厄，

邪在表，当发汗。经曰：开鬼门。

虚小命殂须努力。

邪在内侵，正气减少，当于膀胱留积。洁净府，利小便者也。

下痢微小却为生，

经曰：病若腹大而泄者，脉当微细而涩。仲景云：下痢脉小，为欲解也。

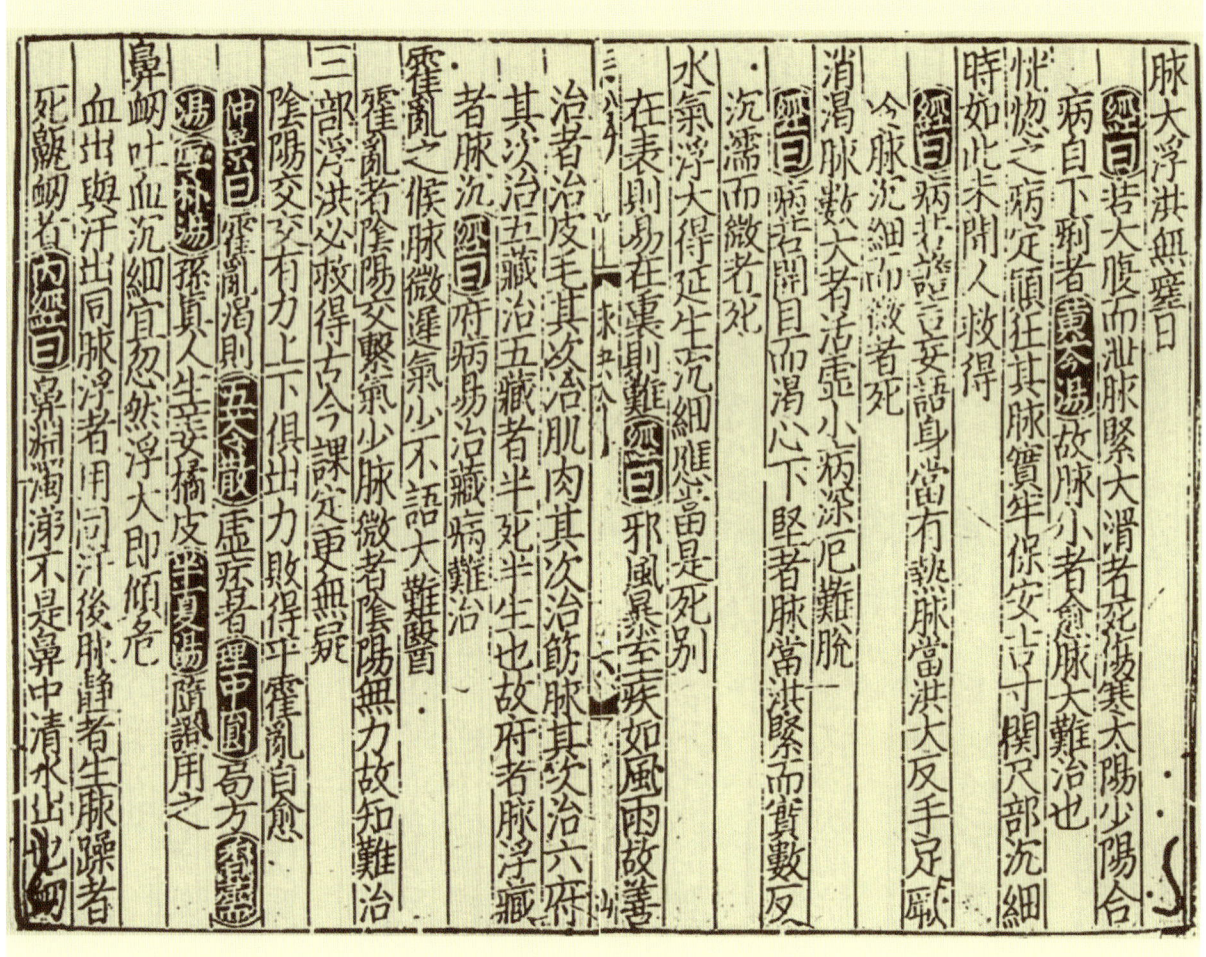

脉大浮洪无瘥日。

经曰：若大腹而泄，脉紧大滑者死。伤寒太阳少阳合病，自下痢者**黄芩汤**。故脉小者愈，脉大难治也。

恍惚之病定颠狂，其脉实牢保安吉。寸关尺部沉细时，如此未闻人救得。

经曰：病若谵言妄语，身当有热，脉当洪大，反手足厥冷，脉沉细而微者死。

消渴脉数大者活，虚小病深厄难脱。

经曰：病若开目而渴，心下坚者，脉当洪紧而实数，反沉濡而微者死。

水气浮大得延生，沉细应当是死别。

在表则易，在里则难。经曰：邪风暴至，疾如风雨，故善治者治皮毛，其次治肌肉，其次治筋脉，其次治六腑，其次治五脏。治五脏者，半死半生也。故腑者脉浮，脏者脉沉。经曰：腑病易治，脏病难治。

霍乱之候脉微迟，气少不语大难医。

霍乱者，阴阳交系，气少脉微者，阴阳无力，故知难治。

三部浮洪必救得，古今课定更无疑。

阴阳交，交有力，上下俱出，力败得平，霍乱自愈。

仲景曰：霍乱，渴则**五苓散**，虚痞者**理中丸**，《局方》香薷汤、**厚朴汤**，孙真人生姜橘皮半夏汤，随证用之。

鼻衄吐血沉细宜，忽然浮大即倾危。

血出与汗出同，脉浮者用同，汗后脉静者生，脉躁者死。衄者，《内经》曰：鼻渊浊涕，不是鼻中清水出也。衄

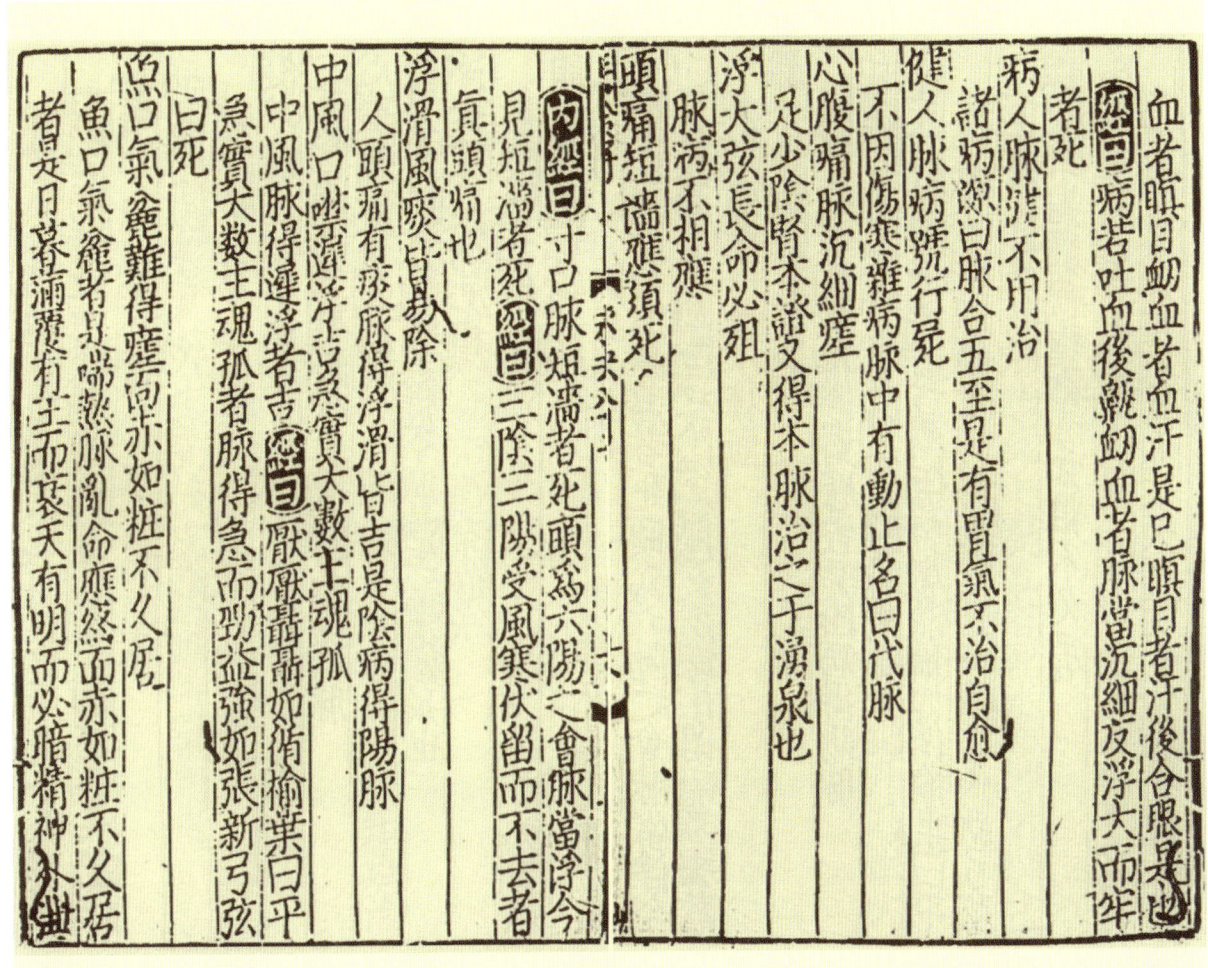

血者瞑目。衄血者，血汗是已；瞑目者，汗后合眼是也。经曰：病若吐血后，衄衊血者，脉当沉细，反浮大而牢者死。

病人脉健不用治，

《诸病源》曰：脉合五至，是有胃气，不治自愈。

健人脉病号行尸。

不因伤寒、杂病。脉中有动止，名曰代脉。

心腹痛脉沉细瘥，

足少阴肾本证，又得本脉，治之于涌泉也。

浮大弦长命必殂。

脉病不相应。

头痛短涩应须死，

《内经》曰：寸口脉短涩者死。头为六阳之会，脉当浮，今见短涩者死。经曰：三阴三阳，受风寒伏留而不去者，真头痛也。

浮滑风痰皆易除。

人头痛有痰，脉得浮滑，皆吉，是阴病得阳脉。

中风口噤迟浮吉，急实大数主魂孤。

中风脉得迟浮者吉。经曰：厌厌聂聂，如循榆叶，曰平。急实大数主魂孤者，脉得急而劲益强，如张新弓弦曰死。

鱼口气粗难得瘥，面赤如妆不久居。

鱼口气粗者，是喘热脉乱命应终。面赤如妆不久居者，是日暮满覆，有王而衰，天有明而必暗，精神外泄，

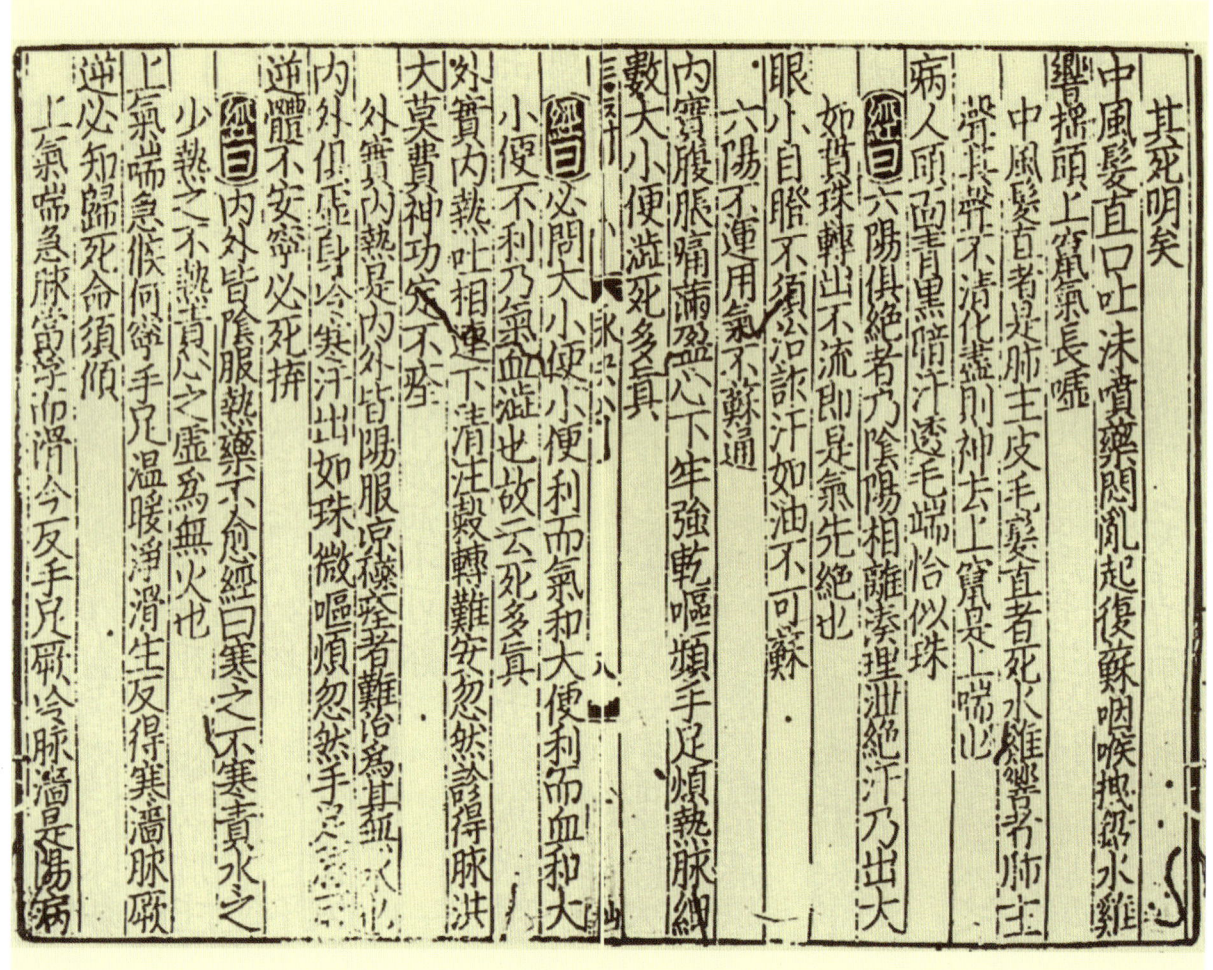

其死明矣。

中风发直口吐沫，喷药闷乱起复苏。咽喉拽锯水鸡响，摇头上窜气长嘘。

中风发直者，是肺主皮毛，发直者死。水鸡响者，肺主声，其声不清，化尽则神去。上窜是上喘也。

病人头面青黑暗，汗透毛端恰似珠。

经曰：六阳俱绝者，乃阴阳相离，腠理泄绝，汗乃出，大如贯珠，转出不流，即是气先绝也。

眼小目瞪不须治，诈汗如油不可苏。

六阳不运用，气不苏通。

内实腹胀痛满盈，心下牢强干呕频。手足烦热脉细数，大小便涩死多真。

经曰：必问大小便。小便利而气和，大便利而血和，大小便不利乃气血涩也，故云死多真。

外实内热吐相连，下清注谷转难安。忽然诊得脉洪大，莫费神功定不痊。

外实内热，是内外皆阳。服凉药不痊者，难治，为其无水也。

内外俱虚身冷寒，汗出如珠微呕烦。忽然手足脉厥逆，体不安宁必死挤。

经曰：内外皆阴，服热药不愈。经曰：寒之不寒，责水之少；热之不热，责心之虚。为无火也。

上气喘急候何宁，手足温暖净滑生。反得寒涩脉厥逆。必知归死命须倾。

上气喘急，脉当浮而滑，今反手足厥冷，脉涩，是阳病

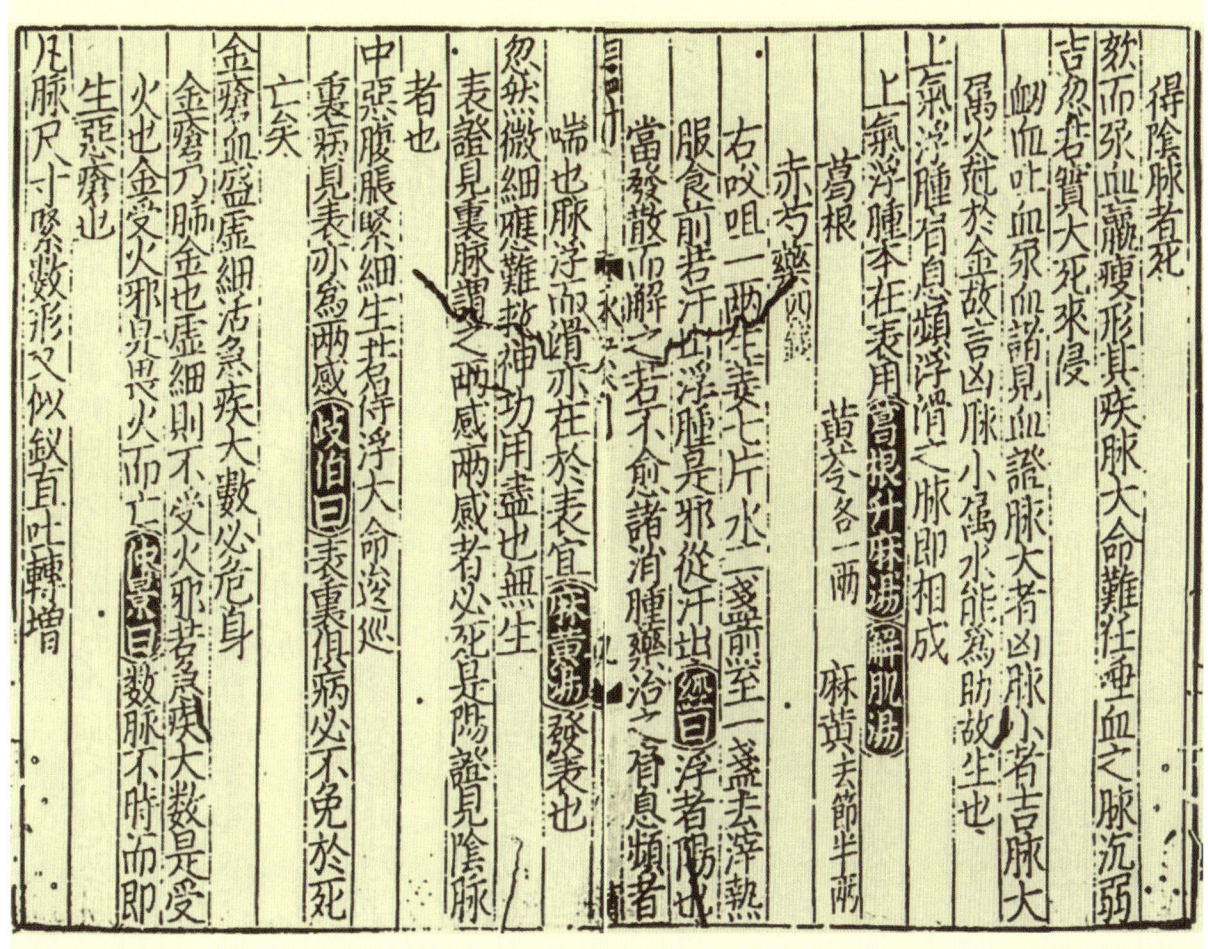

得阴脉者，死。

咳而尿血羸瘦形，其疾脉大命难任。唾血之脉沉弱吉，忽若实大死来侵。

衄血、吐血、尿血，诸见血证，脉大者凶，脉小者吉。脉大属火克于金，故言凶；脉小属水能为助，故生也。

上气浮肿肩息频，浮滑之脉即相成。

上气浮肿本在表，用**葛根升麻汤**、**解肌汤**。

葛根　黄芩各一两　麻黄去节，半两　赤芍药四钱

上㕮咀。一两，生姜七片，水二盏，煎至一盏，去滓热服，食前。若汗出浮肿，是邪从汗出。经曰：浮者阳也，当发散而解之。若不愈，诸消肿药治之。肩息频者，喘也。脉浮而滑，亦在于表，宜**麻黄汤**发表也。

忽然微细应难救，神功用尽也无生。

表证见里脉，谓之两感。两感者必死，是阳证见阴脉者也。

中恶腹胀紧细生，若得浮大命逡巡。

里病见表，亦为两感。岐伯曰：表里俱病，必不免于死亡矣。

金疮血盛虚细活，急疾大数必危身。

金疮乃肺金也，虚细则不受火邪。若急疾大数，是受火也。金受火邪，是畏火而亡。仲景曰：数脉不时而即生恶疮也。

凡脉尺寸紧数形，又似钗直吐转增。

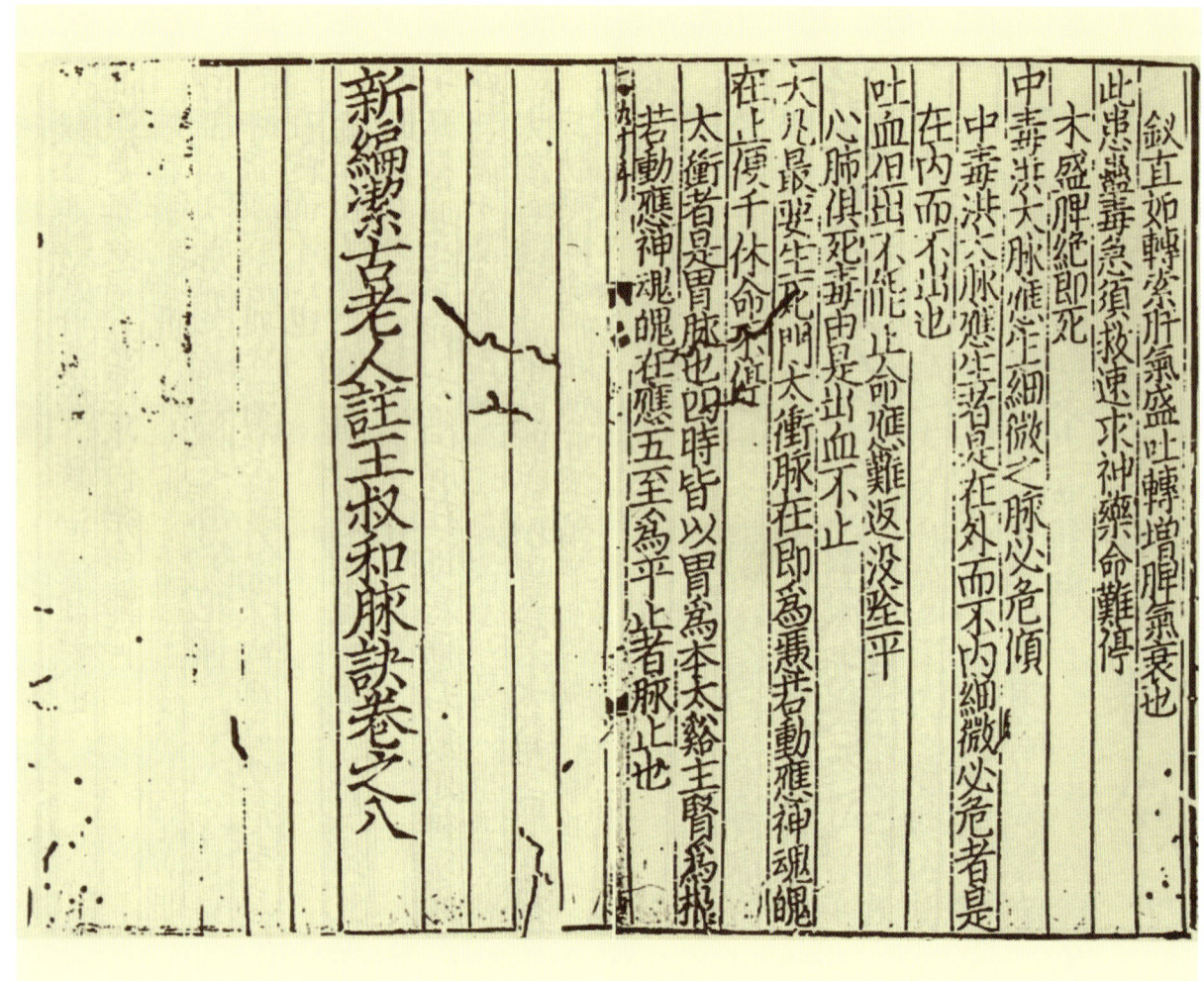

钗直如转索，肝气盛；吐转增，脾气衰也。

此患蛊毒急须救，速求神药命难停。

木盛脾绝即死。

中毒洪大脉应生，细微之脉必危倾。

中毒洪大脉应生者，是在外而不内；细微必危者，是在内而不出也。

吐血但出不能止，命应难返没痊平。

心肺俱死，毒由是，出血不止。

大凡最要生死门，太冲脉在即为凭。若动应神魂魄在。止便千休命不停。

太冲者，是胃脉也。四时皆以胃为本。太溪主肾为根，若动，应神魂魄在，应五至为平。止者，脉止也。

新编洁古老人注王叔和脉诀卷之八

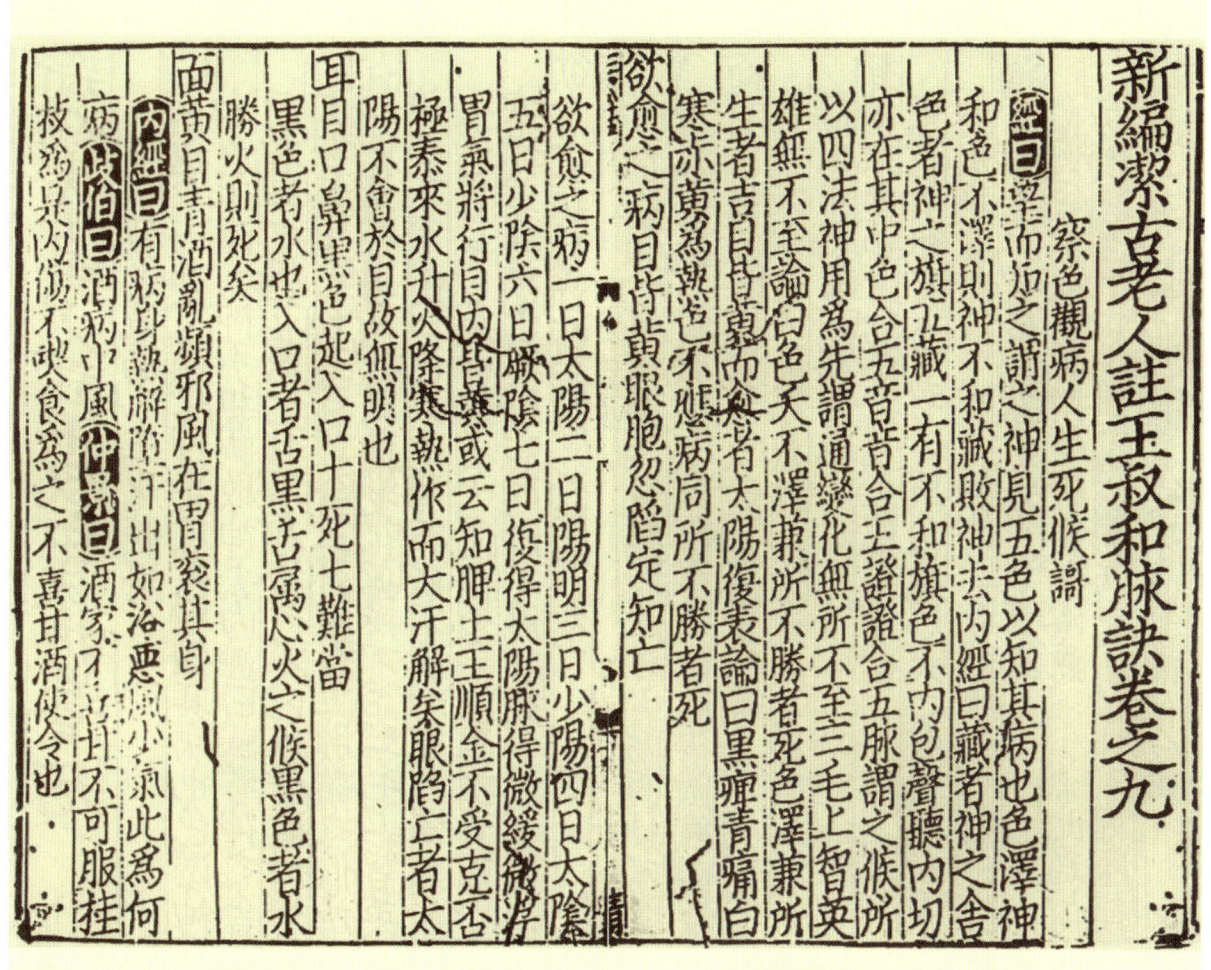

新编洁古老人注王叔和脉诀卷之九

察色观病①生死候歌

经曰：望而知之谓之神，见五色以知其病也。色泽神和，色不泽则神不和，脏败神去。《内经》曰：脏者，神之舍；色者，神之旗。五脏一有不和，旗色不内包，声听内切，亦在其中。色合五音，音合五证，证合五脉，谓之候。所以四法神用为先，谓通变化，无所不至。三毛上智，英雄无不至。论曰：色夭不泽，兼所不胜者死；色泽，兼所生者吉。目皆黄而愈者，太阳复表。论曰：黑痹，青痛，白寒，赤黄为热。色不应病，同所不胜者死。

欲愈之病目眦②黄，眼胞忽陷定知亡。

欲愈之病，一日太阳，二日阳明，三日少阳，四日太阴，五日少阴，六日厥阴，七日复得太阳。脉得微缓微浮，胃气将行，目内眦黄。或云知脾土王顺，金不受克，否极泰来，水升火降，寒热作而大汗解矣。眼陷亡者，太阳不会于目，故无明也。

耳目口鼻黑色起，入口十死七难当。

黑色者水也，入口者舌黑。舌属心，火之候，黑色者，水胜火，则死矣。

面黄目青酒乱频，邪气在胃袤其身。

《内经》曰：有病身热解堕，汗出如浴，恶风少气，此为何病？岐伯曰：酒病中风。仲景曰：酒家不喜甘，不可服桂枝。为是内伤不吃食，为之不喜甘，酒使令也。

---

①病：此下原有"人"字，据目录删。
②眦：原作"皆"，据《东医宝鉴》卷二引《脉诀》改。

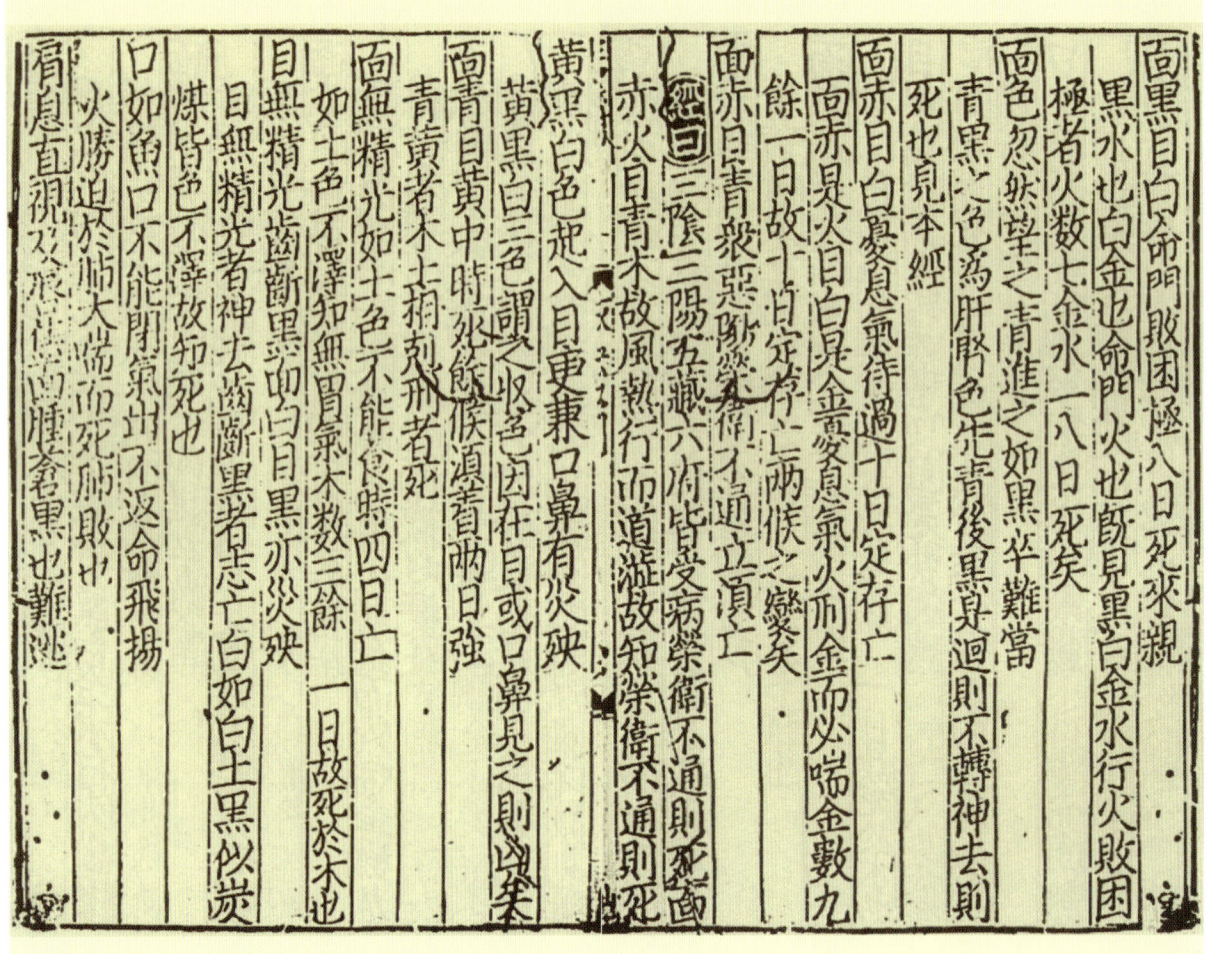

面黑目白命门败，困极八日死来亲。

黑，水也；白，金也；命门，火也。既见黑白金水行，火败困极者，火数七，金水一，八日死矣。

面色忽然望之青，进之如黑卒难当。

青黑之色为肝肾，色先青后黑，是回则不转，神去则死也，见本经。

面赤目白忧息气，待过十日定存亡。

面赤是火，目白是金。忧息气，火刑金而必喘。金数九，余一日，故十日定存亡，两候之变矣。

面赤目青众恶阳，荣卫不通立须亡。

经曰：三阴三阳，五脏六腑皆受病，荣卫不通则死。面赤火，目青木，故风热行而道涩，故知荣卫不通则死。

黄黑白色起入目，更兼口鼻有灾殃。

黄黑白三色，谓之收色，因在目或口鼻见之，则凶矣。

面青目黄中时死，余候须着两日强。

青黄者，木土相克刑者死。

面无精光如土色，不能食时四日亡。

如土色不泽，知无胃气。木数三，余一日，故死于木也。

目无精光齿龈黑，面白目黑亦灾殃。

目无精光者，神去；齿龈黑者，志亡。白如白土，黑似炭煤，皆色不泽，故知死也。

口如鱼口不能闭，气出不返命飞扬。

火胜迫于肺，大喘而死，肺败也。

肩息直视及唇焦，面肿苍黑也难逃。

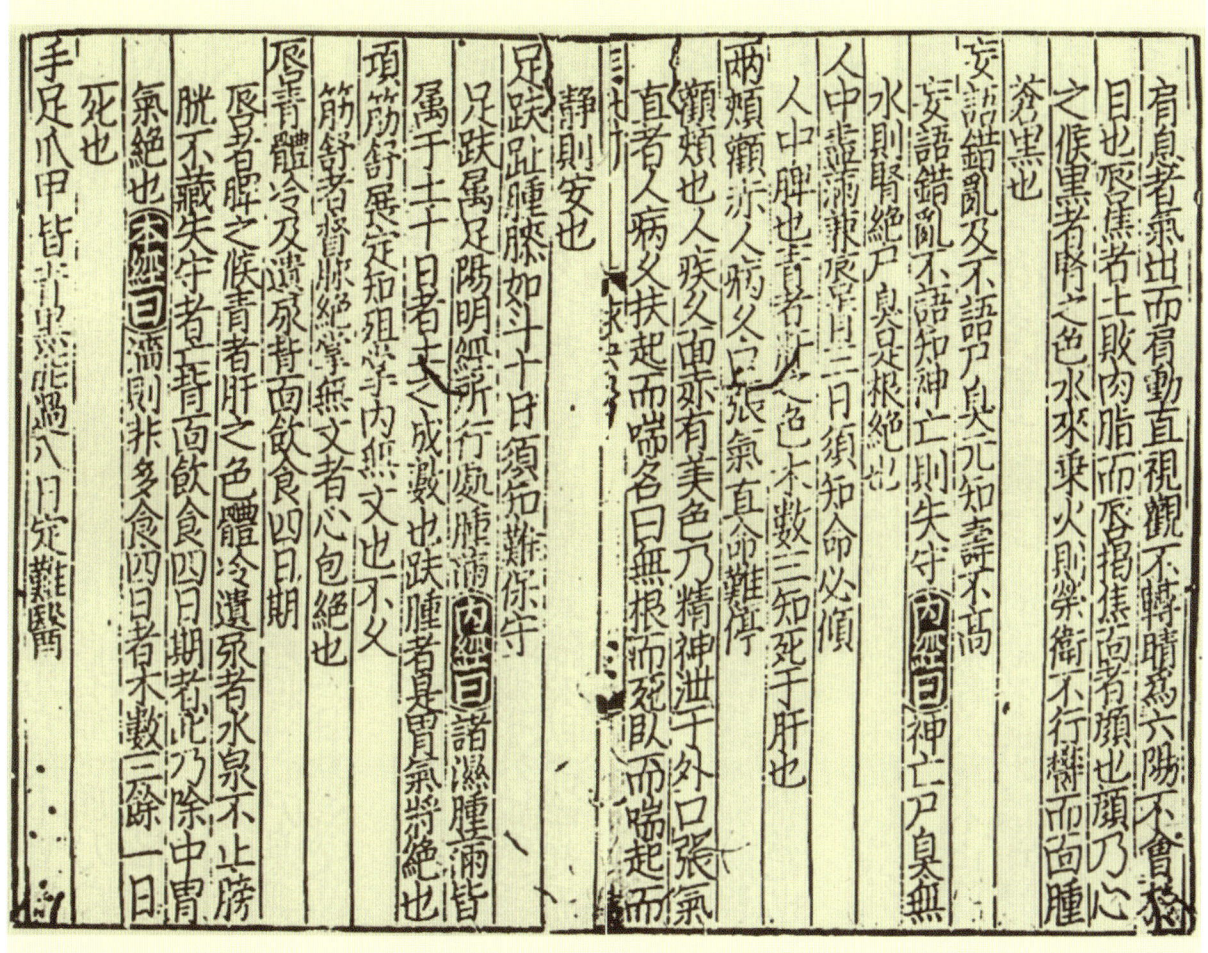

肩息者，气出而肩动。直视，观不转睛，为六阳不会于目也。唇焦者，土败，肉脂而唇揭焦。面者，颜也，颜乃心之候；黑者肾之色，水来乘火，则荣卫不行，郁而面肿苍黑也。

妄语错乱及不语，尸臭元知寿不高。

妄语错乱，不语，知神亡，则失守。《内经》曰：神亡，尸臭，无水，则肾绝。尸臭是根绝也。

人中尽满兼唇青，三日须知命必倾。

人中，脾也；青者，肝之色。木数三，知死于肝也。

两颊颧赤人病久，口张气直命难停。

颧，颊也。人疾久，面赤有美色，乃精神泄于外；口张气直者，人病久，扶起而喘，名曰无根而死。卧而喘，起而静，则安也。

足跗趾肿膝如斗，十日须知难保守。

足跗，属足阳明经，所行处肿满。《内经》曰：诸湿肿满，皆属于土。十日者，土之成数也。跗肿者，是胃气将绝也。

项筋舒展定知殂，掌内无纹也不久。

筋舒者，督脉绝；掌无纹者，心包绝也。

唇青体冷及遗尿，背面饮食四日期。

唇者，脾之候；青者，肝之色。体冷遗尿者，水泉不止，膀胱不藏，失守者亡。背面饮食四日期者，此乃除中，胃气绝也。《本经》曰：涩则非多食。四日者，木数三，余一日，死也。

手足爪甲皆青黑，能过八日定难医。

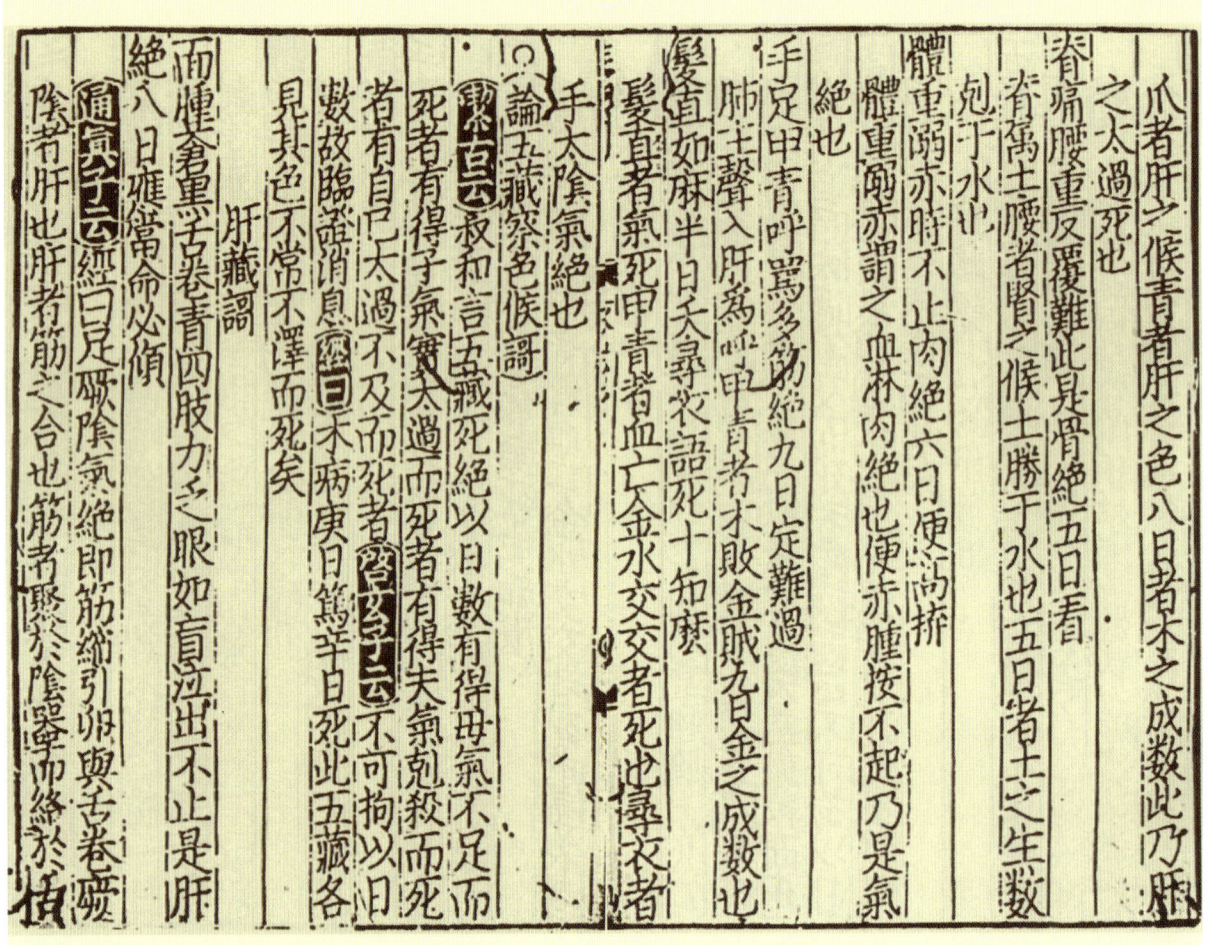

爪者，肝之候；青者，肝之色。八日者，木之成数，此乃肝之太过，死也。

脊痛腰重反覆难，此是骨绝五日看。

脊属土，腰者，肾之候，土生于水也。五日者，土之生数，克于水也。

体重溺赤时不止，肉绝六日便高拚。

体重溺赤，谓之血淋，肉绝也。便赤，肿按不起，乃是气绝也。

手足甲青呼骂多，筋绝九日定难过。

肺主声，入肝为呼；甲青者，木败金贼。九日，金之成数也。

发直如麻半日夭，寻衣语死十知么。

发直者，气死；甲青者，血亡。金水交，交者死也。寻衣者，手太阴气绝也。

论五脏察色候歌

洁古云：叔和言五脏死绝以日数，有得母气不足而死者，有得子气实太过而死者，有得夫气克杀而死者，有自己太过不及而死者。**启玄子云**：不可拘以日数，故临证消息。**经曰**：木病，庚日笃，辛日死。此五脏各见其色，不常不泽而死矣。

肝脏歌

面肿苍黑舌卷青，四肢力乏眼如盲。泣出不止是肝绝，八日应当命必倾。

通真子云：经曰：足厥阴气绝，即筋缩引卵与舌卷。厥阴者，肝也；肝者，筋之合也；筋者，聚于阴器而络于舌

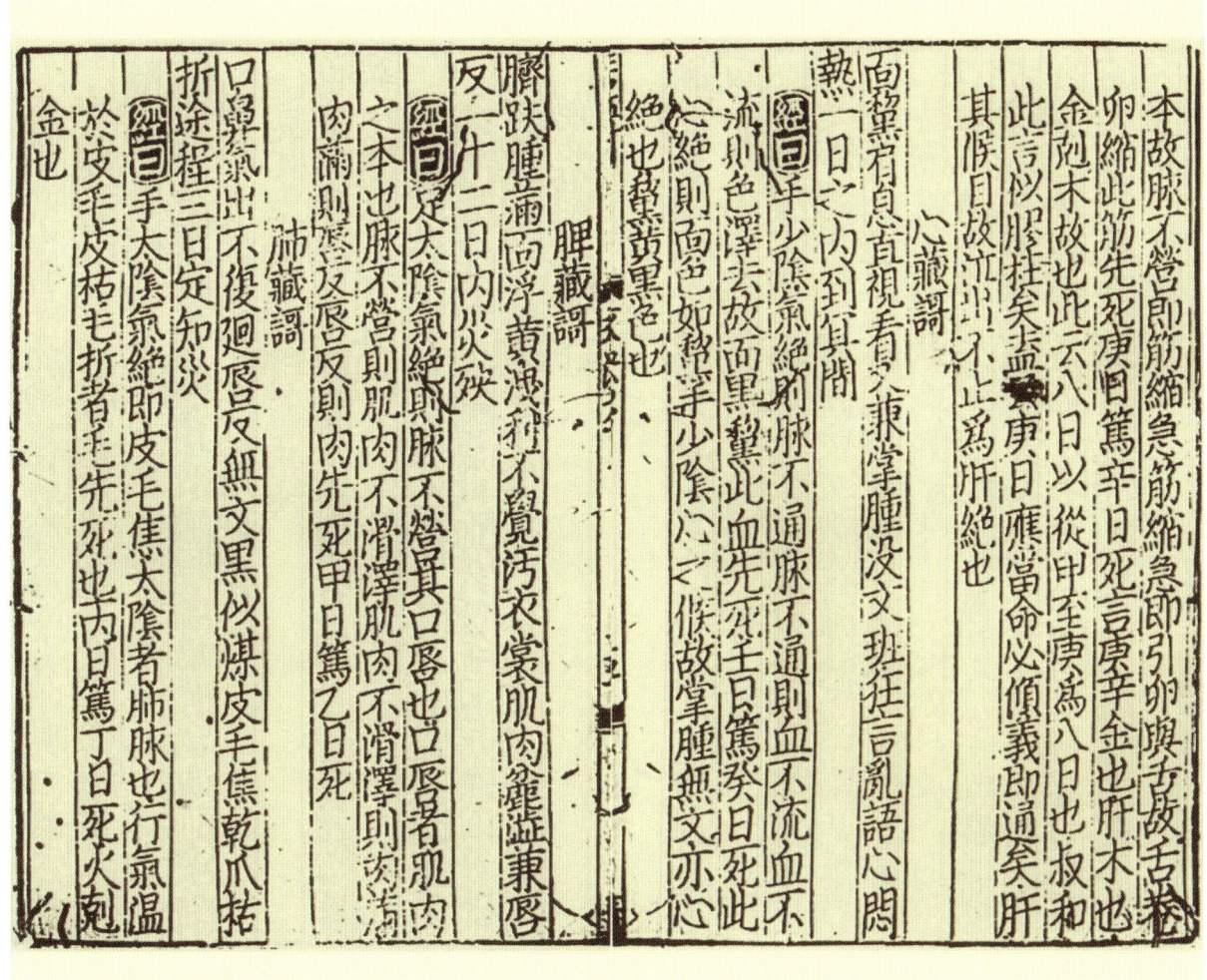

本，故脉不营即筋缩急，筋缩急即引卵与舌，故舌卷卵缩。此筋先死。庚日笃，辛日死，言庚辛金也，肝木也，金克木故也。此云八日，以从甲至庚，为八日也。叔和此言似胶柱矣。盍云庚日应当命必倾？义即通矣。肝其候目，故泣出不止，为肝绝也。

心脏歌

面黧肩息直视看，又兼掌肿没纹斑。狂言乱语心闷热，一日之内到冥间。

经曰：手少阴气绝则脉不通，脉不通则血不流，血不流则色泽去，故面黑黧。此血先死。壬日笃，癸日死，此心绝，则面色如黧。手少阴心之候，故掌肿无纹，亦心绝也。黧，黄黑色也。

脾脏歌

脐趺肿满面浮黄，泄利不觉污衣裳。肌肉粗涩兼唇反，一十二日内灾殃。

经曰：足太阴气绝，则脉不营其口唇也。口唇者，肌肉之本也。脉不营，则肌肉不滑泽；肌肉不滑泽，则肉满，肉满则唇反，唇反则肉先死。甲日笃，乙日死。

肺脏歌

口鼻气出不复回，唇反无纹黑似煤。皮毛焦干爪枯折，途程三日定知灾。

经曰：手太阴气绝，即皮毛焦。太阴者，肺脉也，行气温于皮毛。皮枯毛折者，毛先死也。丙日笃，丁日死，火克金也。

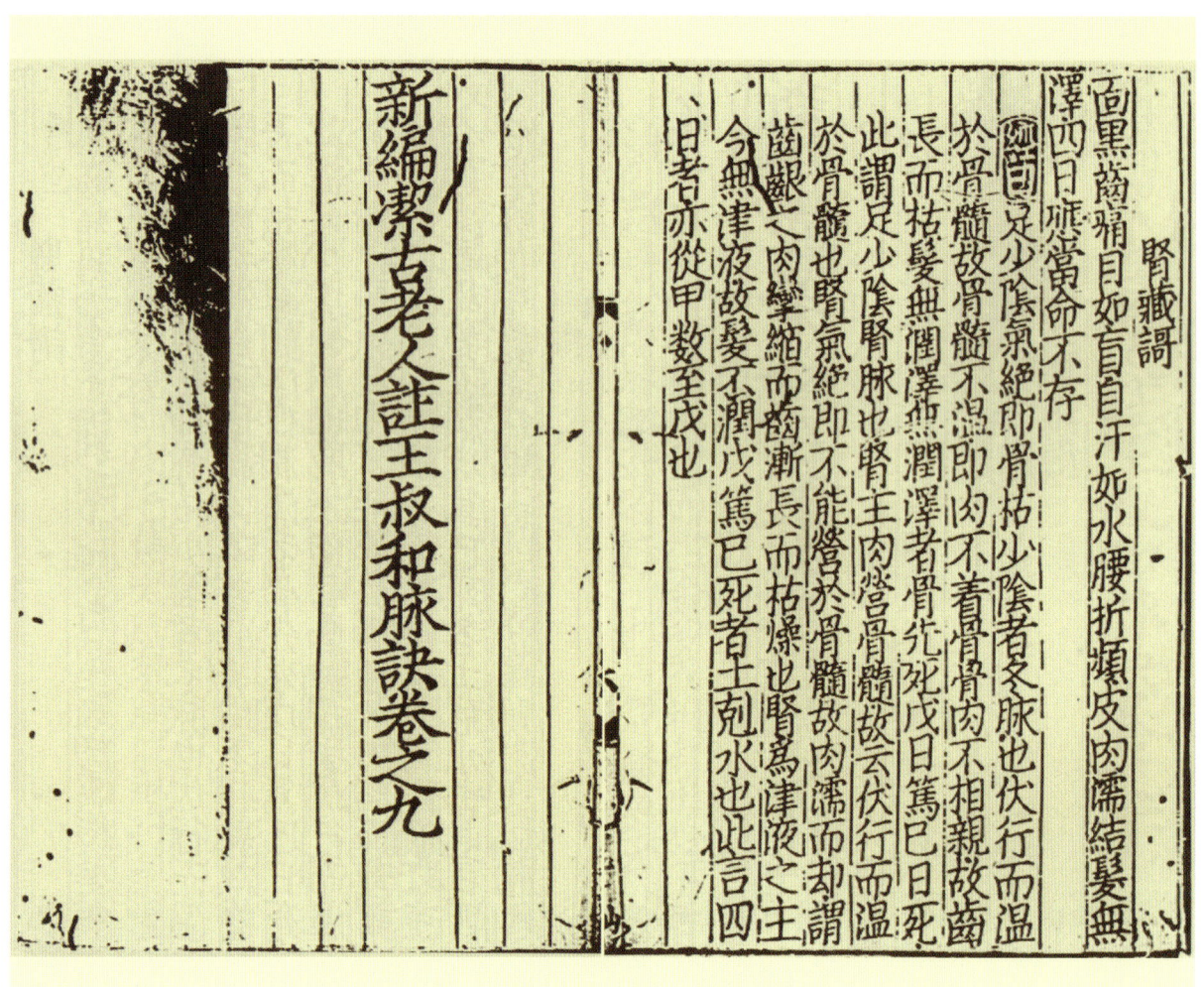

肾脏歌

面黑齿痛目如盲,自汗如水腰折频。皮肉濡结发无泽,四日应当命不存。

经曰:足少阴气绝,即骨枯。少阴者,冬脉也,伏行而温于骨髓,故骨髓不温,即肉不着骨,骨肉不相亲,故齿长而枯,发无润泽。无润泽者,骨先死。戊日笃,己日死。此谓足少阴肾脉也。肾主肉,营骨髓,故云伏行而温于骨髓也。肾气绝,即不能营于骨髓,故肉濡而却,谓齿龈之肉挛缩,而齿渐长而枯燥也。肾为津液之主,今无津液,故发不润。戊笃,己死者,土克水也。此言四日者,亦从甲数至戊也。

新编洁古老人注王叔和脉诀卷之九

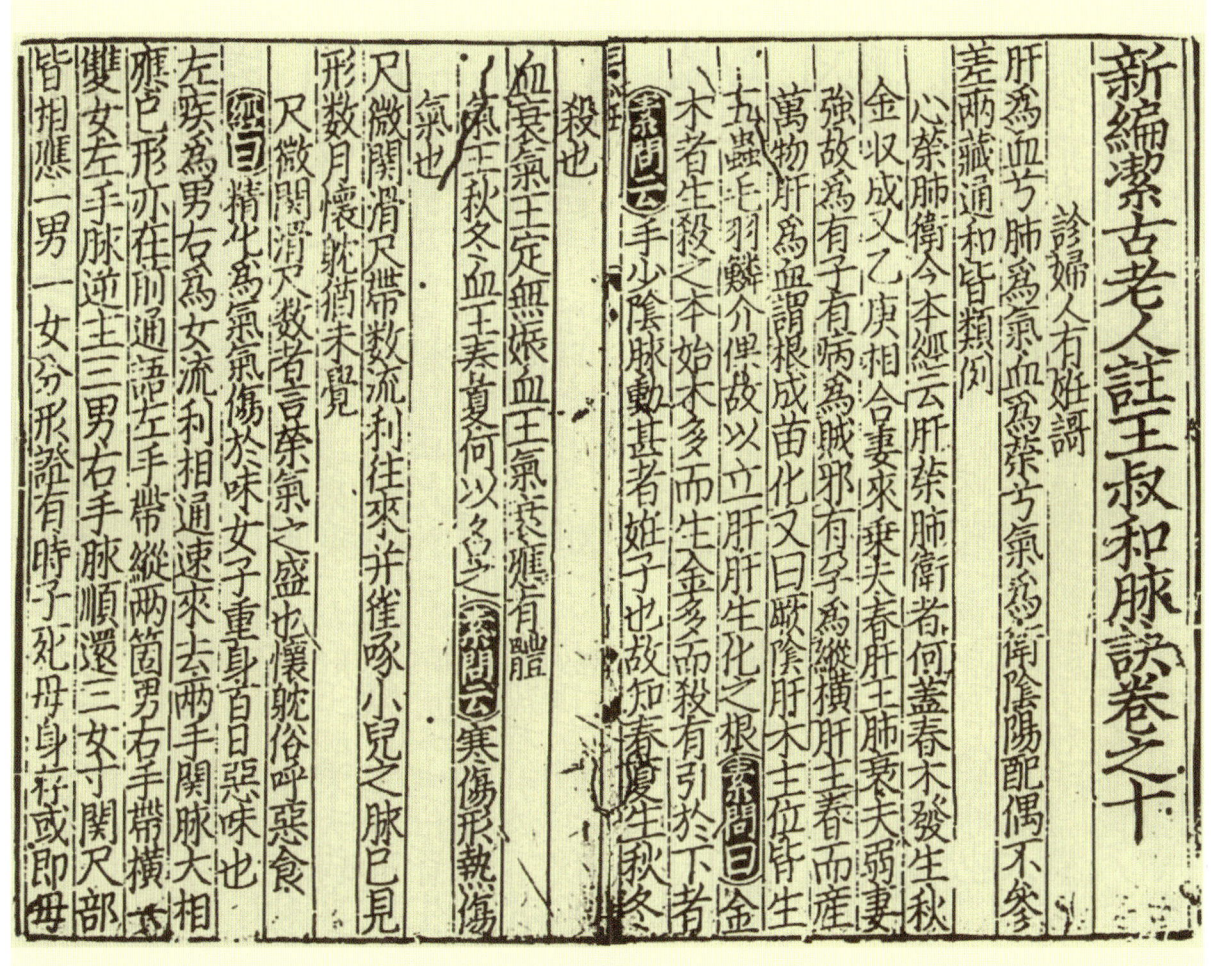

新编洁古老人注王叔和脉诀卷之十

诊妇人有妊歌

肝为血兮肺为气,血为荣兮气为卫;阴阳配偶不参差,两脏通和皆类例。

心荣肺卫,今本经云肝荣肺卫者何?盖春木发生,秋金收成,又乙庚相合,妻来乘夫,春肝王,肺衰,夫弱妻强,故为有子。有病为贼邪,有孕为纵横。肝主春而产万物。肝为血,谓根成苗化。又曰:厥阴肝木主位,皆生五虫,毛、羽、鳞、介、倮,故以立肝。肝,生化之根。《素问》曰:金木者,生杀之本始。木多而生,金多而杀,有引于下者。《素问》云:手少阴脉动甚者,妊子也。故知春夏生,秋冬杀也。

血衰气王定无娠,血王气衰应有体。

气王秋冬,血王春夏,何以名之?《素问》云:寒伤形,热伤气也。

尺微关滑尺带数,流利往来并雀啄。小儿之脉已见形,数月怀耽犹未觉。

尺微、关滑、尺数者,言荣气之盛也。怀耽,俗呼恶食。

经曰:精化为气,气伤于味,女子重身,百日恶味也。

左疾为男右为女,流利相通速来去。两手关脉大相应,已形亦在前通语。左手带纵两个男,右手带横一双女。左手脉逆主三男,右手脉顺还三女。寸关尺部皆相应,一男一女分形证。有时子死母身存,或即母

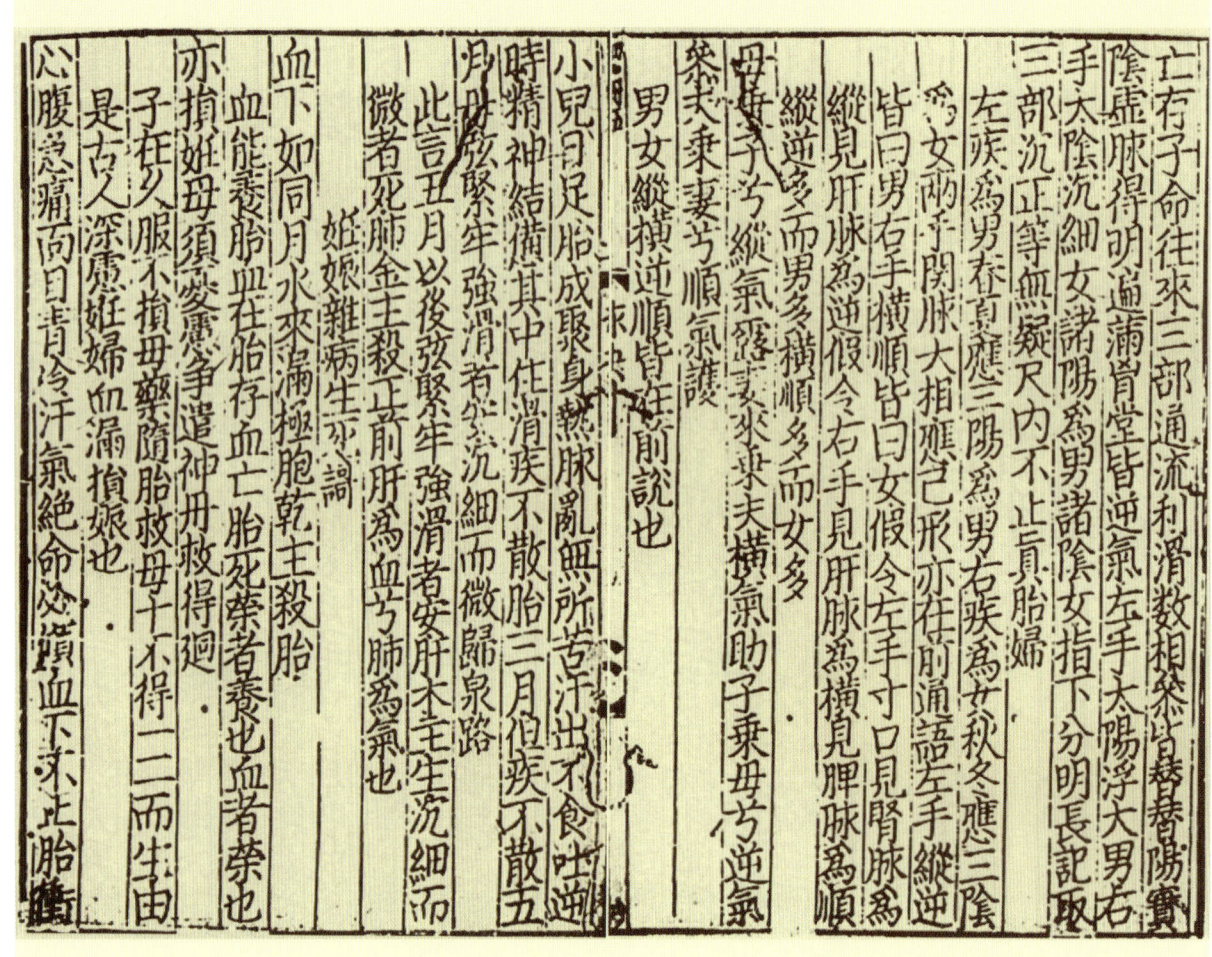

亡存子命。往来三部通流利，滑数相参皆替替。阳实阴虚脉得明，遍满胸堂皆逆气。左手太阳浮大男，右手太阴沉细女。诸阳为男诸阴女，指下分明长记取。三部沉正等无疑，尺内不止真胎妇。

左疾为男，春夏应三阳为男；右疾为女，秋冬应三阴为女。两手关脉大相应，已形亦在前通语。左手纵逆皆曰男，右手横顺皆曰女。假令左手寸口见肾脉为纵，见肝脉为逆。假令右手见肝脉为横，见脾脉为顺。纵逆多而男多，横顺多而女多。

母乘子兮纵气露，妻来乘夫横气助。子乘母兮逆气参，夫乘妻兮顺气护。

男女纵横逆顺，皆在前说也。

小儿日足胎成聚，身热脉乱无所苦。汗出不食吐逆时，精神结急其中住。滑疾不散胎三月，但疾不散五月母。弦紧牢强滑者安，沉细而微归泉路。

此言五月以后，弦紧牢强滑者安。肝木主生，沉细而微者死。肺金主杀，正前肝为血兮肺为气也。

妊娠杂病生死歌

血下如同月水来，漏极胞干主杀胎。

血能养胎，血在胎存，血亡胎死。荣者养也，血者荣也。

亦损妊母须忧虑，争遣神丹救得回。

子在久服不损母，药随胎救母，十不得一二而生。由是古人深虑妊妇血漏损娠也。

心腹急痛面目青，冷汗气绝命必倾。血下不止胎冲

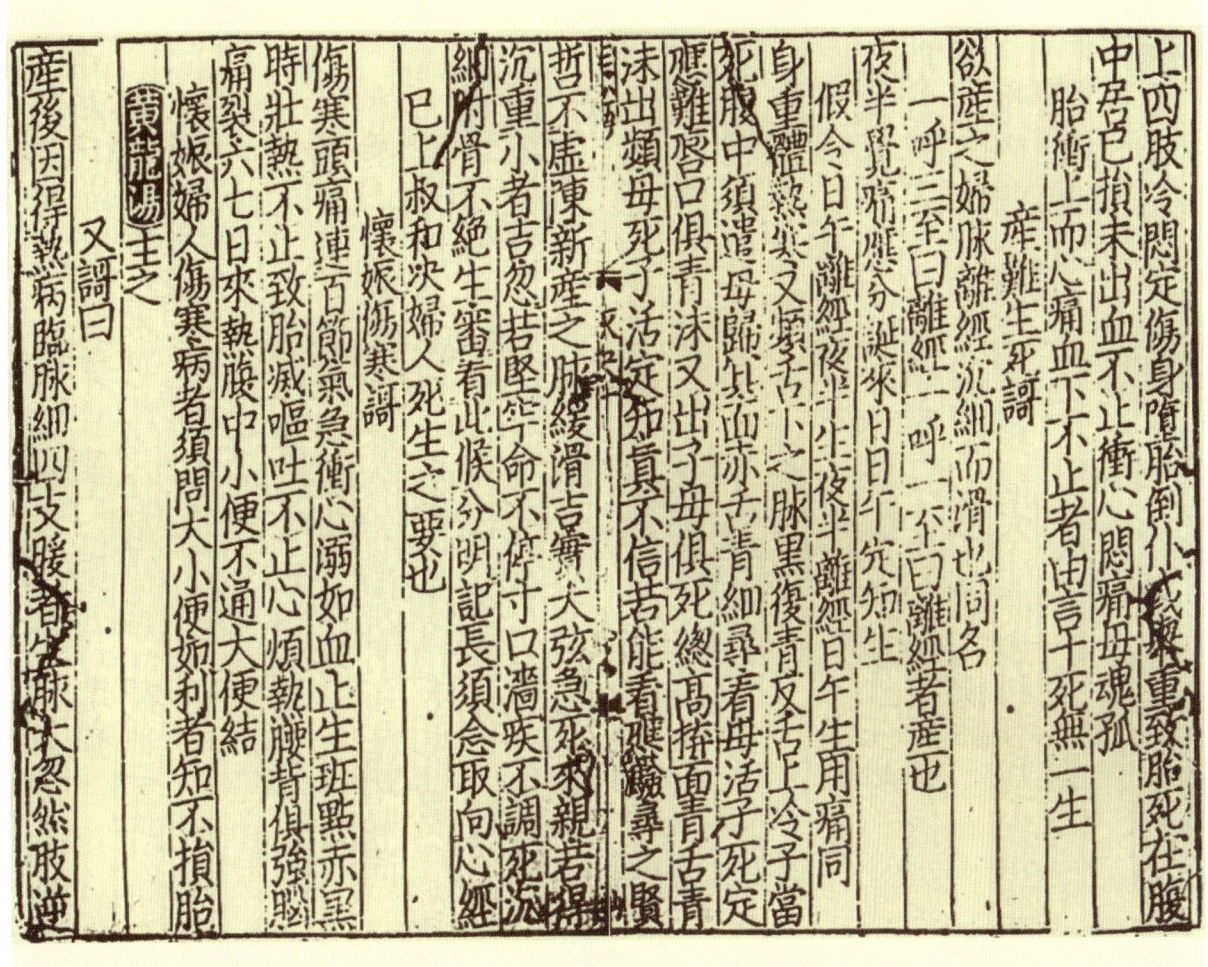

上,四肢冷闷定伤身。堕胎倒仆或举重,致胎死在腹中居。已损未出血不止,冲心闷痛母魂孤。
　　胎冲上而心痛,血下不止者,由言十死无一生。

产难生死歌

　　欲产之妇脉离经,沉细而滑也同名。
　　一呼三至曰离经,一呼一至曰离经者,产也。
　　夜半觉痛应分诞,来日日午定知生。
　　假令日午离经,夜半生;夜半离经,日午生。用痛同。
　　身重体热寒又频,舌下之脉黑复青。反舌上冷子当死,腹中须遣母归冥。面赤舌青细寻看,母活子死定应难。唇口俱青沫又出,子母俱死总高拚。面青舌青沫出频,母死子活定知真。不信若能看应验,寻之贤哲不虚陈。新产之脉缓滑吉,实大弦急死来亲。若得沉重小者吉,忽若坚牢命不停。寸口涩疾不调死,沉细附骨不绝生。审看此候分明记,长须念取向心经。
　　以上叔和决妇人死生之要也。

怀妊伤寒歌

　　伤寒头痛连百节,气急冲心溺如血。止生斑点赤黑时,壮热不止致胎灭。呕吐不止心烦热,腰背俱强脑痛裂。六七日来热腹中,小便不通大便结。
　　怀娠妇人伤寒病者,须问大小便。如利者,知不损胎,**黄龙汤**主之。
　　又歌曰:
　　产后因得热病临,脉细四肢暖者生。脉大忽然肢逆

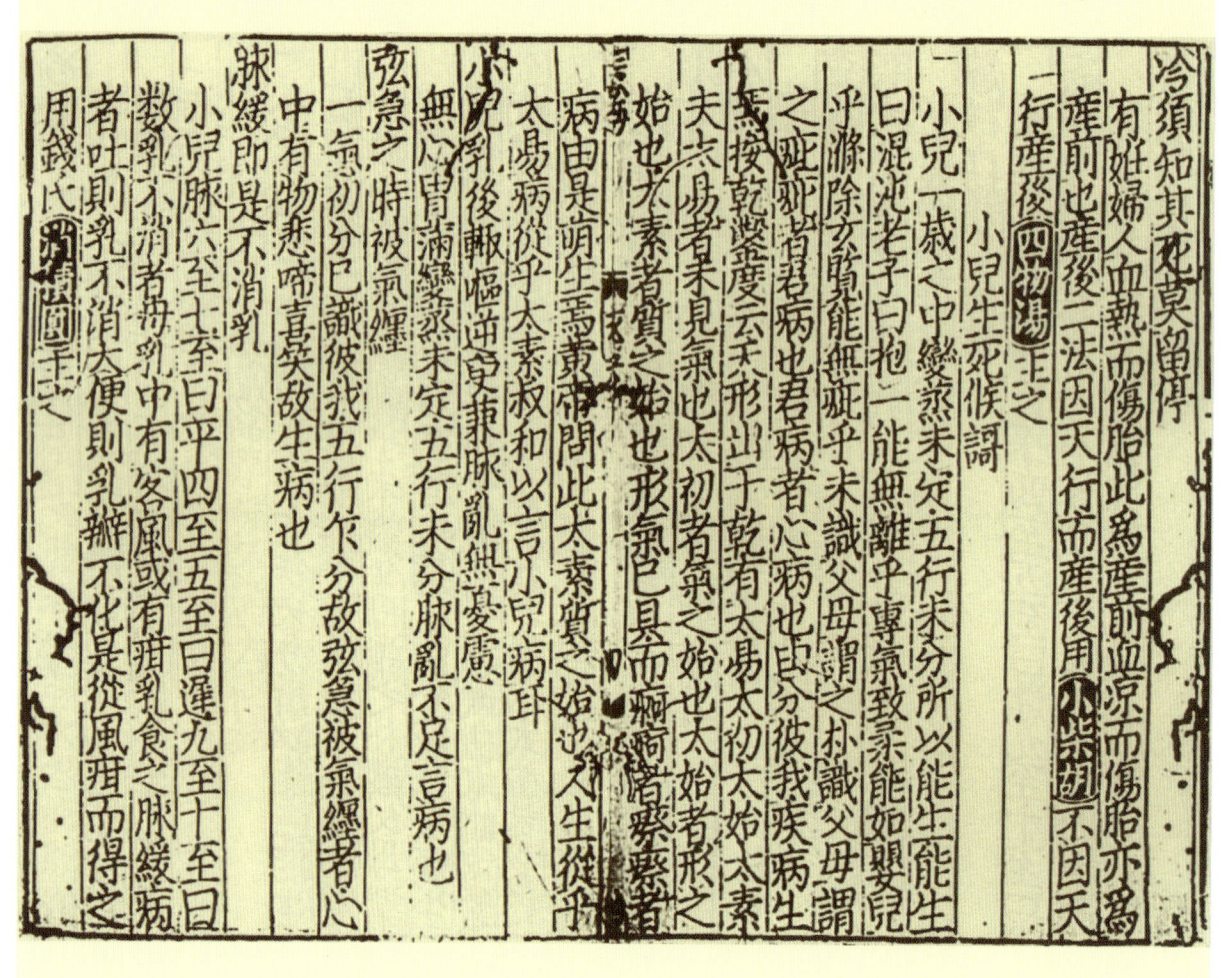

冷，须知其死莫留停。

有妊妇人血热而伤胎，此为产前血凉而伤胎，亦为产前也。产后二法因天行，而产后用**小柴胡**；不因天行，产后**四物汤**主之。

小儿生死候歌

小儿一岁之中，变蒸未定，五行未分，所以能生。能生，曰混沌。老子曰：抱一能无离乎？专气致柔，能如婴儿乎？涤除玄览，能无疵乎？未识父母，谓之朴；识父母，谓之疵。疵者，君病也。君病者，心病也。由分彼我，疾病生焉。按《乾凿度》云：天形出于乾，有太易、太初、太始、太素。夫太易者，未见气也；太初者，气之始也；太始者，形之始也；太素者，质之始也，形气已具。而疴疴者、瘵瘵者，病由是萌生焉。黄帝问此太素，质之始也。人生从乎太易，病从乎太素，叔和以言小儿病耳。

小儿乳后辄呕逆，更兼脉乱无忧虑。

无心胃满，变蒸未定，五行未分，脉乱不足言病也。

弦急之时被气缠，

一气初分，已识彼我；五行乍分，故弦急。被气缠者，心中有物，悲啼喜笑，故生病也。

脉缓即是不消乳。

小儿脉六至七至，曰平；四至五至，曰迟；九至十至，曰数。乳不消者，母乳中有客风，或有痈乳，食之脉缓。病者吐则乳不消，大便则乳瓣不化，是从风痈而得之。用钱氏**消积丸**主之。

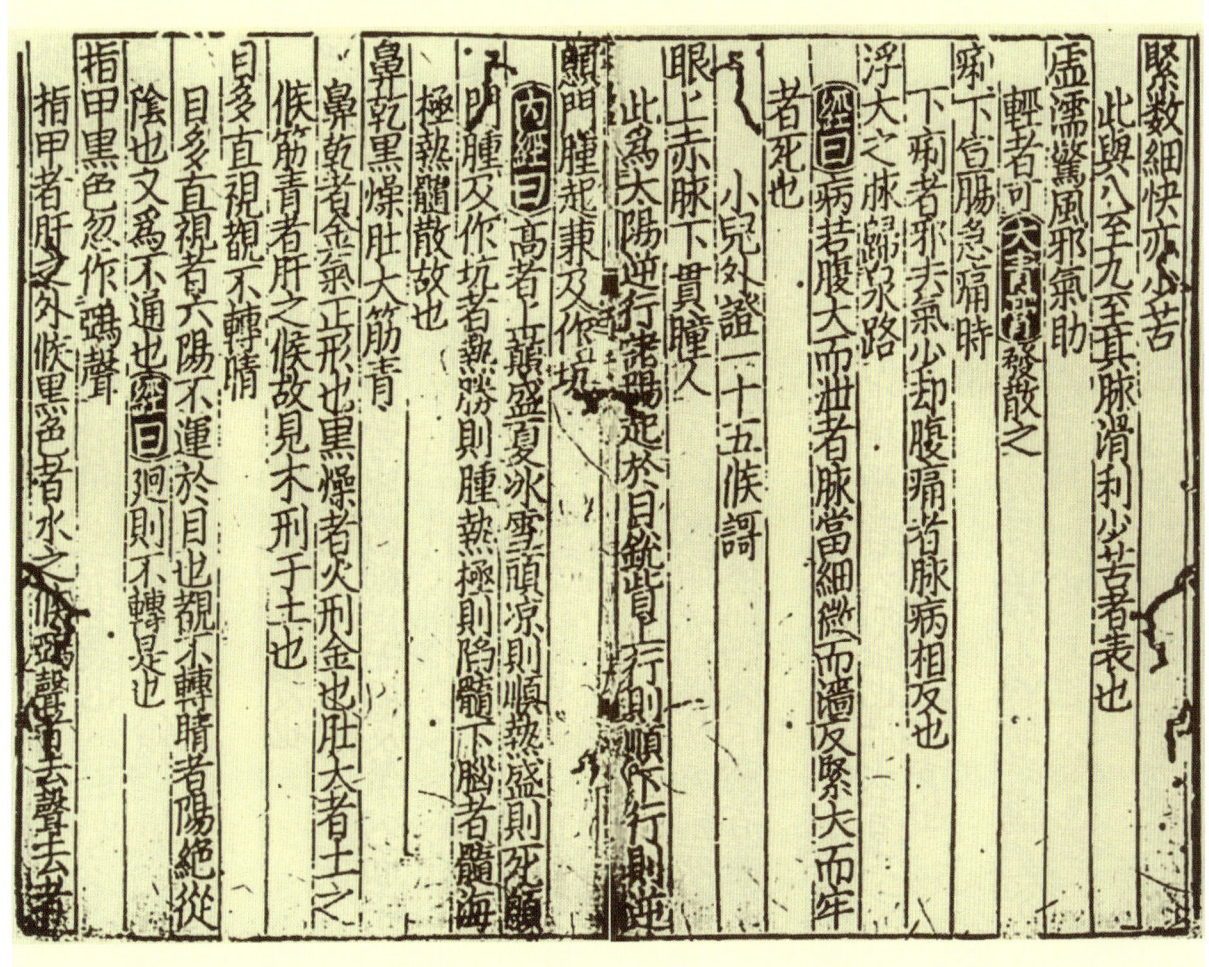

紧数细快亦少苦，
此与八至九至，其脉滑利少苦者，表也。
虚濡惊风邪气助。
轻者，可**大青膏**发散之。
痢下宣肠急痛时，
下痢者，邪去气少，却腹痛者，脉病相反也。
浮大之脉归泉路。
经曰：病若腹大而泄者，脉当细微而涩，反紧大而牢者，死也。

小儿外证一十五候歌

眼上赤脉，下贯瞳仁。
此为太阳逆行诸阳，起于目锐眦，上行则顺，下行则逆。
囟门肿起，兼及作坑。
《内经》曰：高者上巅，盛夏冰雪。头凉则顺，热盛则死。囟门肿及作坑者，热胜则肿，热极则陷，髓下脑者，髓海极热，髓散故也。
鼻干黑燥，肚大筋青。
鼻干者，金气正形也；黑燥者，火刑金也；肚大者，土之候；筋青者，肝之候，故见木刑于土也。
目多直视，睹不转睛。
目多直视者，六阳不运于目也；睹不转睛者，阳绝从阴也，又为不通也。经曰：回则不转是也。
指甲黑色，忽作鸦声。
指甲者，肝之外候；黑色者，水之候；鸦声者，去声。去者，

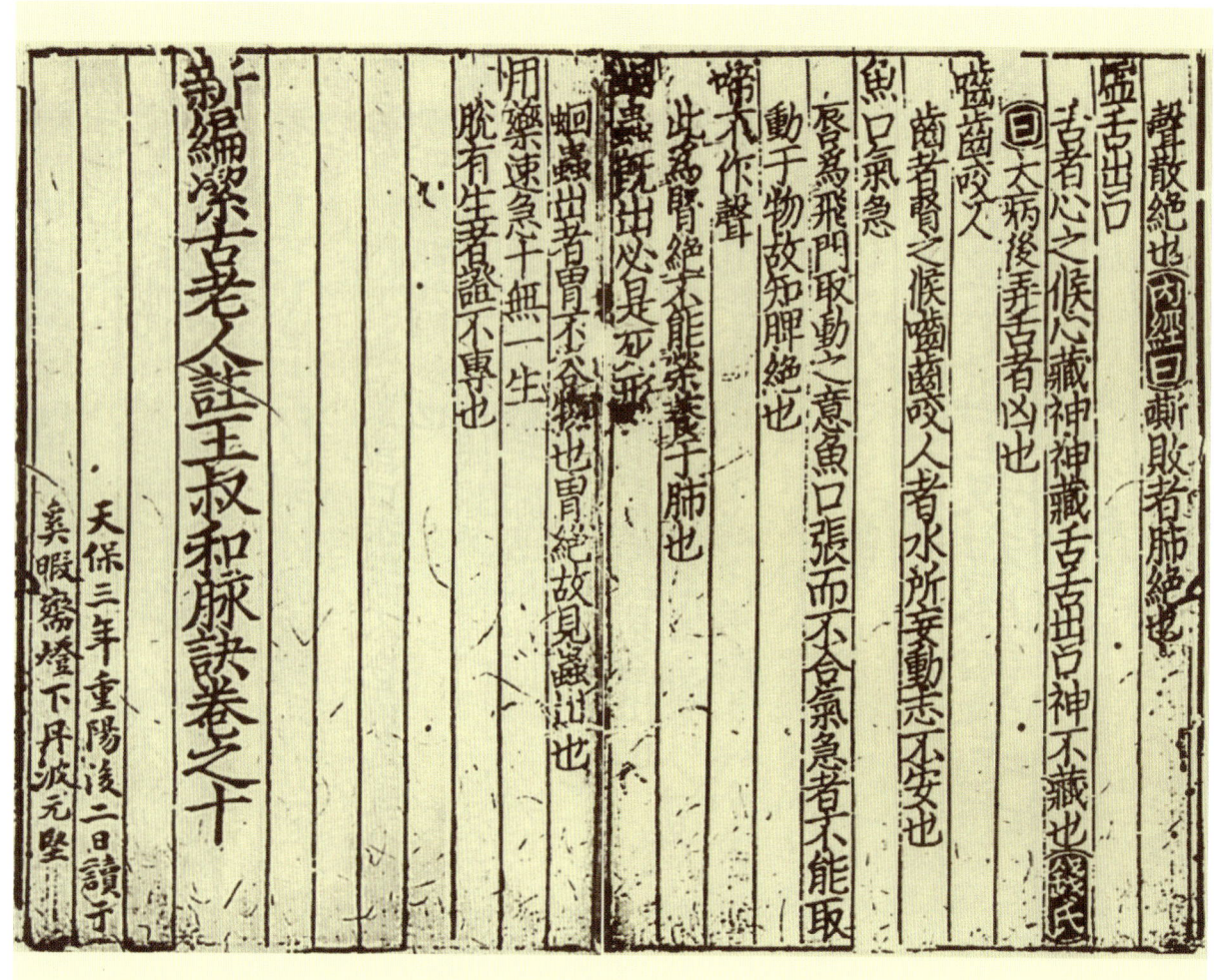

声散绝也。《内经》曰：嘶败者，肺绝也。

虚舌出口，

舌者，心之候。心藏神，神藏舌，舌出口，神不藏也。**钱氏曰**：大病后弄舌者，凶也。

啮齿咬人。

齿者，肾之候。啮齿咬人者，水所妄动，志不安也。

鱼口气急，

唇为飞门，取动之意。鱼口张而不合，气急者，不能取动于物，故知脾绝也。

啼不作声。

此为肾绝，不能荣养于肺也。

蛔虫既出，必是死形。

蛔虫出者，胃不容物也，胃绝，故见虫出也。

用药速急，十无一生。

脱有生者，证不专也。

新编洁古老人注王叔和脉诀卷之十

天保三年重阳后二日　读于奚暇斋灯下　丹波元坚

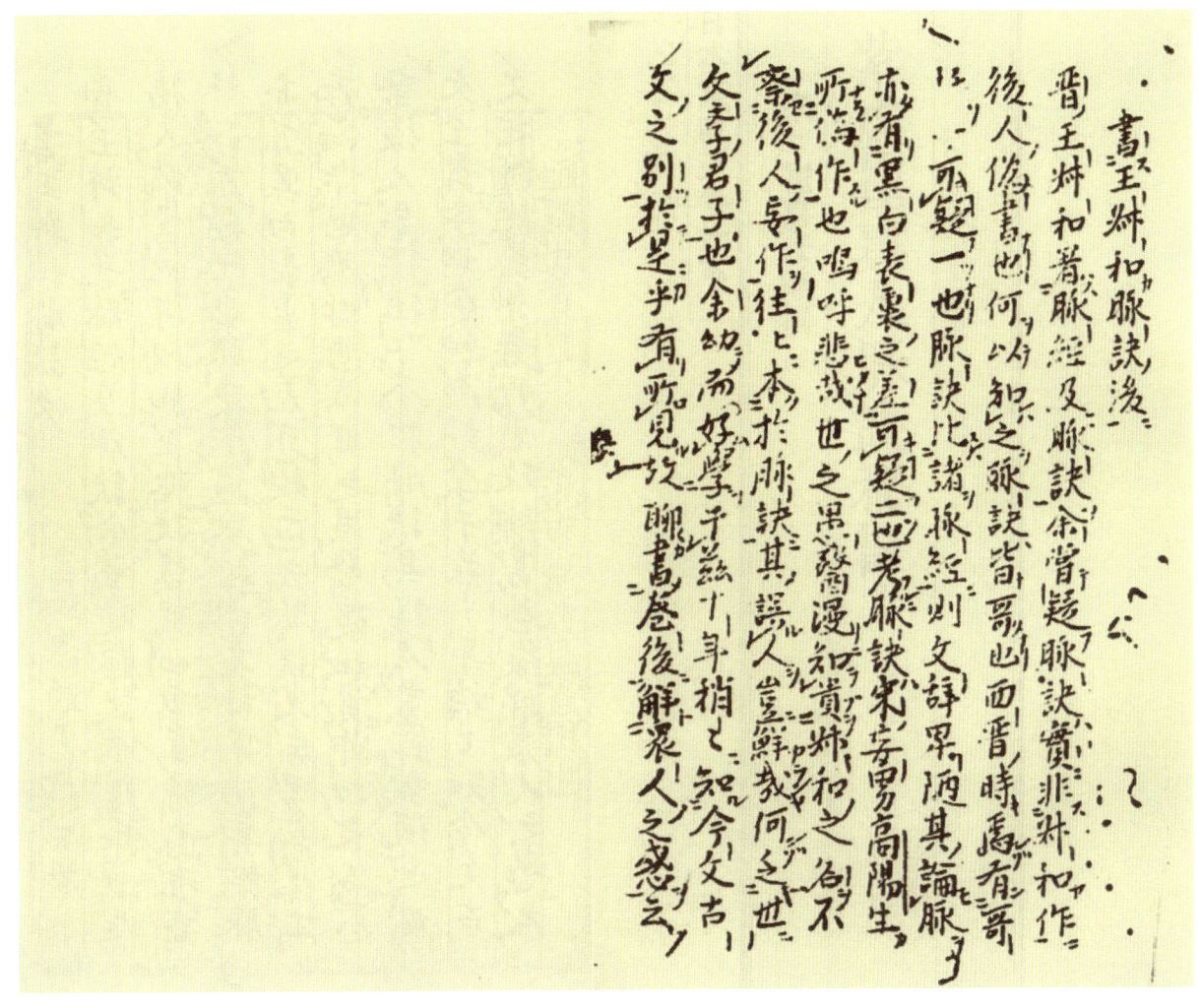

书《王叔和脉诀》后

晋王叔和著《脉经》及《脉诀》，余尝疑《脉诀》实非叔和作，后人伪书也。何以知之？《脉诀》皆歌也，西晋时焉有歌□□？可疑一也。《脉诀》比诸《脉经》，则文辞卑陋，其论脉亦有黑白表里之差，可疑二也。考《脉诀》，宋妄男高阳生所伪作也，呜呼，悲哉！世之愚医，漫知贵叔和之名，不察后人妄作，往往本于《脉诀》，其误人岂鲜哉！何乏世文学君子也。余幼而好学，于兹十年，稍稍知今文、古文之别，于是乎有所见，故聊书卷后，解众人之惑云。

洁古明备论

[金] 张元素 注　[元] 张璧 述　卞雅莉 校订

日本宽政二年刊本

　　《洁古明备论》三卷，首论一卷，题为金代张元素（洁古老人）、张璧（云岐子）父子二人合著。该书不仅国内没有传世之本，连书名也未见任何记载。因作者访书过程中发现日本京都大学图书馆藏有宽政二年（1790）刊本，遂复制并据之校录。

　　该书其实就是张氏父子《洁古老人注王叔和脉诀》（以下简称《脉诀注》）一书中的部分内容。《脉诀注》成书于元代至元十九年（1237），共十卷。该书也是失传医书，仅日本宫内厅书陵部藏有至元十九年所刊孤本。《洁古明备论》卷首即《脉诀注》卷一"诊脉入式"，相当于全书总论。卷上、卷中、卷下则与《脉诀注》卷五、卷六、卷七三卷雷同。因此，该书是为《脉诀注》之节略本。

　　《脉诀注》是张氏父子对《王叔和脉诀》的注释。关于六朝高阳生托名王叔和之《脉诀》，笔者已在《脉诀疏义》提要中有所论述，其为伪书无疑，且数百年来中医学者对其痛加批判，如李时珍在《濒湖脉学·自序》中写道："宋有俗子，杜撰《脉诀》，鄙陋纰缪，医学习诵，以为权舆；逮臻颁白，脉理竟昧。"

但宋元时期《脉诀》盛行，因其以歌诀形式阐述脉象、脉理及临床运用，易于记诵，因此极为流行，数代不衰，历史上注释《脉诀》者不乏其人。但张元素、张璧父子为金元时期医学大家，声望不下伪书作者高阳生，居然为"文辞卑陋"、品位低下的《脉诀》作注释，确实令人难以理解，故明代何柬在《医学统宗》中直言《脉诀注》"非易水老人张元素洁古之笔，乃通医好事者，窃王氏《脉经》平人下部尺脉，用针药两治之说，引申触类而妄为之者"。

就书中内容看，《脉诀注》将诊脉与临床用药结合，方便医生诊疗，"随脉辨证，随证注药"（《脉诀注》苍岩山人序）是其特点。脉、证、药相互递进，互为根据，形成临床诊疗逻辑链，应是一大创举。而在脉学理论上，该书也一改"以经释脉"之风，而为"以药注脉"。此亦可为医家效仿。

《洁古明备论》节选《脉诀注》中四卷，似与后世倡导二十四脉相关，七表八里九道，合为二十四脉，再加脉学概述，即成脉注简本。但该书版本价值、学术价值均不及《脉诀注》，今影印刊出，仅作张元素、张璧研究之侧面佐证。

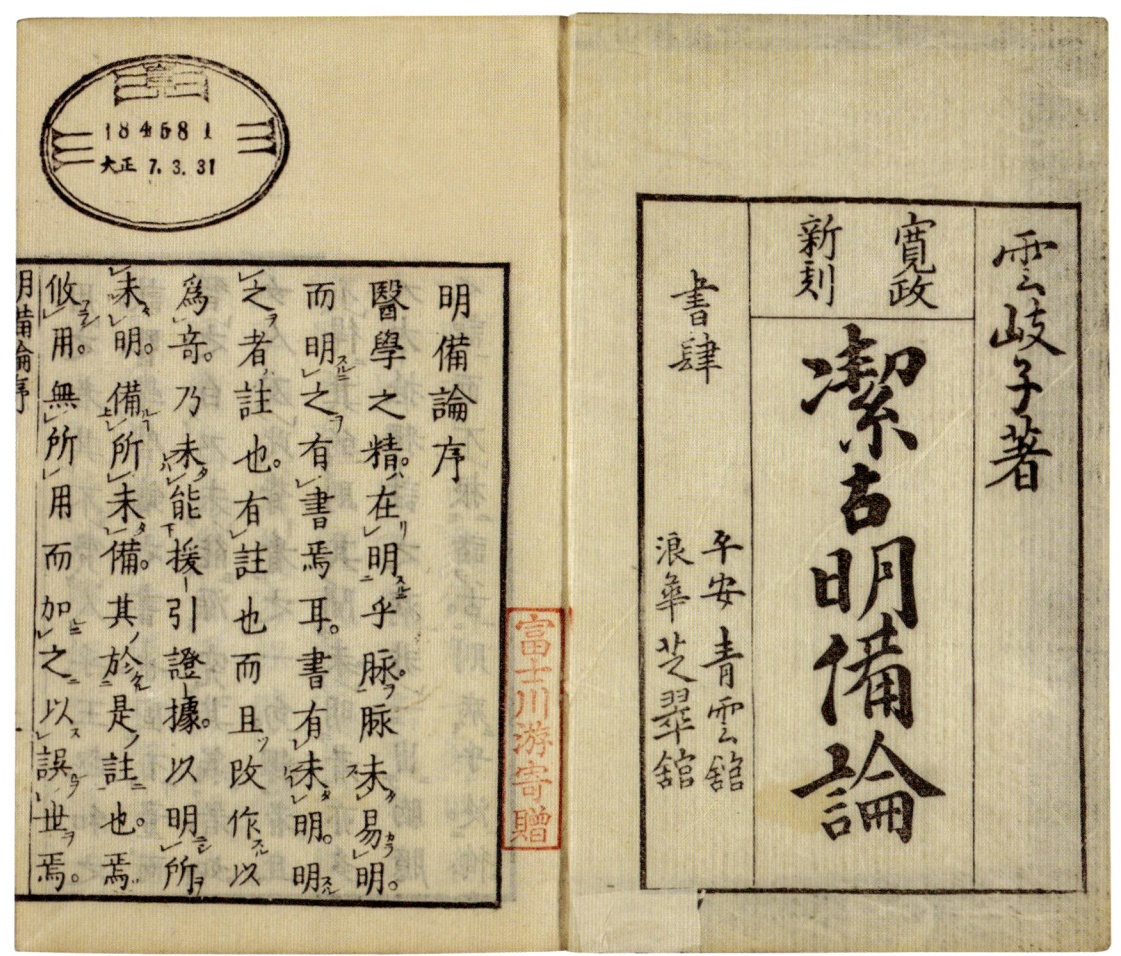

明备论序

医学之精，在明乎脉。脉未易明，而明之有书焉耳。书有未明，明之者注也。有注也，而且改作以为奇，乃未能援引证据，以明所未明，备所未备，其于是注也。焉攸用，无所用，而加之以误世焉，

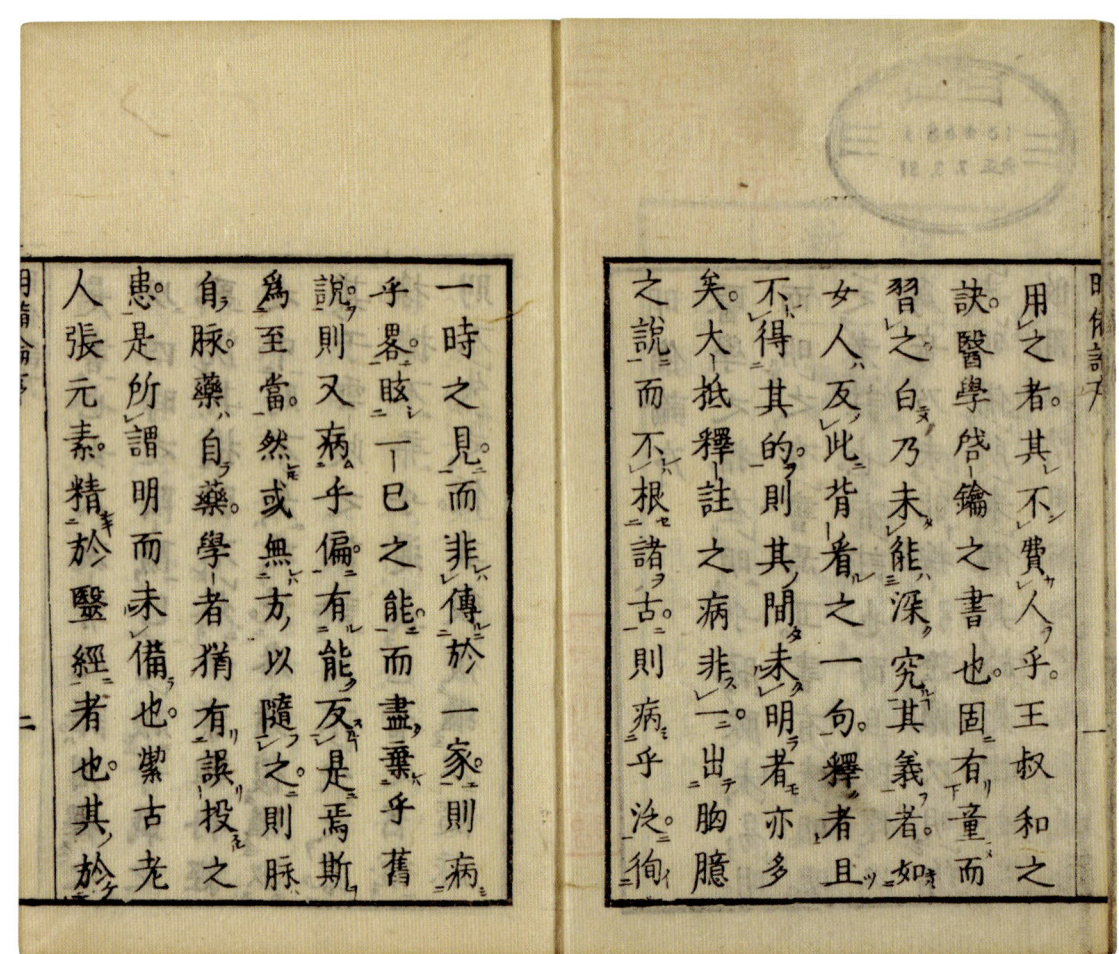

用之者，其不费人乎？王叔和之诀，医学启钥之书也，固有童而习之白，乃未能深究其义者。如女人反此背看之一句，释者且不得其的，则其间未明者亦多矣。大抵释注之病，非一出胸臆之说，而不根诸古，则病乎泛；徇一时之见，而非传于一家，则病乎略；眩①一己之能，而尽弃乎旧说，则又病乎偏。有能反是焉，斯为至当。然或无方以随之，则脉自脉，药自药，学者犹有误投之患，是所谓明而未备也。洁古老人张元素，精于医经者也。其于是书也，女人反背之语，则释之以四时之阴阳，已足破千载之惑。况其援引不外乎《素》《难》《内经》之中，则不失之泛；参错复继以其子云岐之议论，则不失之略；采摭不弃乎通真已当之旧说，则不失之偏。其后复继以随脉之方，使一览之余，医学之要且明且当，而且备矣，不亦善乎？余友虞兄成夫，近得斯本，乃江南前所未有者。不欲珍袭，爰锓诸梓，以与学医者共之。吁！岂惟学医哉，家置一帙，以质医者之当否，则虽有费人之医，我不为之

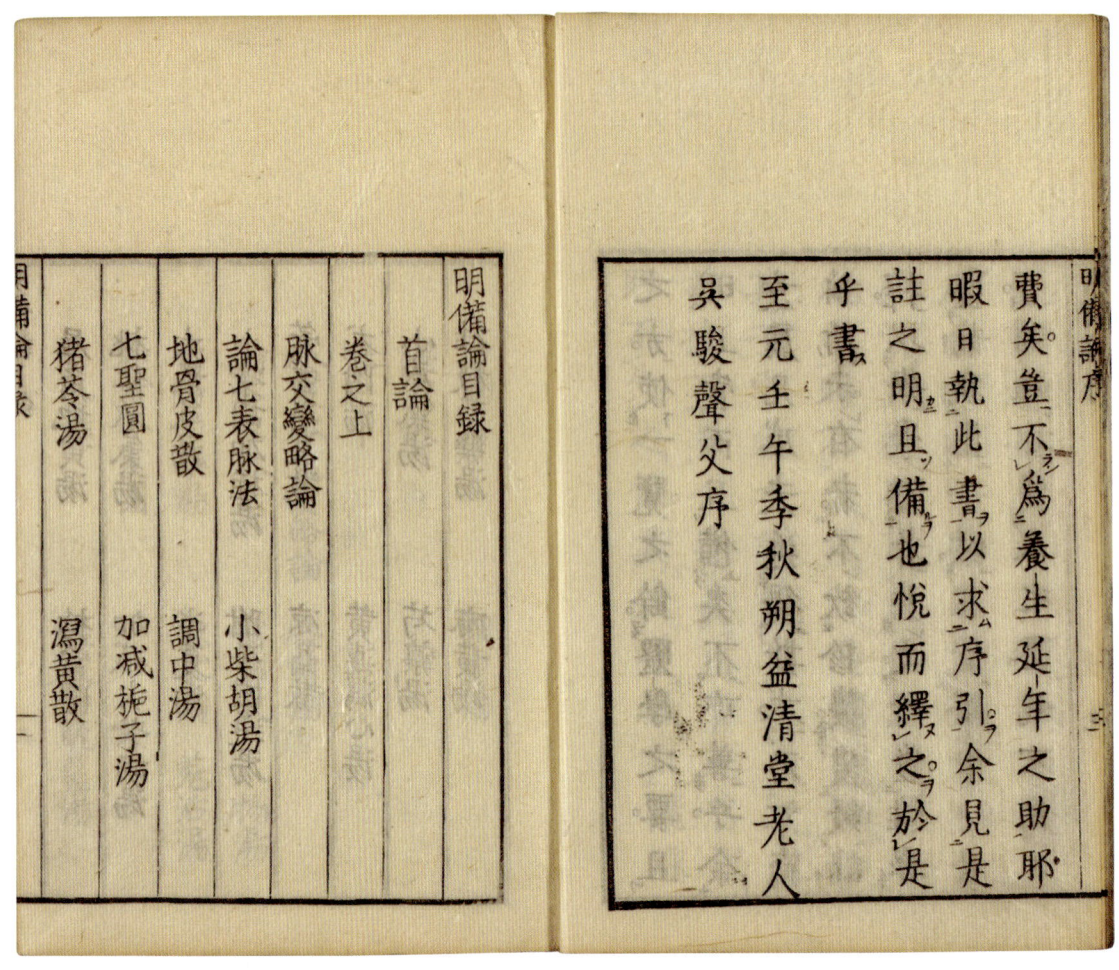

费矣，岂不为养生延年之助耶。暇日执此书以求序引，余见是注之明且备也，悦而绎之，于是乎书。

至元壬午季秋朔 益清堂老人 吴骏声父 序

明备论目录

首论

卷之上

脉交变略论

论七表脉法　　小柴胡汤

地骨皮散　　　调中汤

七圣丸　　　　加减栀子汤

猪苓汤　　　　泻黄散

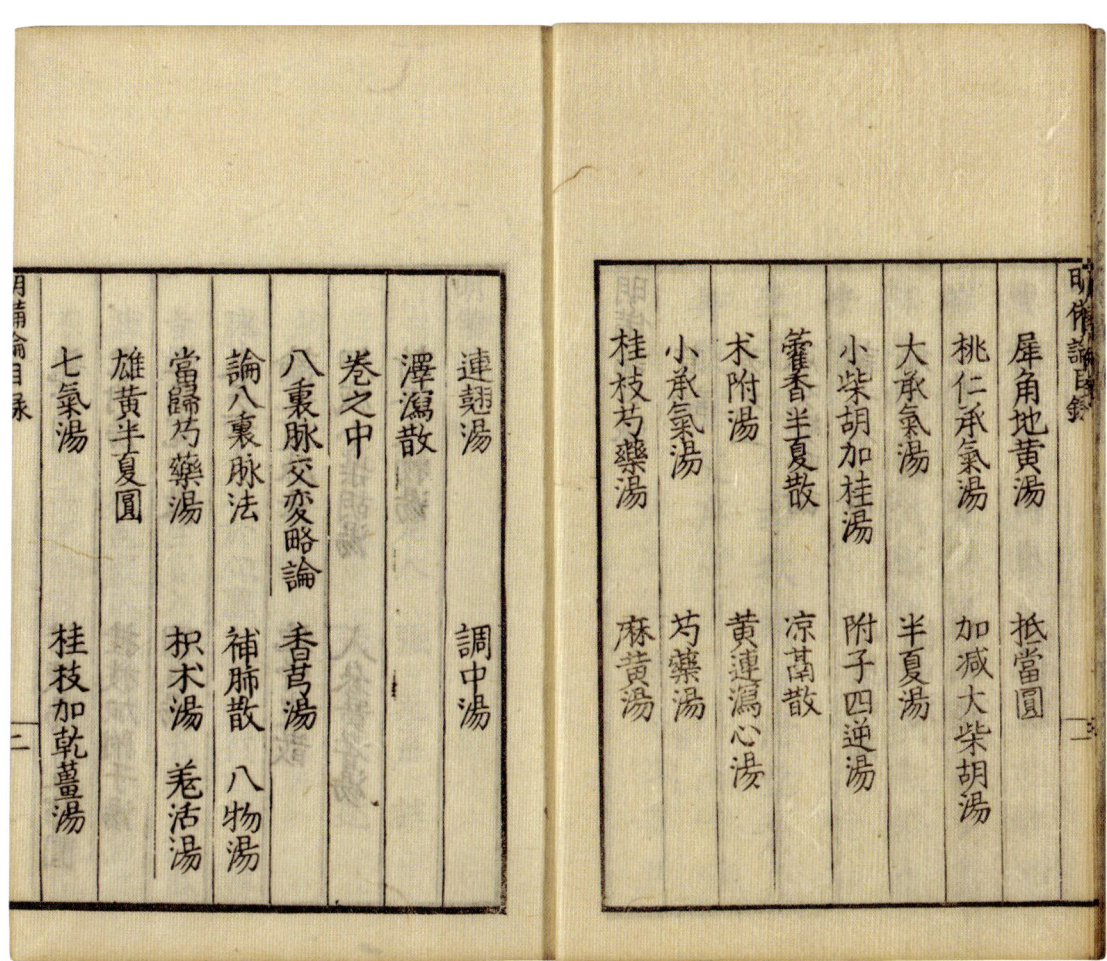

犀角地黄汤　　　抵挡丸
桃仁承气汤　　　加减大柴胡汤
大承气汤　　　　半夏汤
小柴胡加桂汤　　附子四逆汤
藿香半夏散　　　凉膈散
术附汤　　　　　黄连泻心汤
小承气汤　　　　芍药汤
桂枝芍药汤　　　麻黄汤
连翘汤　　　　　调中汤
泽泻散

卷之中

八里脉交变略论　　香芎汤
论八里脉法　　　　补肺散　　　八物汤
当归芍药汤　　　　枳术汤　　　羌活汤
雄黄半夏丸
七气汤　　　　　　桂枝加干姜汤

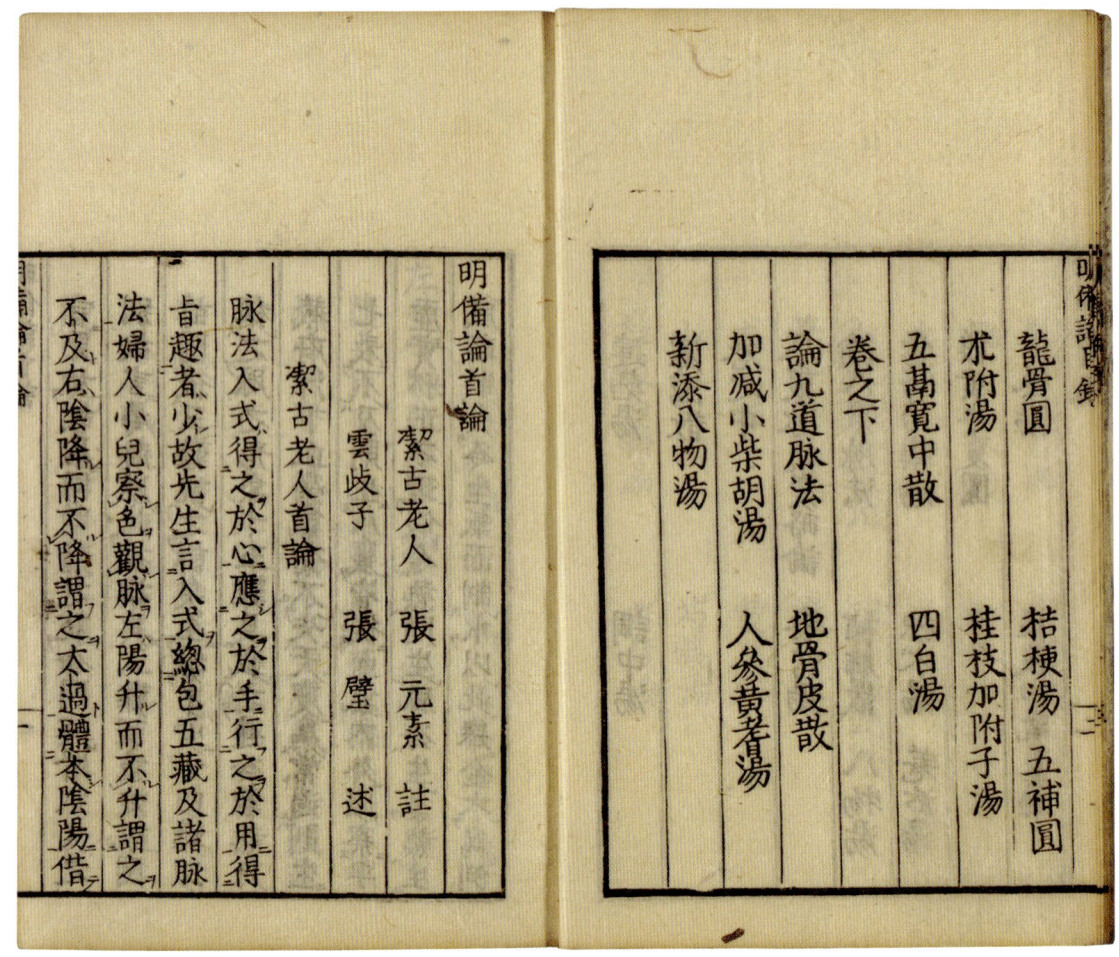

龙骨丸　　　　桔梗汤 五补丸
术附汤　　　　桂枝加附子汤
五膈宽中散　　四白汤

卷之下
  论九道脉法　　地骨皮散
  加减小柴胡汤　人参黄耆汤
  新添八物汤

明备论首论

洁古老人　张元素 注
云岐子　张　璧 述

洁古老人首论

　　脉法入式，得之于心，应之于手，行之于用。得旨趣者少，故先生言入式，总包五脏及诸脉法。妇人小儿，察色观脉，左阳升而不升，谓之不及；右阴降而不降，谓之太过。体本阴阳，借

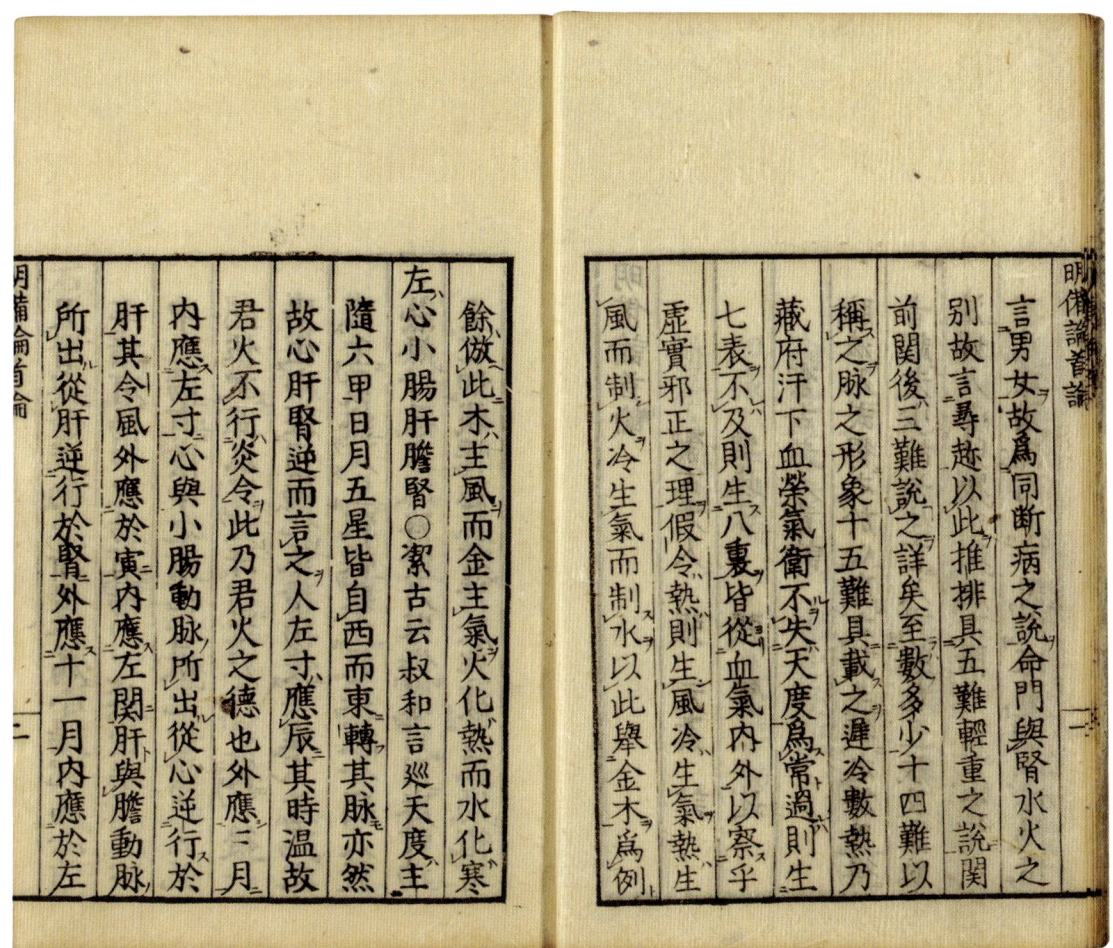

言男女，故为同断病之说，命门与肾，水火之别，故言寻趁。以此推排，具五难轻重之说。关前关后，三难说之详矣。至数多少，十四难以称之。脉之形象，十五难具载之。迟冷数热，乃脏腑汗下，血荣气卫，不失天度为常，过则生七表，不及则生八里，皆从血气内外，以察乎虚实邪正之理。假令热则生风，冷生气，热生风而制火，冷生气而制水，以此举金木为例，余仿此。木主风而金主气，火化热而水化寒。

左心小肠肝胆肾

洁古云：叔和言巡天度，主随六甲，日月五星皆自西而东转，其脉亦然。故心肝肾逆而言之。人左寸应辰，其时温，故君火不行炎令，此乃君火之德也，外应二月，内应左寸。心与小肠动脉所出，从心逆行于肝，其令风，外应于寅，内应左关。肝与胆动脉所出，从肝逆行于肾，外应十一月，内应于左尺，肾与膀胱动脉所出，浮为小肠，沉为心。前半指有阳中之阳，有阳中之阴；后半指有阴中之阳，有阴中之阴，他皆仿此。

云岐云：此三位主温，风寒可汗，谓之左升，是从子后一阳生。《内经》曰：阳化气。清阳发腠理。下者举之。温主发热，风主战栗，寒主恶寒。假令病人发热无汗，恶寒，脉浮紧，乃寒伤荣，可用麻黄汤主之。如战栗恶风，有汗，脉浮缓，乃风伤卫，可用桂枝汤。如往来寒热，是尺寸脉交，以小柴胡汤两和之。何以然？夫小柴胡汤乃少阳经药也，柴胡行本经，与黄芩治发热，生姜、半夏治寒，如发热战栗，葛根解肌汤主之。如战栗脉浮弦，小青龙汤主之。如战栗恶寒，脉沉弦，大青龙汤主之。如恶寒脉沉迟，麻黄附子细辛汤。以上皆解表之法也。

右肺大肠脾胃命门

洁古云：右寸肺，外应九月，

内应右寸，其时燥；是肺与大肠动脉所出，逆行于脾，外应七月，内应右关，其时湿；脾与胃动脉所出，逆行于手厥阴三焦，其时暑；外应五月，内应右尺，命门三焦动脉所出。以上叔和言。脉左行，温风寒燥湿暑，言天者逆游六甲，非顺行十二辰。顺行十二辰者，温热湿燥寒风，却非天之左转。所以云天行从前来者，为实邪；从后来者，为虚邪。

云岐云：此三位所主燥湿热，可下，谓之右降，是从午后一阴生。《内经》曰：阴成形。浊阴走五脏。高者抑之。燥主大便难，湿主腹满痛，热主小便赤涩。假令病人大便难，脉沉数，小承气汤主之。如腹满痛，甚而脉沉数，大承气汤主之。如小便赤涩，脉沉数，大承气汤主之。如小便赤，不大便，腹满痛，亦此药主之。如小便赤，腹痛而不满，调胃承气汤主之。如大实证，为不大便是也。如小便赤，大便难，腹满痛，大承气主之。以上皆攻里之法也。芒硝辛润，治大便燥而难；厚朴、枳实，治腹满痛；大黄，治大便不通及小便赤涩。温风寒在表，是上有水也，可汗。燥湿热在里，下有火也，可下。故曰：治病必求其本。假令有表里证者，先解表，后攻里也。如病人大便难，发热，谓之温燥，先当解表，左宜桂枝汤；后攻里，右宜承气汤。如战而腹满痛，谓之风湿，左宜桂枝汤，右宜承气汤。如恶寒，自汗，小便赤，左宜桂枝麻黄汤，右宜承气汤。凡六气之病脉，与证相得者生，相反者死。色脉亦然。临病人持诊之时，宜细详消息，不可妄用。此发表攻里之大概，不可印定眼目，泥于上说。此大约言之也。此二者皆逆传其位，先立左寸，心、小肠，乃君火之位；次立左关，肝、胆，乃风木之位；次立左尺，肾与膀胱，乃寒水之位；次立

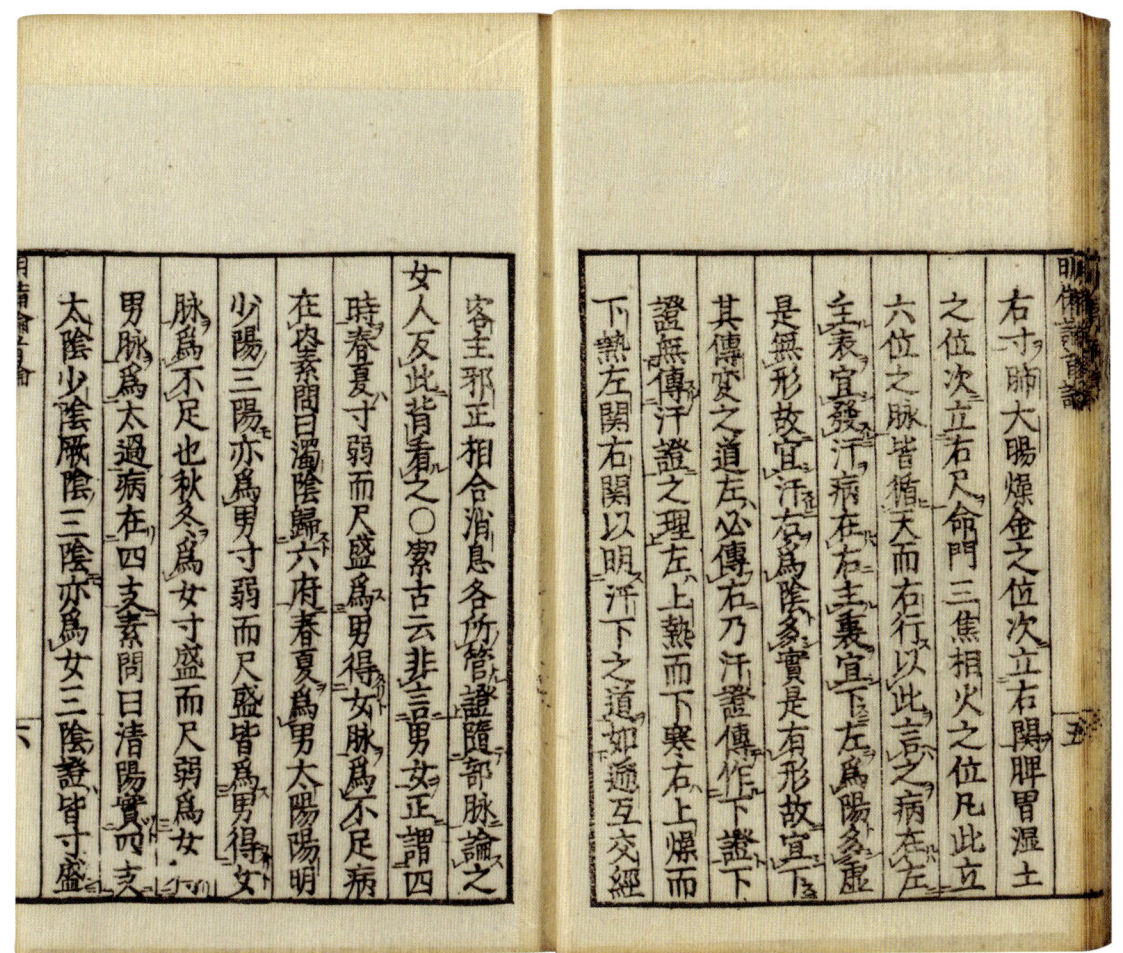

右寸，肺、大肠，燥金之位；次立右关，脾、胃，湿土之位，次立右尺，命门、三焦，相火之位。凡此立六位之脉，皆循天而右行。以此言之，病在左，主表，宜发汗；病在右，主里，宜下。左为阳，多虚，是无形，故宜汗；右为阴，多实，是有形，故宜下。其传变之道，左必传右，乃汗证传作下证，下证无传汗证之理。左上热而下寒，右上燥而下热。左关右关，以明汗下之道。如递互交经，客主邪正，相合消息，各所管证，随部脉论之。

女人反此背看之

洁古云：非言男女，正谓四时。春夏，寸弱而尺盛，为男。得女脉，为不足，病在内。《素问》曰：浊阴归六腑。春夏为男，太阳、阳明、少阳，三阳亦为男，寸弱而尺盛，皆为男得女脉，为不足也。秋冬为女，寸盛而尺弱，为女得男脉，为太过，病在四肢。《素问》曰：清阳实四肢。太阴、少阴、厥阴，三阴亦为女，三阴证，皆寸盛

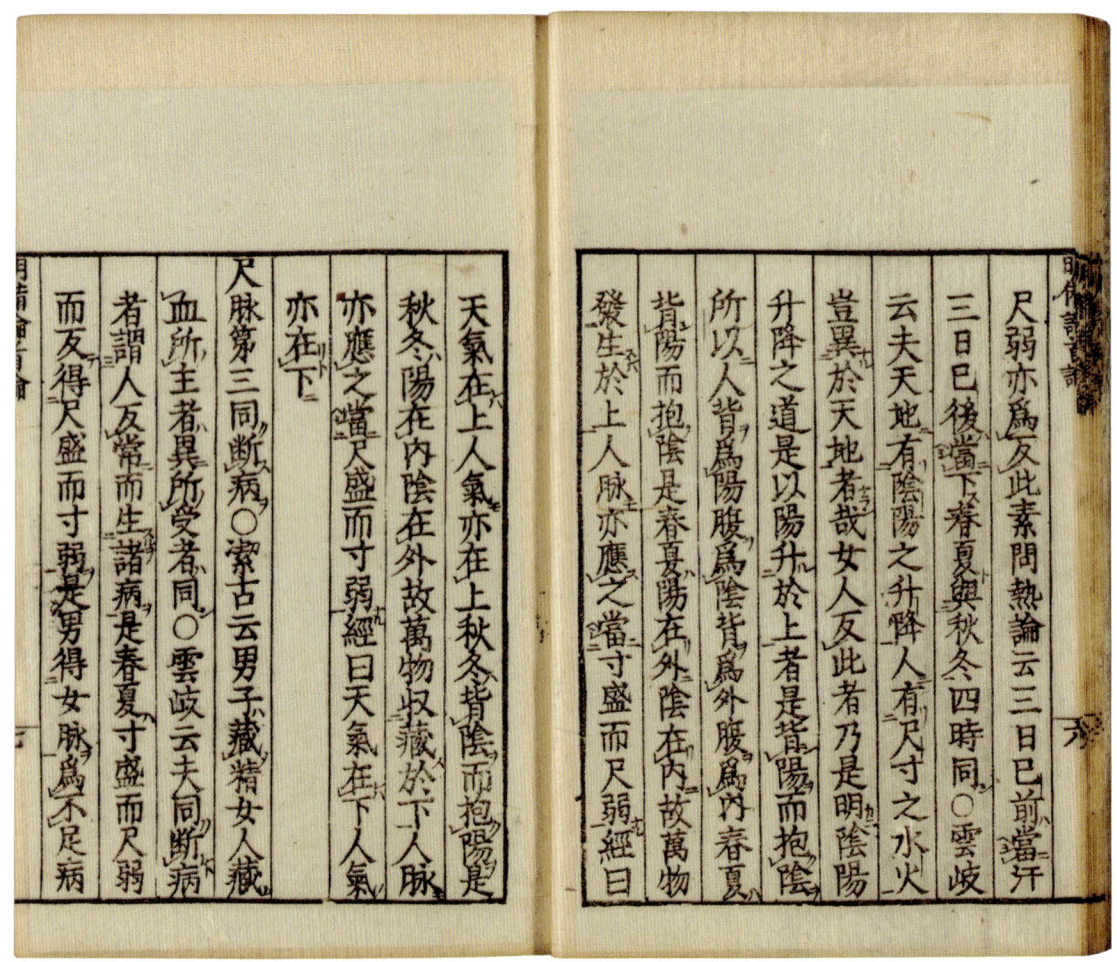

尺弱，亦为反。此《素问·热论》云：三日以前当汗，三日以后当下。春夏与秋冬，四时同。

云岐云：夫天地有阴阳之升降，人有尺寸之水火，岂异于天地者哉？女人反此者，乃是明阴阳升降之道，是以阳升于上者，是背阳而抱阴，所以人背为阳，腹为阴，背为外，腹为内。春夏背阳而抱阴，是春夏阳在外，阴在内，故万物发生于上，人脉亦应之，当寸盛而尺弱。经曰：天气在上，人气亦在上；秋冬背阴而抱阳，是秋冬阳在内，阴在外。故万物收藏于下，人脉亦应之，当尺盛而寸弱。经曰：天气在下，人气亦在下。

尺脉第三同断病

洁古云：男子藏精，女子藏血。所主者异，所受者同。

云岐云：夫同断病者，谓人反常而生诸病，是春夏寸盛而尺弱，而反得尺盛而寸弱，是男得女脉，为不足，病

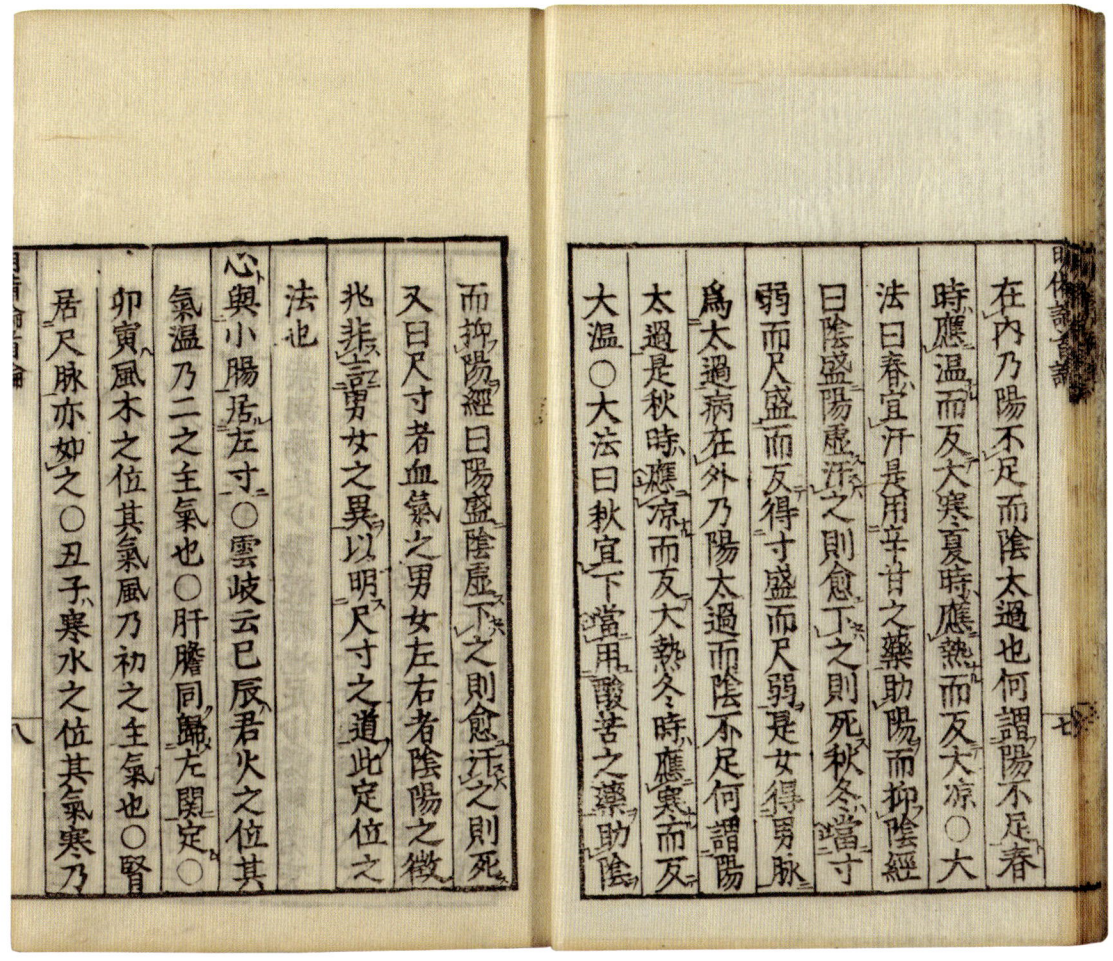

在内,乃阳不足而阴太过也。何谓阳不足?春时应温,而反大寒;夏时应热,而反大凉。

大法曰:春宜汗,是用辛甘之药,助阳而抑阴。经曰:阴盛阳虚,汗之则愈,下之则死,秋冬当寸弱而尺盛,而反得寸盛而尺弱,是女得男脉,为太过,病在外,乃阳太过而阴不足。何谓阳太过?是秋时应凉,而反大热;冬时应寒,而反大温。

大法曰:秋宜下,当用酸苦之药,助阴而抑阳。经曰:阳盛阴虚,下之则愈,汗之则死。又曰:尺寸者,血气之男女;左右者,阴阳之征兆。非言男女之异,以明尺寸之道。此定位之法也。

心与小肠居左寸

云岐云:巳辰,君火之位,其气温,乃二之主气也。

肝胆同归左关定

卯寅,风木之位,其气风,乃初之主气也。

肾居尺脉亦如之

丑子,寒水之位,其气寒,乃

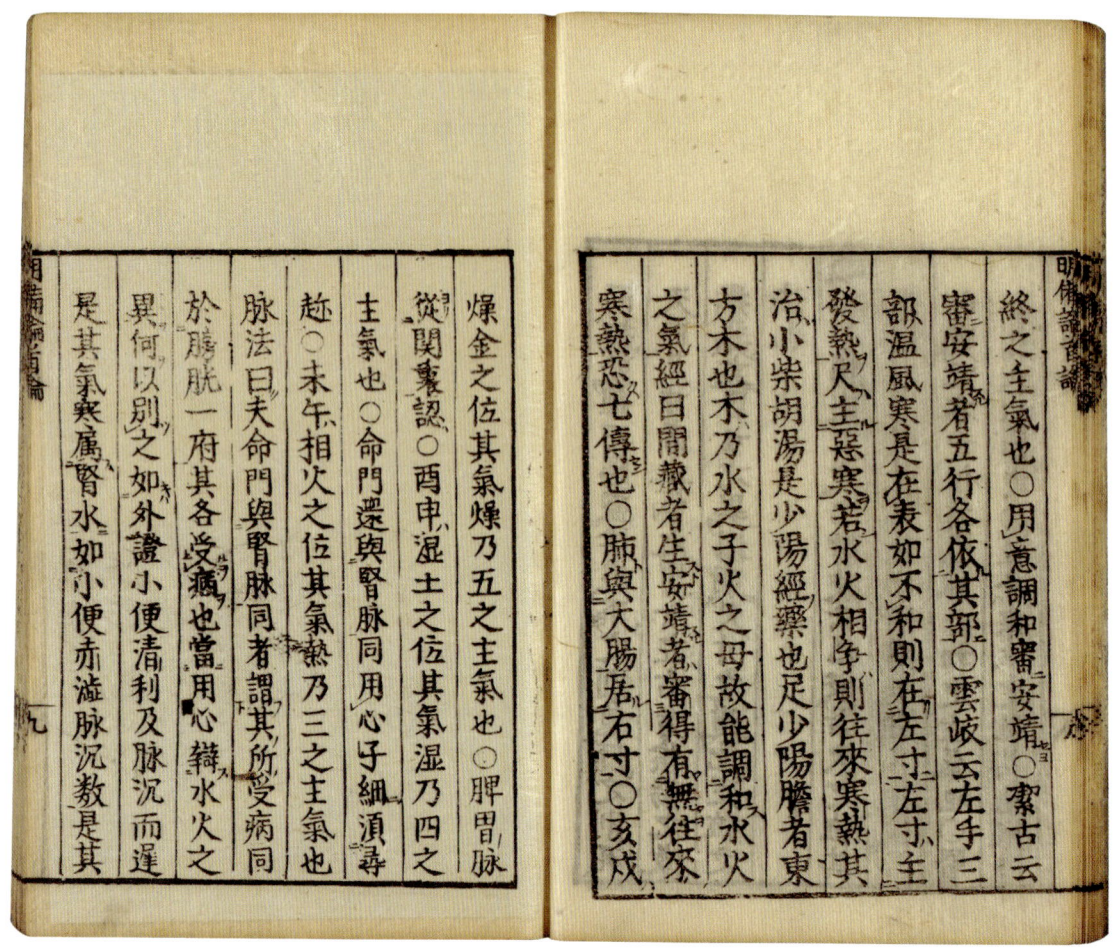

终之主气也。

用意调和审安靖

洁古云：审安靖者，五行各依其部。

云岐云：左手三部，温风寒，是在表，如不和，则在左寸。左寸主发热，尺主恶寒，若水火相争，则往来寒热。其治小柴胡汤，是少阳经药也。足少阳胆者，东方木也。木乃水之子，火之母，故能调和水火之气。经曰：间脏者生。安靖者，审得有无往来寒热，恐七传也。

肺与大肠居右寸

亥戌，燥金之位，其气燥，乃五之主气也。

脾胃脉从关里认

酉申，湿土之位，其气湿，乃四之主气也。

命门还与肾脉同，用心仔细须寻趁

未午，相火之位，其气热，乃三之主气也。《脉法》曰：夫命门与肾脉同者，谓其所受病同于膀胱一府，其各受病也。当用心辨水火之异，何以别之。如外证小便清利，及脉沉而迟，是其气寒，属肾水；如小便赤涩，脉沉数，是其

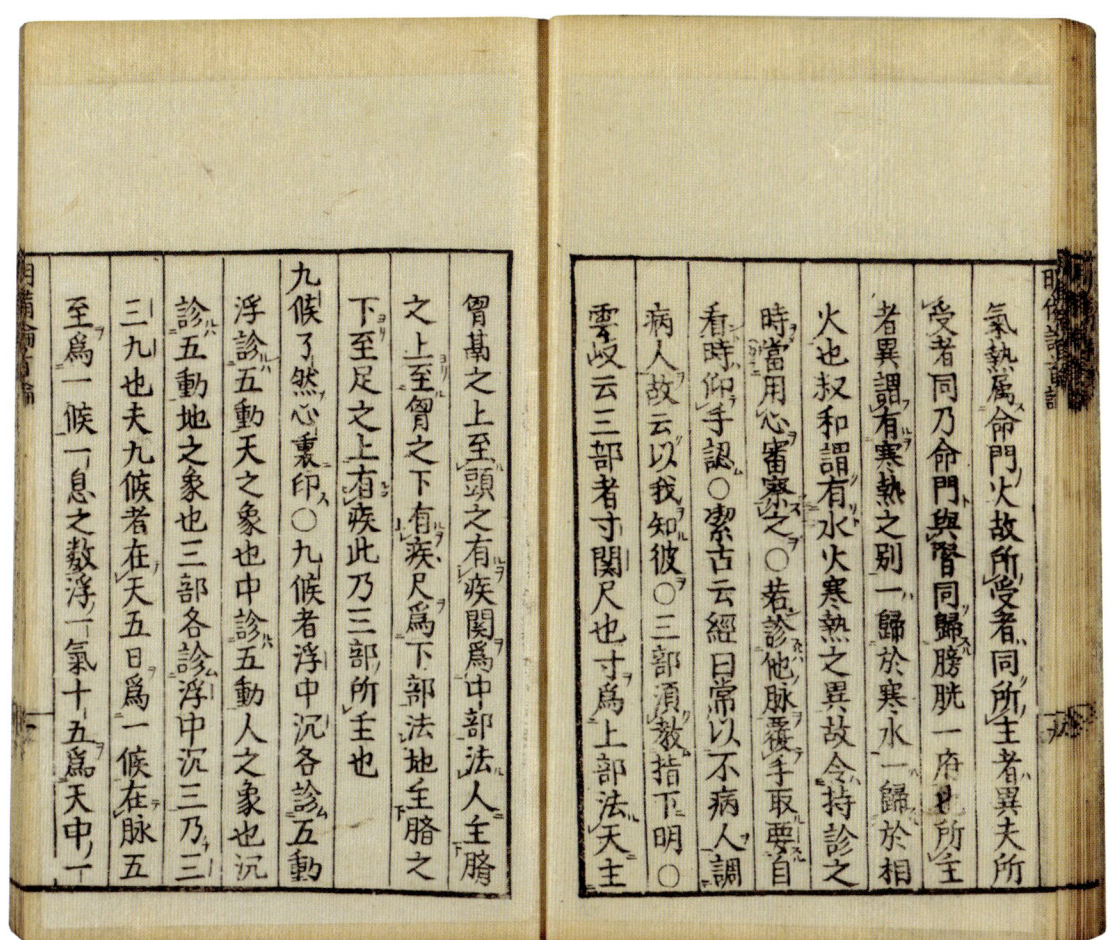

气热，属命门火。故所受者同，所主者异。夫所受者同，乃命门与肾同归膀胱一府也；所主者异，谓有寒热之别，一归于寒水，一归于相火也。叔和谓有水火寒热之异，故令持诊之时，当用心审察之。

若诊他脉覆手取，要自看时仰手认

洁古云：经曰，常以不病人调病人。故云以我知彼。

三部须教指下明

云岐云：三部者，寸关尺也。寸为上部，法天，主胸膈之上至头之有疾。关为中部，法人，主脐之上至胸之下有疾。尺为下部，法地，主脐之下至足之上有疾。此乃三部所主也。

九候了然心里印

九候者，浮中沉各诊五动。浮诊五动，天之象也；中诊五动，人之象也；沉诊五动，地之象也。三部各诊浮中沉，三乃三三，九也。夫九候者，在天五日为一候，在脉五至为一候。一息之数，浮一气十，五为天；中一气十，五为人；沉一气十，五为地。故一气在上，一气在中，一气在下，三气相合而成一脉，是三元也，乃气血精，故总得四十五动，曰平脉也。故叔和于各脏言脉，云四十五动无他事。又曰：无疑虑。又曰：不须怕，此平康脉也。何为心里印？印者，为浮中沉，三诊各有太过不及之脉也，假令左寸太过，脉浮，诊得六数七极者，必身热而无汗，麻黄汤主之。不及，脉浮，诊得三迟二败者，必身热自汗，桂枝汤主之。桂枝止汗，麻黄发汗，明为表之补泻也。关脉中诊，得六数七极者，是热在中，调胃承气汤主之。如得三迟二败者，是不及也，以建中汤、理中丸主之，用调胃承气自内而泻于外也。理中、建中，乃和中补药也；承气、建中，乃中焦补泻药也。左尺沉，诊得六数七极者，必大便难而小便赤涩，大承气汤主之；却得三迟二败

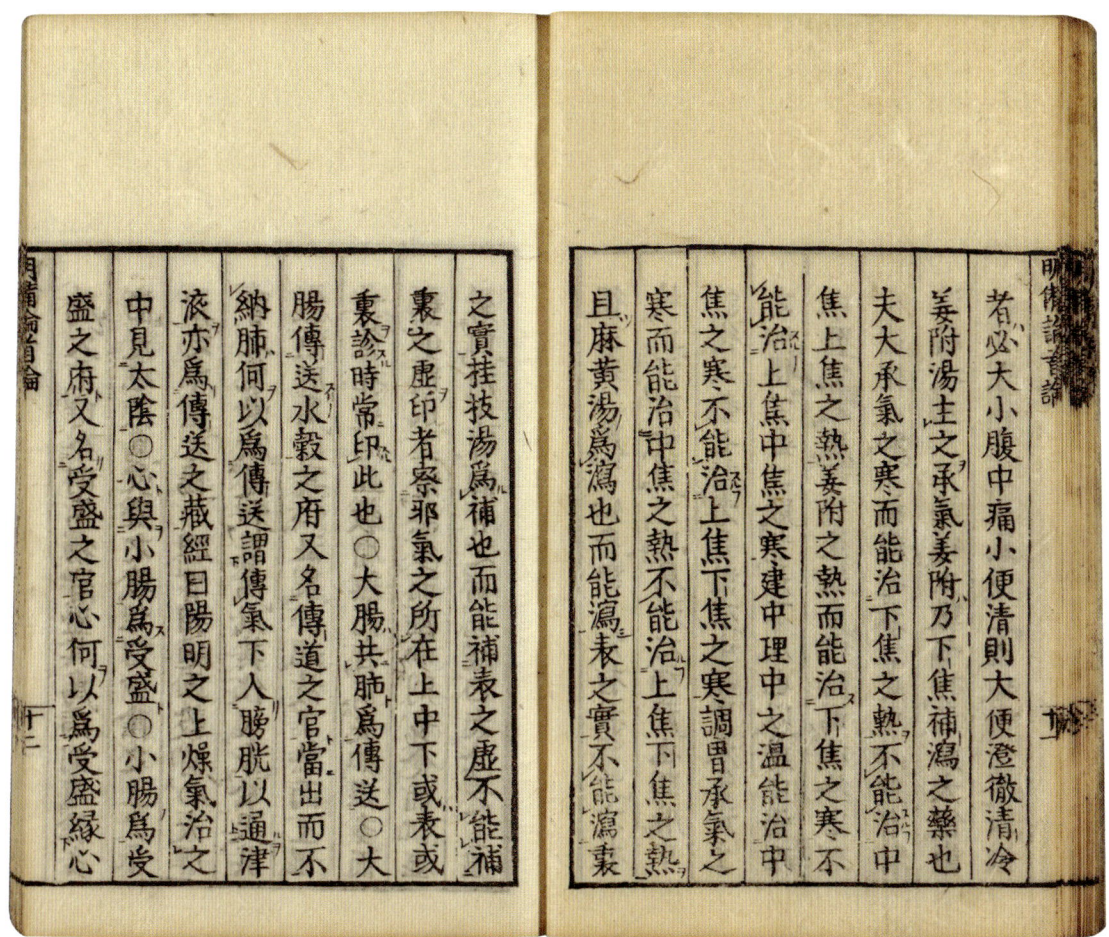

者，必大小腹中痛，小便清，则大便澄澈清冷，姜附汤主之，承气、姜附，乃下焦补泻之药也。夫大承气之寒，而能治下焦之热，不能治中焦、上焦之热；姜附之热，而能治下焦之寒，不能治上焦、中焦之寒；建中、理中之温，能治中焦之寒，不能治上焦、下焦之寒；调胃承气之寒，而能治中焦之热，不能治上焦、下焦之热。且麻黄汤为泻也，而能泻表之实，不能泻里之实。桂枝汤为补也，而能补表之虚，不能补里之虚。印者，察邪气之所在上中下，或表或里，诊时常印此也。

大肠共肺为传送

大肠，传送水谷之府，又名传道之官，当出而不纳。肺何以为传送？谓传气下入膀胱，以通津液，亦为传送之脏。经曰：阳明之上，燥气治之，中见太阴。

心与小肠为受盛

小肠为受盛之府，又名受盛之官。心何以为受盛？缘心属火，主时令则万物皆盛，其为病，则有余，多语是也，故为受盛之脏。经曰：少阴之上，火气治之，中见太阳。

脾胃相通五谷消

夫脾胃之气，常欲通和。胃为戊，其化火，象于天，其气热。脾为己，其化湿，象于地，故下热而上湿。其气相通，则五谷腐熟而自消矣。如湿多而热少，则成五泄；热多而湿少，则多食而饥虚，名曰消中，皆脾胃之病也。经曰：太阴之上，湿气治之，中见阳明。

膀胱肾合为津庆

夫膀胱者，津液之府，有出而无入。何为变化，以通津液之府？《内经》曰：饮入于胃，游溢精气，上输于脾；脾气散精，上归于肺，通调水道；下输膀胱，乃金生水也。夫气者，升而为雨露，降而作渊源。膀胱者，州都之官，气化之所出焉。肾何为津液之脏？经曰：泣涕汗涎唾，皆肾水所主，故言肾合为津庆。经曰：太阳之上，寒气治

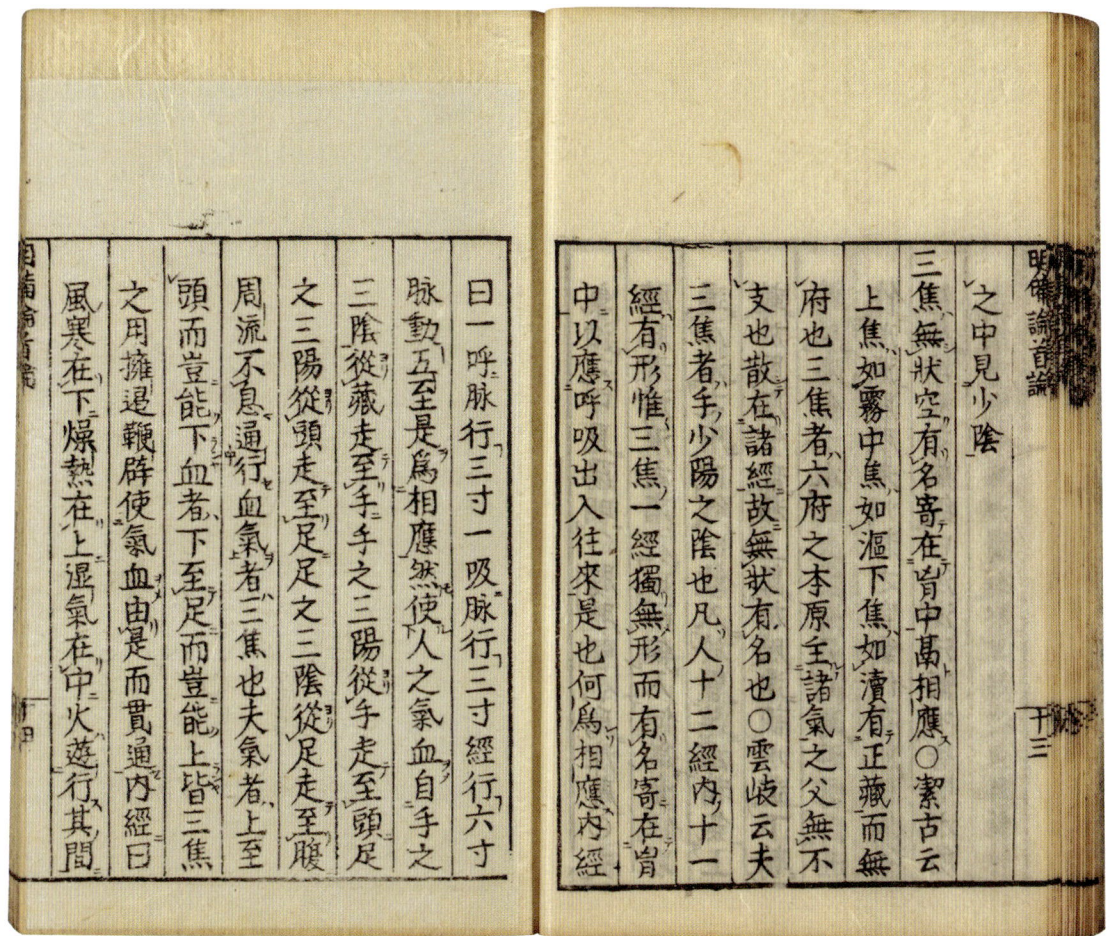

之，中见少阴。

三焦无状空有名，寄在胸中膈相应

洁古云：上焦如雾，中焦如沤，下焦如渎，有正脏而无腑也。三焦者，六腑之本，原主诸气之父，无不支也，散在诸经，故无状有名也。

云岐云：夫三焦者，手少阳之阴也。凡人十二经内，十一经有形，惟三焦一经独无形而有名，寄在胸中，以应呼吸出入往来是也。何为相应？《内经》曰：一呼脉行三寸，一吸脉行三寸，经行六寸，脉动五至，是为相应。然使人之气血，自手之三阴，从脏走至手；手之三阳，从手走至头；足之三阳，从头走至足；足之三阴，从足走至腹。周流不息，通行血气者，三焦也。夫气者，上至头而岂能下？血者，下至足而岂能上？皆三焦之用，拥遏鞭辟，使气血由是而贯通。《内经》曰：风寒在下，燥热在上，湿气在中，火游行其间。

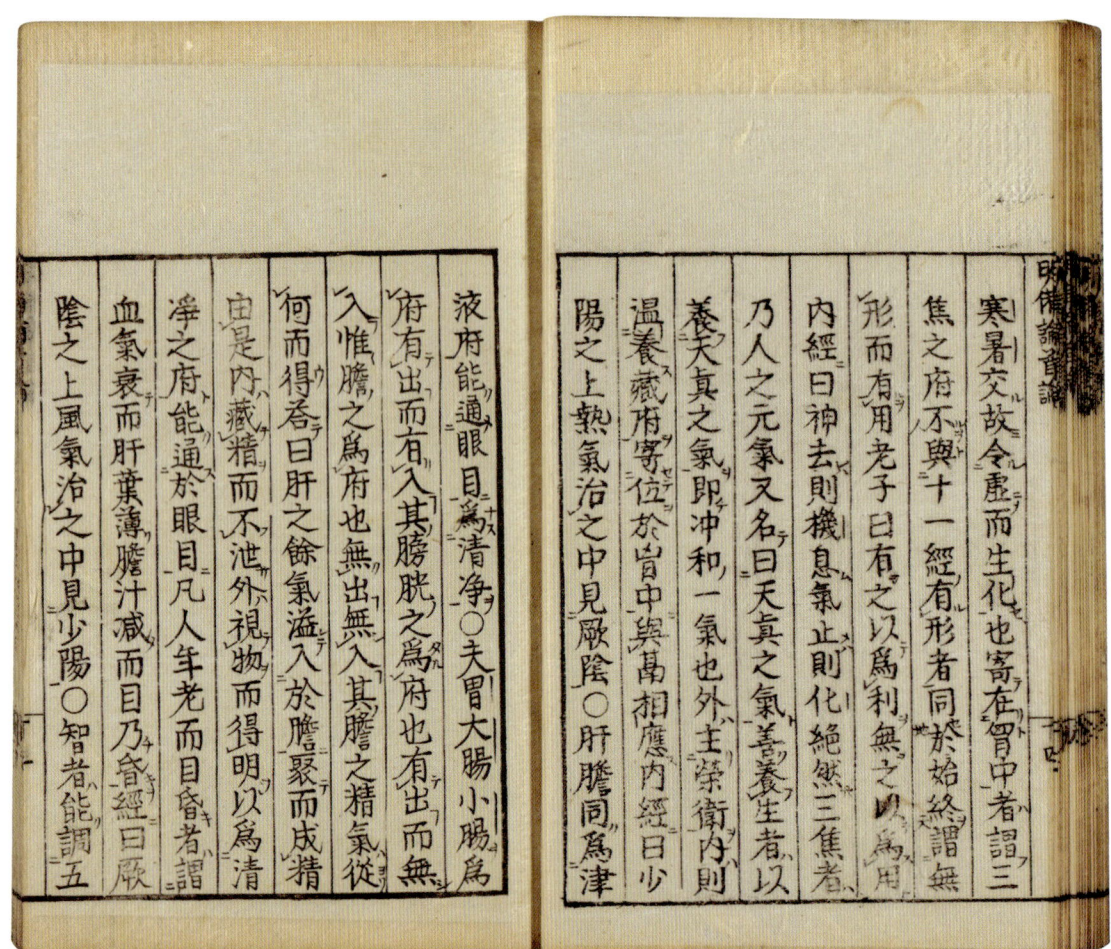

寒暑交，故令虚而生化也。寄在胸中者，谓三焦之府，不与十一经有形者同于始终。谓无形而有用，老子曰：有之以为利，无之以为用。《内经》曰：神去则机息气止则化绝。然三焦者，乃人之元气，又名曰天真之气。善养生者，以养天真之气，即冲和一气也。外主荣卫，内则温养脏腑，寄位于胸中，与膈相应。《内经》曰：少阳之上，热气治之，中见厥阴。

肝胆同为津液府，能通眼目为清净

夫胃、大肠、小肠为府，有出而有入。其膀胱之为府也，有出而无入。惟胆之为府也，无出无入，其胆之精气从何而得？答曰：肝之余气，溢入于胆，聚而成精，由是内藏精而不泄，外视物而得明。以为清净之府，能通于眼目，凡人年老而目昏者，谓血气衰而肝叶薄，胆汁减，而目乃昏。经曰：厥阴之上，风气治之，中见少阳。

智者能调五

明備論首論　十五

藏和自然察認諸家病○夫智者上工也是知神聖工巧之道識五藏相傳之理能調血氣之和察認諸家病者是識五藏六府之病也假令察得色青脉弦風氣大來是木之勝也即脾土受邪何法能調土木之和當治其心心者火也火乃木之子土之母也經曰間藏者生鍼經曰木實則瀉火火者木之子土虛則補火火者土之母火居木土之中以正補虛瀉實之道而能調風湿之和得和則愈○掌後高骨號爲関骨下関脉形宛然○掌後高骨以定関脉之位○以次推排名尺澤三部還須子細看○凡持脉之法須子細用指按三部推排次第輕重診之何謂推排次第輕重謂初診脉各一指之下如一菽之重共按三指之下如三菽之重與皮毛相得者肺脉也如六菽之重與血肉相得者心部也

明備論首論　十六

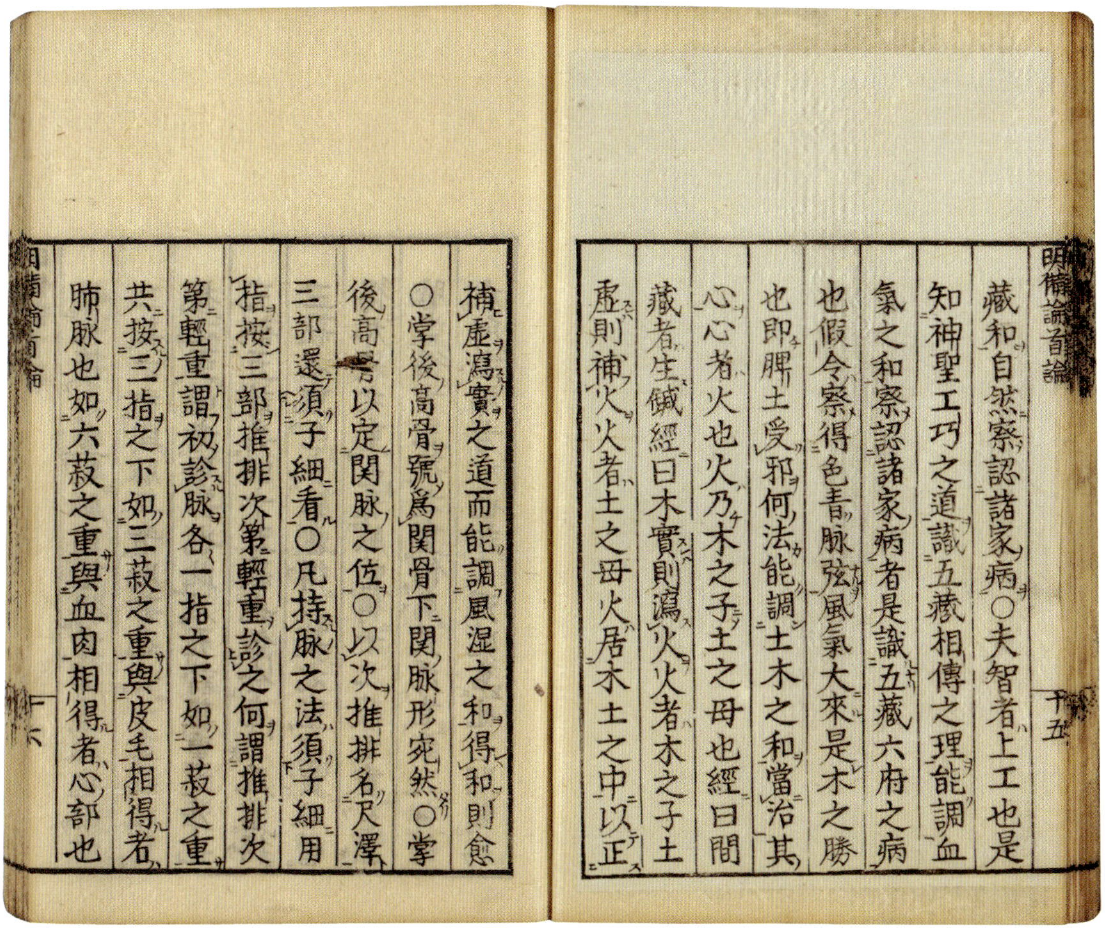

脏和，自然察认诸家病

夫智者，上工也。是知神圣工巧之道，识五脏相传之理，能调血气之和，察认诸家病者，是识五脏六腑之病也。假令察得色青，脉弦，风气大来，是木之胜也，即脾土受邪，何法能调？土木之和，当治其心。心者火也，火乃木之子，土之母也。经曰：间脏者生。《针经》曰：木实则泻火，火者木之子。土虚则补火，火者土之母，火居木土之中，以正补虚，泻实之道，而能调风湿之和，得和则愈。

掌后高骨号为关，骨下关脉形宛然

掌后高骨以定关脉之位。

以次推排名尺泽，三部还须仔细看

凡持脉之法，须仔细用指按三部，推排次第轻重诊之。何谓推排次第轻重，谓初诊脉，各一指之下，如一菽之重，共按，三指之下如三菽之重，与皮毛相得者，肺脉也；如六菽之重，与血肉相得者，心部也；

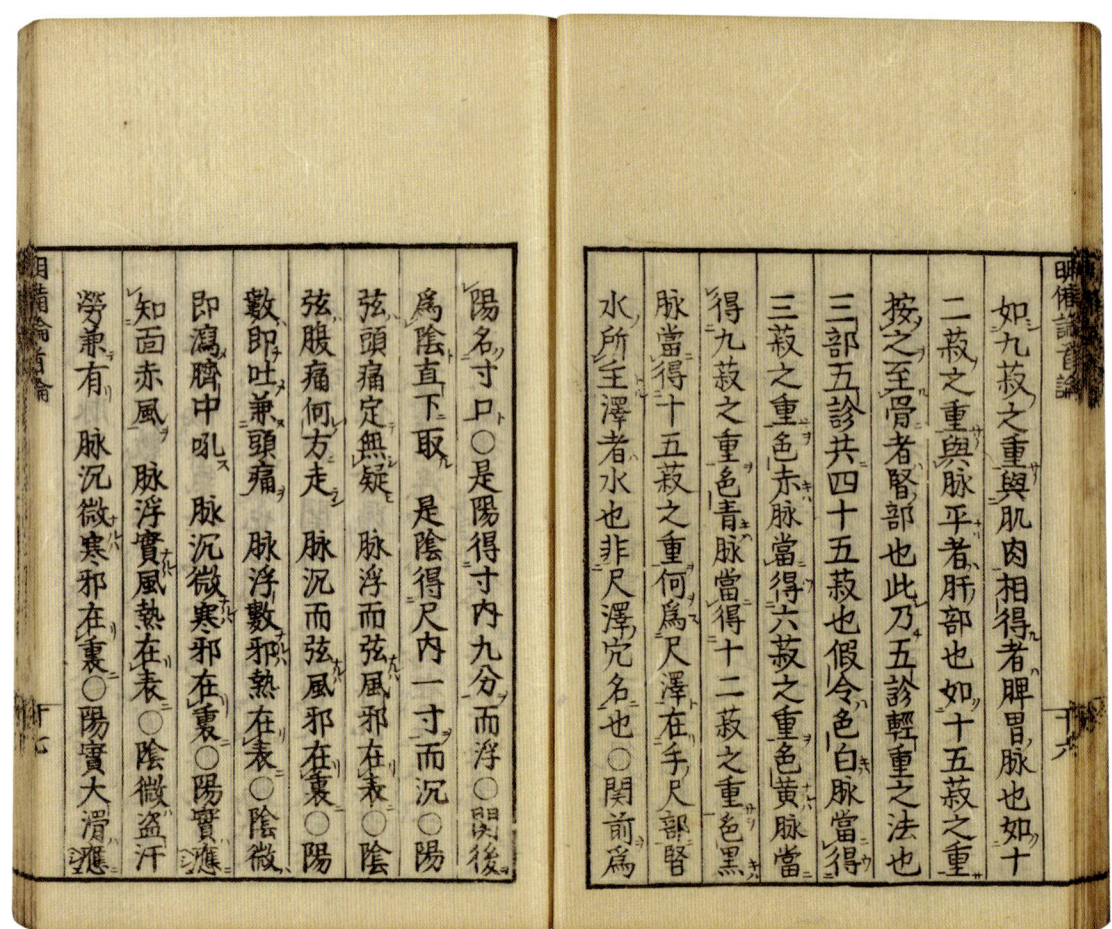

如九菽之重，与肌肉相得者，脾胃脉也；如十二菽之重，与脉平者，肝部也；如十五菽之重，按之至骨者，肾部也。此乃五诊轻重之法也。三部五诊，共四十五菽也。假令色白，脉当得三菽之重；色赤，脉当得六菽之重；色黄，脉当得九菽之重；色青，脉当得十二菽之重；色黑，脉当得十五菽之重。何为尺泽？在手尺部，肾水所主。泽者，水也，非尺泽穴名也。

关前为阳名寸口

是阳得寸内九分而浮。

关后为阴直下取

是阴得尺内一寸而沉。

阳弦头痛定无疑

脉浮而弦，风邪在表。

阴弦腹痛何方走

脉沉而弦，风邪在里。

阳数即吐兼头痛

脉浮数，邪热在表。

阴微即泻脐中吼

脉沉微，寒邪在里。

阳实应知面赤风

脉浮实，风热在表。

阴微盗汗劳兼有

脉沉微，寒邪在里。

阳实大滑应

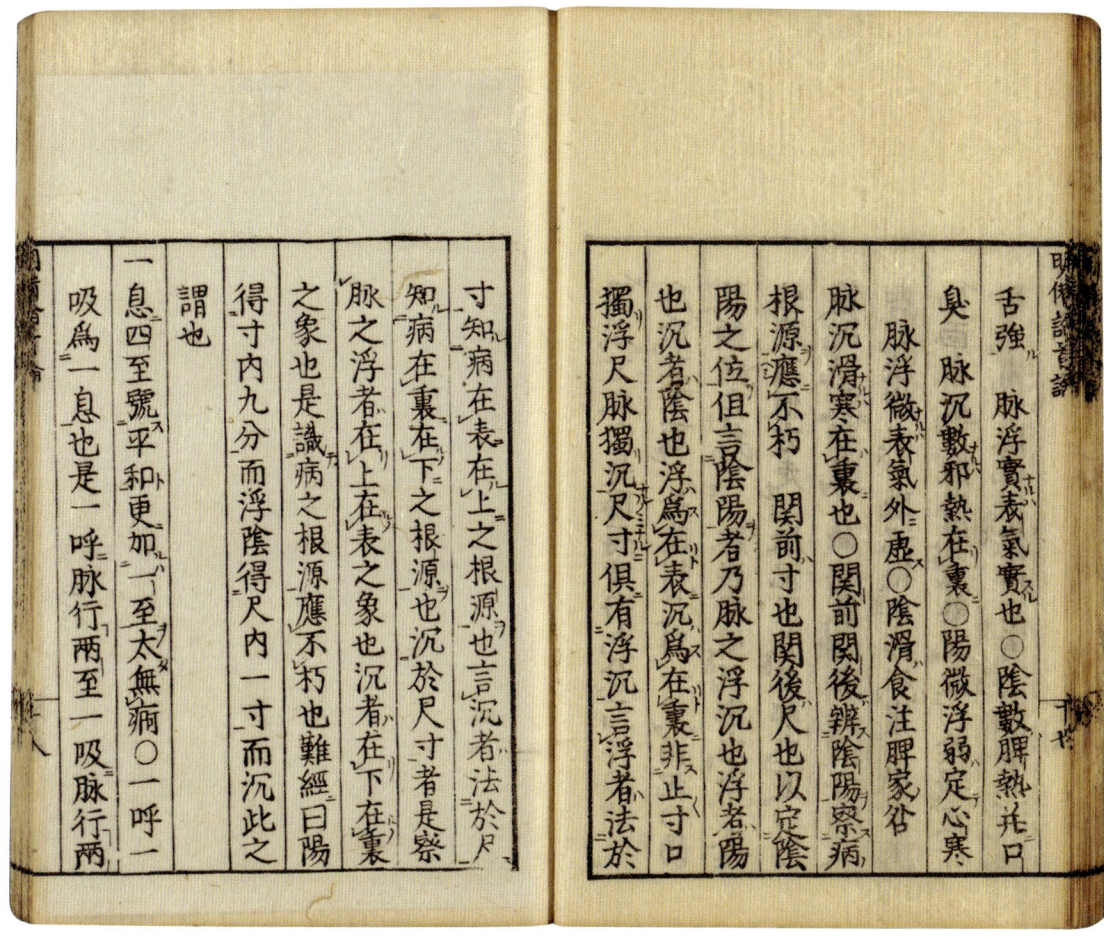

舌强。

脉浮实，表气实也。

阴数脾热并口臭

脉沉数，邪热在里。

阳微浮弱定心寒

脉浮微，表气外虚。

阴滑食注脾家冷

脉沉滑，寒在里也。

关前关后辨阴阳，察病根源应不朽

关前，寸也；关后，尺也，以定阴阳之位。但言阴阳者，乃脉之浮沉也。浮者，阳也；沉者，阴也。浮为在表，沉为在里，非止寸口独浮，尺脉独沉，尺寸俱有浮沉。言浮者，法于寸，知病在表、在上之根源也。言沉者，法于尺，知病在里、在下之根源也。沉于尺寸者，是察脉之浮者，在上在表之象也；沉者，在下在里之象也。是识病之根源，应不朽也。《难经》曰：阳得寸内九分而浮，阴得尺内一寸而沉，此之谓也。

一息四至号平和，更加一至太无疴

一呼一吸为一息也，是一呼脉行两至，一吸脉行两

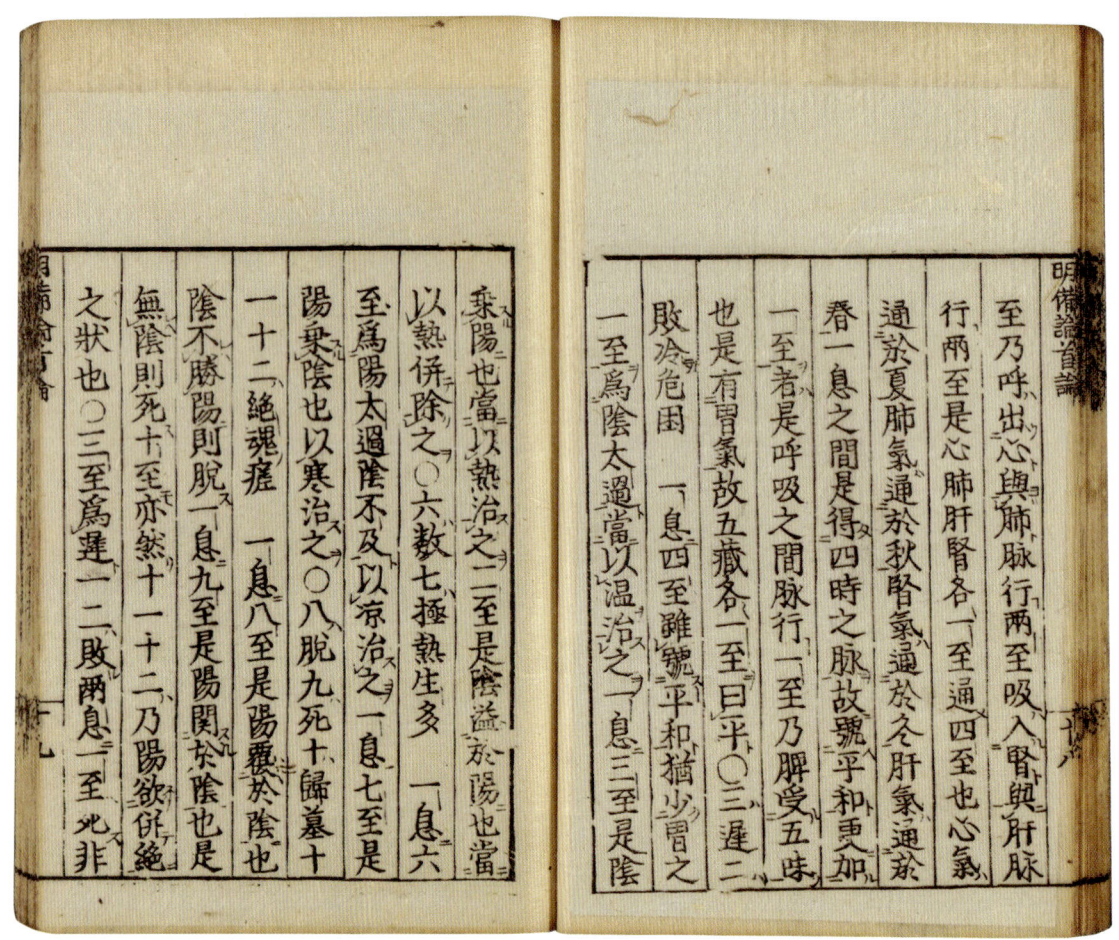

至，乃呼出心与肺，脉行两至，吸入肾与肝，脉行两至，是心肺肝肾各一至通四至也。心气通于夏，肺气通于秋，肾气通于冬，肝气通于春，一息之间，是得四时之脉，故号平和。更加一至者，是呼吸之间脉行一至，乃脾受五味也，是有胃气，故五脏各一至曰平。

三迟二败冷危困

一息四至，虽号平和，犹少胃之一至，为阴太过，当以温治之。一息三至，是阴乘阳也，当以热治之。二至，是阴溢于阳也，当以热并除之。

六数七极热生多

一息六至，为阳太过，阴不及，以凉治之；一息七至，是阳乘阴也，以寒治之。

八脱九死十归墓，十一十二绝魂瘥

一息八至，是阳覆于阴也，阴不胜阳则脱。一息九至，是阳关于阴也，是无阴则死。十至亦然。十一、十二，乃阳欲并绝之状也。

三至为迟一二败，两息一至死非

明備論
怪　一息一至陰挌於陽也敗死也兩息一至陽獨絶爲之死脉也○遲冷数熱古今傳難經越度分明載　難經曰諸数爲熱諸遲爲寒諸陽爲熱諸陰爲寒脉有太過有不及有陰陽相乗有覆有溢有関有格所以越人切脉以興此四問以別陰陽死生故曰病有大小治有淺深當謹察之○熱則生風冷生氣用心指下丁寧記　熱者南方火風者東方木冷者北方水氣者西方金五方之中當云木生火金生水是也今叔和云熱則生風者乃子能令母實謂木中有火使金不能制木是金有懼火之意故云熱則生風是南方火實則西方金虚也法當瀉南方火補北方水火滅則金得氣盛木自虚而風自止矣何爲補瀉之藥假令大承氣以味苦瀉火以氣寒補水以硝之辛寒能潤燥益水經云實則

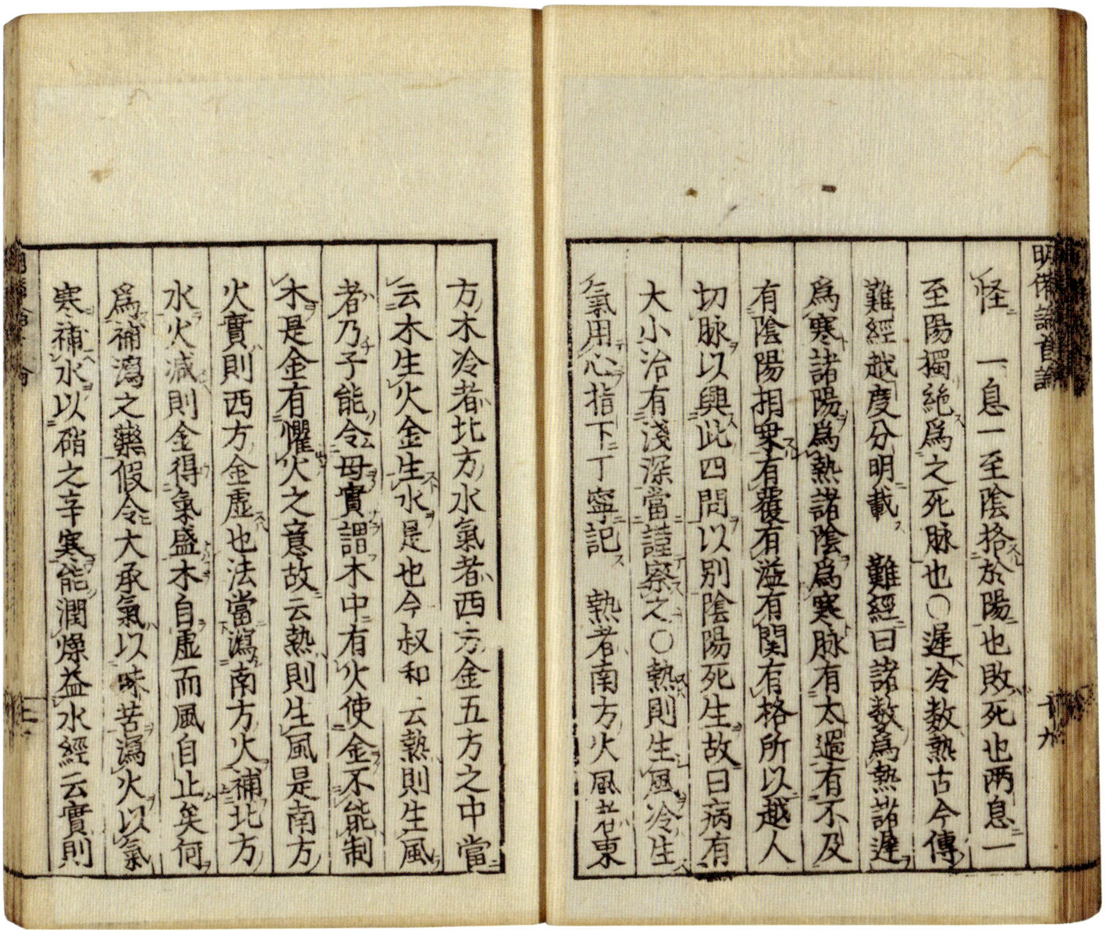

怪

一息一至，阴格于阳也，败死也；两息一至，阳独绝，为之死脉也。

迟冷数热古今传，《难经》越度分明载

《难经》曰：诸数为热，诸迟为寒；诸阳为热，诸阴为寒。脉有太过，有不及，有阴阳相乘，有覆有溢，有关有格，所以越人切脉以兴此四问，以别阴阳死生，故曰：病有大小，治有浅深，当谨察之。

热则生风冷生气，用心指下叮咛记

热者，南方火；风者，东方木，冷者，北方水；气者，西方金。五方之中，当云木生火，金生水是也。今叔和云热则生风者，乃子能令母实，谓木中有火，使金不能制木，是金有惧火之意。故云热则生风，是南方火实，则西方金虚也，法当泻南方火，补北方水，火减则金得气盛，木自虚而风自止矣。何为补泻之药？假令大承气以味苦泻火，以气寒补水，以硝之辛寒，能润燥益水。经云：实则

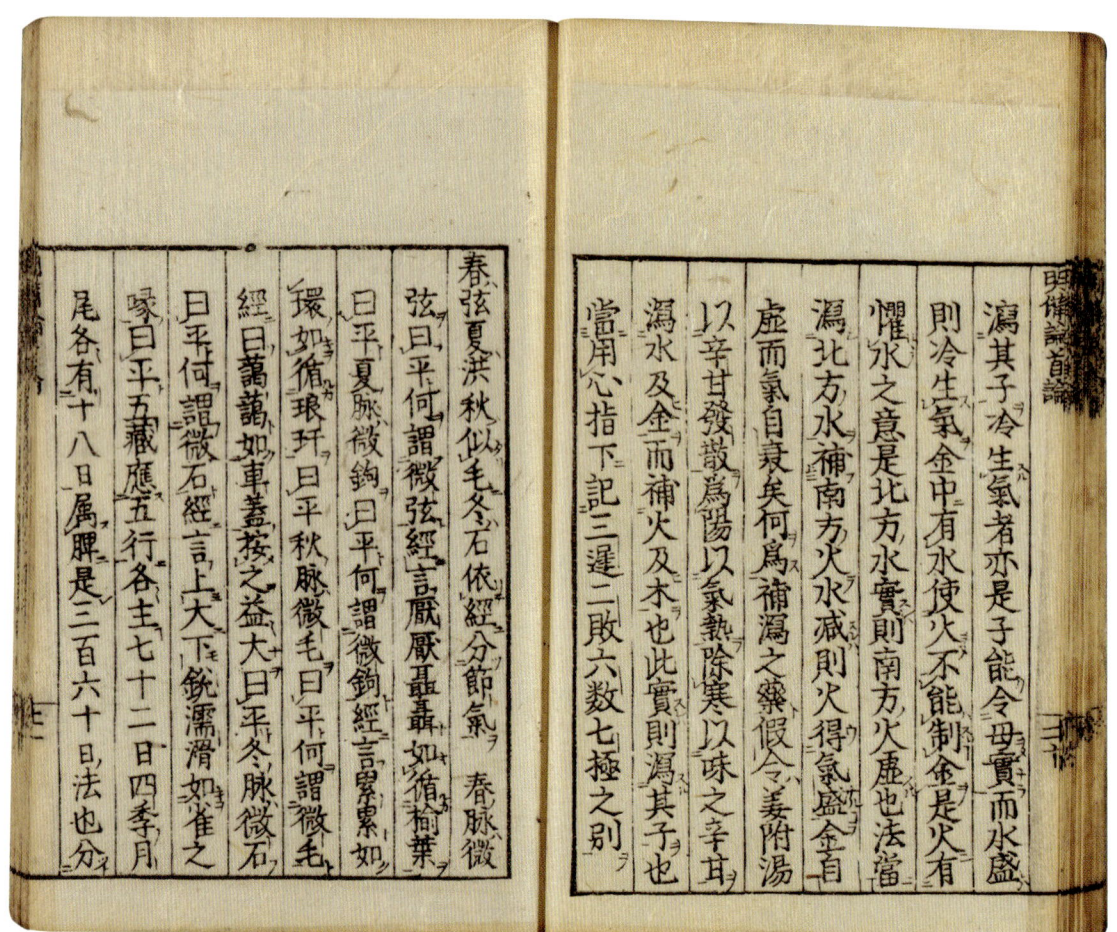

泻其子。冷生气者，亦是子能令母实。而水盛则冷生气，金中有水，使火不能制金，是火有惧水之意，是北方水实，则南方火虚也。法当泻北方水，补南方火，水减则火得气盛，金自虚而气自衰矣。何为补泻之药？假令姜附汤以辛甘发散为阳，以气热除寒，以味之辛甘泻水及金，而补火及木也。此实则泻其子也。当用心指下，记三迟二败、六数七极之别。

春弦夏洪秋似毛，冬石依经分节气

春脉微弦曰平，何谓微弦？经言：厌厌聂聂，如循榆叶，曰平。夏脉微钩曰平，何谓微钩？经言：累累如环，如循琅玕，曰平。秋脉微毛曰平，何谓微毛？经曰：蔼蔼如车盖，按之益大，曰平。冬脉微石曰平，何谓微石？经言：上大下锐，濡滑，如雀之喙，曰平。五脏应五行，各主七十二日，四季月尾各有十八日属脾，是三百六十日法也，分

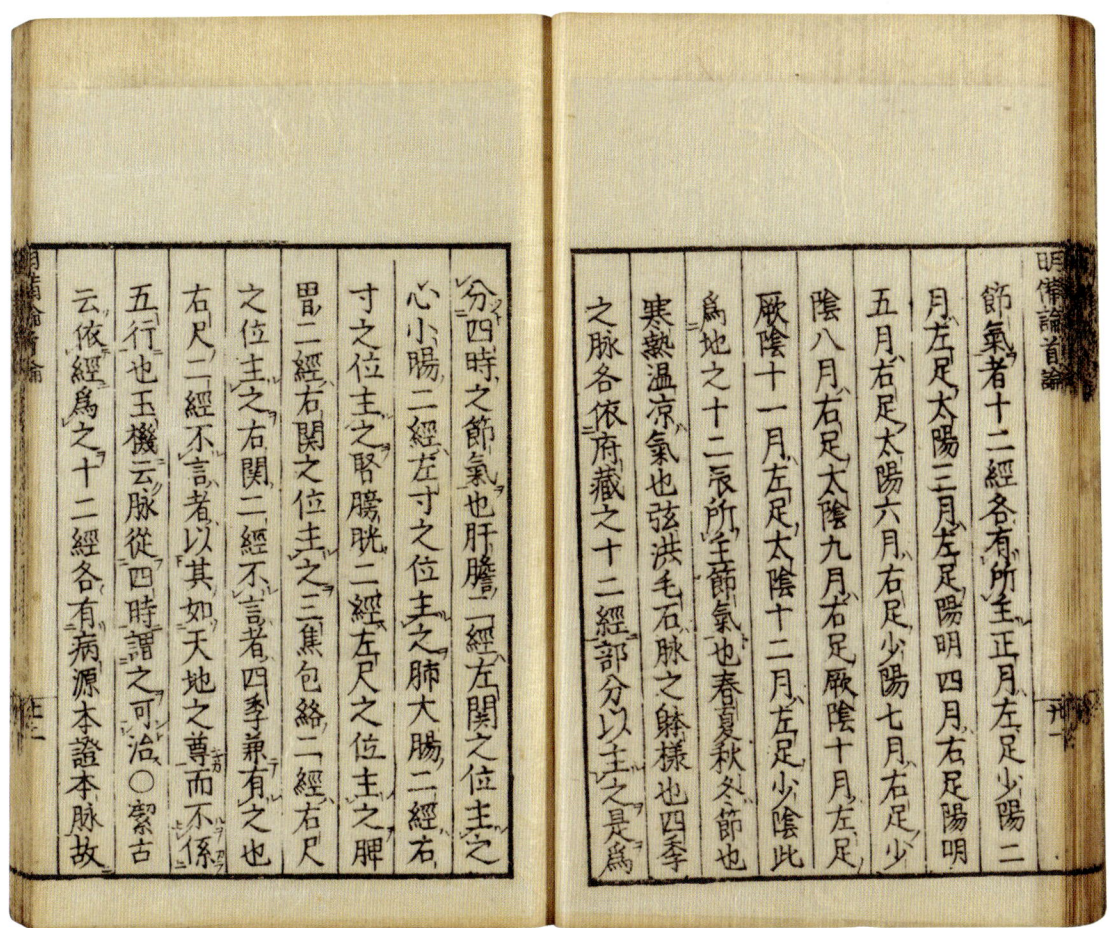

节气者，十二经各有所主，正月，左足少阳；二月，左足太阳；三月，左足阳明；四月，右足阳明；五月，右足太阳；六月，右足少阳；七月，右足少阴；八月，右足太阴；九月，右足厥阴；十月，左足厥阴；十一月，左足太阴；十二月，左足少阴。此为地之十二辰所主节气也。春夏秋冬，节也；寒热温凉，气也；弦洪毛石，脉之体样也。四季之脉，各依腑脏之十二经部分以主之，是为分四时之节气也。肝胆二经，左关之位主之，心、小肠二经，左寸之位主之；肺、大肠二经，右寸之位主之；肾、膀胱二经，左尺之位主之；脾、胃二经，右关之位主之；三焦、包络二经，右尺之位主之。右关二经不言者，四季兼有之也，右尺二经不言者，以其如天地之尊而不系五行也。《玉机》云：脉从四时，谓之可治。

洁古云：依经为之，十二经各有病源，本证本脉，故

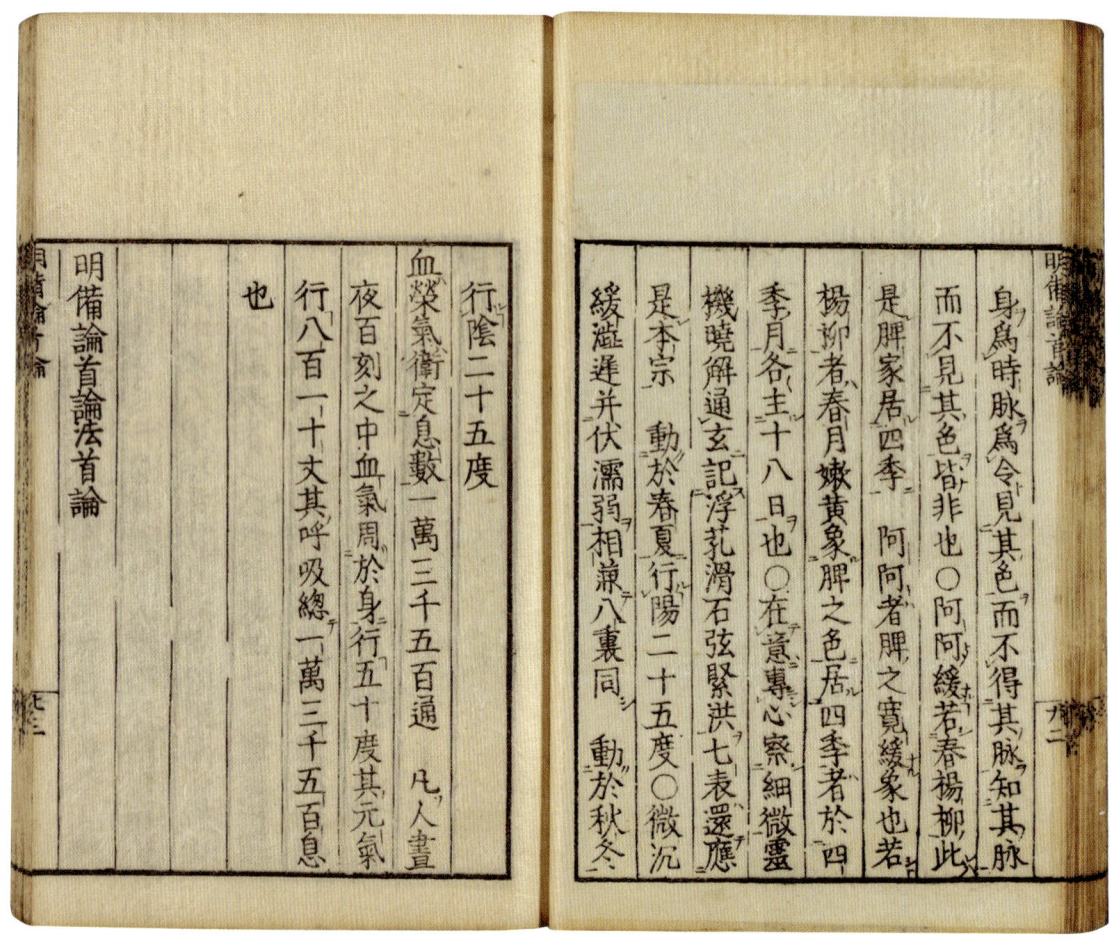

身为时,脉为令,见其色而不得其脉,知其脉而不见其色,皆非也。

阿阿缓若春杨柳,此是脾家居四季

阿阿者,脾之宽缓象也;若杨柳者,春月嫩黄象,脾之色。居四季者,于四季月各主十八日也。

在意专心察细微,灵机晓解通玄记;浮芤滑石弦紧洪,七表还应是本宗

动于春夏,行阳二十五度。

微沉缓涩迟并伏,濡弱相兼八里同

动于秋冬,行阴二十五度。

血荣气卫定息数,一万三千五百遍。

凡人昼夜百刻之中,血气周于身,行五十度,其元气行八百一十丈,其呼吸总一万三千五百息也。

明备论首论法首论

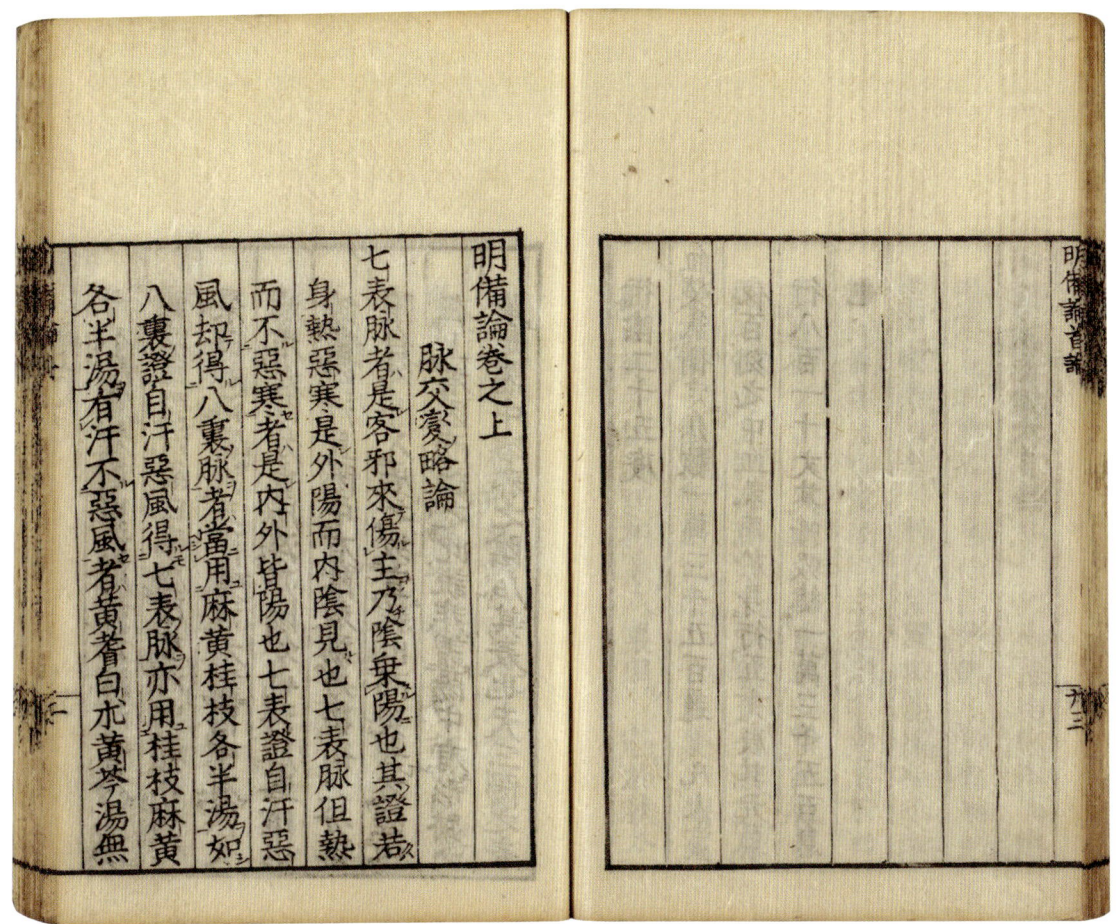

明备论卷之上

脉交变略论

七表脉者，是客邪来伤主，乃阴乘阳也。其证若身热恶寒，是外阳而内阴见也。七表脉，但热而不恶寒者，是内外皆阳也。七表证，自汗恶风，却得八里脉者，当用麻黄桂枝各半汤。如八里证，自汗恶风，得七表脉，亦用桂枝麻黄各半汤。有汗不恶风者，黄耆白术黄芩汤；无

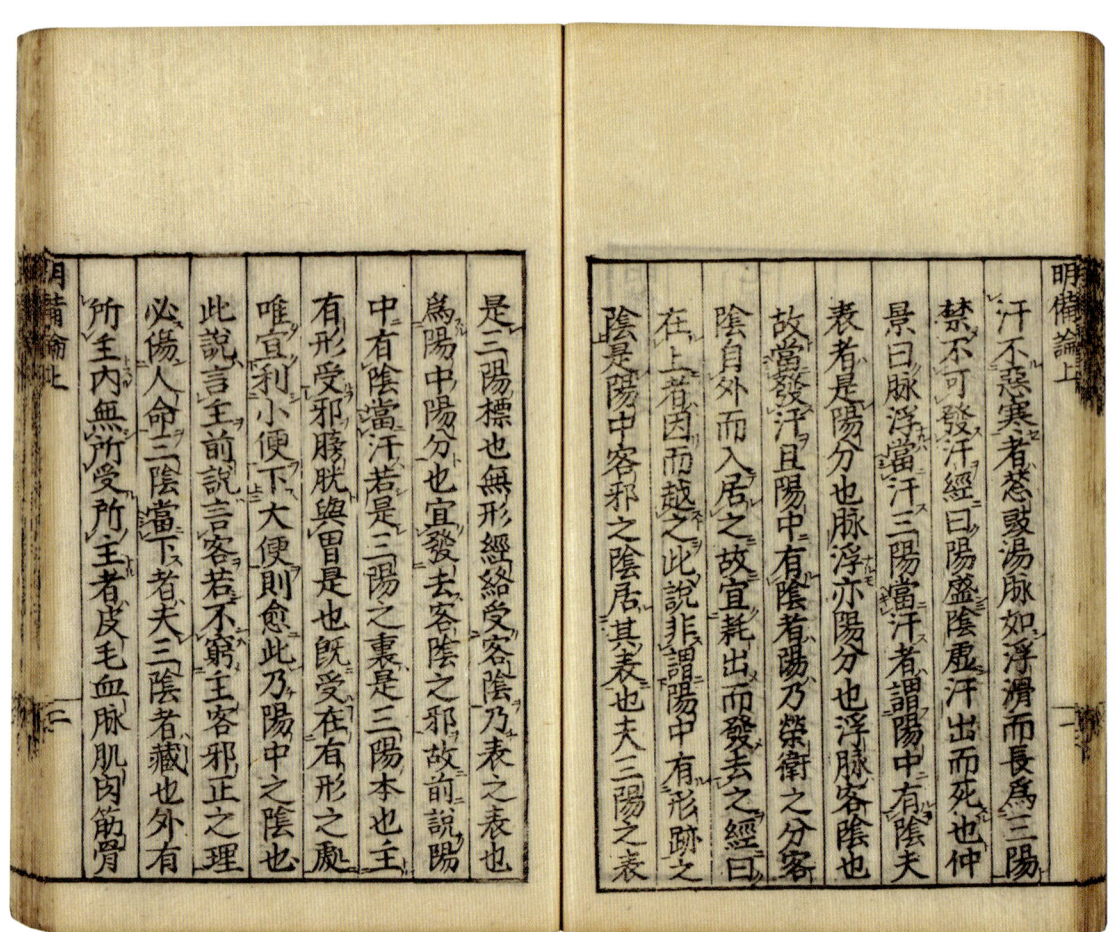

汗不恶寒者，葱豉汤。脉如浮滑而长，为三阳禁，不可发汗。经曰：阳盛阴虚，汗出而死也。仲景曰：脉浮当汗。三阳当汗者，谓阳中有阴。夫表者，是阳分也。脉浮，亦阳分也。浮脉，客阴也，故当发汗。且阳中有阴者，阳乃荣卫之分，客阴自外而入居之，故宜耗出而发去之。经曰：在上者，因而越之。此说非谓阳中有行迹之阴，是阳中客邪之阴居其表也。夫三阳之表，是三阳标也，无形经络受客阴，乃表之表也，为阳中阳分也，宜发去客阴之邪，故前说阳中有阴当汗。若是三阳之里，是三阳本也，主有形受邪，膀胱与胃是也。既受在有形之处，唯宜利小便，下大便则愈。此乃阳中之阴也。此说言主，前说言客，若不穷主客、邪正之理，必伤人命。三阴当下者，夫三阴者，脏也，外有所主，内无所受。所主者，皮毛、血脉、肌肉、筋骨尔；无所受者，无所受盛也。在三阴经络中有邪者，是为无形，乃阴中之阳，可汗而已，是经络无形，受客邪，当发汗去之，为三阴标之病也。三阴本者，脏也，盛则终归于胃，是有形病也。当自各经络中药入胃下去之。此乃三阴当下也，是为阴中之阴，可下而愈。此为主之阴，非是客邪之阴也。夫客主共论，阴中有阳，当下去之者。阴中者，主也；有阳者，客邪也。言阴经中受阳邪，染于有形物中，不得出者，可下。略说八里，乃阳乘阴也，其证身凉，四肢厥，恶热，是外阴而内阳也。但寒不热，不渴者，是内外皆阴也。仲景云：厥深热亦深，厥微热亦微。口伤烂赤，因发汗得之。夫七表八里，发汗吐下，治伤寒必当仔细论之。七表八里，互相交变，乃坏证来理脉中一说，六脉交变，浮滑长为三阳，乃阳中有阴；沉涩短为三阴，乃阴

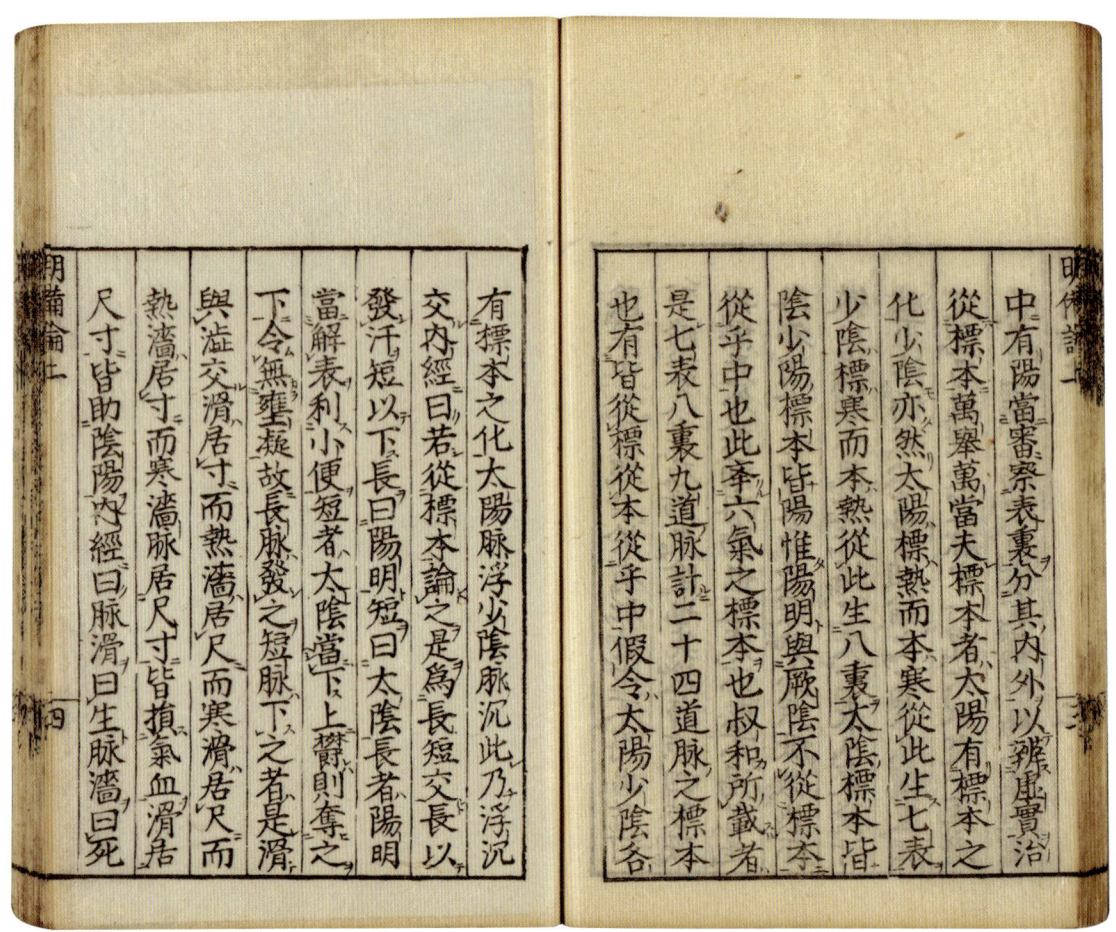

中有阳，当审察表里，分其内外，以辨虚实，治从标本，万举万当。夫标本者，太阳有标本之化，少阴亦然。太阳标热而本寒，从此生七表；少阴标寒而本热，从此生八里。太阴标本皆阴，少阳标本皆阳，惟阳明与厥阴不从标本，从乎中也。此举六气之标本也。叔和所载者，是七表、八里、九道脉，计二十四道脉之标本也，有皆从标、从本、从乎中，假令太阳、少阴各有标本之化，太阳脉浮，少阴脉沉，此乃浮沉交。《内经》曰：若从标本论之，是为长短交，长以发汗，短以下；长曰阳明，短曰太阴；长者阳明，当解表，利小便；短者太阴，当下。上郁则夺之，下令无壅凝，故长脉发之，短脉下之者，是滑与涩交。滑居寸而热，涩居尺而寒；滑居尺而热，涩居寸而寒。涩脉居尺寸，皆损气血；滑居尺寸，皆助阴阳。《内经》曰：脉滑曰生，脉涩曰死。

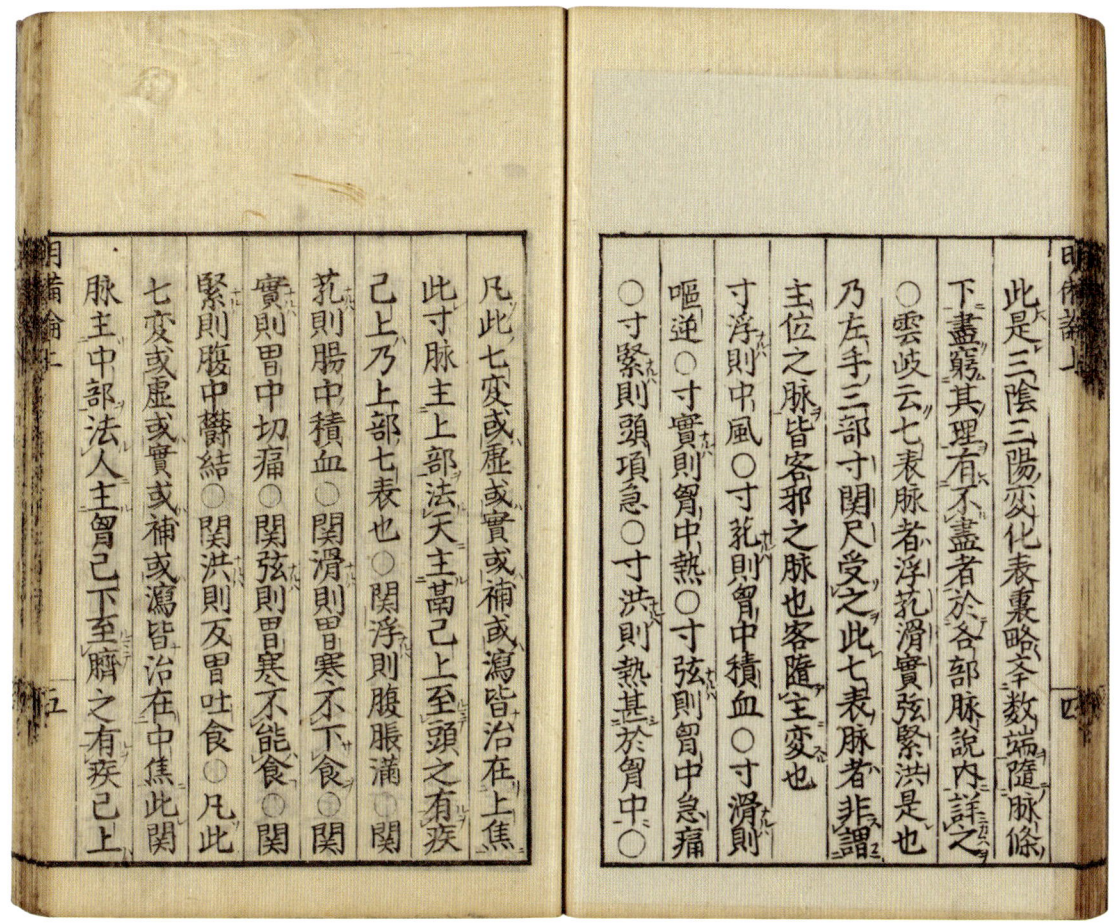

此是三阴三阳变化表里，略举数端，随脉条下，尽穷其理，有不尽者，于各部脉说内详之。

云岐云：七表脉者，浮芤滑实弦紧洪是也，乃左手三部寸关尺受之。此七表脉者，非谓主位之脉，皆客邪之脉也，客随主变也。

寸浮则中风；○寸芤则胸中积血；○寸滑则呕逆；○寸实则胸中热；○寸弦则胸中急痛；○寸紧则头项急；○寸洪则热甚于胸中。

凡此七变，或虚或实，或补或泻，皆治在上焦。此寸脉主上部，法天，主膈以上至头之有疾。以上乃上部七表也。

关浮则腹胀满；○关芤泽肠中积血；○关滑则胃寒不下食；○关实则胃中切痛；○关弦则胃寒不能食；○关紧则腹中郁结；○关洪则反胃吐食。

凡此七变，或虚或实，或补或泻，皆治在中焦。此关脉主中部，法人，主胸以下至脐之有疾。以上

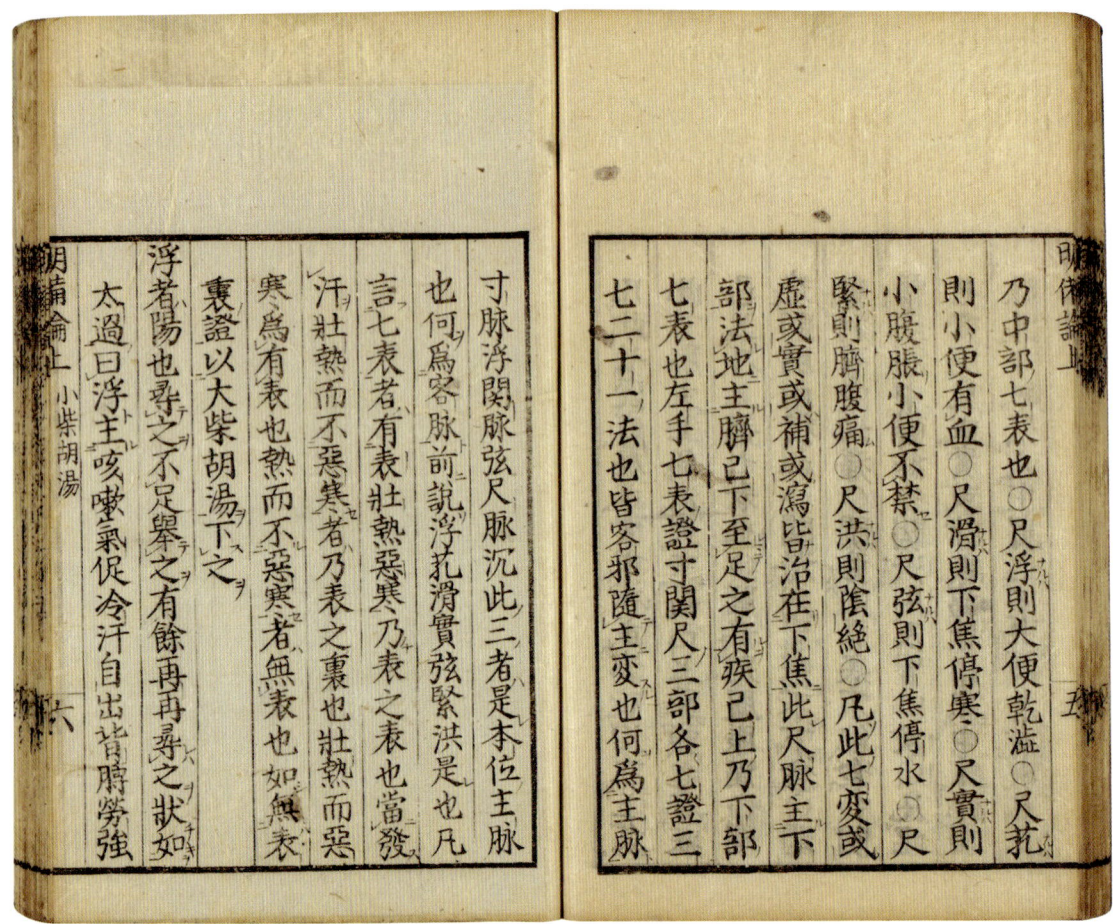

乃中部七表也。

尺浮，则大便干涩；○尺芤，则小便有血；○尺滑，则下焦停寒；○尺实，则小腹胀，小便不禁；○尺弦，则下焦停水；○尺紧，则脐腹痛；○尺洪，则阴绝。

凡此七变，或虚或实，或补或泻，皆治在下焦。此尺脉主下部，法地，主脐以下至足之有疾。以上乃下部七表也。左手七表证，寸关尺三部各七证，三七二十一法也，皆客邪随主变也。何为主脉？寸脉浮，关脉弦，尺脉沉，此三者是本位主脉也。何为客脉？前说浮芤滑实弦紧洪是也。凡言七表者，有表壮热恶寒，乃表之表也，当发汗；壮热而不恶寒者，乃表之里也；壮热而恶寒，为有表也，热而不恶寒者，无表也。如无表里证，以大柴胡汤下之。

浮者，阳也。寻之不足，举之有余，再再寻之，状如太过，曰浮。主咳嗽气促，冷汗自出，背膊劳强，

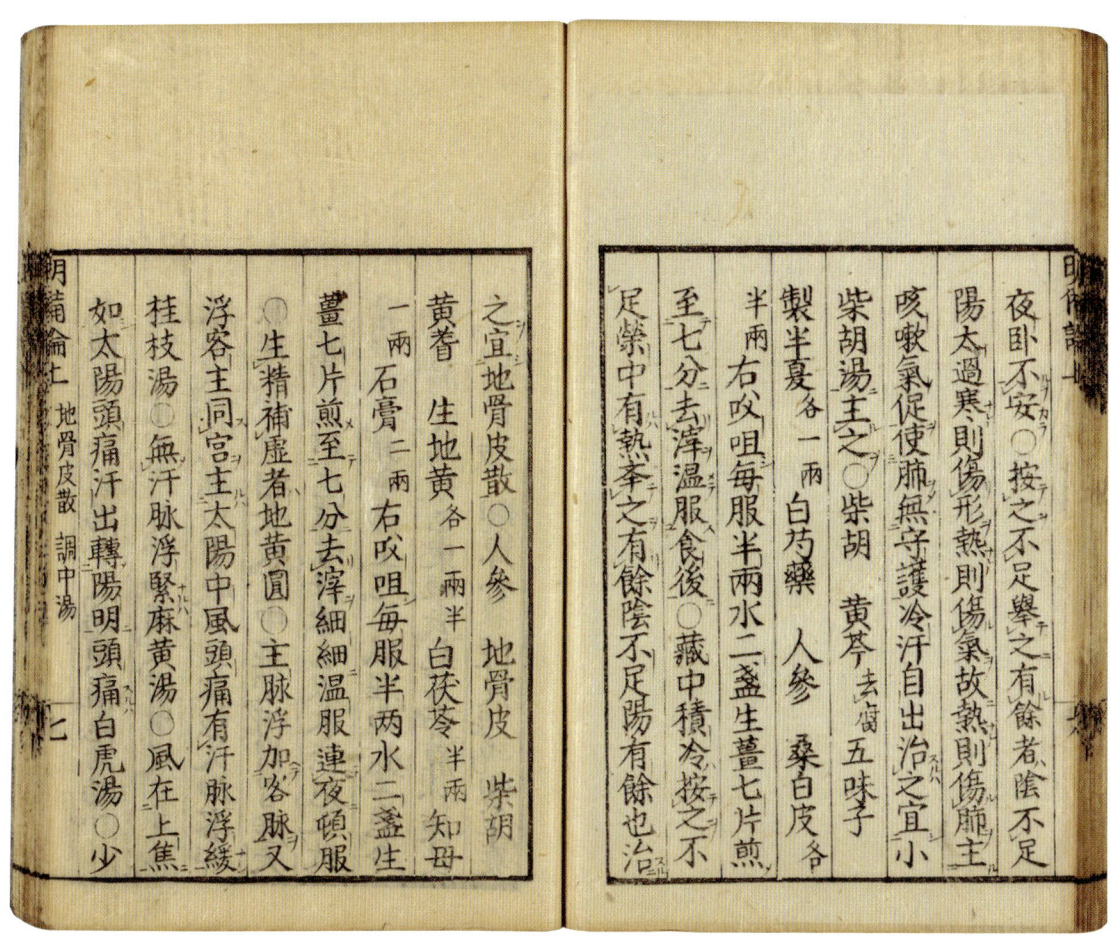

夜卧不安。

按之不足，举之有余者，阴不足，阳太过。寒则伤形，热则伤气，故热则伤肺，主咳嗽气促，使肺无守护，冷汗自出。治之宜**小柴胡汤**主之。

柴胡　黄芩去腐　五味子　制半夏各一两　白芍药　人参　桑白皮各半两

上㕮咀，每服半两，水二盏，生姜七片，煎至七分，去滓温服。食后。

脏中积冷，按之不足；荣中有热，举之有余，阴不足，阳有余也。治之宜**地骨皮散**。

人参　地骨皮　柴胡　黄耆　生地黄各一两半　白茯苓半两　知母一两　石膏二两

上㕮咀，每服半两，水二盏，生姜七片，煎至七分，去滓，细细温服，连夜顿服。

生精补虚者，地黄丸。

主脉浮，加客脉。又浮，客主同宫。主太阳中风，头痛有汗，脉浮缓，桂枝汤。

无汗，脉浮紧，麻黄汤。

风在上焦，如太阳头痛汗出，转阳明头痛，白虎汤。

少

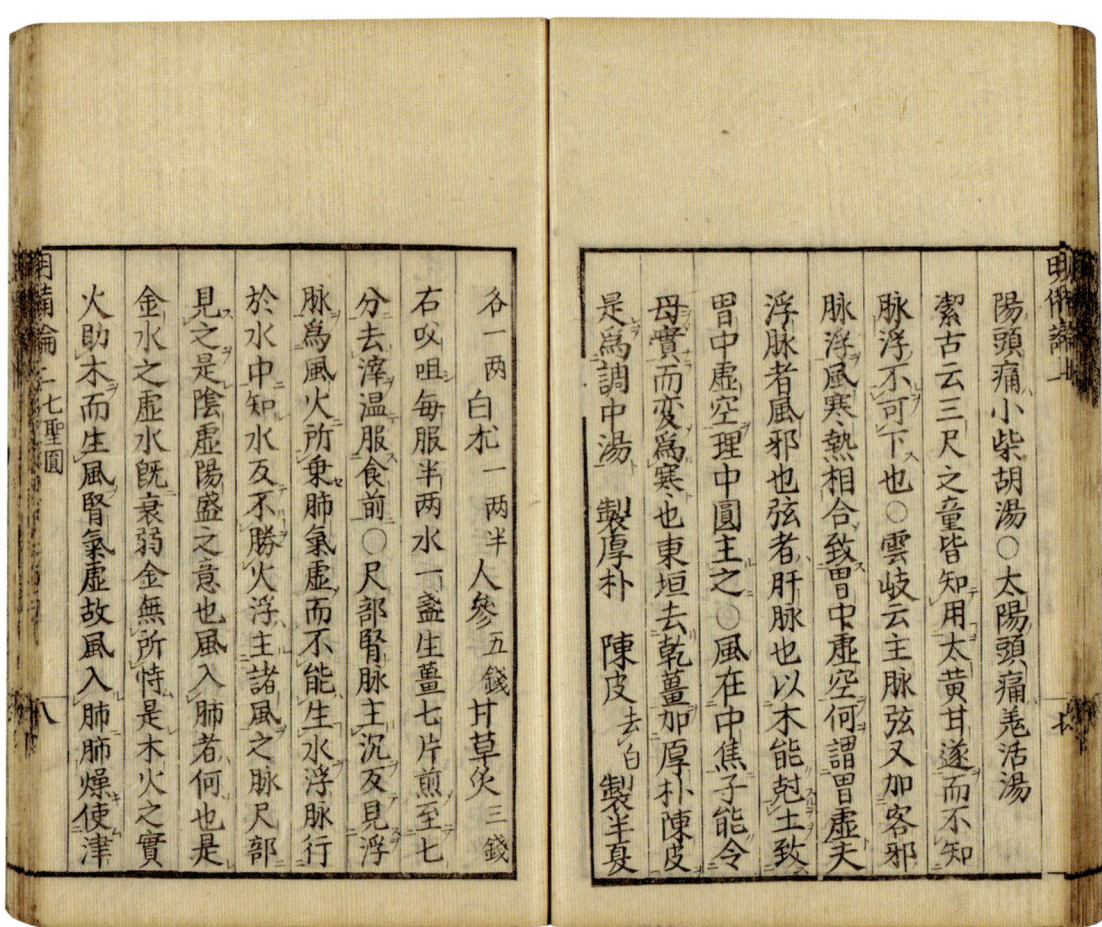

阳头痛，小柴胡汤。

太阳头痛，羌活汤。

洁古云：三尺之童皆知用大黄、甘遂，而不知脉浮不可下也。

云岐云：主脉弦，又加客邪，脉浮，风寒热相合，致胃中虚空。何谓胃虚？夫浮脉者，风邪也；弦者，肝脉也。以木能克土，致胃中虚空，理中丸主之。

风在中焦，子能令母实，而变为寒也。东垣去干姜，加厚朴、陈皮，是为**调中汤**。

制厚朴　陈皮去白　制半夏各一两　白术一两半　人参五钱　甘草炙，三钱

上㕮咀，每服半两，水一盏，生姜七片，煎至七分，去滓温服，食前。

尺部肾脉，主沉。反见浮脉，为风火所乘，肺气虚而不能生水，浮脉行于水中，知水反不胜火。浮主诸风之脉，尺部见之，是阴虚阳盛之意也。风入肺者何也？是金水之虚。水既衰弱，金无所恃，是木火之实，火助木而生风，肾气虚，故风入肺，肺燥，使津

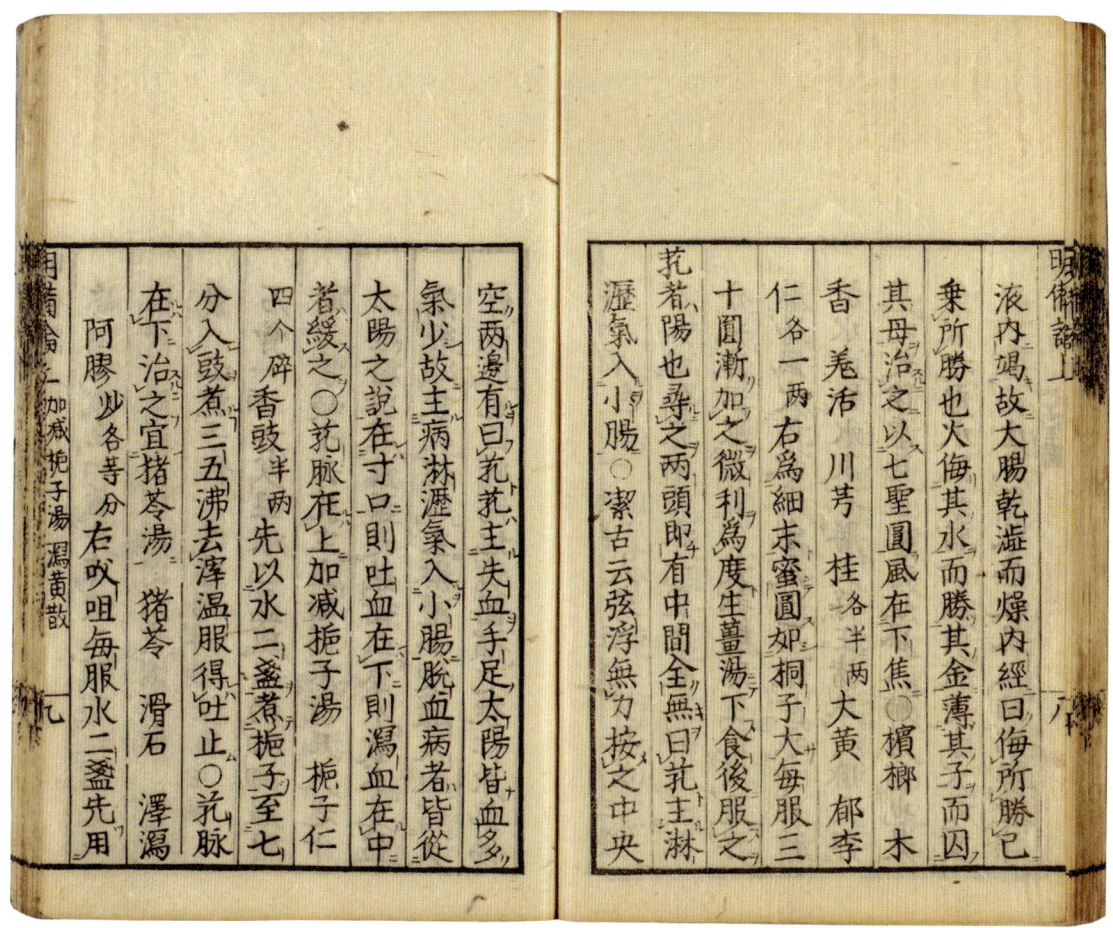

液内竭，故大肠干涩而燥。《内经》曰：侮所胜，己乘所胜也。火侮其水，而胜其金，薄其子，而囚其母。治之以**七圣丸**，风在下焦。

　　槟榔　木香　羌活　川芎　桂各半两　大黄　郁李仁各一两

　　上为细末，蜜丸，如桐子大。每服三十丸，渐加之，微利为度，生姜汤下，食后服之。

芤者，阳也。寻之两头即有，中间全无，曰芤。主淋沥，气入小肠。

洁古云：弦浮无力，按之中央空，两边有。曰芤。芤主失血，手足太阳皆血多气少，故主病淋沥，气入小肠。脱血病者，皆从太阳之说，在寸口则吐血，在下则泻血，在中者缓之。

　　芤脉在上，**加减栀子汤**。

　　栀子仁四个，碎　香豉半两

　　先以水二盏煮栀子，至七分，入豉，煮三五沸，去滓温服，得吐止。

　　芤脉在下，治之宜**猪苓汤**。

　　猪苓　滑石　泽泻　阿胶炒，各等分

　　上㕮咀，每服水二盏，先用

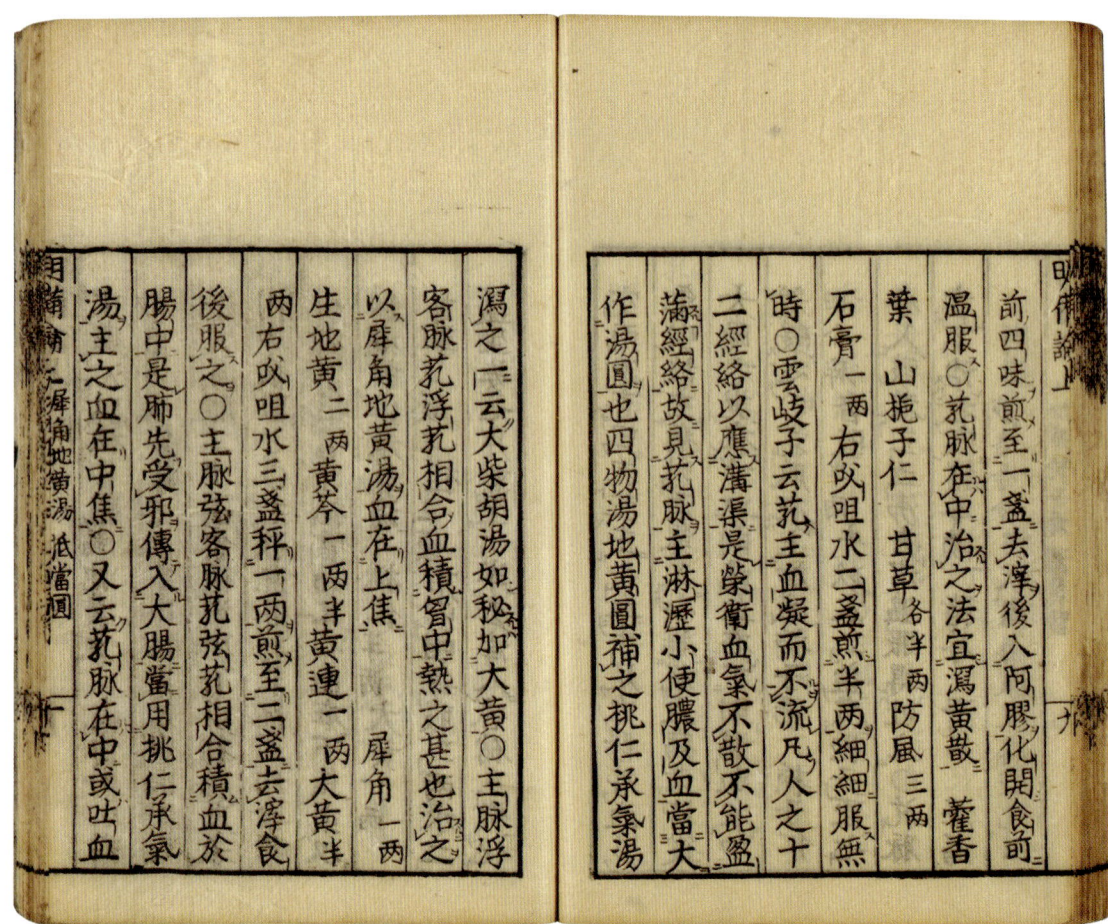

前四味，煎至一盏，去滓，后入阿胶化开，食前温服。

芤脉在中，治之法宜**泻黄散**。

藿香叶　山栀子仁　甘草各半两　防风三两　石膏一两

上㕮咀，水二盏，煎半盏[1]，细细服。无时。

云岐子云：芤主血凝而不流。凡人之十二经络以应沟渠，是荣卫血气不散，不能盈满经络，故见芤脉。主淋沥，小便脓及血，当大作汤丸也。四物汤、地黄丸补之，桃仁承气汤泻之。一云大柴胡汤。如秘，加大黄。

主脉浮，客脉芤，浮芤相合，血积胸中，热之甚也。治之以**犀角地黄汤**。血在上焦。

犀角一两　生地黄二两　黄芩一两半　黄连一两　大黄半两

上㕮咀，水三盏，称一两，煎至二盏，去滓，食后服之。

主脉弦，客脉芤，弦芤相合，积血于肠中，是肺先受邪，传入大肠，当用桃仁承气汤主之。血在中焦。

又云：芤脉在中，或吐血，

---

[1] 煎半盏：原作"煎半两"，据《小儿药证直诀》卷下"煎至五分"句改。

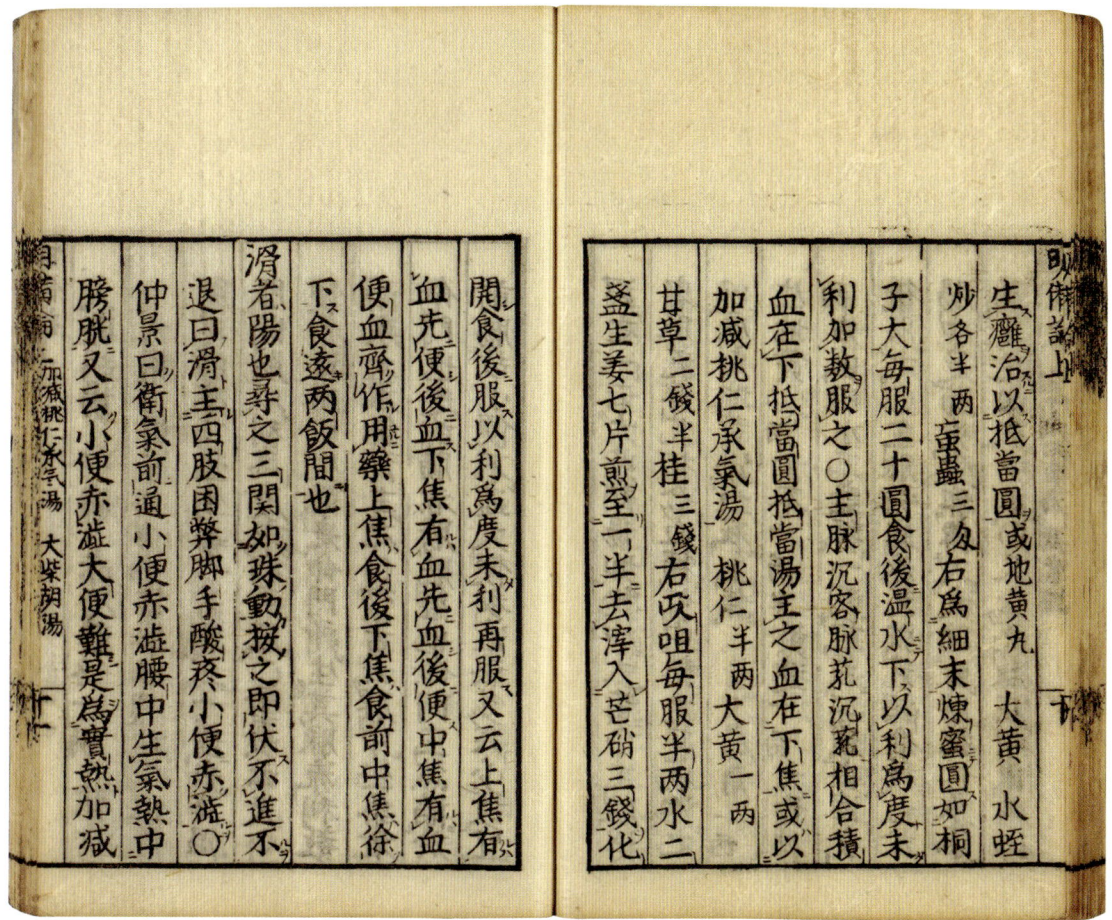

生痛，治以**抵当丸**或地黄丸。

　　大黄　水蛭炒，各半两　虻虫三钱

　　上为细末，炼蜜丸，如桐子大。每服二十丸，食后温水下，以利为度。未利，加数服之。

　　主脉沉，客脉芤，沉芤相合，积血在下，抵当丸、抵当汤主之。血在下焦，或以加减**桃仁承气汤**。

　　桃仁半两　大黄一两　甘草二钱半　桂三钱

　　上㕮咀，每服半两，水二盏，生姜七片，煎至一半，去滓，入芒硝三钱化开，食后服。以利为度。未利再服。又云：上焦有血，先便后血；下焦有血，先血后便；中焦有血，便血齐作。用药：上焦食后，下焦食前，中焦徐下。食远，两饭间也。

　　滑者，阳也。寻之三关如珠动，按之即伏，不进不退，曰滑。主四肢困弊，脚手酸疼，小便赤涩。

　　仲景曰：卫气前通，小便赤涩，腰中生气，热中膀胱。又云：小便赤涩，大便难，是为实热，**加减**

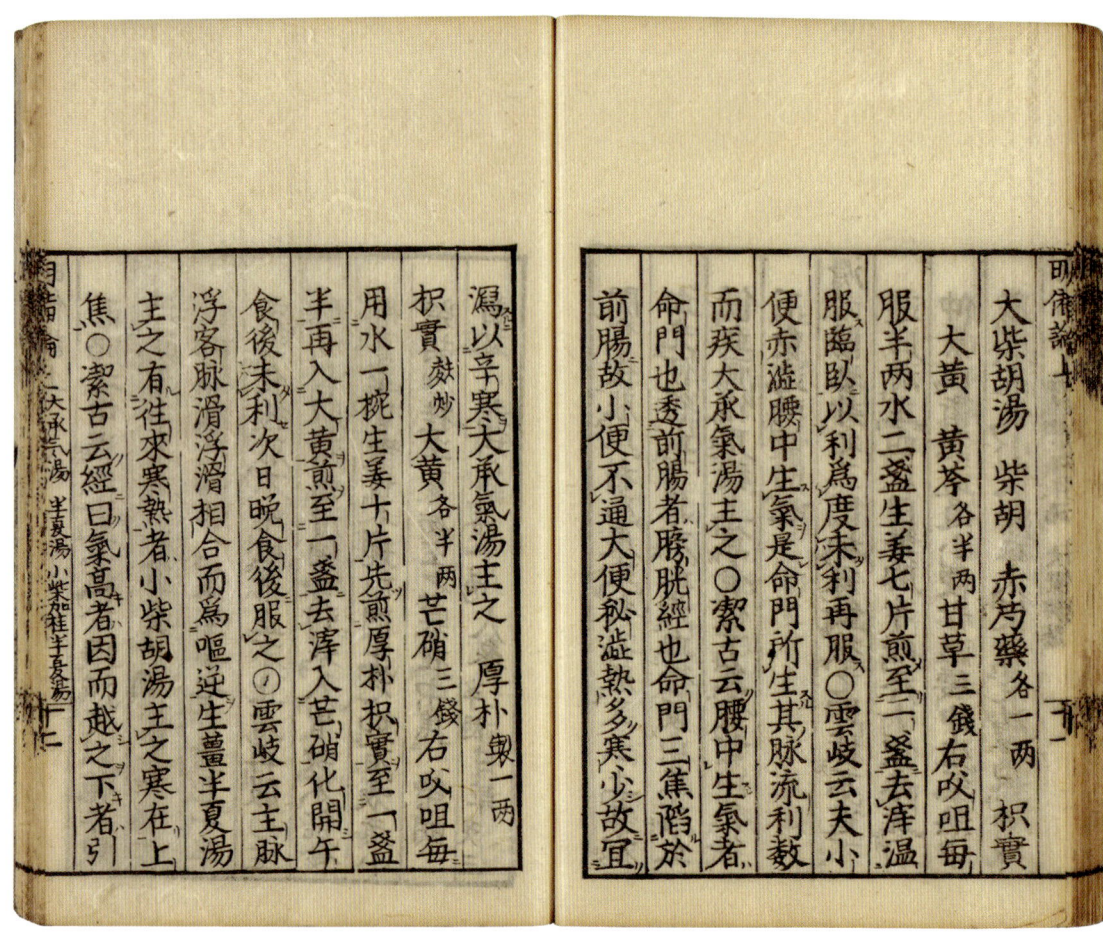

大柴胡汤。

柴胡 赤芍药各一两 枳实 大黄 黄芩各半两 甘草三钱

上㕮咀,每服半两,水二盏,生姜七片,煎至二盏,去滓温服。临卧。以利为度,未利再服。

云岐云:夫小便赤涩,腰中生气,是命门所生,其脉流利,数而疾,大承气汤主之。

洁古云:腰中生气者,命门也。透前肠者,膀胱经也。命门、三焦,陷于前肠,故小便不通,大便秘涩,热多寒少,故宜泻以辛寒,**大承气汤**主之。

厚朴制,一两 枳实麸炒 大黄各半两 芒硝三钱

上㕮咀,每用水一碗,生姜十片,先煎厚朴、枳实至一盏半,再入大黄,煎至一盏,去滓,入芒硝化开,午食后。未利,次日晚食后服之。

云岐云:主脉浮,客脉滑,浮滑相合,而为呕逆,生姜半夏汤主之。有往来寒热者,小柴胡汤主之。寒在上焦。

洁古云:经曰:气高者,因而越之;下者,引

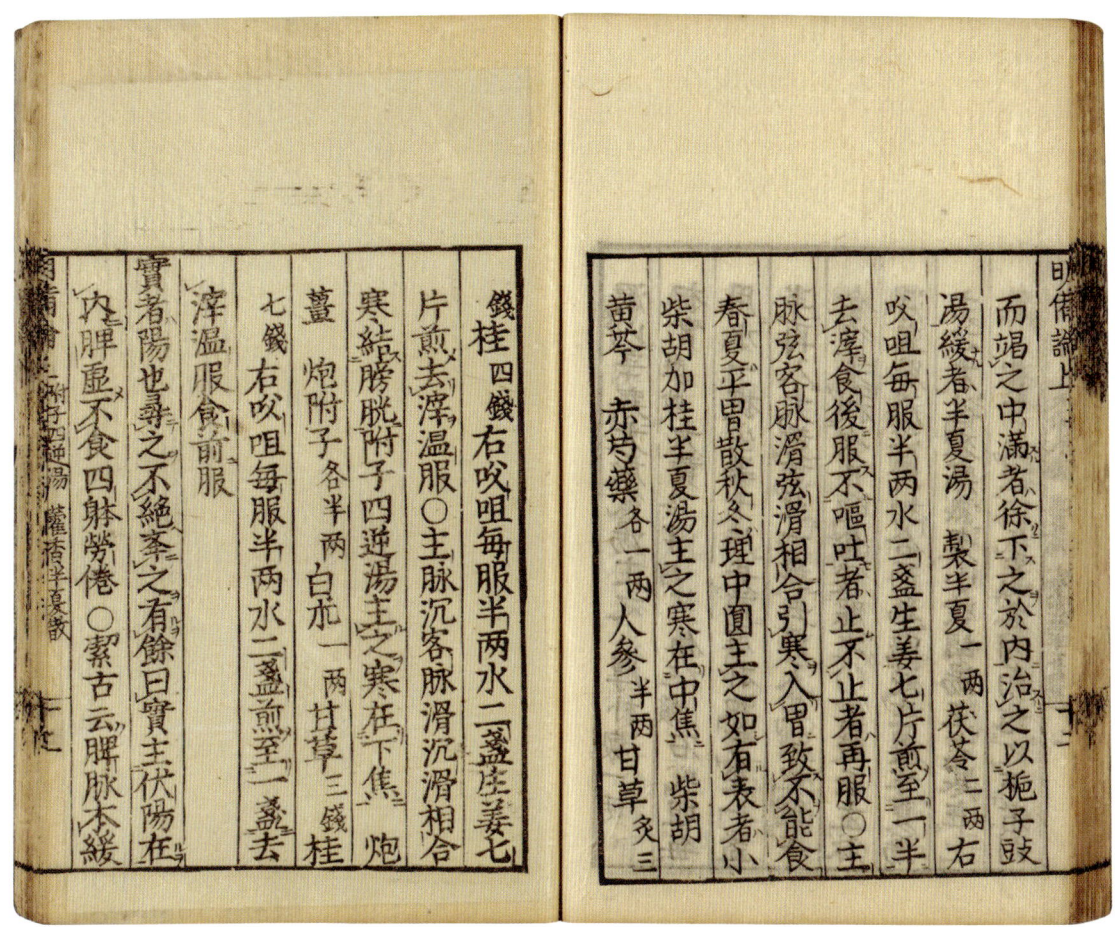

而竭之；中满者，徐下之于内。治之以栀子豉汤，缓者**半夏汤**。

制半夏一两　茯苓二两

上㕮咀，每服半两，水二盏，生姜七片，煎至一半，去滓，食后服。不呕吐者，止。不止者，再服。

主脉弦，客脉滑，弦滑相合，引寒入胃，致不能食。春夏，平胃散，秋冬，理中丸主之。如有表者，**小柴胡加桂汤**[①]主之。寒在中焦。

柴胡　黄芩　赤芍药各一两　人参半两　甘草炙，三钱　桂四钱

上㕮咀，每服半两，水二盏，生姜七片，煎，去滓温服。

主脉沉，客脉滑，沉滑相合，寒结膀胱，**附子四逆汤**主之。寒在下焦。

炮姜　炮附子各半两　白术一两　甘草三钱　桂七钱

上㕮咀，每服半两，水二盏，煎至一盏，去滓温服，食前服。

实者，阳也。寻之不绝，举之有余，曰实。主伏阳在内，脾虚不食，四体劳倦。

洁古云：脾脉本缓，

[①]汤：此上原有"半夏"二字，但方中并无半夏，据本书目录删。

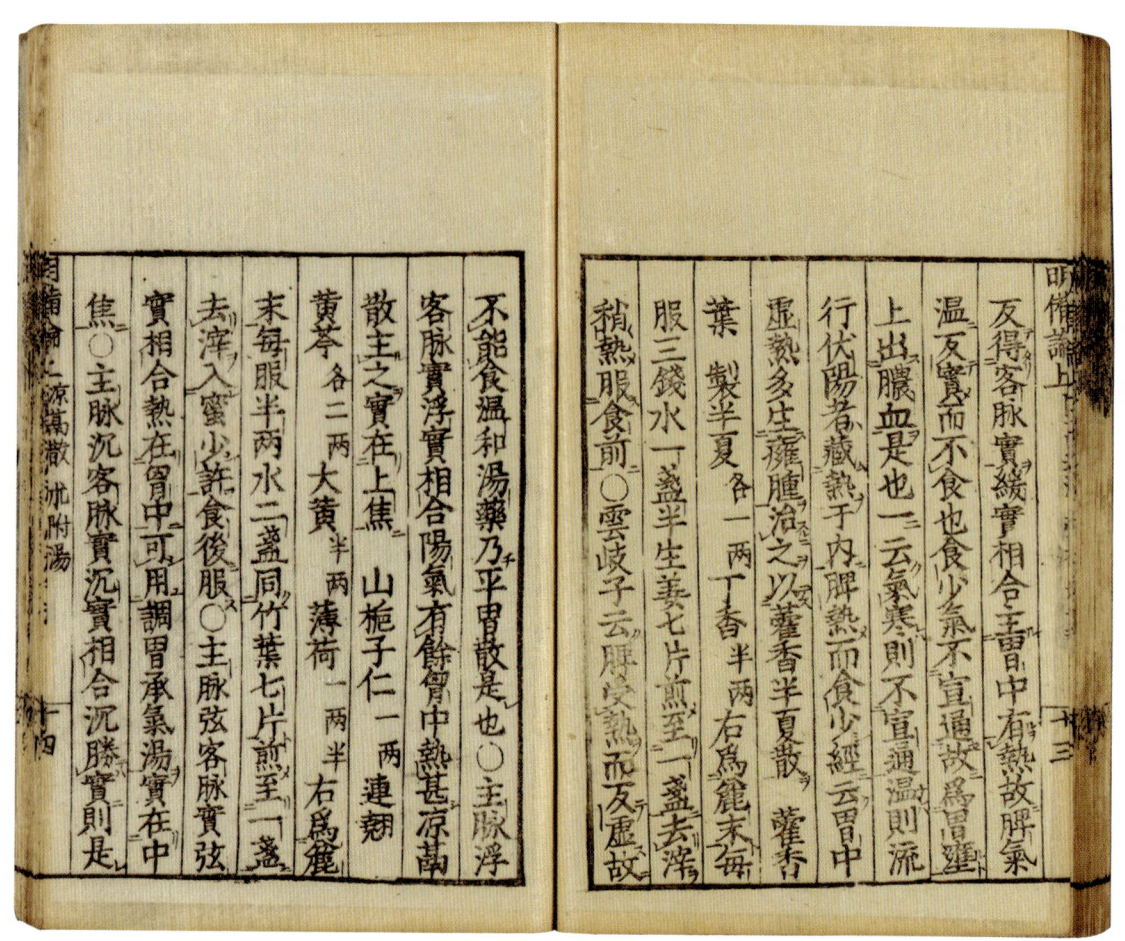

反得客脉实，缓实相合，主胃中有热，故脾气温，反实而不食也。食少，气不宣通，故为胃壅，上出脓血是也。一云：气寒则不宣通，温则流行。伏阳者，脏热于内，脾热而食少。经云：胃中虚热，多生痈肿，治之以藿香半夏散。

藿香叶 制半夏各一两 丁香半两

上为粗末，每服三钱，水一盏半，生姜七片，煎至一盏，去滓，稍热服，食前。

云岐子云：脾受热而反虚，故不能食。温和汤药，乃平胃散是也。

主脉浮，客脉实，浮实相合，阳气有余，胸中热甚，凉膈散主之。实在上焦。

山栀子仁一两 连翘 黄芩各二两 大黄半两 薄荷一两半

上为粗末，每服半两，水二盏，同竹叶七片，煎至一盏，去滓，入蜜少许，食后服。

主脉弦，客脉实，弦实相合，热在胸中，可用调胃承气汤。实在中焦。

主脉沉，客脉实，沉实相合，沉胜实，则是

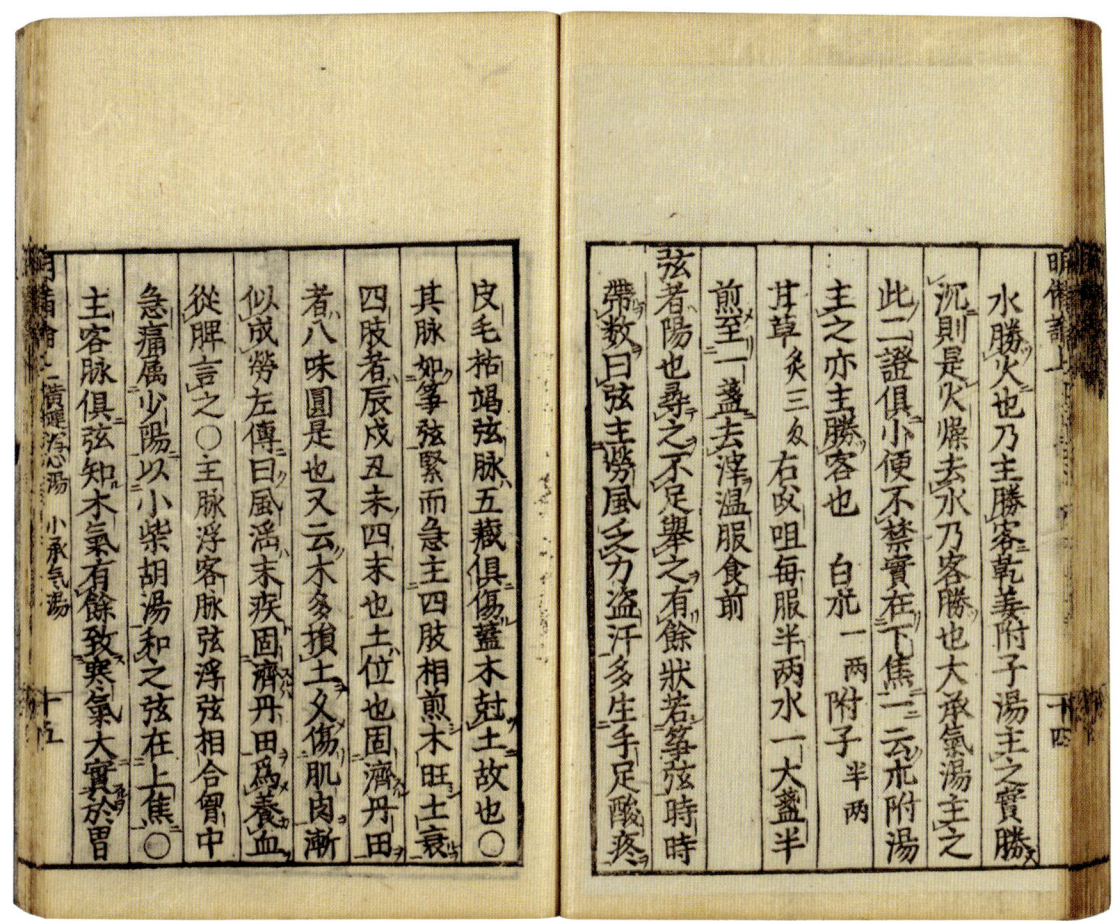

水胜火也，乃主胜客，干姜附子汤主之。实胜沉，则是火燥去水，乃客胜也。大承气汤主之。此二证俱小便不禁，实在下焦。一云：术附汤主之，亦主胜客也。

白术一两　附子半两　甘草炙，三钱

上㕮咀，每服半两，水一大盏半，煎至一盏，去滓温服，食前。

弦者，阳也。寻之不足，举之有余，状若筝弦，时时带数，曰弦。主劳风乏力，盗汗多生，手足酸疼，皮毛枯竭。弦脉，五脏俱伤，盖木克土故也。

其脉如筝弦，紧而急，主四肢相煎，木旺土衰。四肢者，辰戌丑未四末也，土位也。固济丹田者，八味丸是也。又云：木多损土，久伤肌肉，渐似成劳。《左传》曰：风淫末疾。固济丹田为养血，从脾言之。

主脉浮，客脉弦，浮弦相合，胸中急痛，属少阳，以小柴胡汤和之。弦在上焦。

主客脉俱弦，知木气有余，致寒气大实于胃

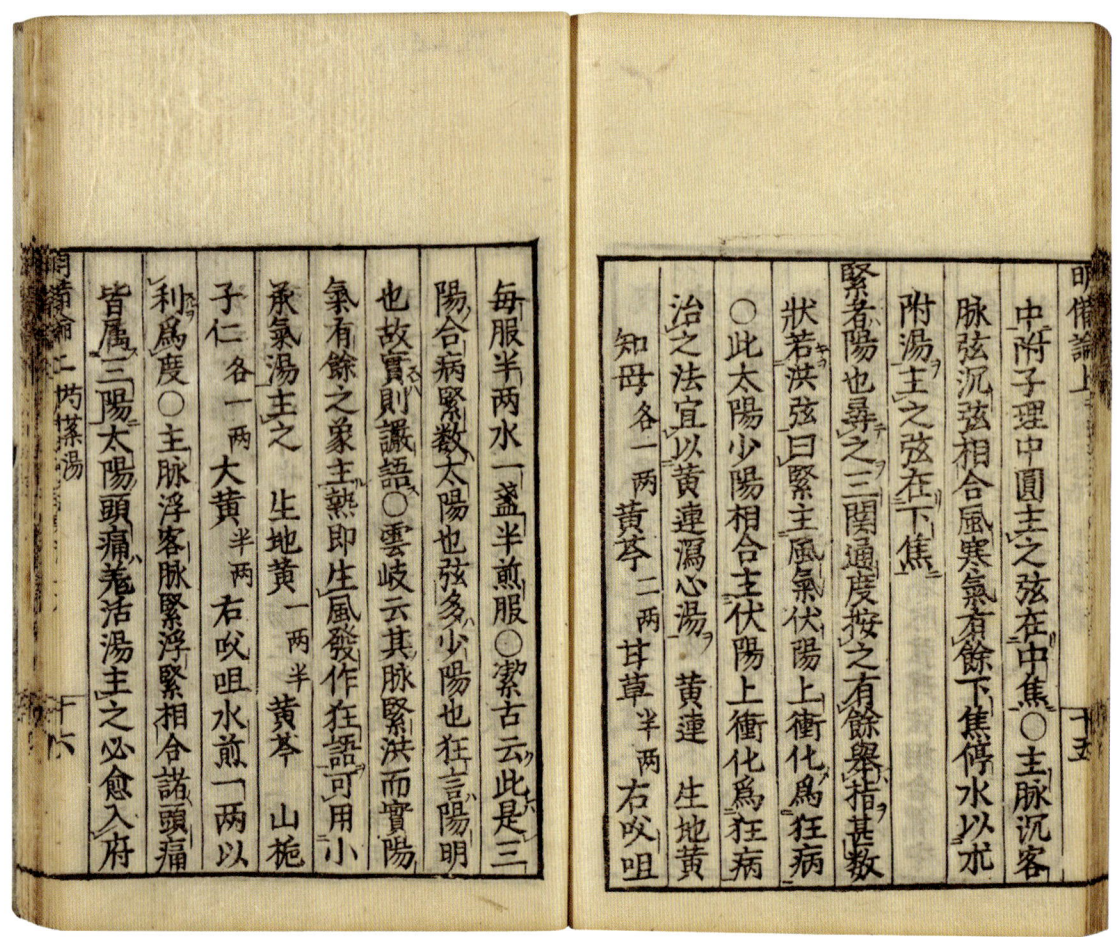

中，附子理中丸主之。弦在中焦。

主脉沉，客脉弦，沉弦相合，风寒气有余，下焦停水，以尤附汤主之。弦在下焦。

紧者，阳也。寻之三关通度，按之有余，举指甚数，状若洪弦，曰紧。主风气，伏阳上冲，化为狂病。

此太阳、少阳相合，主伏阳上冲，化为狂病。治之法，宜以**黄连泻心汤**。

黄连　生地黄　知母各一两　黄芩二两　甘草半两

上咬咀，每服半两，水一盏半，煎服。

洁古云：此是三阳合病。紧数，太阳也；弦多，少阳也；狂言，阳明也。故实则谵语。

云岐云：其脉紧洪而实，阳气有余之象，主热即生风，发作狂语，可用**小承气汤**主之。

生地黄一两半　黄芩　山栀子仁各一两　大黄半两

上咬咀，水煎一两，以利为度。

主脉浮，客脉紧，浮紧相合，诸头痛，皆属三阳。太阳头痛，羌活汤主之必愈；入腑，

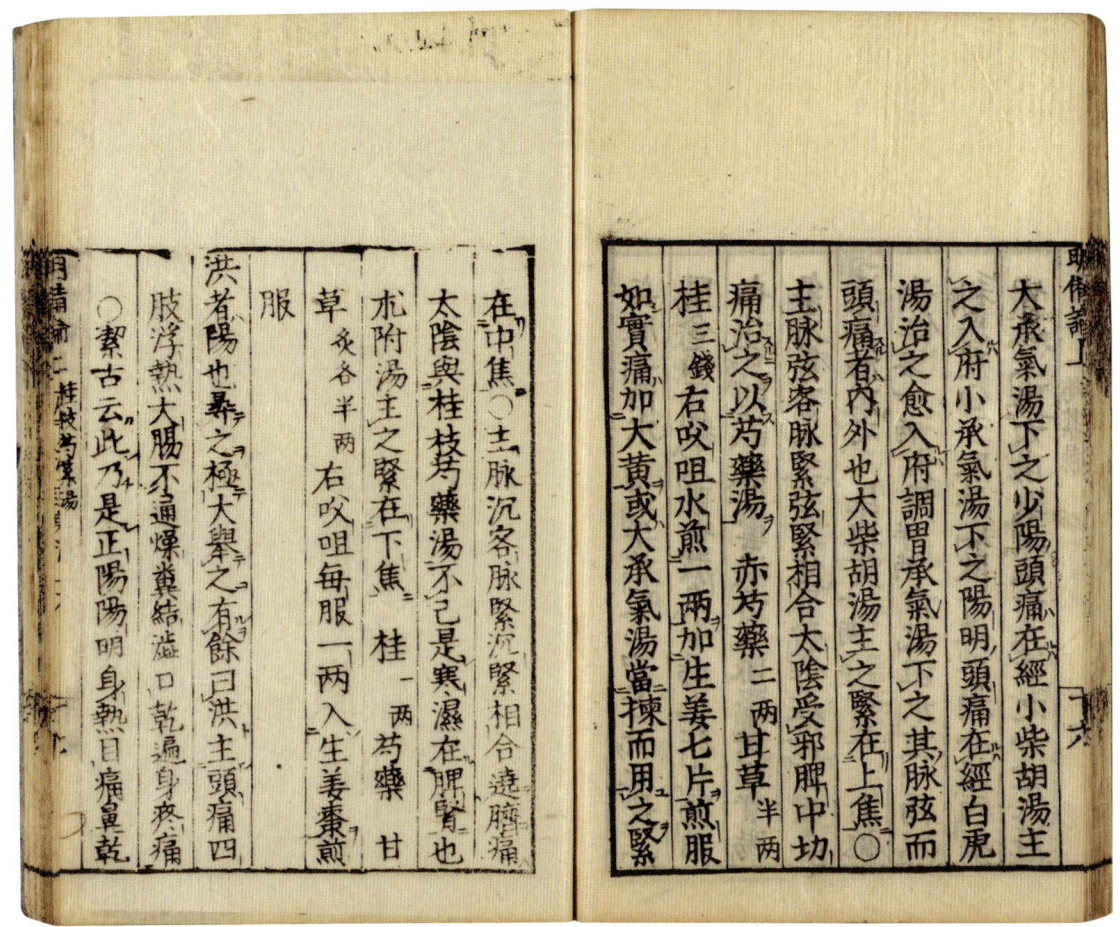

大承气汤下之。少阳头痛，在经，小柴胡汤主之；入腑，小承气汤下之。阳明头痛，在经，白虎汤治之愈；入腑，调胃承气汤下之。其脉弦而头痛者，内外也，大柴胡汤主之。紧在上焦。

主脉弦，客脉紧，弦紧相合，太阴受邪，脾中切痛，治之以**芍药汤**。

赤芍药二两　甘草半两　桂三钱

上㕮咀，水煎一两，加生姜七片，煎服。如实痛，加大黄。或大承气汤，当拣而用之。紧在中焦。

主脉沉，客脉紧，沉紧相合，绕脐痛。太阴，与**桂枝芍药汤**。不已，是寒湿在脾肾也，尤附汤主之，紧在下焦。

桂一两　芍药　甘草炙，各半两

上㕮咀，每服一两，入生姜、枣煎服。

洪者，阳也。寻之极大，举之有余，曰洪。主头痛，四肢浮热，大肠不通，燥粪结涩，口干，遍身疼痛。

洁古云：此乃是正阳阳明，身热目痛，鼻干，

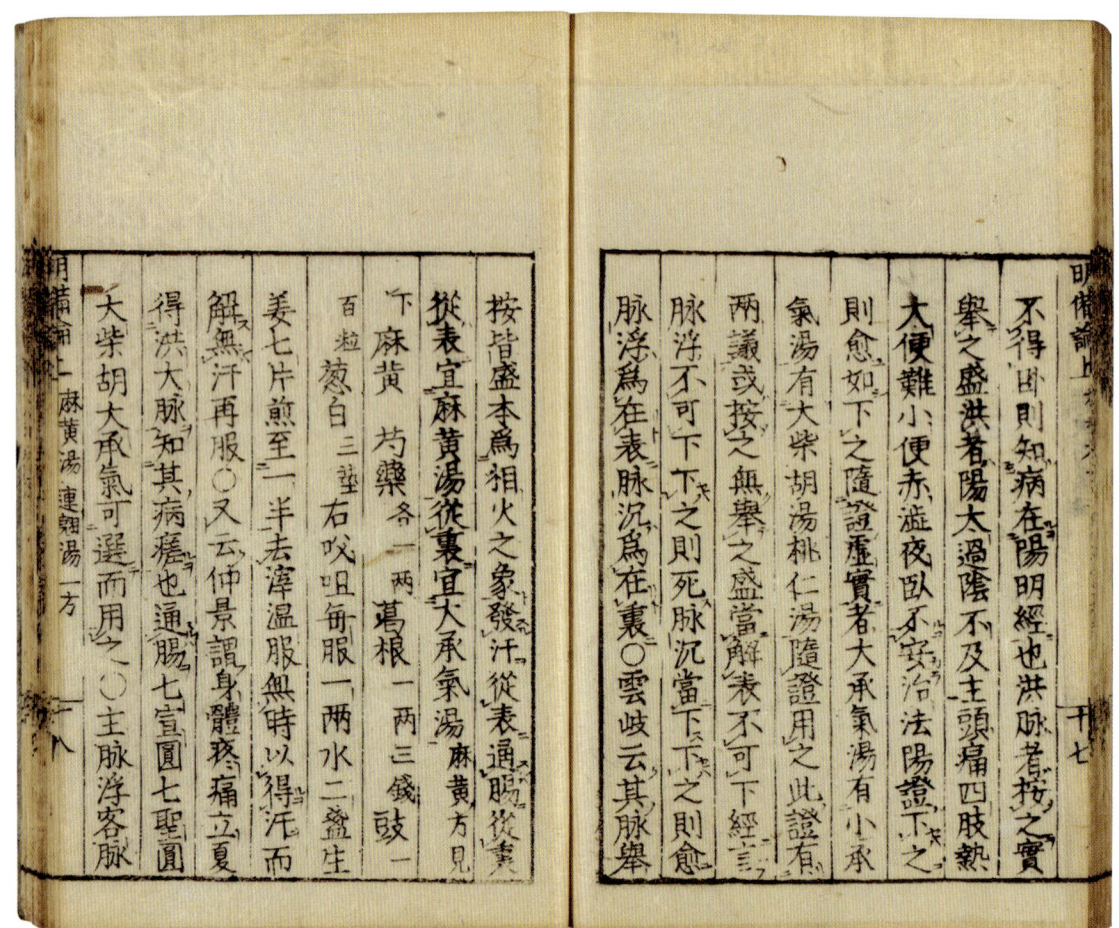

不得卧，则知病在阳明经也。洪脉者，按之实，举之盛。洪者，阳太过，阴不及，主头痛，四肢热，大便难，小便赤涩，夜卧不安。治法：阳证下之则愈。如下之，随证虚实者，大承气汤，有小承气汤，有大柴胡汤、桃仁汤，随证用之。此证有两议，或按之无举之盛，当解表，不可下。经言：脉浮不可下，下之则死；脉沉当下，下之则愈。脉浮为在表，脉沉为在里。

云岐云：其脉举按皆盛，本为相火之象，发汗从表，通肠从里。从表，宜**麻黄汤**；从里，宜大承气汤。麻黄方见下：

麻黄 芍药各一两 葛根一两三钱 豉一百粒 葱白三茎

上吹咀，每服一两，水二盏，生姜七片，煎至一半，去滓温服，无时，以得汗而解。无汗再服。

又云：仲景谓：身体疼痛，立夏得洪大脉，知其病瘥也。通肠七宣丸、七圣丸、大柴胡、大承气，可选而用之。

主脉浮，客脉

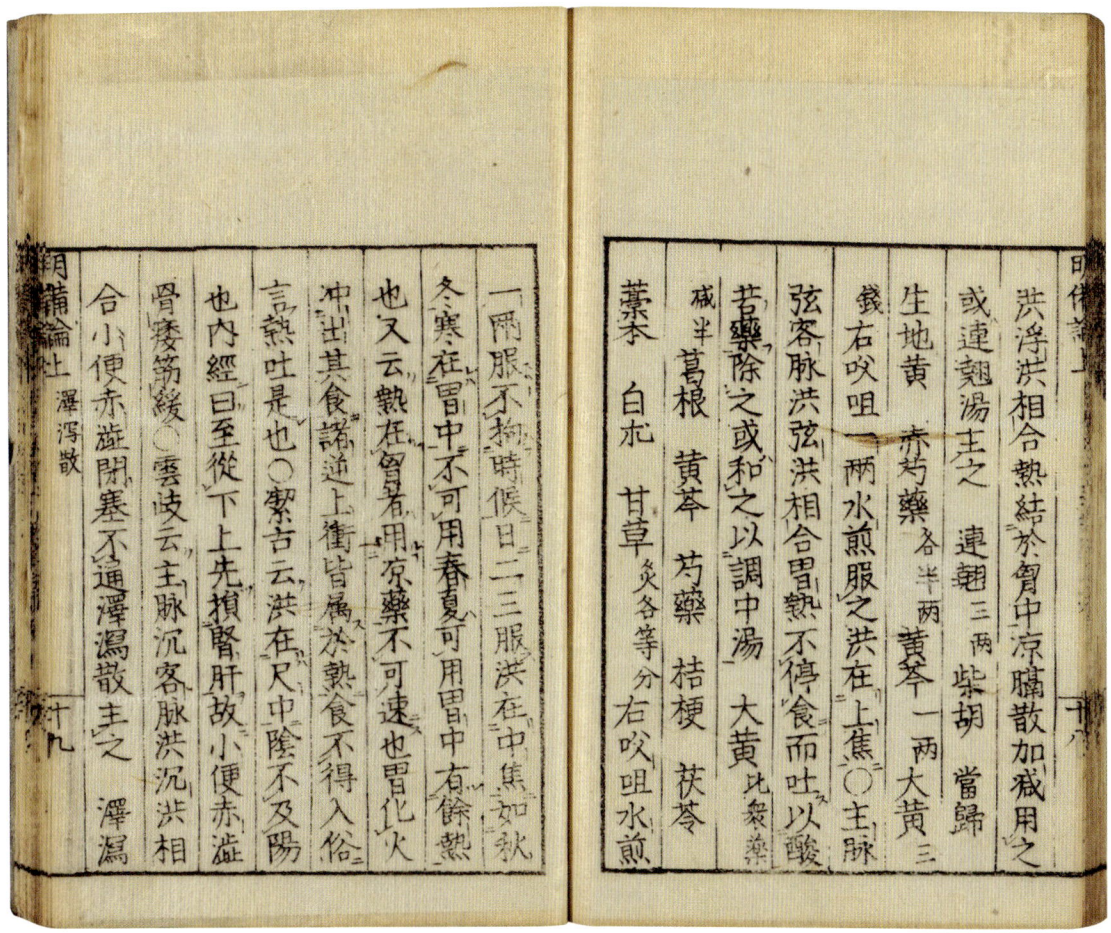

洪,浮洪相合,热结于胸中,凉膈散加减用之,或**连翘汤**主之。

连翘三两　柴胡　当归　生地黄　赤芍药各半两　黄芩一两　大黄三钱

上㕮咀,一两,水煎服之。洪在上焦。

主脉弦,客脉洪,弦洪相合,胃热,不停食而吐。以酸苦药除之,或和之,以**调中汤**。

大黄比众药减半　葛根　黄芩　芍药　桔梗　茯苓　藁本　白术　甘草炙,各等分

上㕮咀,水煎一两服,不拘时候,日二三服。洪在中焦。如秋冬寒在胃中,不可用,春夏可用。胃中有余热也。又云:热在胸者,用凉药不可速也,胃化火,冲出其食。诸逆上冲,皆属于热。食不得入,俗言热吐是也。

洁古云:洪在尺中,阴不及阳也。《内经》曰:至从下上,先损肾肝,故小便赤涩,骨痿筋缓。

云岐云:主脉沉,客脉洪,沉洪相合,小便赤涩,闭塞不通,**泽泻散**主之。

泽泻

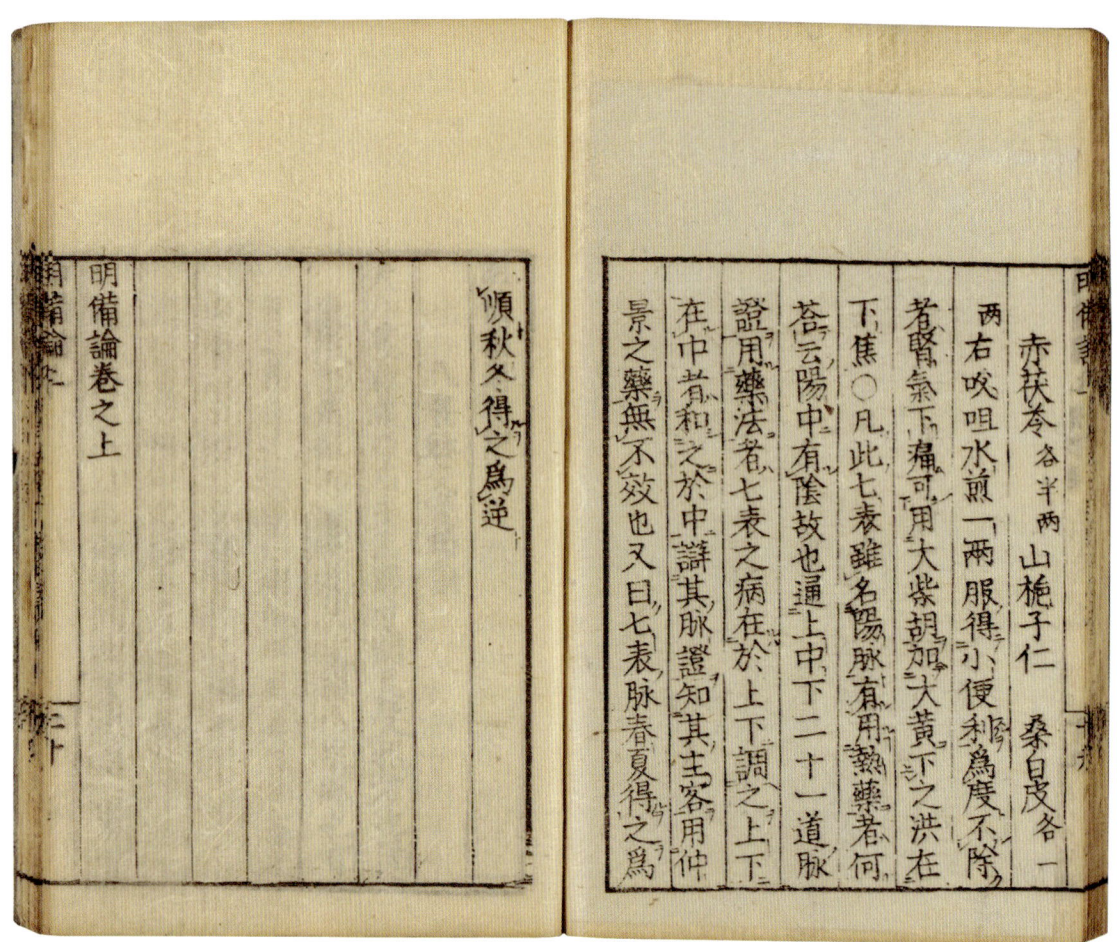

赤茯苓各半两　山栀子仁　桑白皮各一两

上㕮咀，水煎一两服，得小便利为度。不除者，肾气下，痛，可用大柴胡加大黄下之。洪在下焦。

凡此七表，虽名阳脉，有用热药者何？答云：阳中有阴故也。通上中下二十一道脉证，用药法者，七表之病，在于上下，调之上下；在中者，和之于中。辨其脉证，知其主客，用仲景之药，无不效也。又曰：七表脉，春夏得之为顺，秋冬得之为逆。

明备论卷之上

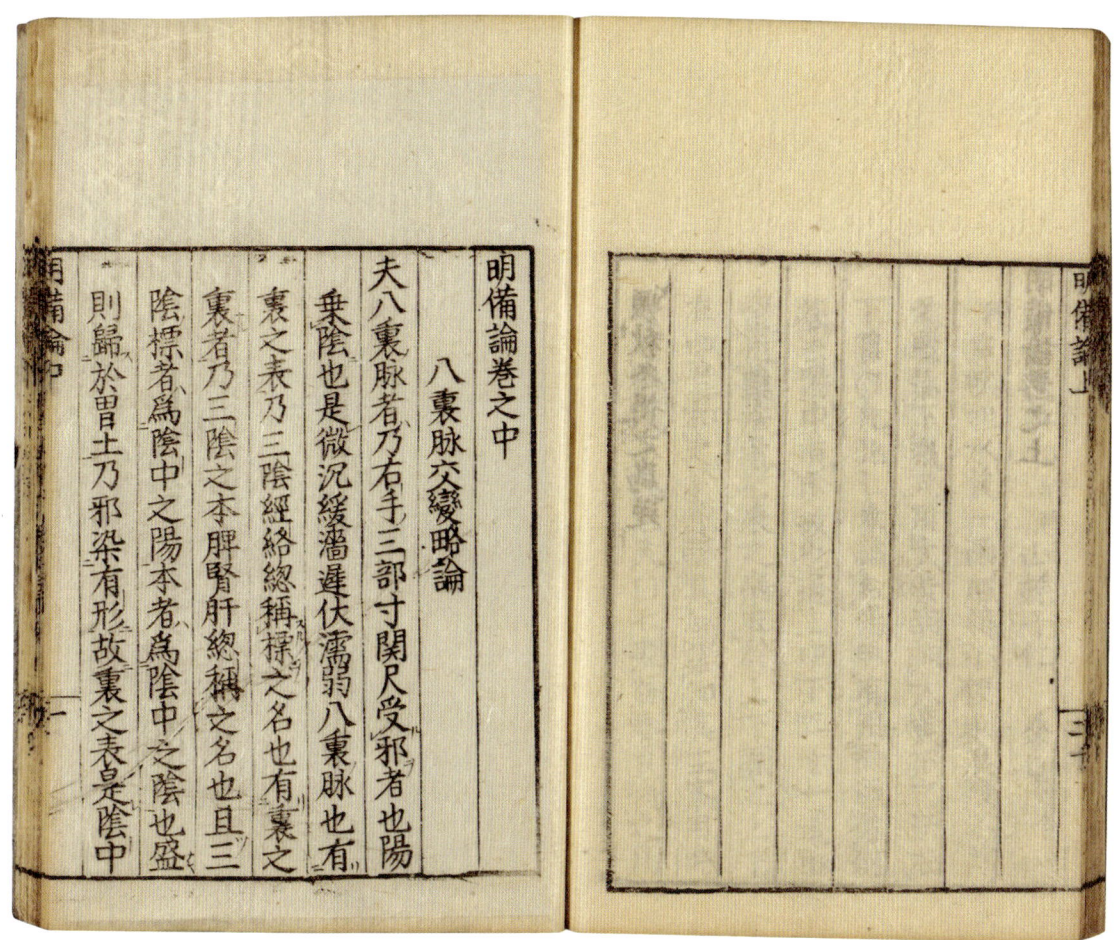

明备论卷之中

八里脉交变略论

夫八里脉者,乃右手三部寸关尺受邪者也,阳乘阴也,是微沉缓涩迟伏濡弱八里脉也。有里之表,乃三阴经络总称标之名也;有里之里者,乃三阴之本脾肾肝总称之名也,且三阴标者,为阴中之阳;本者,为阴中之阴也。盛则归于胃土,乃邪染有形,故里之表,是阴中

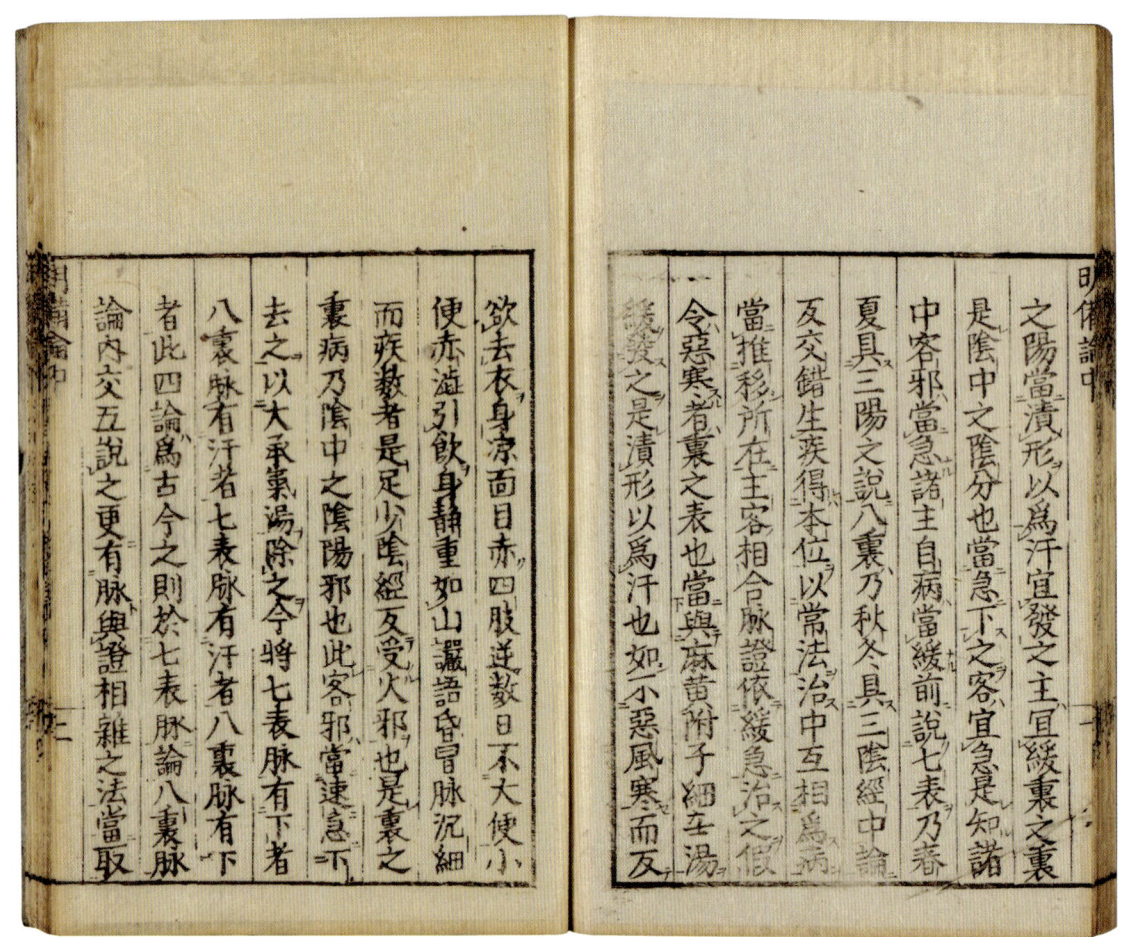

之阳，当渍形以为汗，宜发之，主宜缓。里之里，是阴中之阴分也，当急下之，客宜急。是知诸中客邪当急，诸主自病当缓。前说七表乃春夏，具三阳之说；八里乃秋冬，具三阴经中，论反交错生疾，得本位，以常法治；中互相为病，当推移所在主客，相合脉证，依缓急治之。假令恶寒者，里之表也，当与麻黄附子细辛汤缓发之，是渍形以为汗也。如不恶风寒，而反欲去衣，身凉，面目赤，四肢逆，数日不大便，小便赤涩，引饮，身静，重如山，谵语昏冒，脉沉细而疾数者，是足少阴经反受火邪也，是里之里病，乃阴中之阴阳邪也，此客邪，当速急下去之，以大承气汤除之。今将七表脉有下者，八里脉有汗者，七表脉有汗者，八里脉有下者，此四论为古今之则，于七表脉论八里脉，论内交五说之，更有脉与证相杂之法，当取

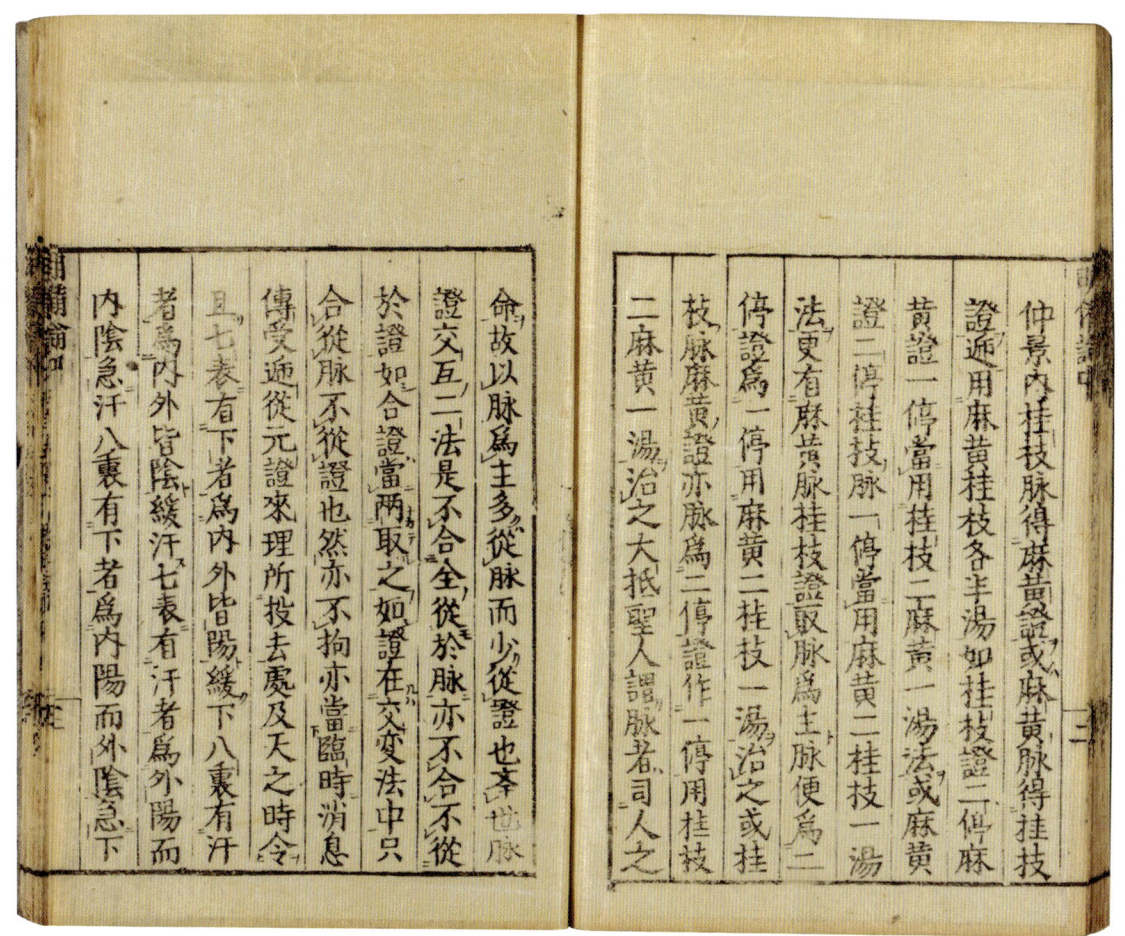

仲景内桂枝脉得麻黄证，或麻黄脉得桂枝证，递用麻黄桂枝各半汤，如桂枝证二停，麻黄证一停，当用桂枝二麻黄一汤法；或麻黄证二停，桂枝脉一停，当用麻黄二桂枝一汤法。更有麻黄脉、桂枝证，取脉为主，脉便为二停，证为一停，用麻黄二桂枝一汤治之，或桂枝脉、麻黄证，亦脉为二停，证作一停，用桂枝二麻黄一汤治之。大抵圣人谓脉者，司人之命，故以脉为主，多从脉而少从证也。举世脉证交互二法，是不合，全从于脉，亦不合，不从于证，如合证，当两取之。如证在交变法中，只合从脉不从证也。然亦不拘，亦当临时消息，传受递从元证来，理所投去处，及天之时令，且七表有下者，为内外皆阳，缓下；八里有汗者，为内外皆阴，缓汗。七表有汗者，为外阳而内阴，急汗；八里有下者，为内阳而外阴，急下。

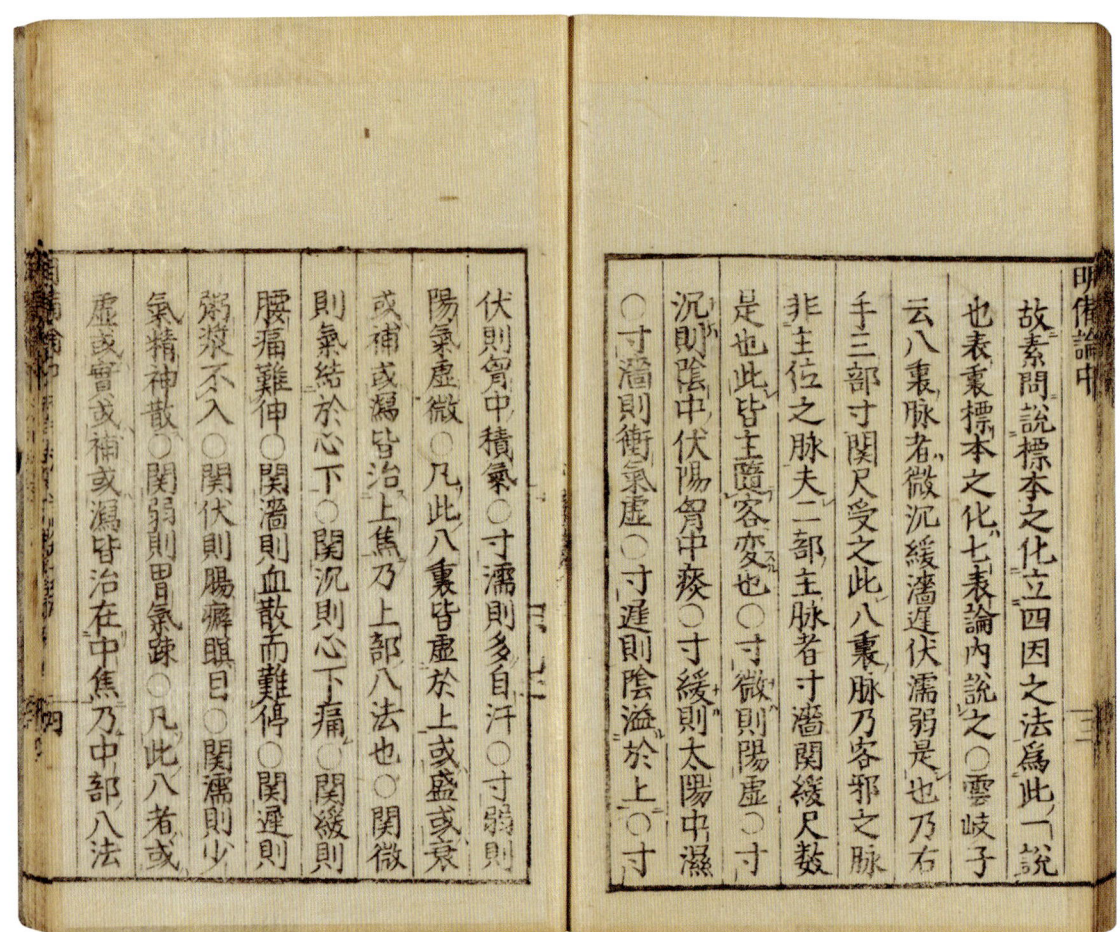

故《素问》说标本之化，立四因之法，为此一说也。表里标本之化，七表论内说之。

云岐子云：八里脉者，微沉缓涩迟伏濡弱是也，乃右手三部寸关尺受之，此八里脉乃客邪之脉，非主位之脉。夫二部主脉者，寸涩关缓尺数是也。此皆主随客变也。

寸微则阳虚。○寸沉则阴中伏阳，胸中痰。○寸缓则太阳中湿。○寸涩则冲气虚。○寸迟则阴溢于上。○寸伏则胸中积气。○寸濡则多自汗。○寸弱则阳气虚微。

凡此八里，皆虚于上，或盛或衰，或补或泻，皆治上焦，乃上部八法也。

关微则气结于心下。○关沉则心下痛。○关缓则腰痛难伸。○关涩则血散而难停。○关迟则粥浆不入。○关伏则肠癖瞑目。○关濡则少气精神散。○关弱则胃气疏。

凡此八者，或虚或实，或补或泻，皆治在中焦，乃中部八法

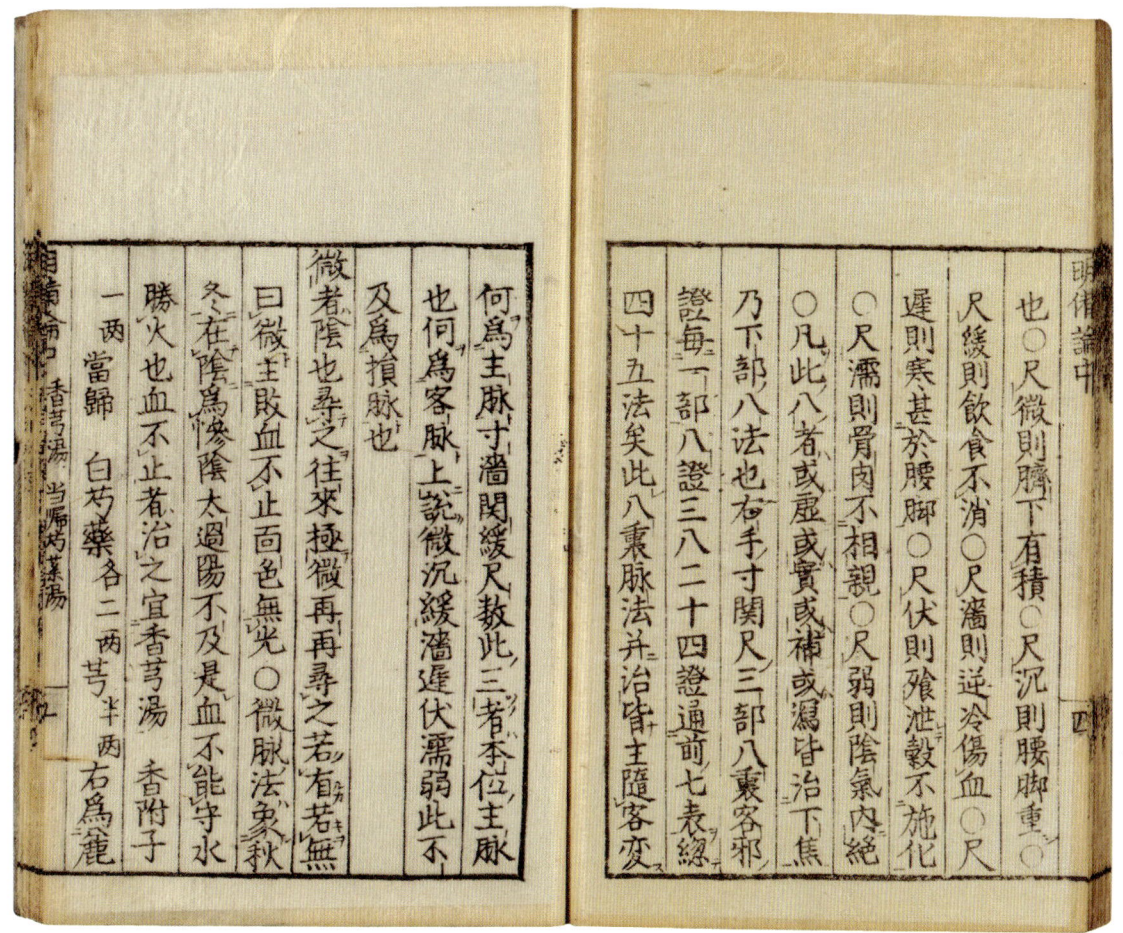

尺微则脐下有积。○尺沉则腰脚重。○尺缓则饮食不消。○尺涩则逆冷伤血。○尺迟则寒甚于腰脚。○尺伏则飱泄，谷不施化。○尺濡则骨肉不相亲。○尺弱则阴气内绝。

凡此八者，或虚或实，或补或泻，皆治下焦，乃下部八法也。右手寸关尺三部，八里客邪证，每一部八证，三八二十四证，通前七表，总四十五法矣。此八里脉法并治，皆主随客变。何为主脉？寸涩关缓尺数，此三者本位主脉也。何为客脉？上说微沉缓涩迟伏濡弱，此不及，为损脉也。

微者，阴也。 寻之往来极微，再再寻之，若有若无，曰微。主败血不止，面色无光。

微脉，法象秋冬，在阴为惨。阴太过，阳不及，是血不能守，水胜火也。血不止者，治之宜**香芎汤**。

香附子一两　当归　白芍药各二两　芎半两

上为粗

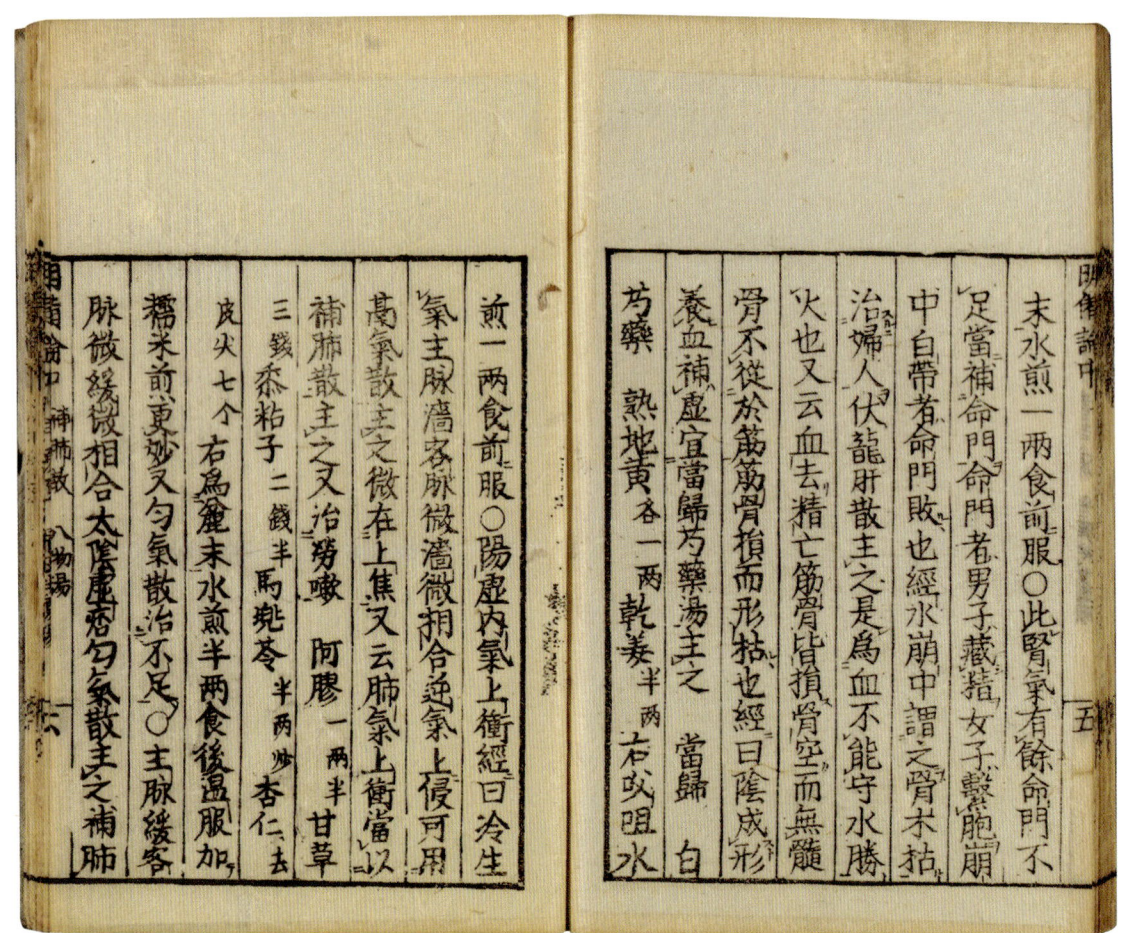

末，水煎一两，食前服。

此肾气有余，命门不足，当补命门。命门者，男子藏精，女子系胞。崩中白带者，命门败也。经水崩中，谓之骨木枯。治妇人，伏龙肝散主之。是为血不能守，水胜火也。又云：血去精亡，筋骨皆损，骨空而无髓，骨不从于筋，筋骨损而形枯也。经曰：阴成形。养血补虚，宜**当归芍药汤**主之。

当归　白芍药　熟地黄各一两　干姜半两

上吹咀，水煎一两，食前服。

阳虚，内气上冲。经曰：冷生气。主脉涩，客脉微，涩微相合，逆气上侵，可用膈气散主之。微在上焦。又云：肺气上冲，当以**补肺散**主之，又治劳嗽。

阿胶一两半　甘草三钱　鼠粘子二钱半　马兜苓半两，炒　杏仁去皮尖，七个

上为粗末，水煎半两，食后温服。加糯米煎更妙。又，匀气散治不足。

主脉缓，客脉微，缓微相合，太阴虚痞，匀气散主之，补肺

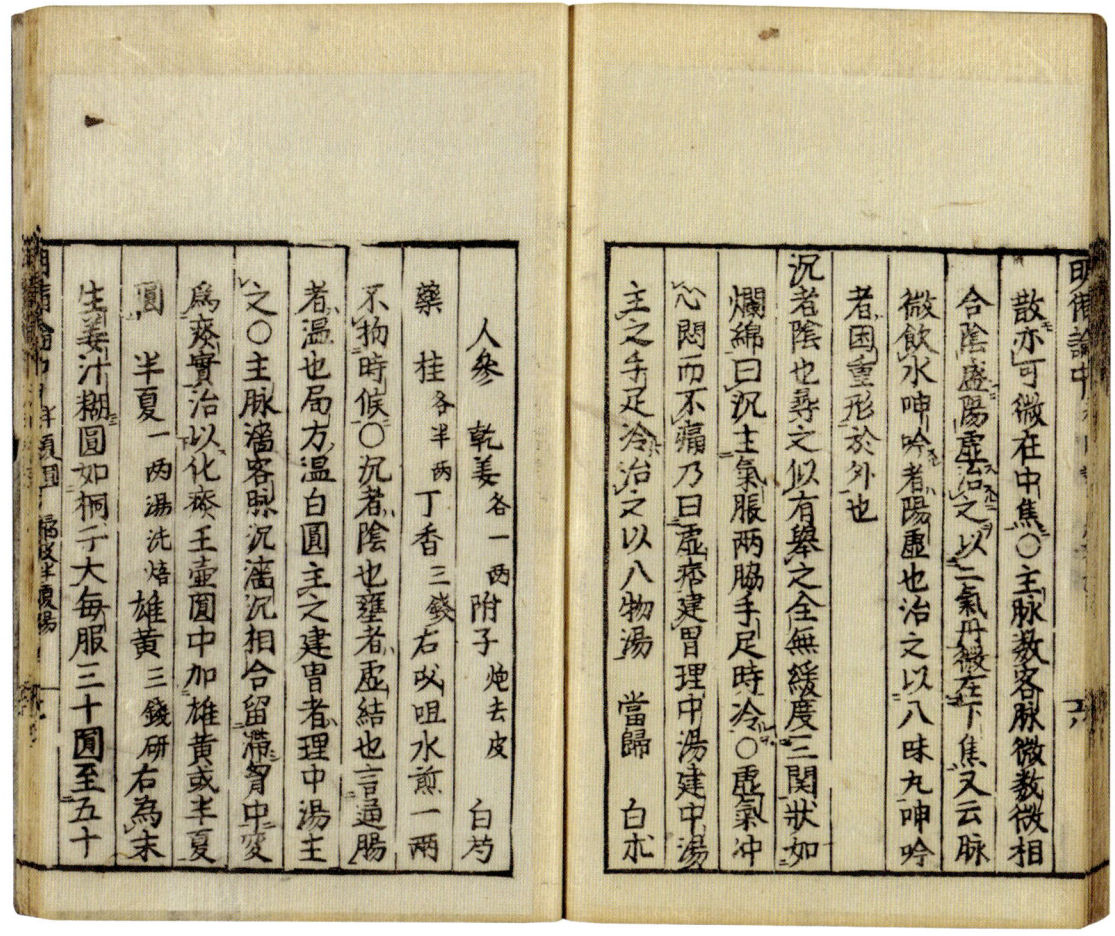

散亦可。微在中焦。

主脉数，客脉微，数微相合，阴盛阳虚，治之以二气丹。微在下焦。又云：脉微，饮水呻吟者，阳虚也。治之以八味丸。呻吟者，因重形于外也。

沉者，阴也。寻之似有，举之全无，缓度三关，状如烂绵，曰沉，主气胀两胁，手足时冷。

虚气冲心，闷而不痛，乃曰虚痞，健胃理中汤、建中汤主之。手足冷，治之以**八物汤**。

当归　白术　人参　干姜各一两　附子炮，去皮　白芍药　桂各半两　丁香三钱

上㕮咀，水煎一两，不拘时候。

沉者，阴也；壅者，虚结也。言通肠者，温也。《局方》温白丸主之。健胃者，理中汤主之。

主脉涩，客脉沉，涩沉相合，留滞胸中，变为痰实，治以化痰，玉壶丸中加雄黄，或**半夏丸**。

半夏一两，汤洗，焙　雄黄三钱，研

上为末，生姜汁糊丸，如桐子大。每服三十丸至五十

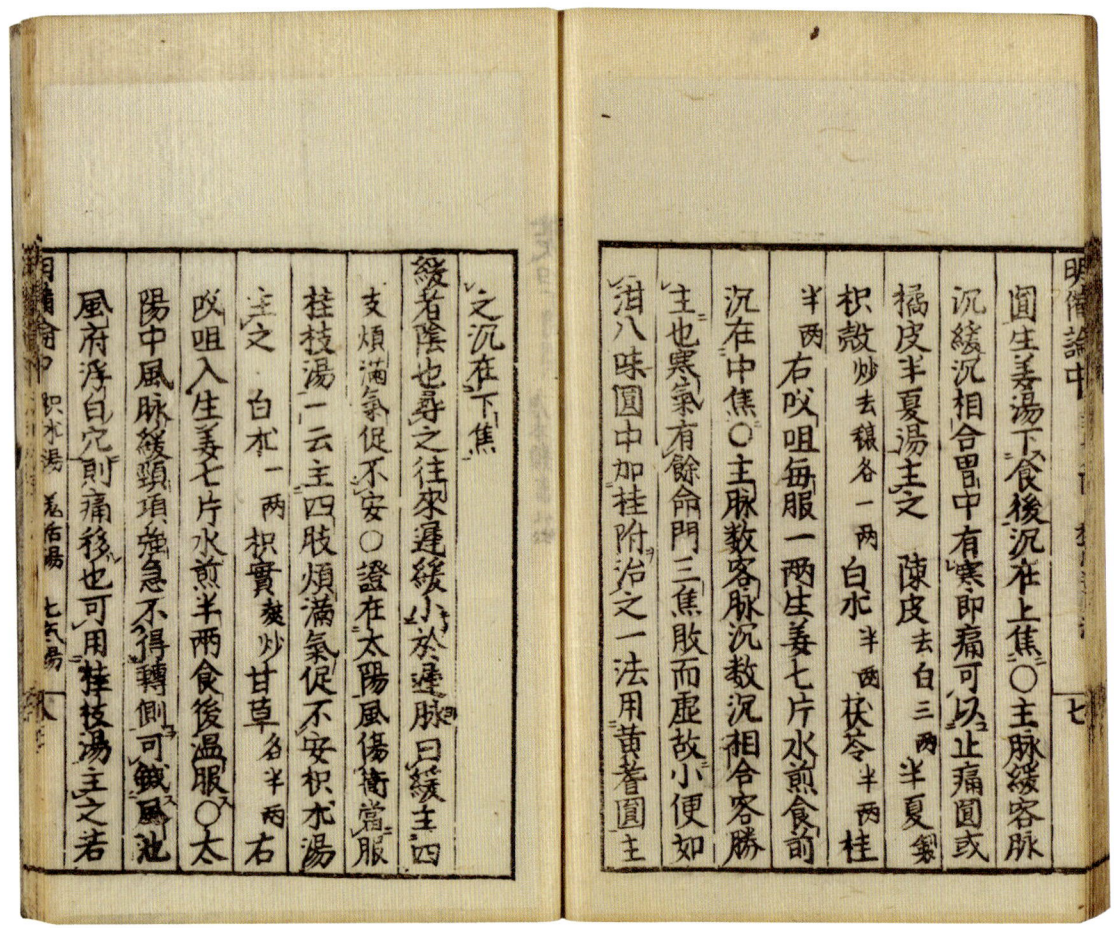

丸，生姜汤下，食后。沉在上焦。

主脉缓，客脉沉，缓沉相合，胃中有寒，即痛，可以止痛丸或橘皮半夏汤主之。

陈皮去白，三两　半夏制　枳壳炒，去瓤，各一两　白术半两　茯苓半两　桂半两

上哎咀，每服一两，生姜七片，水煎，食前。沉在中焦。

主脉数，客脉沉，数沉相合，客胜主也，寒气有余，命门、三焦败而虚，故小便如泔，八味丸中加桂附治之。一法用黄耆丸主之。沉在下焦。

缓者，阴也。寻之往来迟缓，小于迟脉，曰缓。主四肢烦满，气促不安。

证在太阳，风伤卫，当服桂枝汤。一云：主四肢烦满，气促不安，**枳术汤**主之。

白术一两　枳实麸炒　甘草各半两

上哎咀，入生姜七片，水煎半两，食后温服。

太阳中风，脉缓，颈项强急，不得转侧，可针风池、风府、浮白穴，则痛移也，可用桂枝汤主之。若

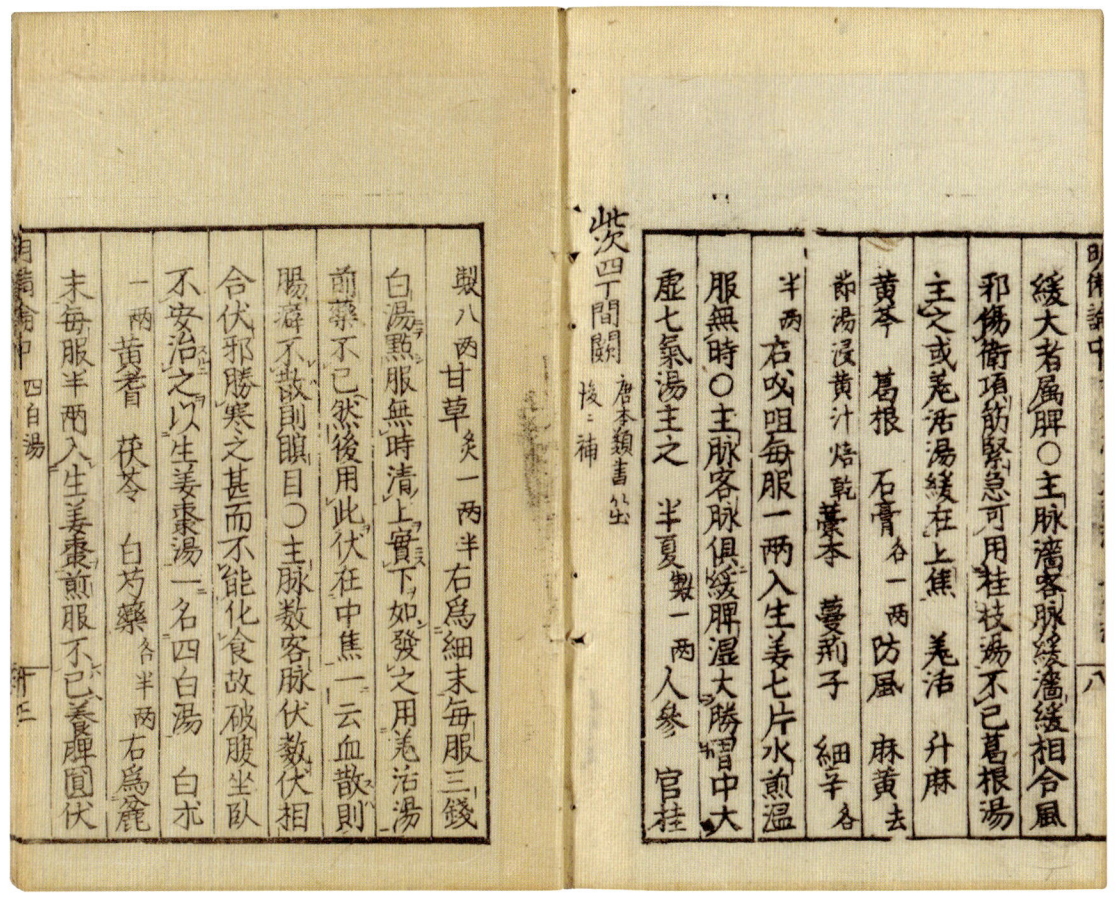

缓大者，属脾。

主脉涩，客脉缓，涩缓相合，风邪伤卫，项筋紧急，可用桂枝汤。不已，葛根汤主之，或**羌活汤**。缓在上焦。

羌活　升麻　黄芩　葛根　石膏各一两　防风　麻黄去节，汤浸黄汁，焙干　藁本　蔓荆子　细辛各半两

上㕮咀，每服一两，入生姜七片，水煎温服，无时。

主脉客脉俱缓，脾湿大胜，胃中大虚，**七气汤**主之。

半夏制，一两　人参　官桂①

制，八两　甘草炙，一两半

上为细末，每服三钱，白汤点服，无时。清上实下。如发之，用羌活汤。前药不已，然后用此。伏在中焦。一云：血散，则肠癖；不散，则瞑目。

主脉数，客脉伏，数伏相合，伏邪胜，寒之甚而不能化食，故腹胀②，坐卧不安，治之以**生姜枣汤**，一名**四白汤**。

白术一两　黄耆　茯苓　白芍药各半两

上为粗末，每服半两，入生姜、枣煎服。不已，养脾丸。伏

---

① 官桂：据底本旁注，此下缺四叶文字。
② 腹胀：原作"破腹"，据《云岐子脉诀》改。

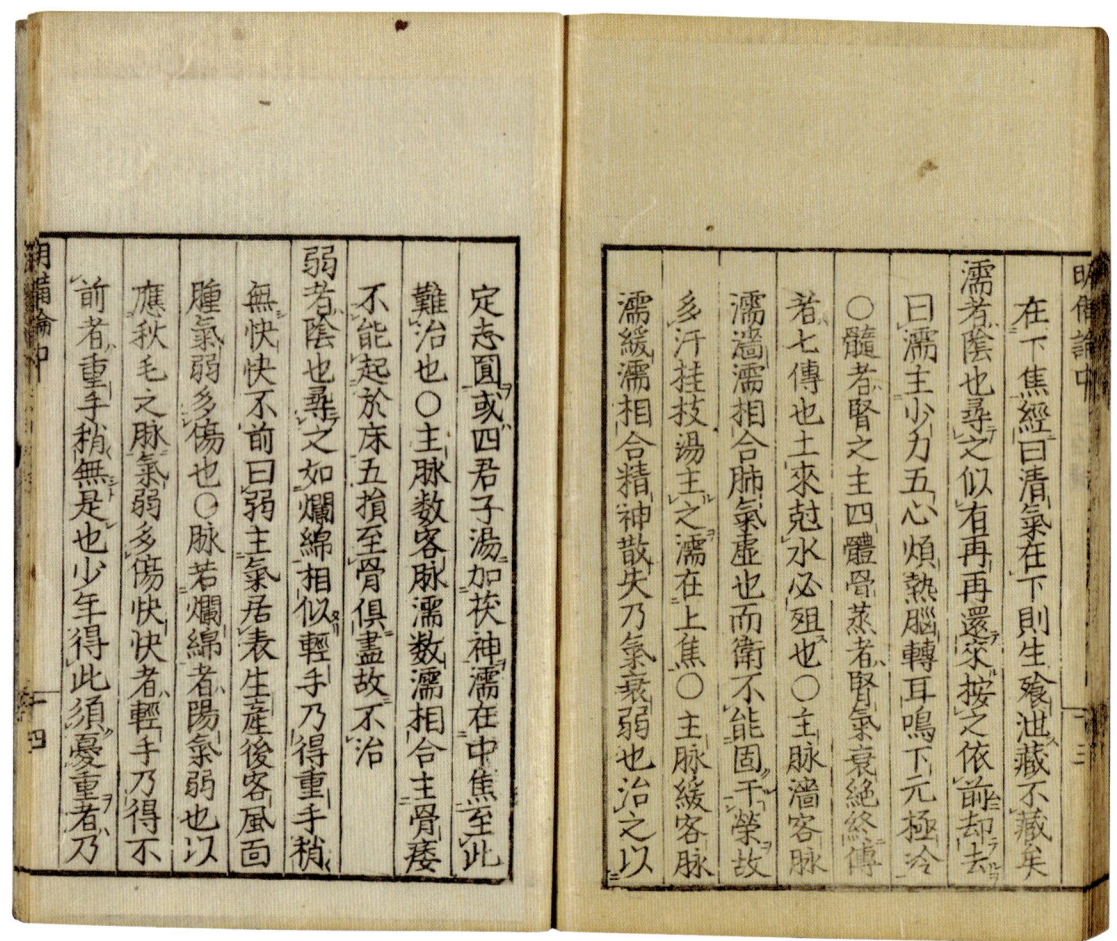

在下焦。经曰：清气在下，则生飧泄。脏不藏矣。

濡者，阴也。寻之似有，再再还来，按之依前却去，曰濡。主少力，五心烦热，脑转耳鸣，下元极冷。

髓者，肾之主，四体骨蒸者，肾气衰绝。终传者，七传也。土来克水，必殂也。

主脉涩，客脉濡，涩濡相合，肺气虚也，而卫不能固。干荣，故多汗，桂枝汤主之。濡在上焦。

主脉缓，客脉濡，缓濡相合，精神散失，乃气衰弱也。治之以定志丸，或四君子汤加茯神。濡在中焦。至此难治也。

主脉数，客脉濡，数濡相合，主骨痿不能起于床，五损至骨俱尽，故不治。

弱者，阴也。寻之如烂绵相似，轻手乃得，重手稍无，快快不前，曰弱。主气居表，生产后客风，面肿气弱，多伤也。

脉若烂绵者，阳气弱也，以应秋毛之脉。气弱多伤。快快者，轻手乃得；不前者，重手稍无是也。少年得此，须忧重者，乃

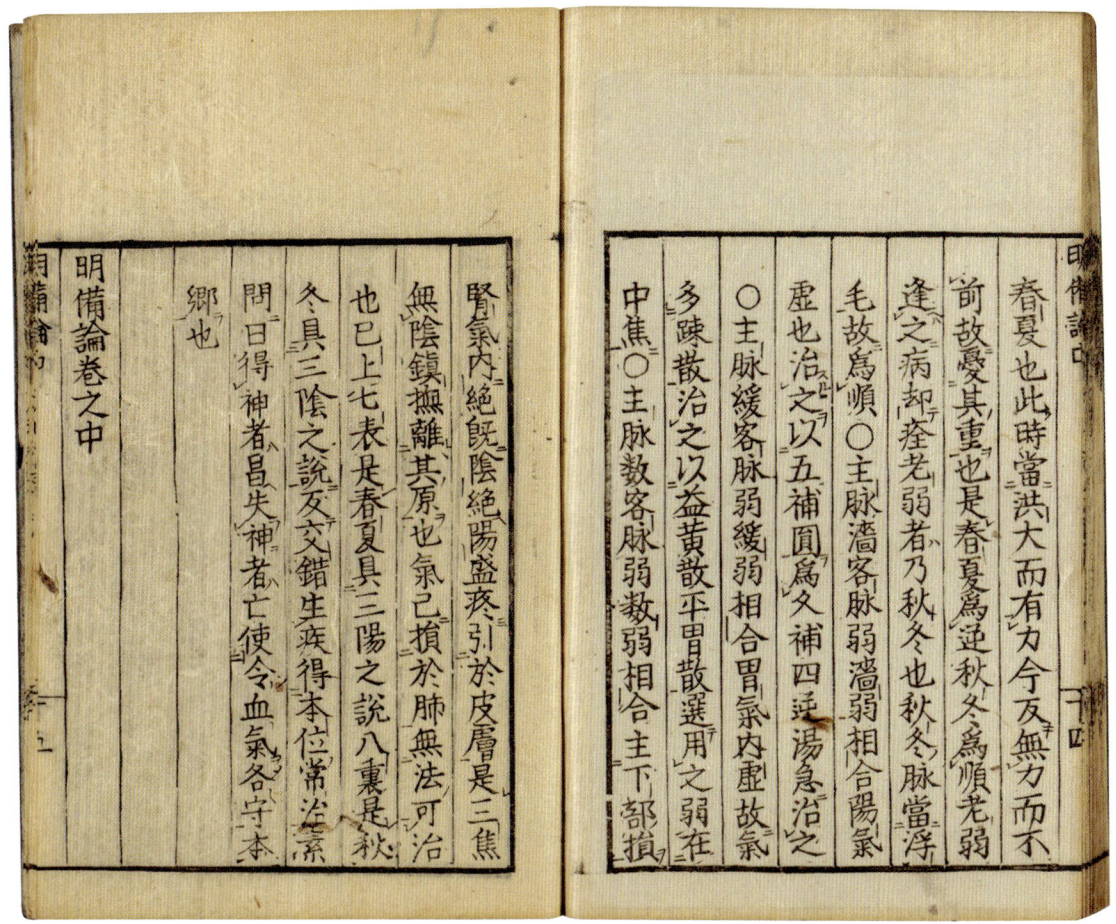

春夏也。此时当洪大而有力，今反无力而不前，故忧其重也。是春夏为逆，秋冬为顺，老弱逢之病却痊。老弱者，乃秋冬也。秋冬脉当浮毛，故为顺。

主脉涩，客脉弱，涩弱相合，阳气虚也。治之以五补丸，为久补，四逆汤急治之。

主脉缓，客脉弱，缓弱相合，胃气内虚，故气多疏散。治之以益黄散、平胃散选用之。弱在中焦。

主脉数，客脉弱，数弱相合，主下部损，肾气内绝。既阴绝阳盛，疼引于皮肤，是三焦无阴镇抚，离其原也。气已损于肺，无法可治也。以上七表，是春夏具三阳之说，八里，是秋冬具三阴之说，反交错生疾，得本位常治。《素问》曰：得神者昌，失神者亡。使令血气各守本乡也。

明备论卷之中

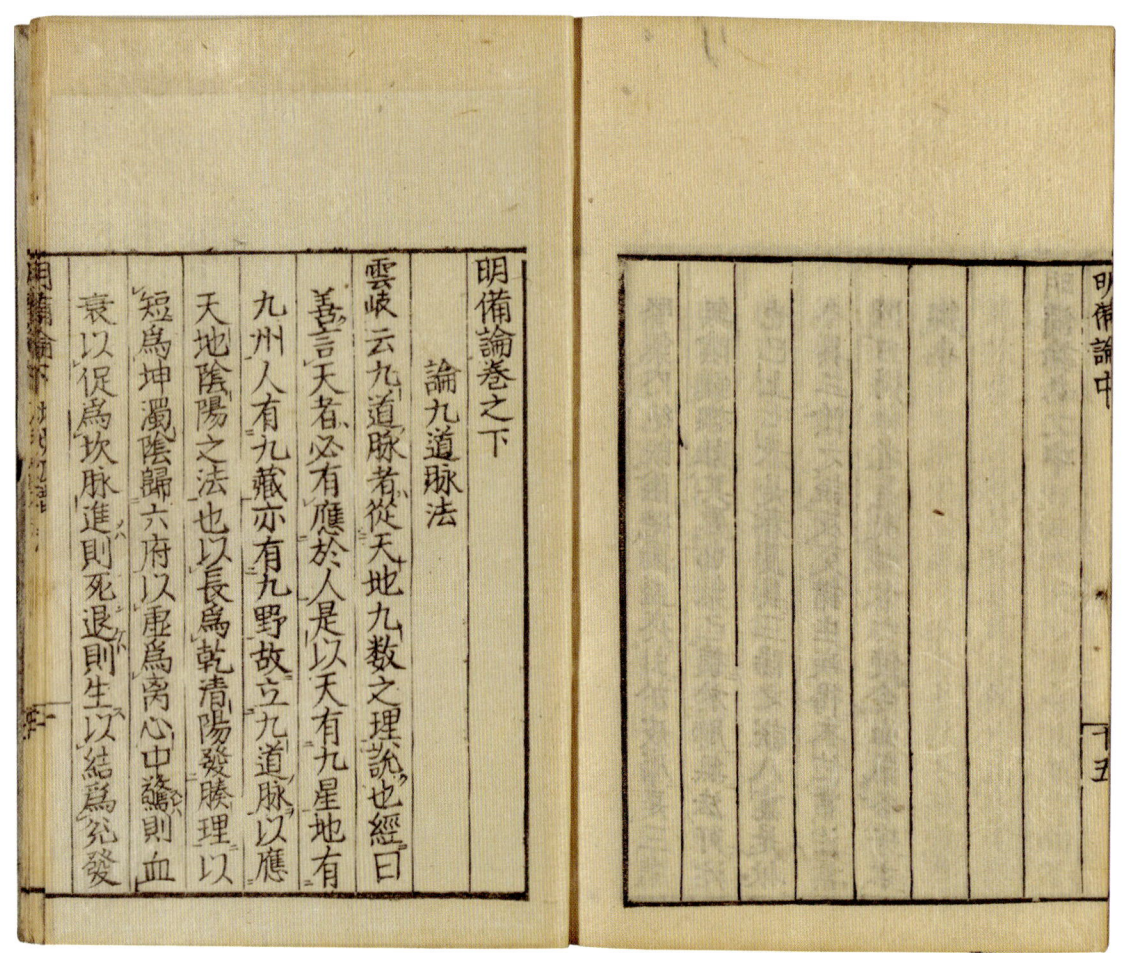

明备论卷之下

论九道脉法

云岐曰：九道脉者，从天地九数之理说也。经曰：善言天者，必有应于人，是以天有九星，地有九州，人有九脏，亦有九野，故立九道脉，以应天地阴阳之法也。以长为乾，清阳发腠理；以短为坤，浊阴归六腑。以虚为离，心中惊则血衰；以促为坎，脉进则死，退则生。以结为兑，发

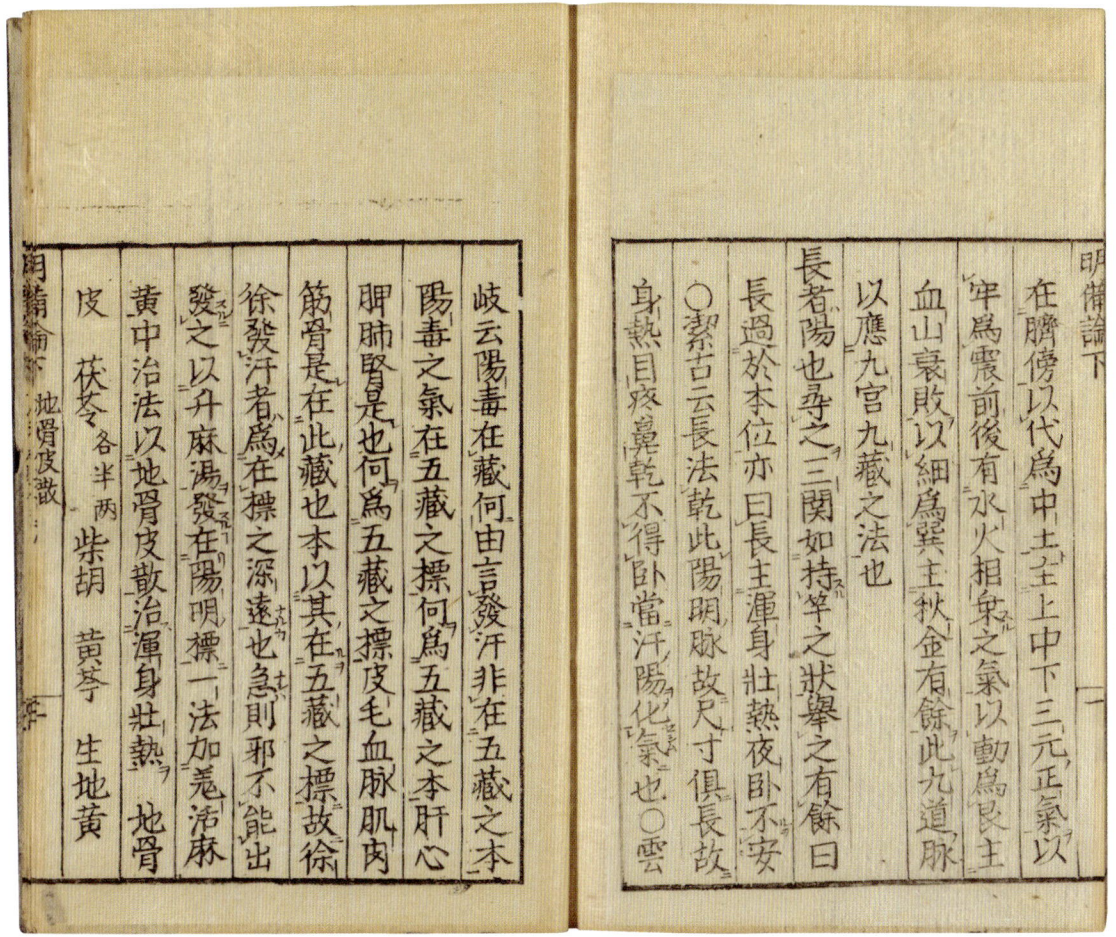

在脐旁；以代为中土，主上中下三元正气。以牢为震，前后有水火相乘之气；以动为艮，主血山衰败；以细为巽，主秋金有余。此九道脉以应九宫九脏之法也。

长者，阳也。寻之三关如持竿之状，举之有余，曰长。过于本位亦曰长。主浑身壮热，夜卧不安。

洁古云：长法乾，此阳明脉，故尺寸俱长，故身热，目疼，鼻干，不得卧，当汗。阳化气也。

云岐云：阳毒在脏，何由？言发汗非在五脏之本，阳毒之气在五脏之标。何为五脏之本？肝心脾肺肾是也。何为五脏之标？皮毛血脉肌肉筋骨，是在此脏也，本以其在五脏之标，故徐徐发汗者，为在标之深远也，急则邪不能出。发之以升麻汤，发在阳明标。一法加羌活、麻黄中，治法以**地骨皮散**，治浑身壮热。

地骨皮　茯苓各半两　柴胡　黄芩　生地黄

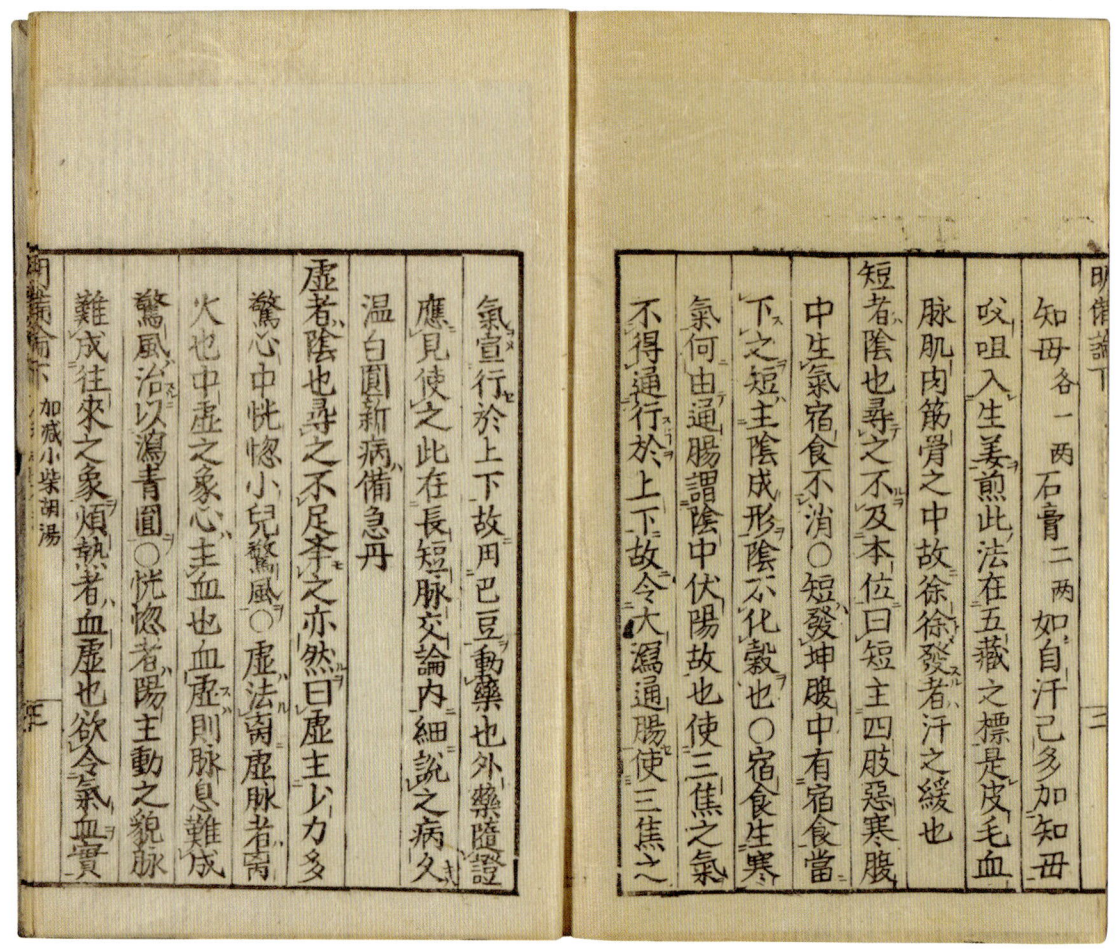

知母各一两　石膏二两　如自汗已，多加知母。

㕮咀，入生姜煎。此法在五脏之标，是皮毛血脉肌肉筋骨之中，故徐徐发者，汗之缓也。

短者，阴也。寻之不及本位，曰短。主四肢恶寒，腹中生气，宿食不消。

短，发坤，腹中有宿食，当下之。短主阴成形，阴不化谷也。

宿食生寒气，何由？通肠，谓阴中伏阳故也。使三焦之气不得通行于上下，故令大泻通肠，使三焦之气宣行于上下，故用巴豆动药也。外药随证应见使之。此在长短脉交论内细说之。病久，温白丸，新病，备急丹。

虚者，阴也。寻之不足，举之亦然，曰虚。主少力多惊，心中恍惚，小儿惊风。

虚，法离。虚脉者，离火也，中虚之象。心主血也，血虚则脉息难成。惊风，治以泻青丸。

恍惚者，阳主动之貌。脉难成往来之象。烦热者，血虚也。欲令气血实，

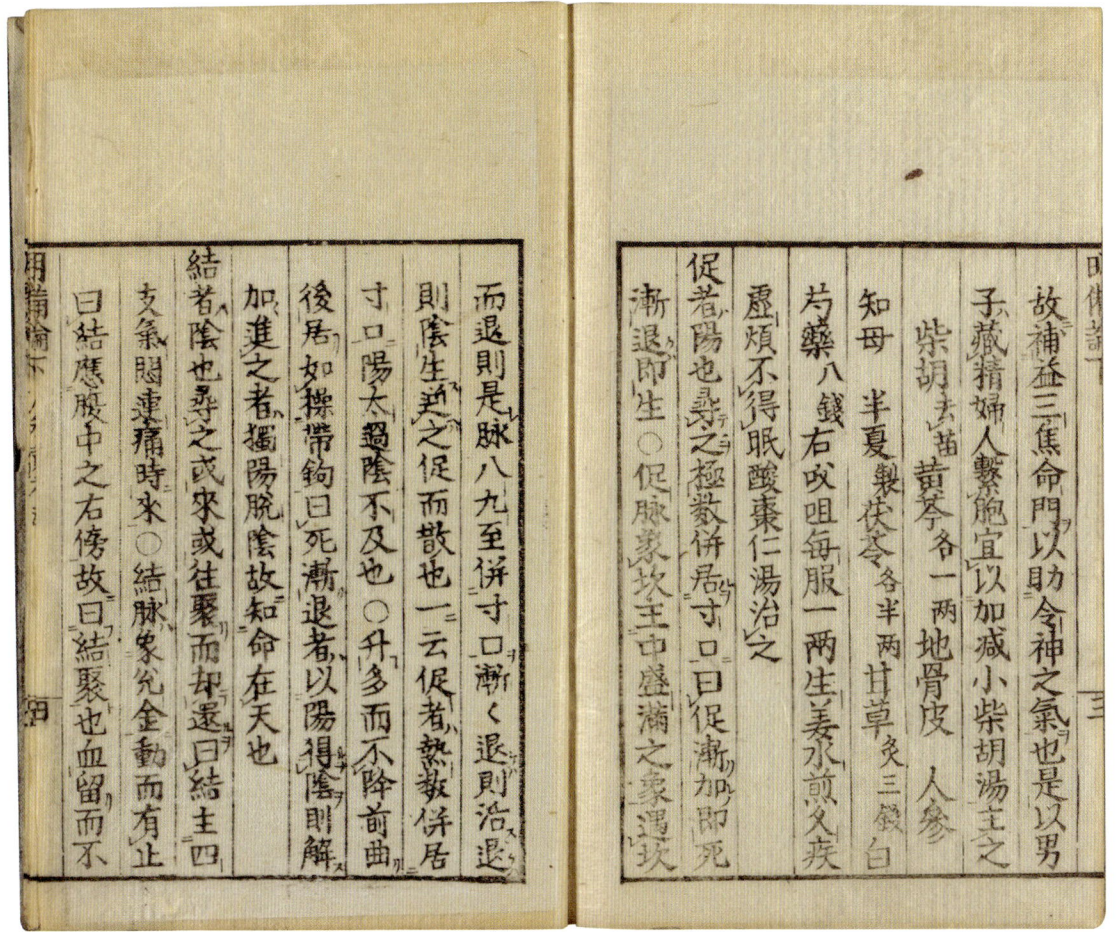

故补益三焦、命门,以助令神之气也,是以男子藏精,妇人系胞。宜以**加减小柴胡汤**主之。

柴胡去苗　黄芩各一两　地骨皮　人参　知母　半夏制　茯苓各半两　甘草炙,三钱　白芍药八钱

上㕮咀,每服一两,生姜水煎。久疾虚烦不得眠,酸枣仁汤治之。

促者,阳也。寻之极数,并居寸口,曰促。渐加即死,渐退即生。

促脉象坎,主中盛满之象,遇坎而退,则是脉八九至并寸口,渐渐退则活,退则阴生,逆之,促而散也。一云:促者,热数并居寸口,阳太过,阴不及也。

升多而不降,前曲后居,如操带钩,曰死。渐退者,以阳得阴则解;加进之者,独阳脱阴,故知命在天也。

结者,阴也。寻之或来或往,聚而却还,曰结。主四肢气闷,连痛时来。

结脉象兑金,动而有止,曰结。应腹中之右傍,故曰结聚也。血留而不

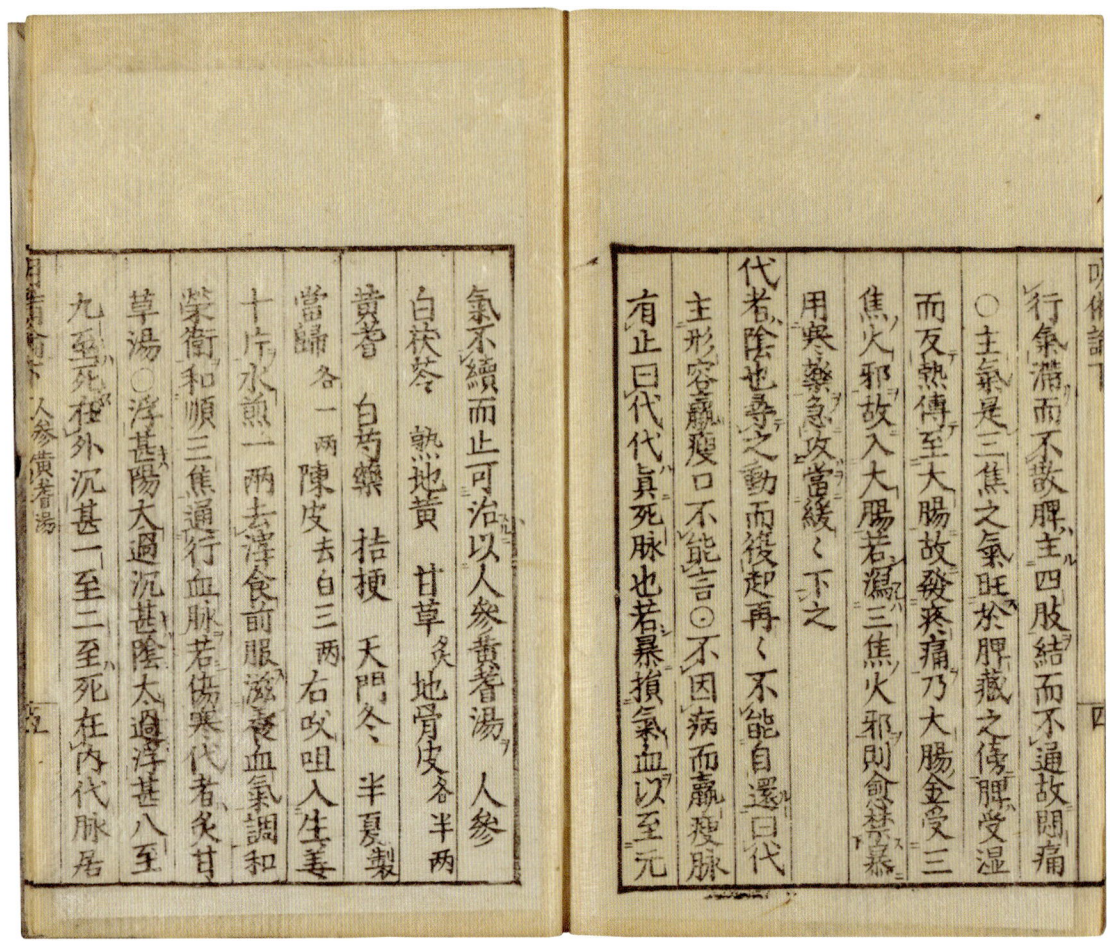

行，气滞而不散，脾主四肢，结而不通，故闷痛。

主气，是三焦之气旺于脾脏之傍，脾受湿而反热，传至大肠，故发疼痛，乃大肠金受三焦火邪，故入大肠。若泻三焦火邪则愈。禁暴用寒药急攻，当缓缓下之。

代者，阴也。寻之动而复起，再再不能自还，曰代。主形容羸瘦，口不能言。

不因病而羸瘦，脉有止，曰代。代，真死脉也。若暴损气血，以至元气不续而止，可治以**人参黄耆汤**。

人参　白茯苓　熟地黄　甘草炙　地骨皮各半两　黄耆　白芍药　桔梗　天门冬　半夏制　当归各一两　陈皮去白，三两

上㕮咀，入生姜十片，水煎一两，去滓，食前服。滋养血气，调和荣卫，和顺三焦，通行血脉。若伤寒代者，炙甘草汤。

浮甚，阳太过；沉甚，阴太过。浮甚，八至九至，死。在外沉甚，一至二至死。在内，代脉居

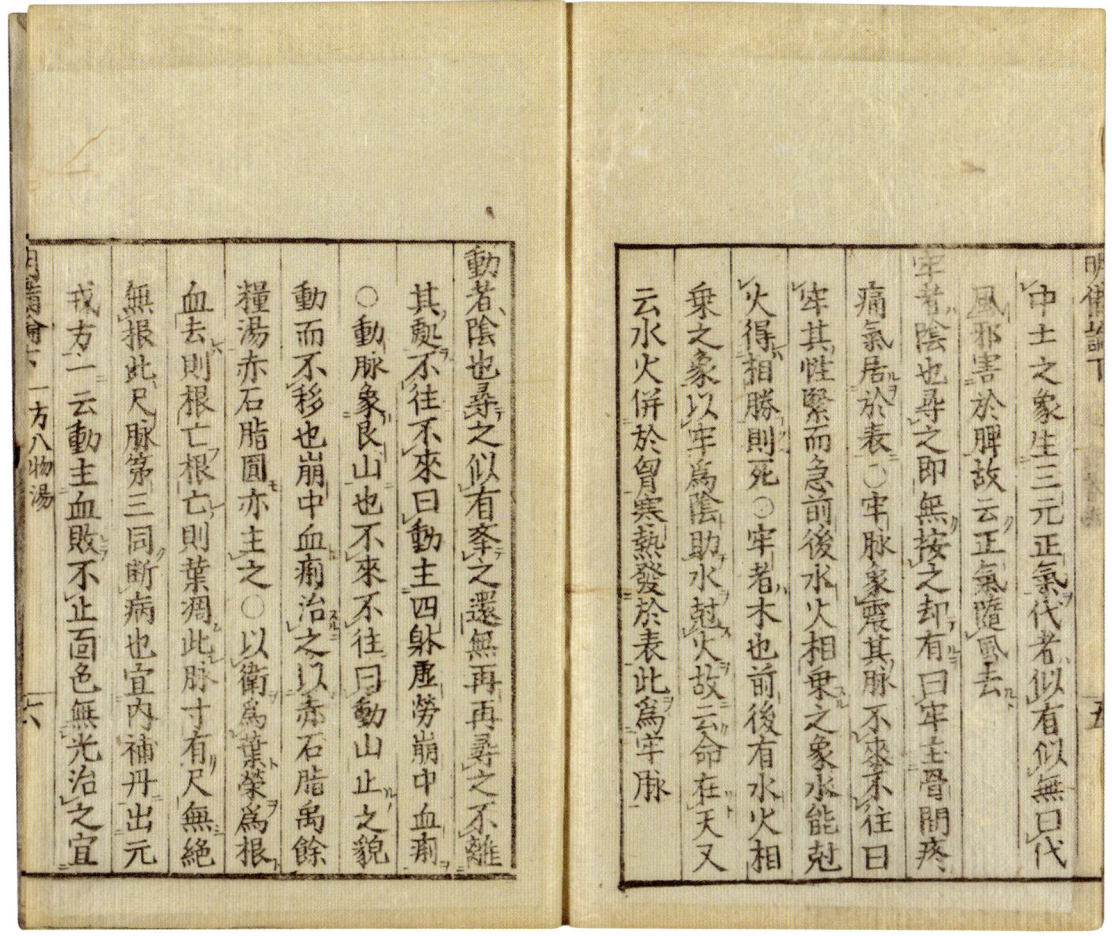

中土之象，生三元正气。代者，似有似无，曰代。风邪害于脾，故云：正气随风去。

牢者，阴也。寻之即无，按之却有，曰牢。主骨间疼痛，气居于表。

牢脉象震，其脉不来不往，曰牢。其性紧而急，前后水火相乘之象。水能克火，得相胜则死。

牢者，木也，前后有水火相乘之象。以牢为阴，助水克火，故云命在天。又云：水火并于胸，寒热发于表。此为牢脉。

动者，阴也。寻之似有，举之还无，再再寻之，不离其处，不往不来，曰动。主四体虚劳，崩中血痢。

动脉象艮，山也，不来不往曰动。山，止之貌，动而不移也。崩中血痢，治之以赤石脂禹余粮汤，赤石脂丸亦主之。

以卫为叶，荣为根，血去则根亡，根亡则叶凋，此脉寸有尺无，绝无根，此尺脉第三同断病也。宜内补丹，出《元戎方》。一云：动主血败不止，面色无光，治之宜

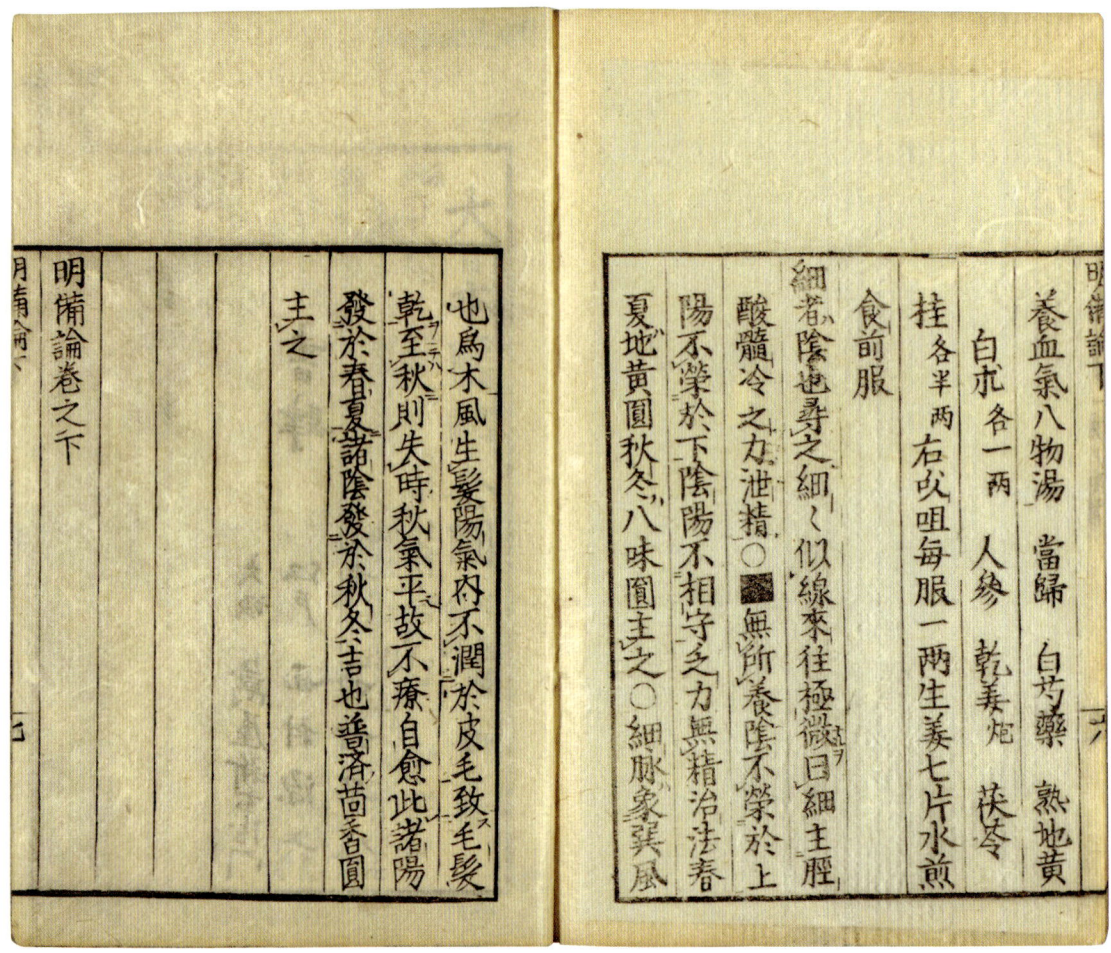

养血气，八物汤。

当归　白芍药　熟地黄　白术各一两　人参　干姜炮　茯苓　桂各半两

上㕮咀，每服一两，生姜七片，水煎，食前服。

细者，阴也。寻之细细似线，来往极微，曰细。主胫酸髓冷，乏力泄精。

肾①无所养，阴不荣于上，阳不荣于下，阴阳不相守，乏力无精。治法：春夏地黄丸，秋冬八味丸主之。

细脉象巽，风也，为木。风生发，阳气内不润于皮毛，致毛发干，至秋则失时，秋气平，故不疗自愈。此诸阳发于春夏，诸阴发于秋冬，吉也。普济茴香丸主之。

明备论卷之下

①肾：底本版蚀，据《校正图注难经脉诀》卷三补。

玄门脉诀内照图

明正德《养生集览》本

（题）〔汉〕华　佗　编集　宋亚芳　校订

　　《玄门脉诀内照图》，又名《华佗内照图》，旧题汉代医学家华佗（约145—208年）著。其书主要内容来自于早期经典医著（包括失传医书如《九墟》《九枢》等），唐代医家杨玄操注《难经》及《明堂经》，所附脏腑绘图则源自宋代《欧希范五脏图》（原图亦佚失无存），因多为唐宋医论，故不可能为汉代华佗作品，应是宋元间医家辑录前人医论，托名华佗而成。

　　全书共六章。以文字加绘图的形式，编集前代经典中有关人体脏腑、经络的位置和形态，论述生理病理，疾病诊疗。六章分别为：第一明画图之象，第二明当脏之病，第三明五脏相入，第四明脏腑相入，第五明脏腑应药，第六明脏腑成败。书名之"内照"，意即内脏写真图形，逼真如照。可为中医脏象、经络等基础知识提供素材来源。

　　虽著者及成书年代不详，但全书文辞古奥，内容涉及脏象、脉度、骨度等医学基础，故前人多珍秘之，不肯示人。清代医家汪琥称该书"累代藏之内府，世罕见闻，嘉靖间太医院判周与国抄得，又秘于家不传"。故明代之前少有记载。清代后该书虽不乏传世之本，但多数出于明代万历间胡文焕校正刊刻之本。据笔者考查，该书现存最早版本应是明代早期刊行的合刊书《养生集览》，此书由《玄门脉诀内照图》《修真秘诀》《锦身机要》《保生心鉴》《养生导引法》五种中医古籍组成，刊刻年代约为明正德年间（1506）。晚明万历年间，藏书家胡文焕校正并刊刻《寿养丛书》，包含上述五种养生书籍。如此，嘉靖周与国之所抄、万历胡文焕之所校，或即源于此本？《美国哈佛大学哈佛燕京图书馆藏中文善本汇刊》著录认为：《养生集览》五种似是万历年间（1573）胡文焕氏《寿养丛书》所据之底本。此外，清康熙七年（1668），医家汪琥从明代嘉靖年间太医周与国之孙周道州先生处得家藏明代秘本，剥落漶漫不可读，重定之后刊行。但刊本未见传世，现仅有康熙抄绘本一件，存于我国台湾省"国立中央图书馆"。

上述三种版本均属珍稀，但各有特点：《养生集览》本古朴，刀功硬拙，文字简捷，接近原始，具备明早中期刻书特征；《寿养丛书》本匠气，曾经过校勘，订正了底本不少错讹，补出所缺文字，但亦有后出错讹，多处缺字；康熙抄本清雅，字迹娟秀工整，质量最佳。因后世流行者均出自《寿养丛书》本，今取《养生集览》本影印、校录，以示该书应有面目。

新刻华佗内照图全[1]

夫医者，非今而置之；药者，自旷然天地有也，即万物而皆有之。只缘劫石变融，人物变化，神龙有腾没之象，日月有谪蚀之灾，所以四生易质而陶形，圣贤示之而隐显，故递世相习，遥远依行，时人为之相师，彼祖师之传训故，我今日成习，彼言达要者，非翰墨而载之，未误者，亦难为详悉耳。

又妙非从文，以述其源，方脉幽深，究寻颇极，用之图记，达望思之。聊序六章，明伸管见。

第一明画图之像　　第二明当脏之病
第三明五脏相入　　第四明脏腑相入
第五明脏腑应药　　第六明脏腑成败

第一明画图之像

凡欲知五脏之病，先须识脉。若能知脉虚实，即知病源。知病源，即不错疗。可药即药，可针即针，可灸即灸，随病设法，如弩应机；病有轻、重、上、中、下也。针灸之道，及以行药，达彼老少、壮年、肥瘦、枯槁，应此施行，悟即无病不愈。以后除不堪医者，即不得医人，会此不陷于令名。

十二经　　呼为阳而应天　　呼出心与肺

立相六十

七百五十息是阴，六千七百五十息是阳，呼为阳，吸为阴也。荣卫相随，各行二十五度，六千七百五十周于身，漏水下百刻。凡人一昼夜一万三千五百息。扁鹊云：人受天地之中以生，所谓冲气也。且夫五之气，始自中原，播于诸脉。三焦经手少阳，起于小指次指之端，循手表腕至目锐眦。子时注胆。

胆经足少阳，起于目锐眦，入大趾岐骨内出于端。丑时注肝。

肝经足厥阴，起于足大趾聚毛之际，上循足跗上廉，上入肺中。寅时注肺。

肺经手太阴，起于中焦，下络大肠；其支者，从腕后直出次指内廉出其端。卯时注大肠。

大肠经手阳明，起于大指次指之端内侧，循指上廉；其支者，从缺盆上颈，贯颊入下齿中，上挟鼻孔。辰时注胃。

胃经足阳明，起于鼻交頞中，下循鼻外，入上齿中；其支者，入大指间出端。巳时注脾。

络直诀　　吸为阴而应地　　吸入肾与肝

脾经足太阴，起于大趾之端，循趾内侧出肉际；其支者从胃上膈。午时注心。

---

[1] 新刻华佗内照图全：本页及下页文字未见于底本，现据明万历胡文焕校刻《寿养丛书》本录出，供参考。

心经手少阴,起于心中,入掌内,循小指出其端。未时注小肠。小肠经手太阳,起于小指之端,循手外侧上腕;其支者,入耳中,

别颊,上抵鼻,至目内眦,斜络于颧。申时注膀胱。

膀胱经足太阳,起于目内眦,上额交巅上;其支者,从髆内左右别下,循京骨,至小趾外侧。酉时注肾。

肾经足少阴,起于足小趾之下,斜趣足心;其支者,从肾上贯肝膈入肺,注胸中。戌时注心。

心包络经手厥阴,起于胸中,出属心包,下膈,循小指次指出其端。亥时注三焦。后于手太阴肺经。上合鸡鸣;下应潮水。其气与天地同流,加一至则热,减一至则寒。古人处百病,决死生,候此而已。

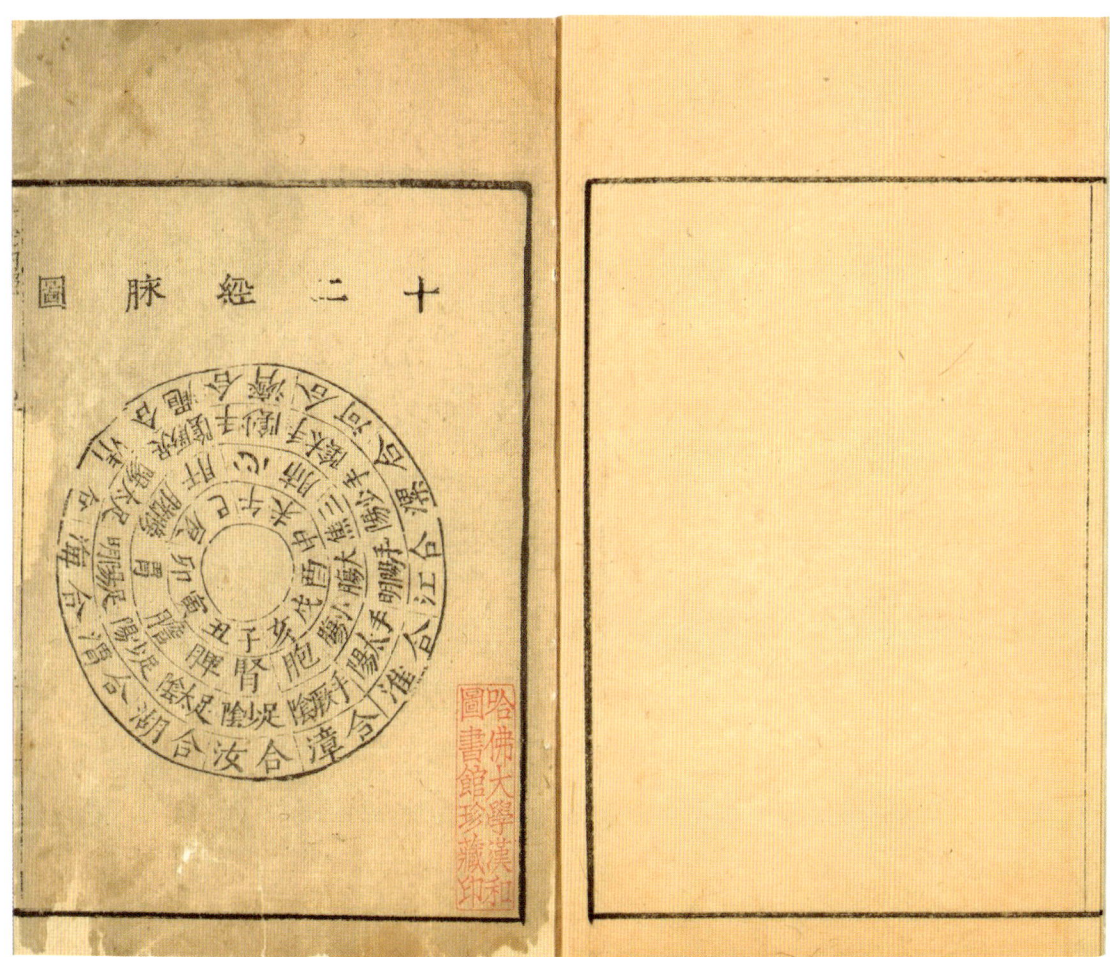

十二经脉图

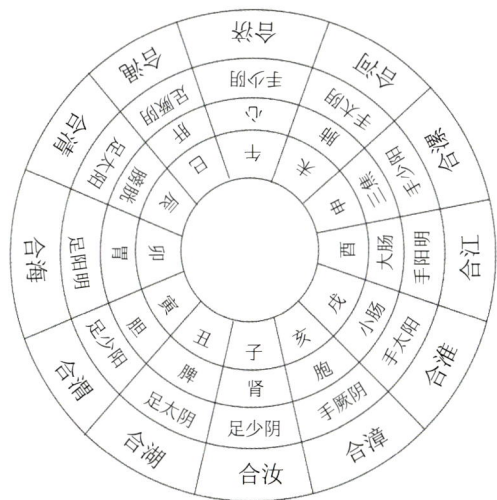

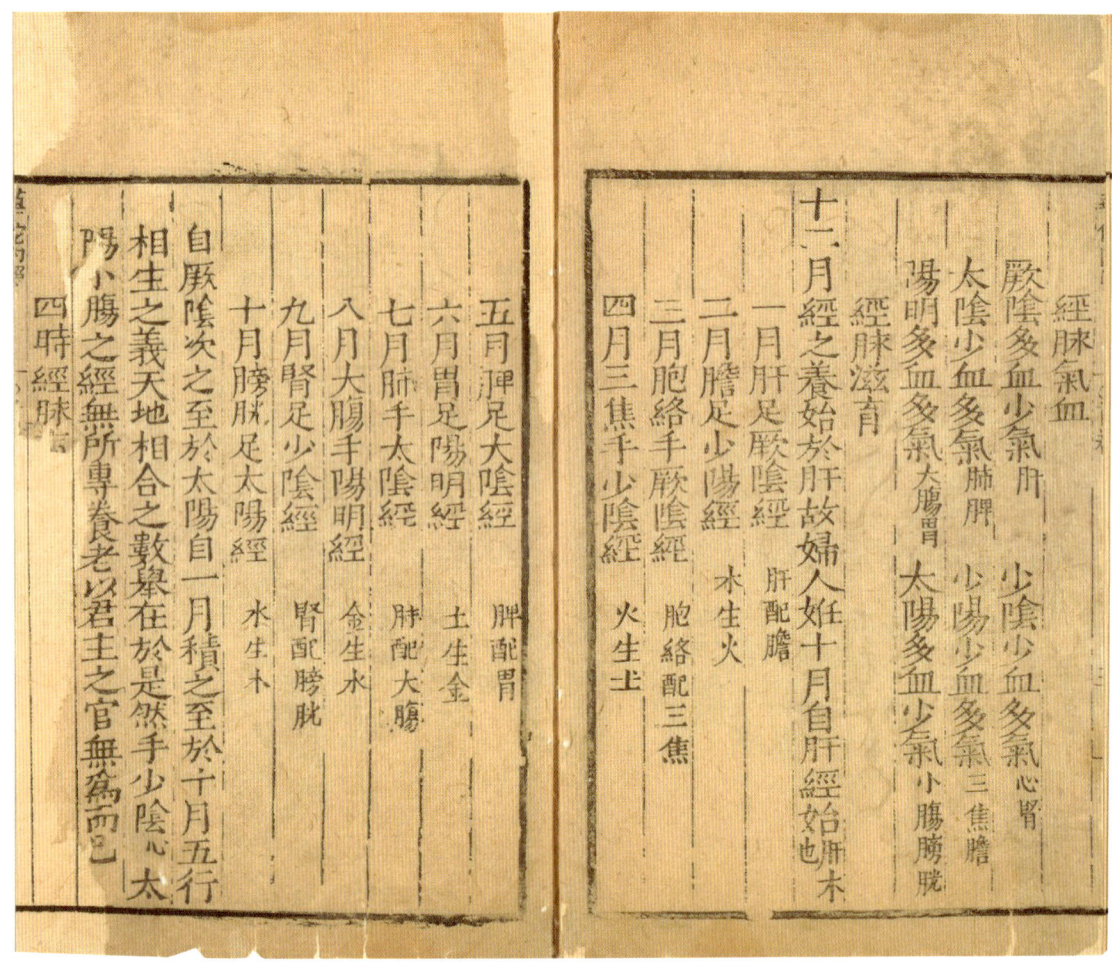

经脉气血

厥阴，多血少气。肝　　　少阴，少血多气。心、肾
太阴，多血少气。肺、脾　少阳，少血多气。三焦、胆
阳明，多血多气。大肠、胃　太阳，多血少气。小肠、膀胱

经脉滋育

十二月，经之养，始于肝。故妇人妊十月，自肝经始。肝木也。
一月肝，足厥阴经。肝配胆。
二月胆，足少阳经。木生火。
三月胞络，手厥阴经。胞络配三焦。
四月三焦，手少阳①经。火生土。
五月脾，足太阴经。脾配胃。
六月胃，足阳明经。土生金。
七月肺，手太阴经。肺配大肠。
八月大肠，手阳明经。金生水。
九月肾，足少阴经。肾配膀胱。
十月膀胱，足太阳经。水生木。
　　自厥阴次之，至于太阳。自一月积之，至于十月。五行相生之义，天地相合之数，举在于是。然手少阴心太阳小肠之经，无所专养者②，以君主之官，无为而已。

四时经脉病③

---

①阳：原作"阴"，据清康熙抄绘本改。
②者：原作"老"，据胡文焕校刻本改。
③病：底本版蚀，据明胡文焕校刻本补。此下所蚀处均据此补，不另出注。

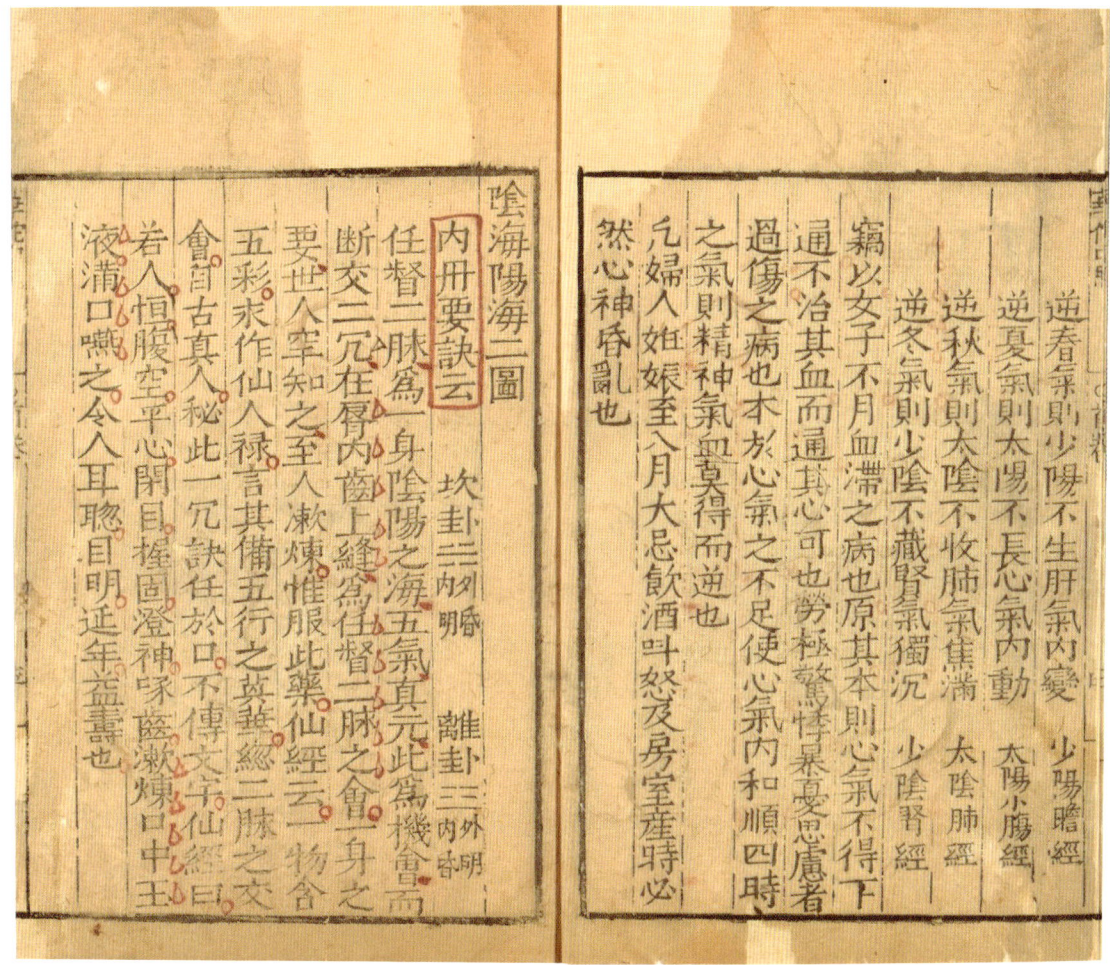

逆春气则少阳不生，肝气内变。少阳胆经。

逆夏气则太阳不长，心气内动。太阳小肠经。

逆秋气则太阴不收，肺气焦满。太阴肺经。

逆冬气则少阴不藏，肾气独沉。少阴肾经。

窃以女子不月，血滞之病也。原其本，则心气不得下通。不治其血，而通其心可也。劳极、惊悸、暴忧、思虑者，过伤之病也，本于心气之不足，使心气内和，顺四时之气，则精神、气血莫得而逆也。

凡妇人妊娠至八月，大忌饮酒、叫怒及房事，产时必然心神昏乱也。

阴海、阳海二图

内丹要诀云　坎卦☵外昏内明　离卦☲[1]外明内昏

任督二脉，为一身阴阳之海，五气真元，此为机会。而龂[2]交二穴，在唇内齿上缝，为任督二脉之会，一身之要，世人罕知之。至人漱炼，惟服此药。仙经云：一物含五彩，永作仙人禄。言其备五行之英华，总二脉之交会，自古真人，秘此一穴，诀任于口，不传文字。仙经曰：若人恒腹空，平心闭目，握固澄神，啄齿漱炼，口中玉液满口，咽之，令人耳聪目明，延年益寿也。

① ☲：原作"☳"，据胡文焕校刻本、康熙抄绘本改。
② 龂：原作"断"，据《新刊补注铜人腧穴针灸图经》卷二改。

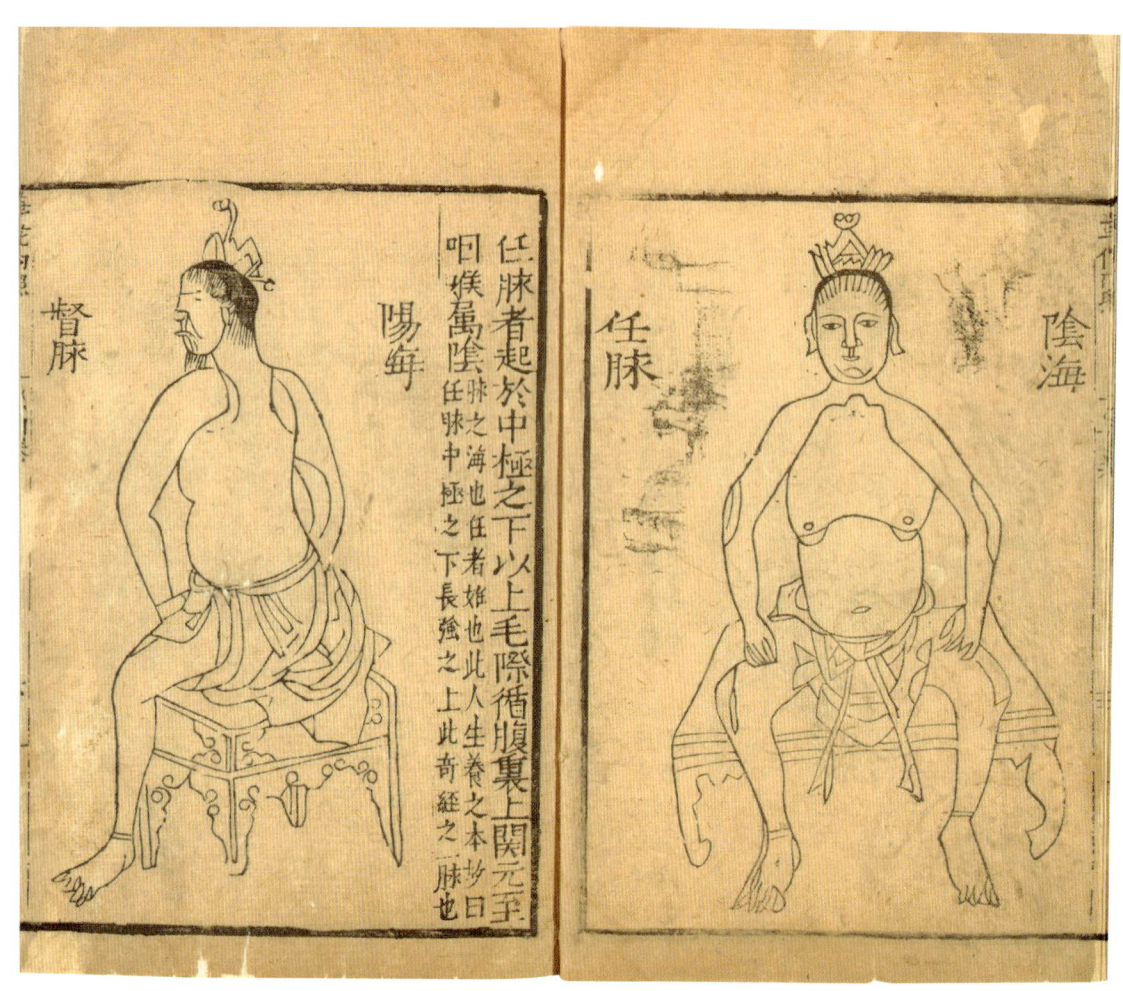

阴海　任脉（图见上）

任脉者，起于中极之下，以上毛际循腹里，上关元，至咽喉，属阴脉之海也。任者，妊也，此人生养之本。故曰：任脉中极之下，长强之上，此奇经之一脉也。

阳海　督脉（图见上）

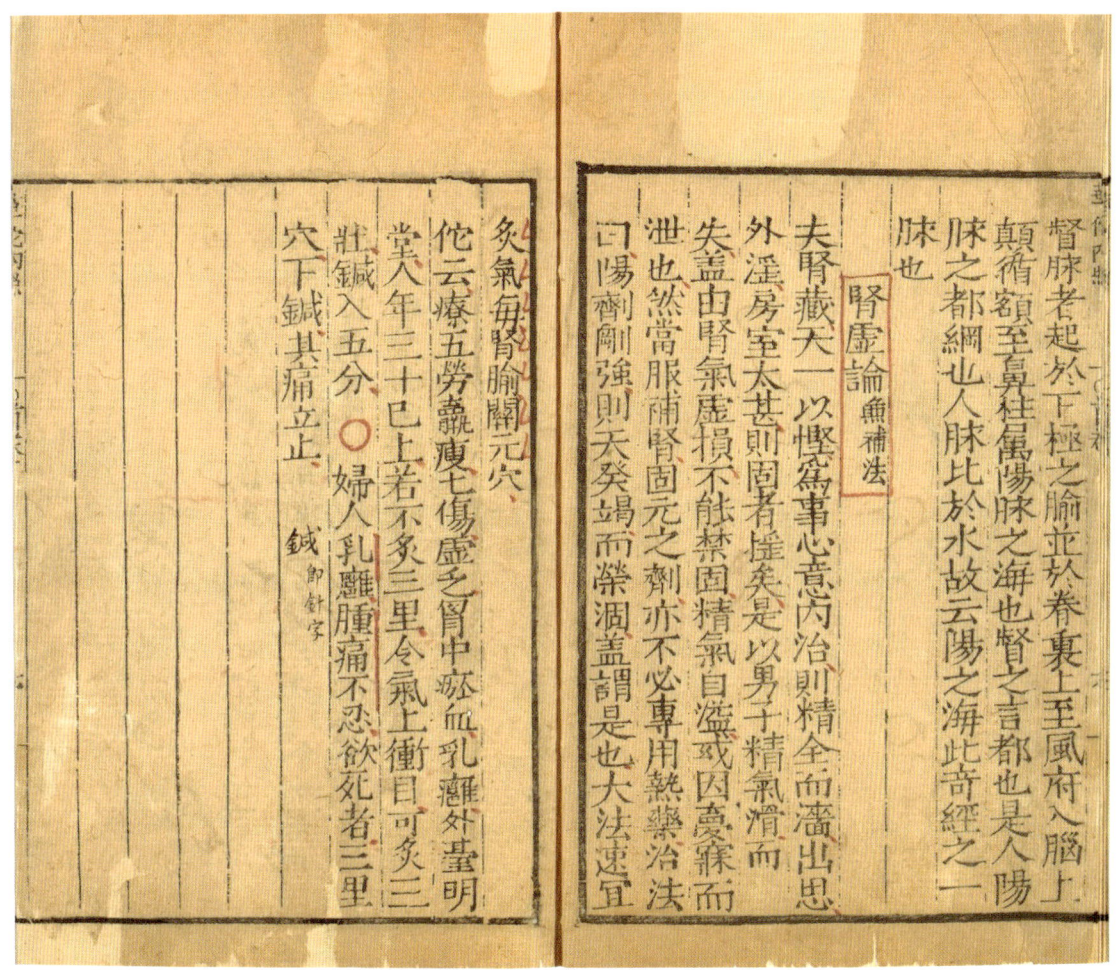

督脉者,起于下极之腧,并于脊里,上至风府,入脑上颠,循额至鼻柱,属阳脉之海也。督之言都也,是人阳脉之都纲也。人脉比于水,故云阳之海。此奇经之一脉也。

肾虚论兼补法

夫肾藏天一,以悭为事,心意内治,则精全而涩出;思外淫,房事太甚,则固者摇矣,是以男子精气滑而走失,盖由肾气虚损,不能禁固,精气自溢;或因梦寐而泄也。然当服补肾固元之剂,亦不必专用热药。治法曰:阳剂刚强,则天癸竭而荣涸。盖谓是也。大法速宜灸气海、肾俞、关元穴。

佗云:疗五劳羸瘦,七伤虚乏,胸中淤血,乳痈。《外台·明堂》:人年三十以上,若不灸三里,令气上冲目。可灸三壮,针入五分。

妇人乳痈、肿痛不忍欲死者,三里穴下针,其痛立止[①]。

---

① 止:此下原有"鍼即针字"四字注,此乃以简体注繁体,因本书无繁体字,故删。

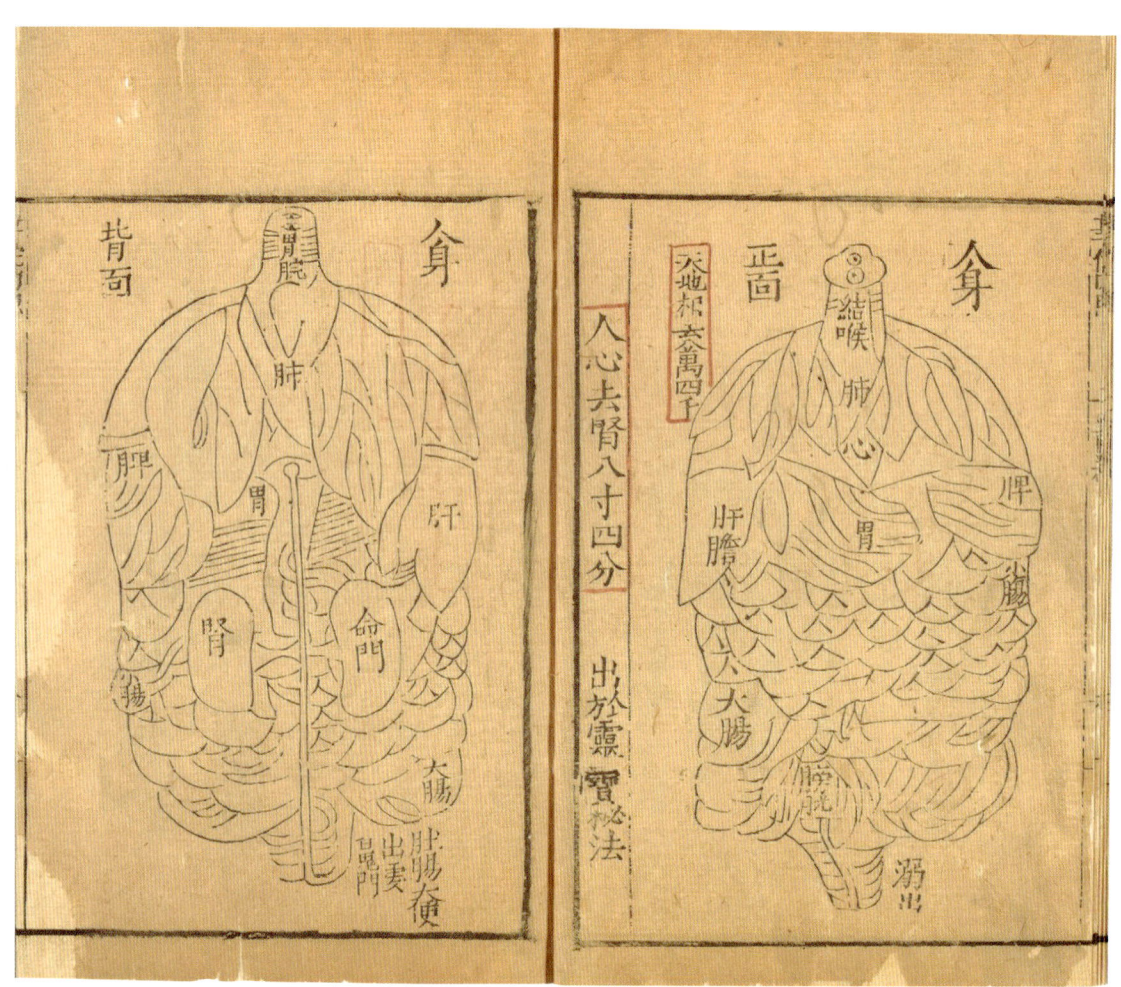

人身正面（图见上）天地相去八万四千

人心去肾八寸四分，出于《灵宝秘法》。

人身背面（图见上）

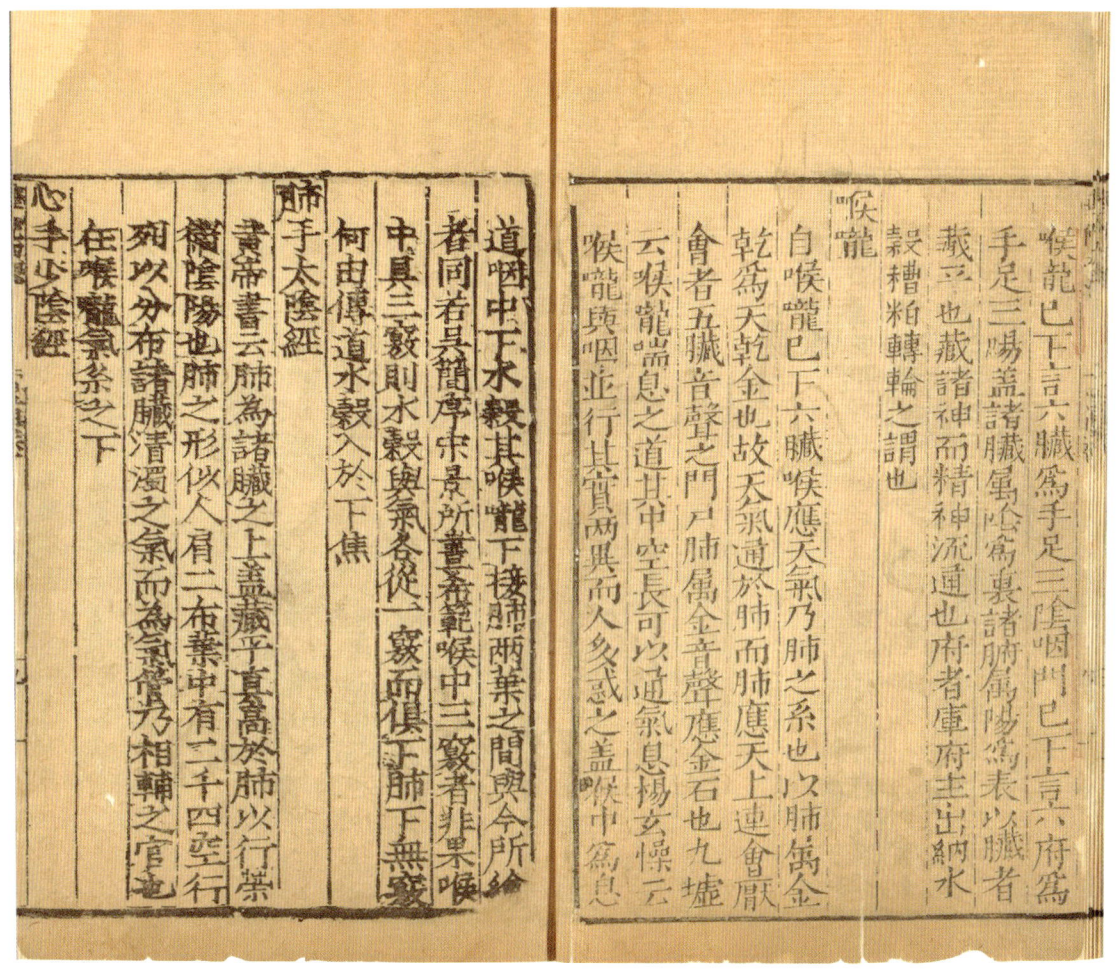

喉咙以下言六脏，为手足三阴。咽门以下言六腑，为手足三阳。盖诸脏属阴为里，诸腑属阳为表。以脏者藏①也，藏诸神而精神流通也。腑者库府，主出纳水谷糟粕转输②之谓也。

喉咙

自喉咙以下六脏，喉应天气，乃肺之系也。以肺属金，干为天，干金也，故天气通于肺，而肺应天。上连会厌，会者，五脏音声之门户。肺属金，音声应金石也，《九墟》云：喉咙喘息之道，其中空长，可以通气息。杨玄操云：喉咙与咽并行，其实两异，而人多惑之。盖喉中为息道，咽中下水谷，其喉咙下接肺两叶之间。与今所绘者同。若吴简序、宋景所画希范喉中三窍者，非果喉中具三窍，则水谷与气各从一窍而俱下肺，下无窍，何由传道水谷入于下焦。

肺手太阴经

黄帝书云：肺为诸脏之上，盖藏平真高于肺，以行荣卫阴阳也。肺之形似人肩，二布叶，中有二十四空行列，以分布诸脏清浊之气，而为气管，乃相辅之官也，在喉咙气系之下。

心手太阴经

---

① 藏：此下原有"平"字，据胡文焕校刻本、康熙抄绘本删。
② 输：原作"轮"，据康熙抄绘本改。

黄帝书云：心形如未敷莲花，中有九孔，以道天真之气，神之宇也。其脏真通于心，心藏平血脉之气也，而为身之君。以肺为上盖，故心在肺之下。

心包手厥阴经

《灵枢》经云：手心主脉，起于胸中，出属心包，下隔。《九枢》云：十二原，以大陵为心之原，即心包穴也。明真心不邪，故手心主则心包也。《类纂》曰：手厥阴心包之经，所谓一阴也。一名手心主，其经与手少阳三焦为表里。今以脏象校之，在心下横膈膜之上，竖斜隔膜之下，与横膜相粘，其处黄脂漫包者心也，其漫脂之外，有细筋膜如丝，与心肺相连者，此包络也。

脾足太阴经

黄帝书云：脾形似马蹄，内包胃脘，象土形也。经络之气，交归于中，以营运真灵之气，意之舍也。又云：脾为阴脏，位处中焦，主养四脏，故呼吸以受谷气。以其上有心肺，下有肾肝，故曰在中，而藏平真濡于脾，脾藏平肌肉之气也。为谏议大夫。又曰仓廪之官。

肝足厥阴经

黄帝书云：肝有二布叶，一小叶，如木甲拆之象，各有支络，血脉于中，以宣发阳和之气，魄之宫也。故脏真

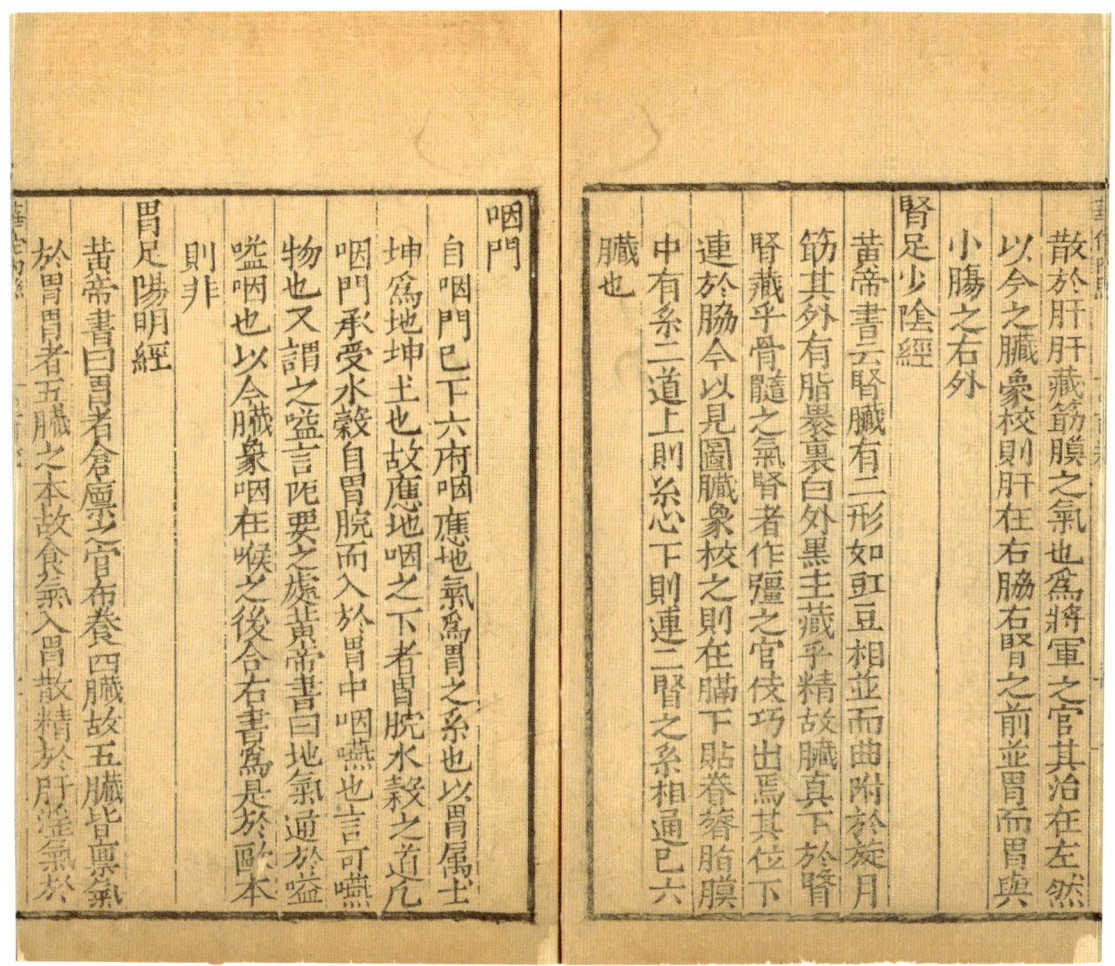

散于肝，肝藏筋膜之气也。为将军之官，其治在左，然以今之脏象校，则肝在右胁，右肾之前并胃，而胃与小肠之右外。

肾足少阴经

黄帝书云：肾脏有二，形如豇豆，相并而曲附于旋月筋，其外有脂裹，里白外黑，主藏乎精，故脏真下于肾，肾藏乎骨髓之气。肾者，作强之官，伎巧出焉，其位下连于肋。今以见图脏象校之，则在膈下，贴脊膂脂膜中，有系二道，上则系心，下则连二肾之系，相通已六脏也。

咽门

自咽门以下六腑，咽应地气，为胃之系也。以胃属土，坤为地，坤土也，故应地。咽之下者，胃脘水谷之道，凡咽门承受水谷，自胃脘而入于胃中。咽咽也，言可咽物也。又谓之嗌，言扼要之处。黄帝书曰：地气通于嗌。嗌，咽也。以今脏象，咽在喉之后，合右书为是，于欧本则非。

胃足阳明经

黄帝书曰：胃者，仓廪之官，布养四脏，故五脏皆禀气于胃。胃者，五脏之本。故食气入胃，散精于肝，淫气于

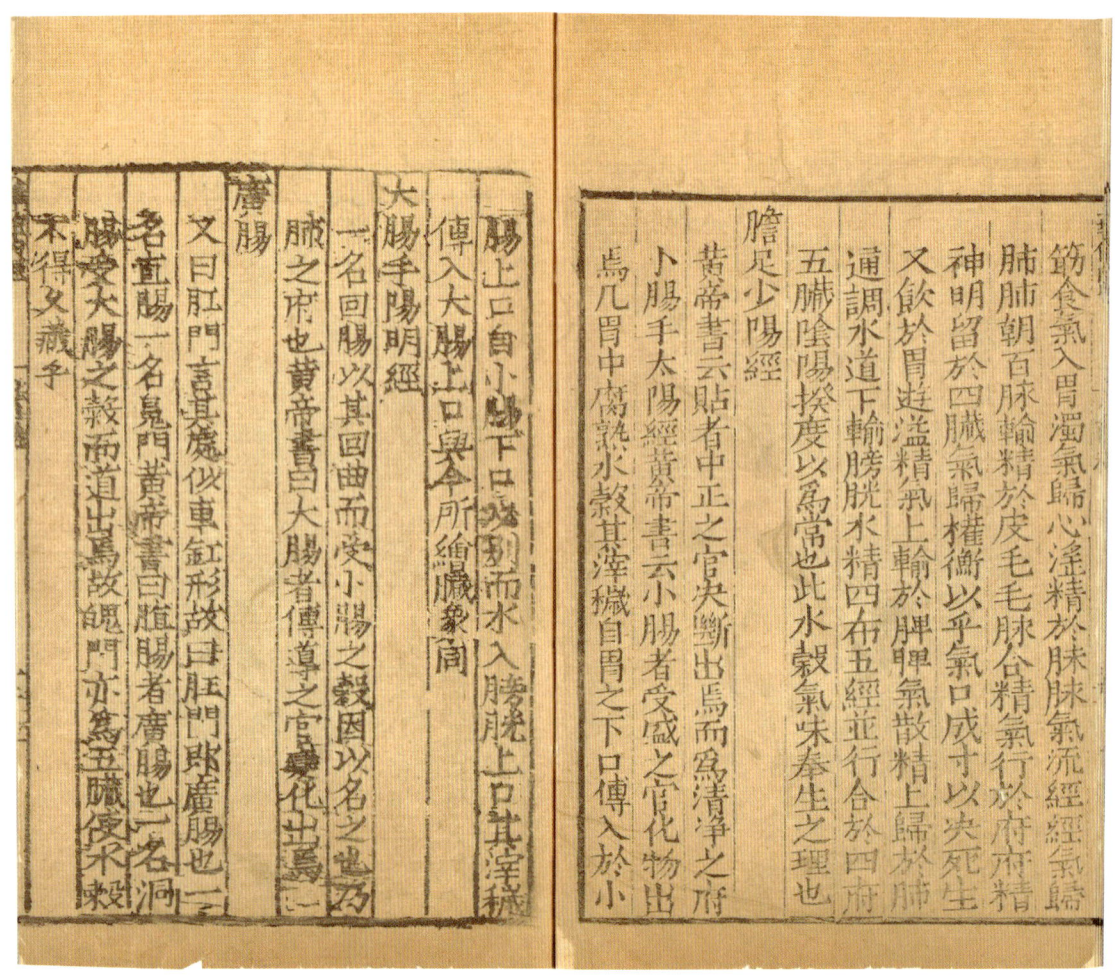

筋；食气入胃，浊气归心，淫精于脉，脉气流经，经气归肺；肺朝百脉，输精于皮毛，毛脉合精，气行于腑，腑精神明，留于四脏，气归权衡以平，气口成寸，以决死生。又：饮于胃，游溢精气，上输于脾，脾气散精，上归于肺，通调水道，下输膀胱。水精四布，五经并行，合于四腑五脏，阴阳揆度，以为常也，此水谷气味奉生之理也。

胆足少阳经

黄帝书云：胆[①]者，中正之官，决断出焉，而为清净之府。

小肠手太阳经

黄帝书云：小肠者，受盛之官，化物出焉。凡胃中腐熟水谷，其滓秽自胃之下口传入于小肠上口。自小肠下口泌别而水入膀胱上口，其滓秽传入大肠上口，与今所绘脏象同。

大肠手阳明经

一名回肠，以其回曲而受小肠之谷，因以名之也。乃肺之府也。黄帝书曰：大肠者，传导之官，变化出焉。

广肠，又曰肛门。言其处似车缸形，故曰肛门，即广肠也。一名直肠，一名魄门。黄帝书曰：直肠者，广肠也。一名洞肠，受大肠之谷而道出焉。故魄门亦为五脏，使水谷不得久藏乎。

①胆：原作"贴"，据《素问·灵兰秘典论》改。下文亦有写作"贴"者，均据此改，不另出注。

膀胱足太阳经

又名胞。胞，鞄也。鞄，虚空也。以虚承水液焉，而为津液之府。《类纂》云：膀胱者，胞之室也。黄帝书云：膀胱为州都之官，津液藏乎焉，气化则能出矣。位当孤府，故膀胱不利为癃，不约为遗溺。又水泉不止，膀胱不藏，得守者生，失守者死。

三焦手少阳经

扁鹊曰：焦原也，为水谷之道路，气之终始也。上焦者，在心下，下隔在胃上口，主内而不出。其始在膻中、玉堂下一寸六分，直两乳间陷者是也。中焦者，在胃中脘，不上不下，主腐熟水谷。下焦者，在脐下，当膀胱上口，主分别清浊，出而不内，以传道也。故上焦主出阳气，温于皮肤分肉之间，若雾露之溉焉。中焦主变化水谷之味，出血以荣五脏六腑及身体也。又下焦主通利溲便，以时传下，故曰出而不内。凡脏腑俱五者，手心主非脏，三焦非腑也，以脏腑俱六者，合手心主及三焦也。又云：脏惟有五，腑独有六者何也？所以腑有六者，谓三焦也，有原气之所别焉。主持诸气，有名而无形。其经属手少阳，此外腑也，故言腑有六焉。黄帝书曰：上焦如雾，中焦如沤，下焦如渎，而为决渎之

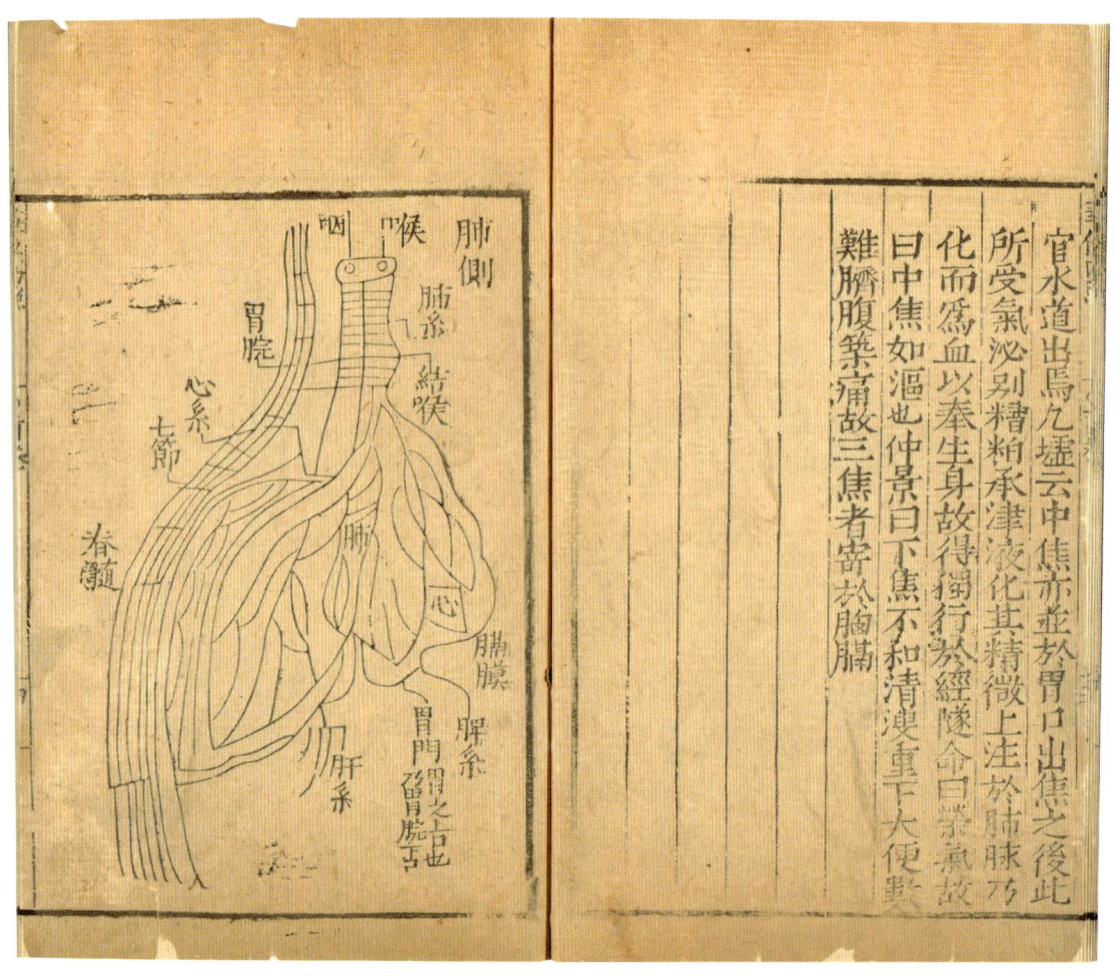

官，水道出焉。《九墟》云：中焦亦并于胃口，出上①焦之后，此所受气，泌别糟粕，承津液化其精微，上注于肺脉，乃化而为血以奉生身，故得独行于经隧，命曰荣气，故曰中焦如沤也。仲景曰：下焦不和，清溲重下，大便数难，脐腹筑痛。故三焦者，寄于胸膈。

肺侧（图见上）

①上：原无，据上下文例补。

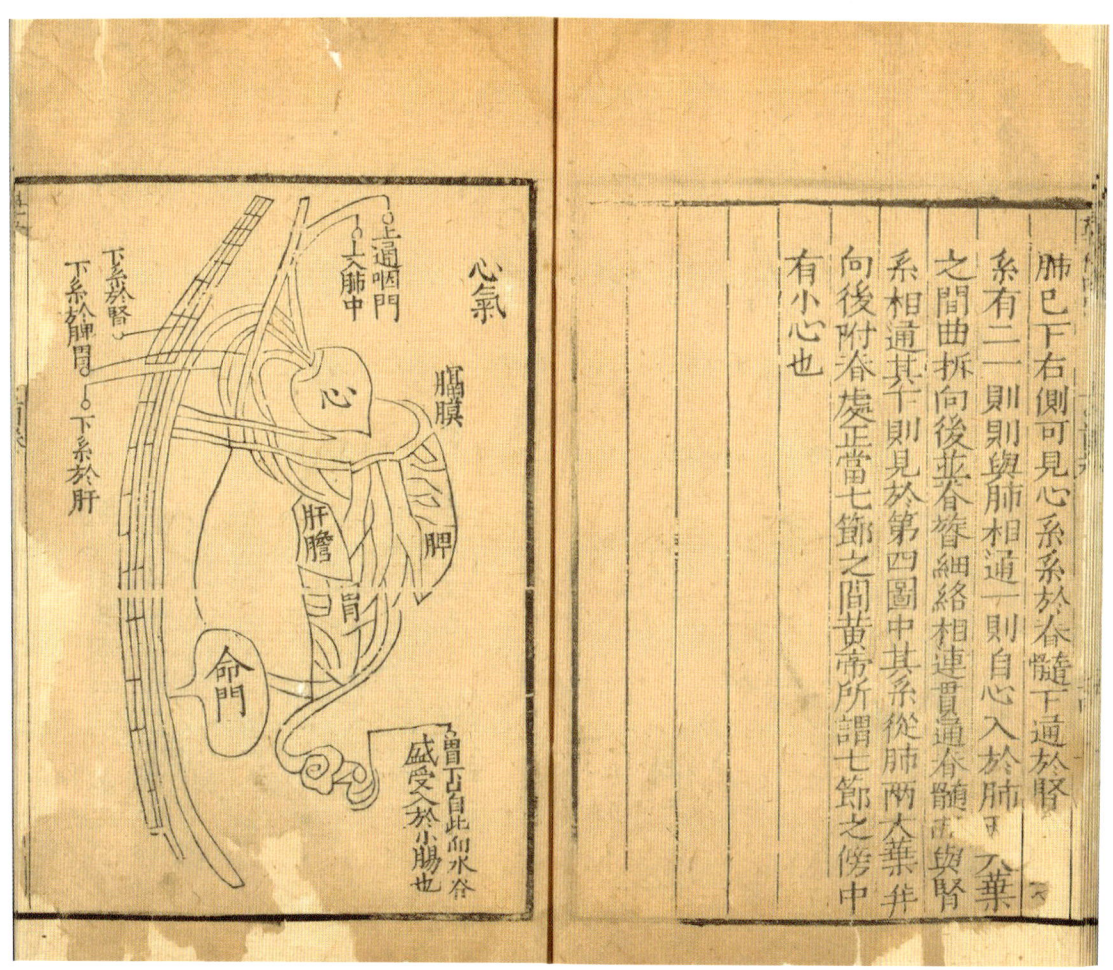

肺以下，右侧可见心系，系于脊髓，下通于肾。其心之①系有二：一则则与肺相通，一则自心入于肺两大叶之间，曲折向后，并脊膂细络相连贯通脊髓，而与肾系相通。其下，则见于第四图中。其系从肺两大叶穿向后，附脊处，正当七节之间。黄帝所谓：七节之傍，中有小心也。

心气（图见上）

① 其心之：此三字版蚀缺字，据胡文焕校刻本补。

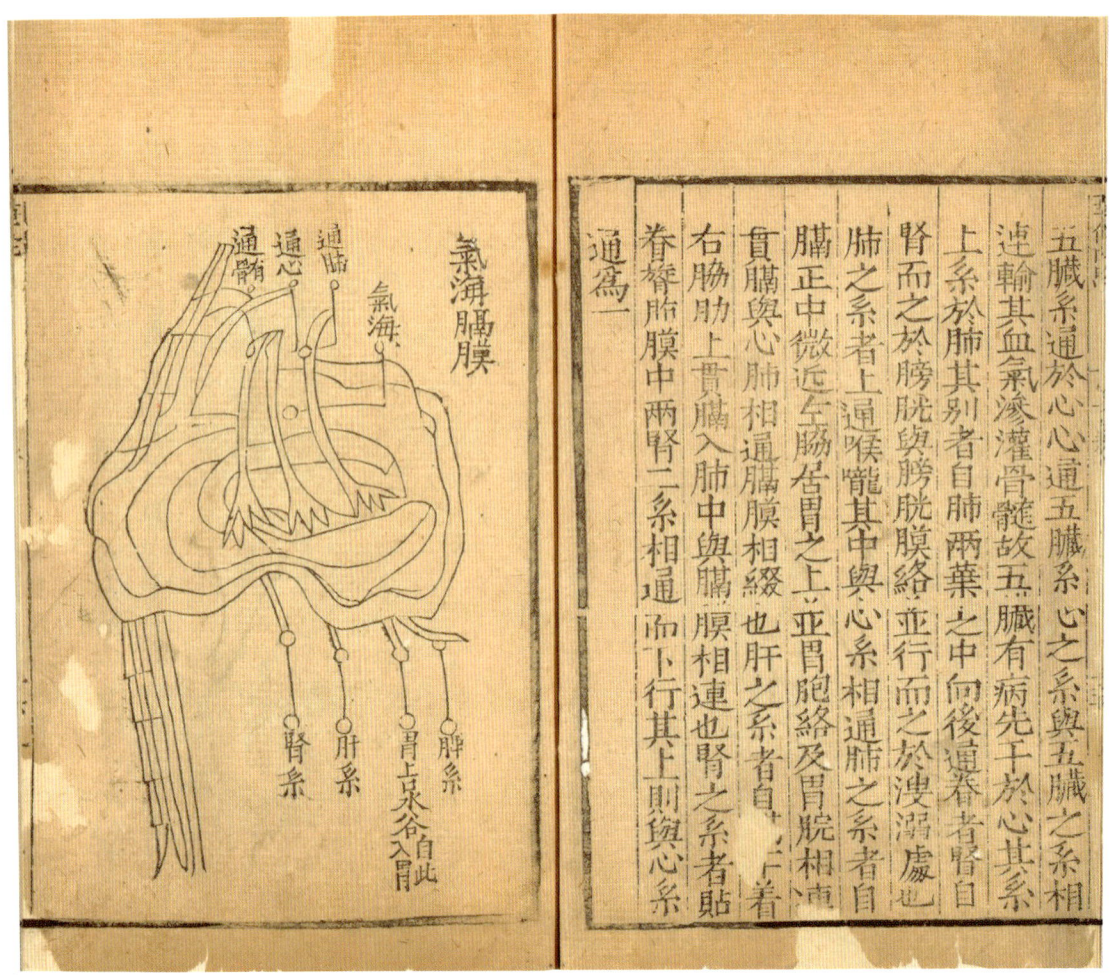

五脏系通于心，心通五脏。系心之系，与五脏之系相连，输其血气，渗灌骨髓。故五脏有病，先干于心，其系上系于肺。其别者，自肺两叶之中，向后通脊者肾，自肾而之于膀胱，与膀胱膜络并行而之于溲溺处也。肺之系者，上通喉咙，其中与心系相通。肺之系者，自膈正中，微近左胁，居胃之上，并胃胞络及胃脘相连，贯隔与心肺相通，膈膜相缀也。肝之系者，自膈下着右胁肋，上贯隔，入肺中，与膈膜相连也。肾之系者，贴脊膂脂膜中，两肾二系，相通而下行，其上则与心系通为一。

气海膈膜（图见上）

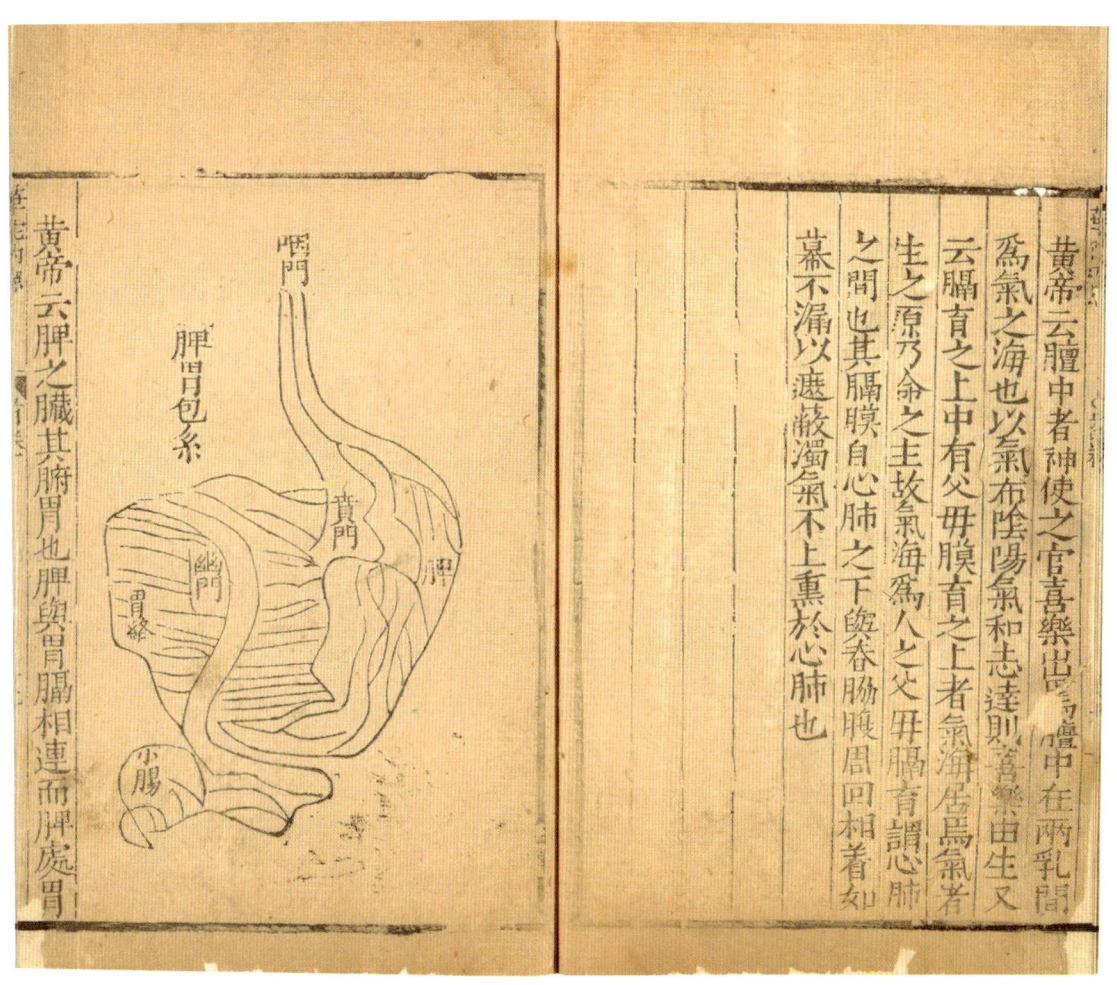

黄帝云：膻中者，神使之官，喜乐出焉。膻中在两乳间，为气之海也。以气布阴阳，气和志达，则喜乐由生。又云：膈肓之上，中有父母。膜肓之上者，气海居焉。气者，生之原，乃命之主，故气海为人之父母。膈肓谓心肺之间也，其膈膜自心肺之下，与脊胁腹周回相着，如幕不漏，以遮蔽浊气，不上熏于心肺也。

脾胃包系（图见上）

黄帝云：脾之脏，其腑胃也。脾与胃膈相连，而脾处胃

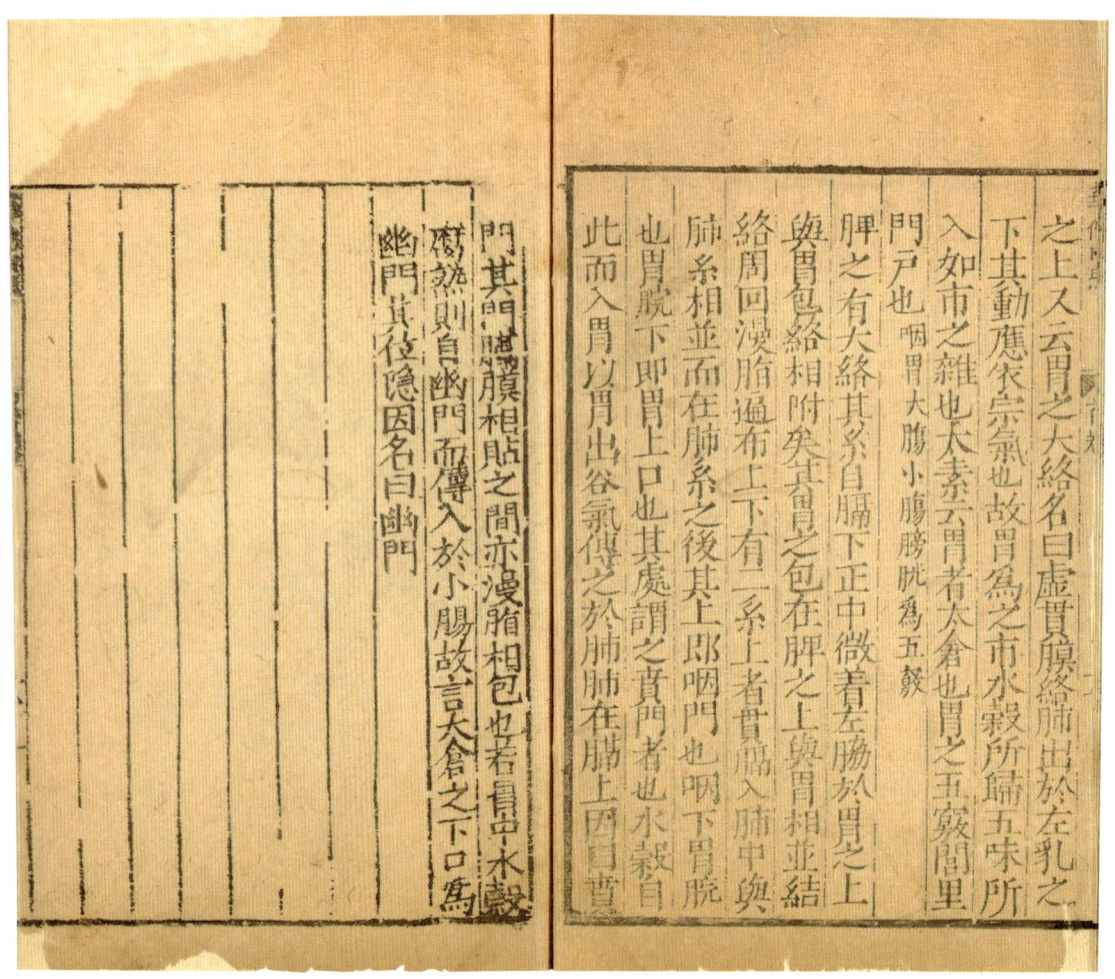

之上。又云：胃之大络，名曰虚里[1]，贯膈络肺，出于左乳之下，其动应衣，宗气也。故胃为之市，水谷所归，五味所入，如市之杂也。《太素》云：胃者，太仓也，胃之五窍闾里门户也。咽、胃、大肠、小肠、膀胱，谓五窍。

脾之有大络，其系自膈下正中，微着左胁，于胃之上，与胃包络相附矣。其胃之包，在脾之上，与胃相并，结络周回，漫脂遍布，上下有二系。上者贯膈入肺，中与肺系相并，而在肺系之后，其上即咽门也。咽下胃脘也，胃脘下即胃上口也，其处谓之贲门者也。水谷自此而入胃，以胃出谷气，传之于肺，肺在膈上，因曰贲门。其门膈膜相贴之间，亦漫脂相包也。若胃中水谷腐熟，则自幽门而传入于小肠。故言太仓之下口为幽门，其位隐，因名曰幽门。

[1] 里：原无，据《素问·平人气象论》补。

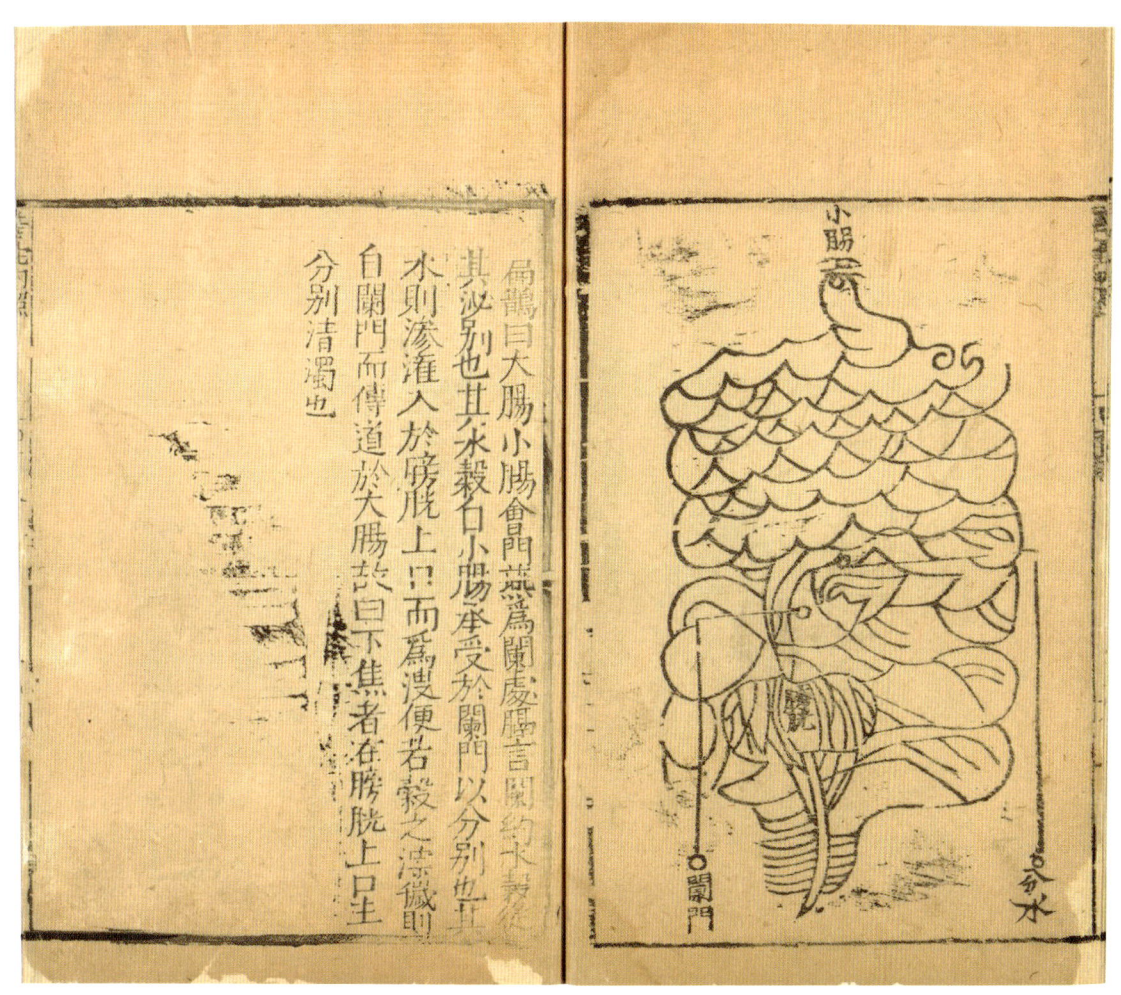

小肠（图见上）

扁鹊曰：大肠、小肠会门燕为阑处。膈言阑约，水谷，从其泌别也。其水谷自小肠承受，于阑门以分别也。其水则渗灌入于膀胱上口而为溲便，若谷之滓秽，则自阑门而传道于大肠。故曰：下焦者，在膀胱上口，主分别清浊也。

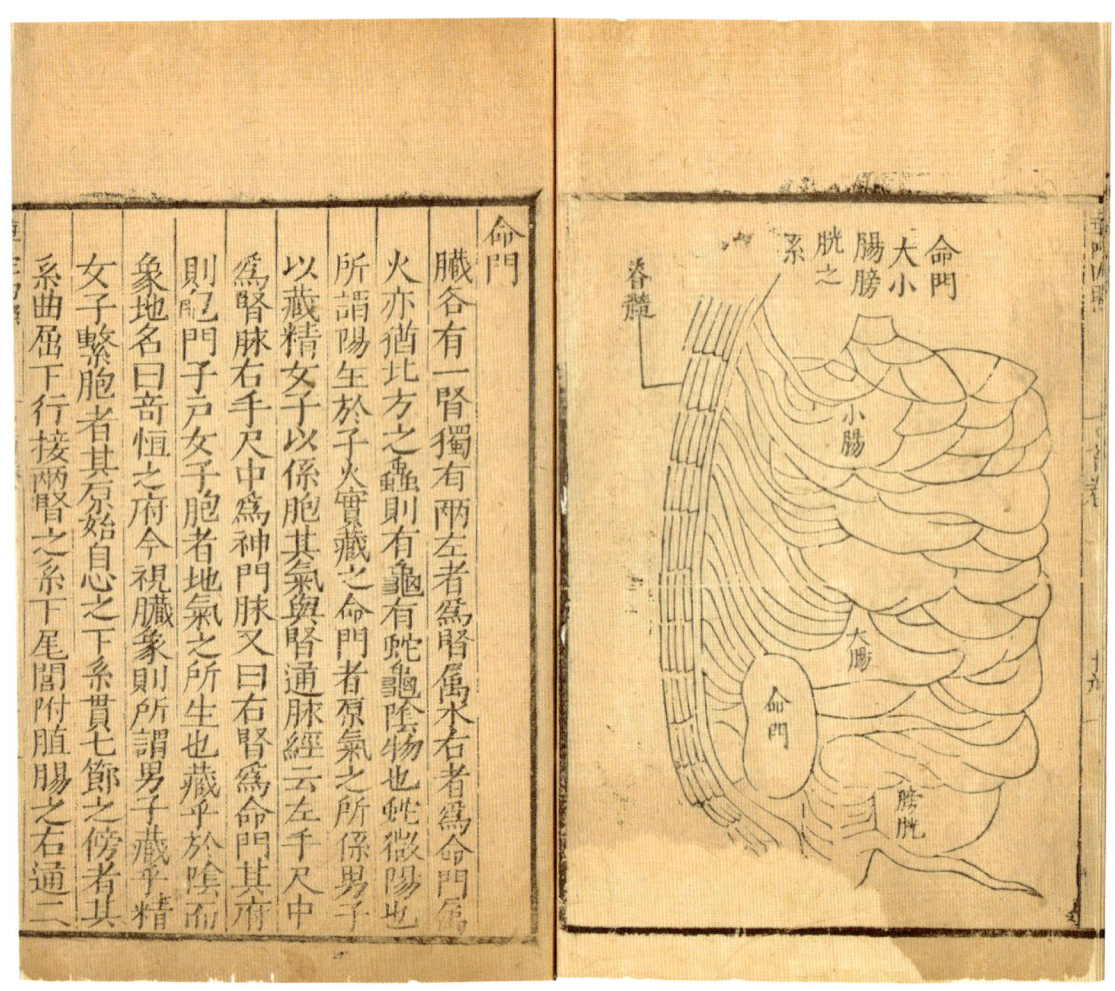

命门，大小肠膀胱之系（图见上）

命门

脏各有一，肾独有两。左者为肾属水，右者为命门属火。亦犹北方之虫，则有龟、有蛇，龟阴物也，蛇微阳也。所谓阳生于子，火实藏之。命门者，原气之所系，男子以藏精，女子以系胞，其气与肾通，《脉经》云：左手尺中为肾脉，右手尺中为神门脉。又曰：右肾为命门，其府则胞门子户。女子胞者，地气之所生也，藏乎于阴而象地，名曰奇恒之府。今视脏象，则所谓男子藏乎精，女子系胞者，其原始自心之下系，贯七节之傍者，其系曲屈下行，接两肾之系，下尾闾，附直肠之右，通二

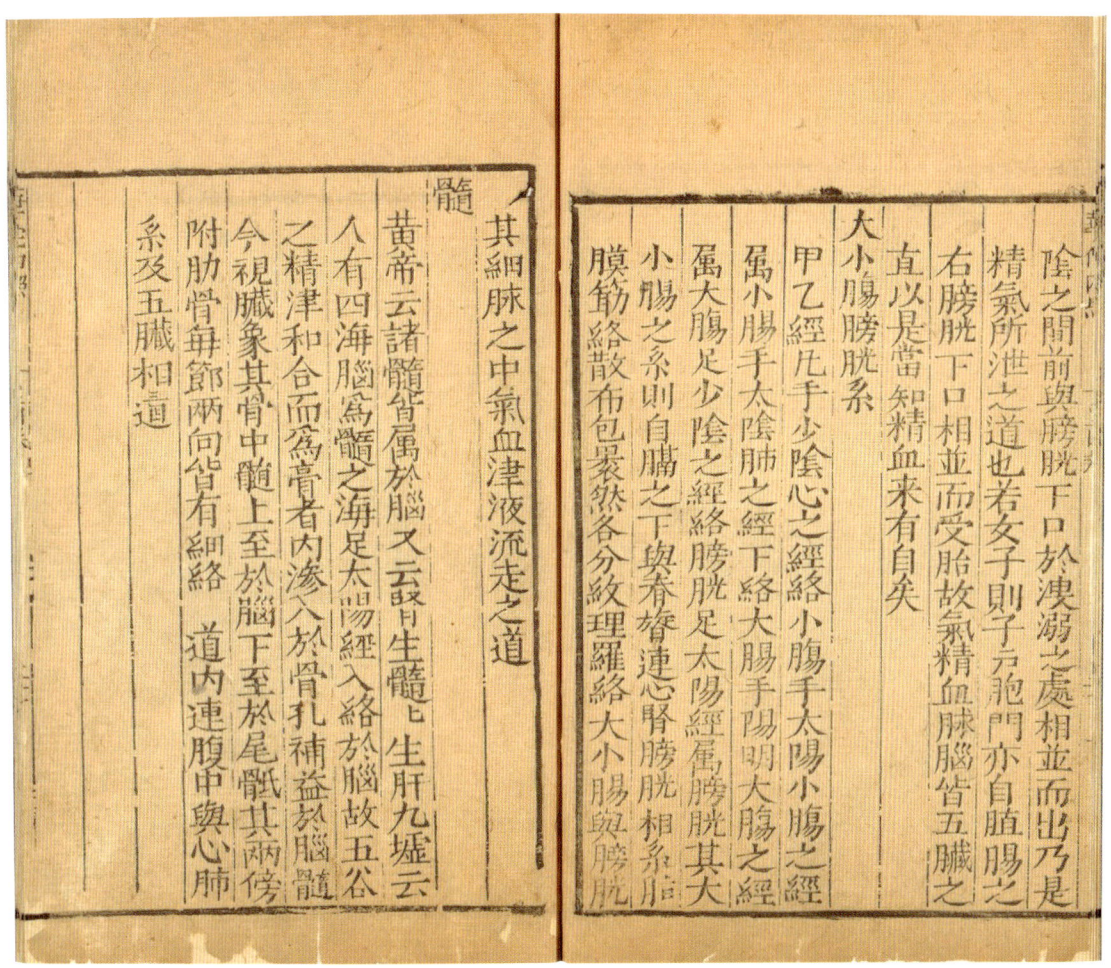

阴之间，前与膀胱下口，于溲溺之处相并而出，乃是精气所泄之道也。若女子则子户胞门，亦自直肠之右，膀胱下口相并而受胎，故气、精、血、脉、脑，皆五脏之直。以是当知精血来有自矣。

大小肠膀胱系

《甲乙经》：凡手少阴心之经，络小肠。手太阳小肠之经，属小肠。手太阴肺之经，下络大肠。手阳明大肠之经，属大肠。足少阴之经，络膀胱。足太阳经，属膀胱。其大小肠之系，则自膈之下，与脊膂连心、肾、膀胱相系，脂膜筋络，散布包裹。然各分纹理，罗络大、小肠与膀胱，其细脉之中，气血津液流走之道。

髓

黄帝云：诸髓皆属于脑。又云：肾生髓，髓生肝。《九墟》云：人有四海，脑为髓之海。足太阳经，入络于脑，故五谷之精津，和合而为膏者，内渗入于骨孔，补益于脑髓。今视脏象，其骨中髓，上至于脑，下至于尾骶，其两傍附肋骨，每节两向，皆有细络一道，内连腹中与心肺系及五脏相道。

① 一：底本蚀字，据胡文焕校刻本补。以下所有蚀字者均据此补，不另出注。

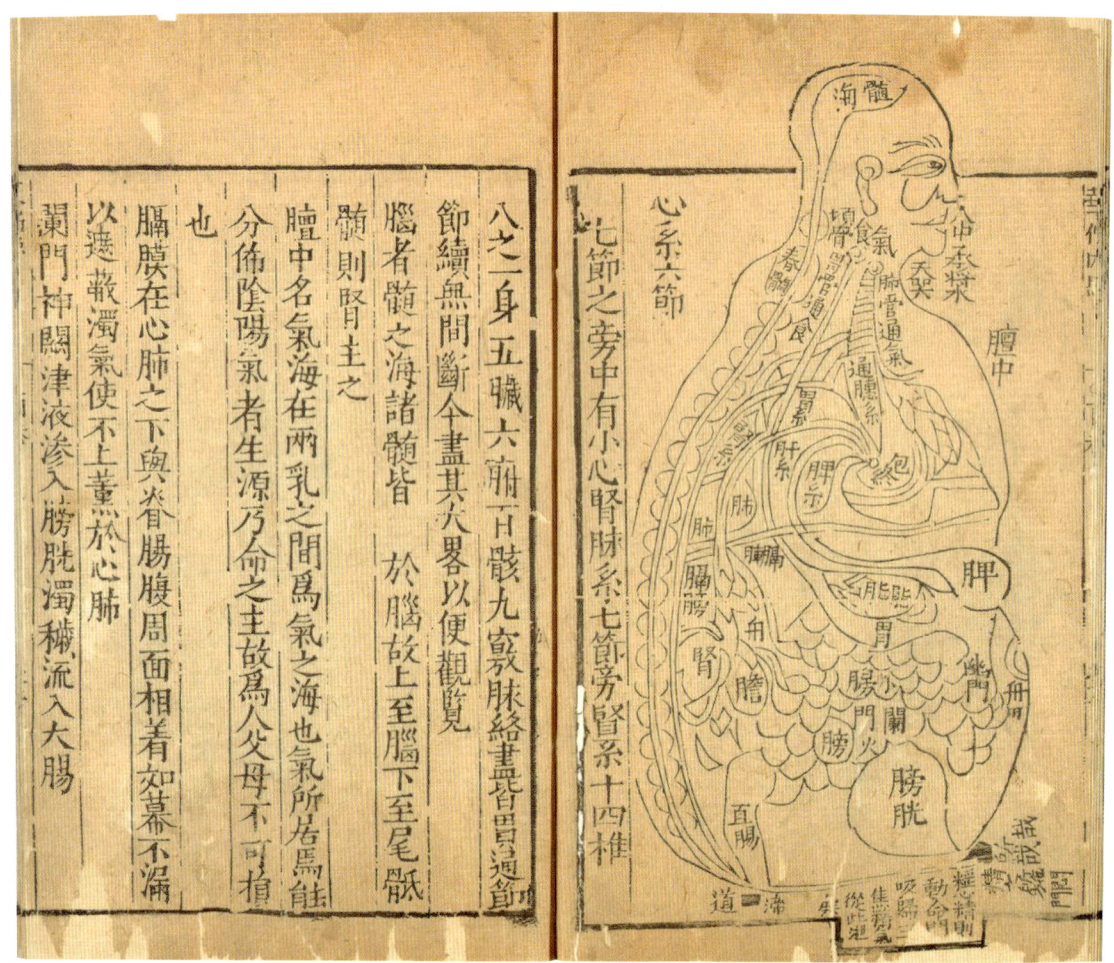

心系六节（图见上）

七节之旁，中有小心，肾脉系七节旁。肾系十四椎。

人之一身五脏、六腑、百骸、九窍，脉络尽皆贯通，节节续无间断，令画其大略以便观览。

脑者，髓之海，诸髓皆属于脑，故上至脑，下至尾骶髓，则肾主之。

膻中，名气海，在两乳之间，为气之海也，气所居焉，能分布阴阳。气者，生源乃命之主，故为人父母，不可损也。

膈膜在心肺之下，与脊肠腹，周面相着如幕不漏，以遮蔽浊气，使不上熏于心肺。

阑门、神阙，津液渗入膀胱，浊秽流入大肠。

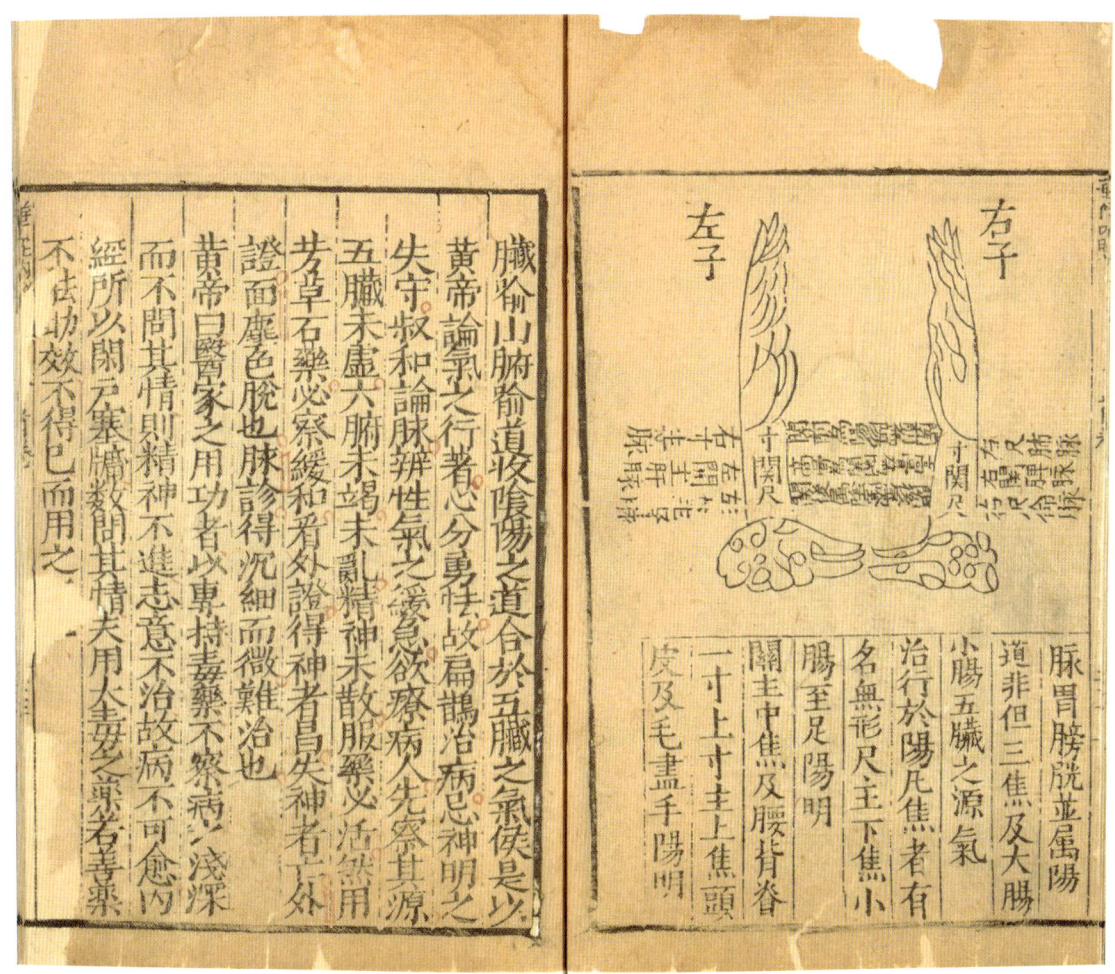

（脉图见上）

脉胃膀胱并属阳。

道非但三焦及大肠、小肠，五脏之源气。治行于阳，凡焦者，有名无形。尺主下焦，小肠至足阳明。关主中焦，及腰背脊一寸上；寸主上焦、头皮及毛，尽手阳明。

脏喻山，腑喻道，收阴阳之道，合于五脏之气候。是以黄帝论气之行著，心分勇怯，故扁鹊治病，忌神明之失守，叔和论脉，辨性气之缓急。欲疗病人先察其源，五脏未虚，六腑未竭、未乱，精神未散，服药必活，然用芳草、石药必察缓和、看外证，得神者昌，失神者亡，外证面尘色脱也，脉诊得沉细而微难治也。

黄帝曰：医家之用功者，以专持毒药，不察病之浅深，而不问其情，则精神不进，志意不治，故病不可愈。《内经》所以闭户塞牖，数问其情，夫用大毒之药，若善药不能助效，不得已而用之可也。

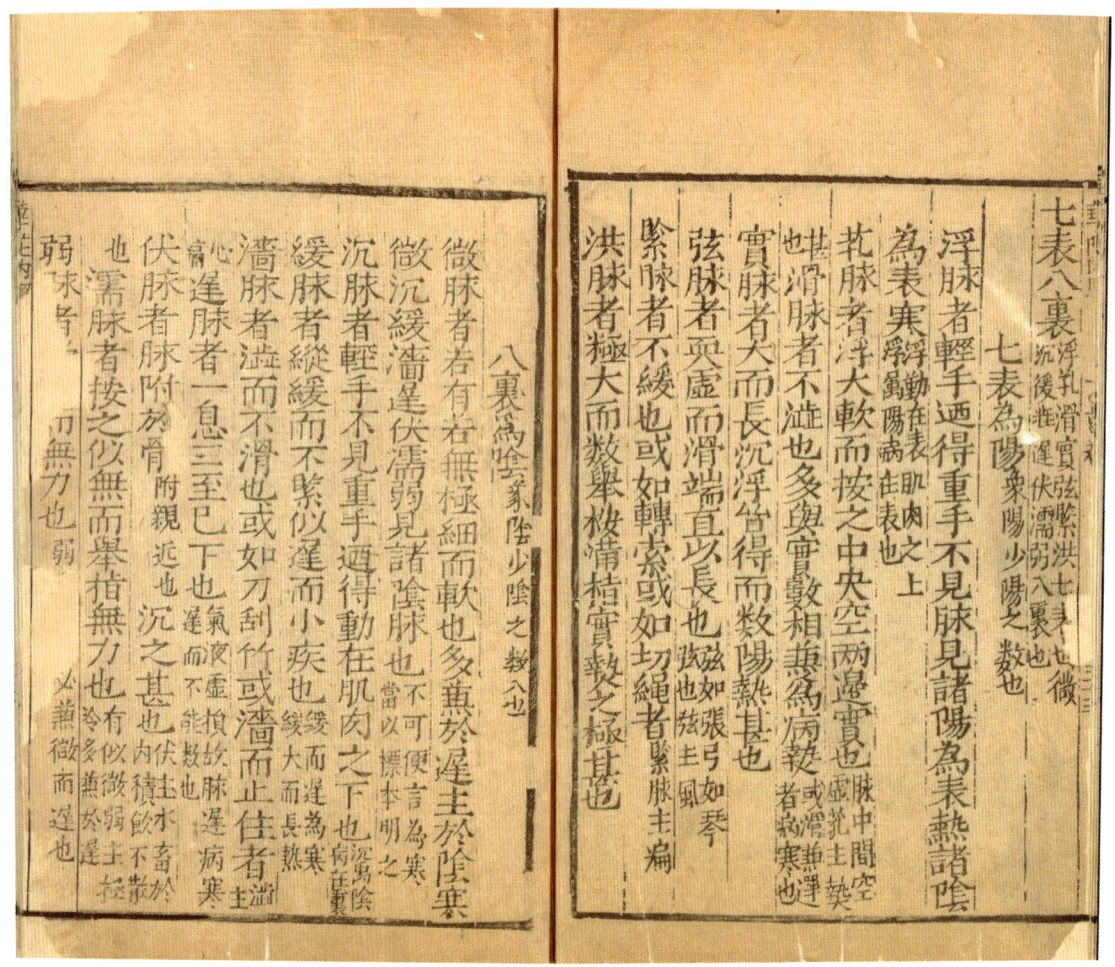

七表八里 浮、芤、滑、实、弦、紧、洪，七表也；微、沉、缓、涩、迟、伏、濡、弱，八里也。

七表为阳 象易①少阳之数也。

浮脉者，轻手乃得，重手不见。脉见诸阳，为表热；诸阴为表寒浮动在表，肌肉之上，浮属阳病，在表也。

芤脉者浮大软而按之中央空，两边实也。脉中间空虚，芤主热甚也。滑脉者不涩也，多与实数相兼为病热。或滑兼迟者病寒也。实脉者大而长，沉浮皆得而数阳，热甚也。弦脉者，软虚而滑，端直以长也。弦如张弓、如琴弦也，弦主风。紧脉者，不缓也，或如转索，或如切绳者。紧脉主痛。洪脉者，极大而数。举、按、满，指实热之极甚也。

八里为阴 象易②少阴之数也③。

微脉者，若有若无，极细而软也，多兼于迟，主于阴寒。微、沉、缓、涩、迟、伏、濡、弱，见诸阴脉也。不可便言为寒，当以标本明之。沉脉者，轻手不见，重手乃得，动在肌肉之下也，沉出阴病在里。缓脉者，纵缓而不紧，似迟而小疾也。缓而迟为寒，缓大而长热。涩脉者，涩而不滑也。或如刀刮竹，或涩而止住者。涩主心痛。迟脉者，一息三至以下也。气液虚损，故脉迟，病寒，迟而不能数也。伏脉者，脉附于骨，附，亲近也。沉之甚也。伏主水蓄于内，积饮不散也。濡脉者，按之似无而举指无力也，有似微弱，主极冷，多兼于迟。弱脉者，软虚而无力也。弱主虚冷，必兼微而迟也。

---

① 易：原作"阳"，据胡文焕校刻本改。
② 易：原作"阴"，据胡文焕校刻本改。
③ 也：此上原有"八"字，据体例删。

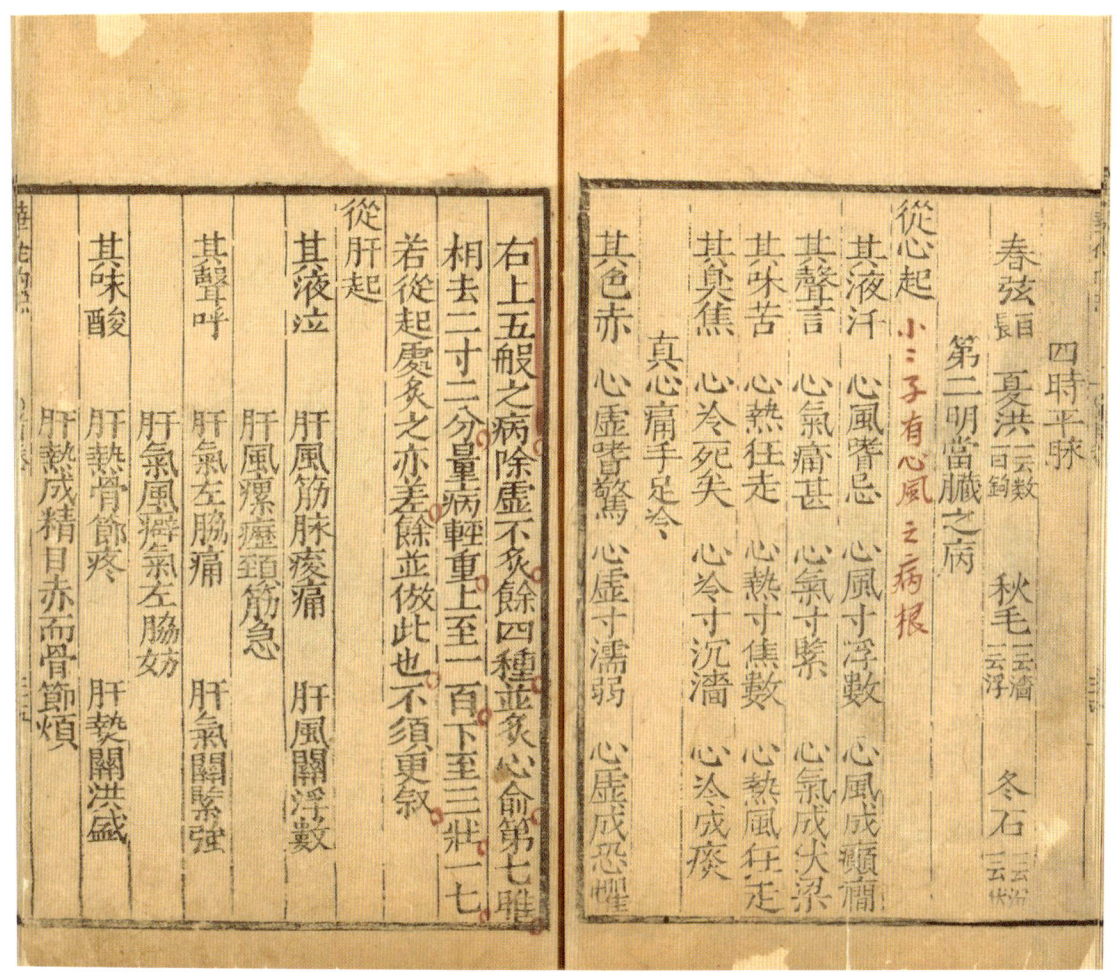

四时平脉

春弦一曰长　夏洪一云数，一曰钩。秋毛一云涩，一云浮　冬石一云沉，一云伏。

第二明当脏之病

从心起

其液汗，心风嗜忌。心风寸浮数，心风成癫痫。

其声言，心气痛甚。心气寸紧，心气成伏梁。

其味苦，心热狂走。心热寸焦数，心热风狂走。

其臭焦，心冷死矣。心冷寸沉涩，心冷成痰，真心痛手足冷。

其色赤，心虚嗜惊。心虚寸濡弱，心虚成恐惧。

右上五般之病，除虚不灸，余四种并灸心俞，第七椎相去二寸二分。量病轻重，上至一百下至三壮一七。若从起处灸之，亦差。余并仿此也，不须更叙。

从肝起

其液泣，肝风筋脉酸痛，肝风关浮数，肝风瘰疬颈筋急。

其声呼，肝气左胁痛，肝气关紧强，肝气风癖气左胁妨。

其味酸，肝热骨节疼。肝热关洪盛，肝热成精，目赤而骨节烦。

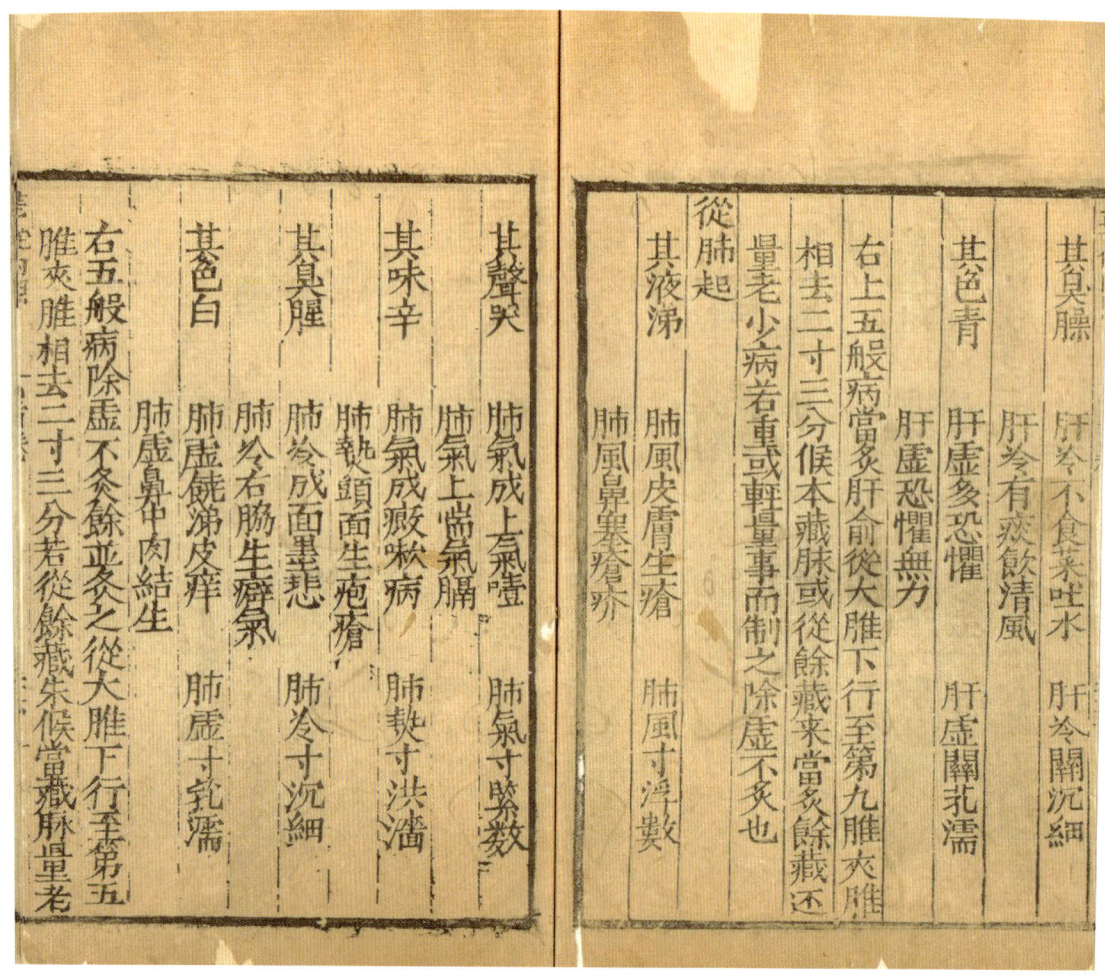

其臭臊，肝冷不食菜，吐水。肝冷关沉细，肝冷有痰饮清风。

其色青，肝虚多恐惧。肝虚关芤濡，肝虚恐惧无力。

右上五般病，当灸肝俞，从大椎下行至第九椎，夹椎相去二寸三分。候本藏脉，或从余藏来当灸，余藏还量老少，病若重或轻，量事而制之，除虚不灸也。

从肺起

其液涕，肺风皮肤生疮。肺风寸浮数，肺风鼻塞疮疥。

其声哭，肺气成上气噎。肺气寸紧数，肺气上喘气膈。

其味辛，肺热成痰嗽病。肺热寸洪涩，肺热头面生疱疮。

其臭腥，肺冷成面墨悲。肺冷寸沉细，肺冷右胁生癖气。

其色白，肺虚饶涕皮痒。肺虚寸芤濡，肺虚鼻中肉结生。

上五般病，除虚不灸，余并灸之。从大椎下行至第五椎，夹椎相去二寸三分。若从余藏来①，候当藏脉，量老

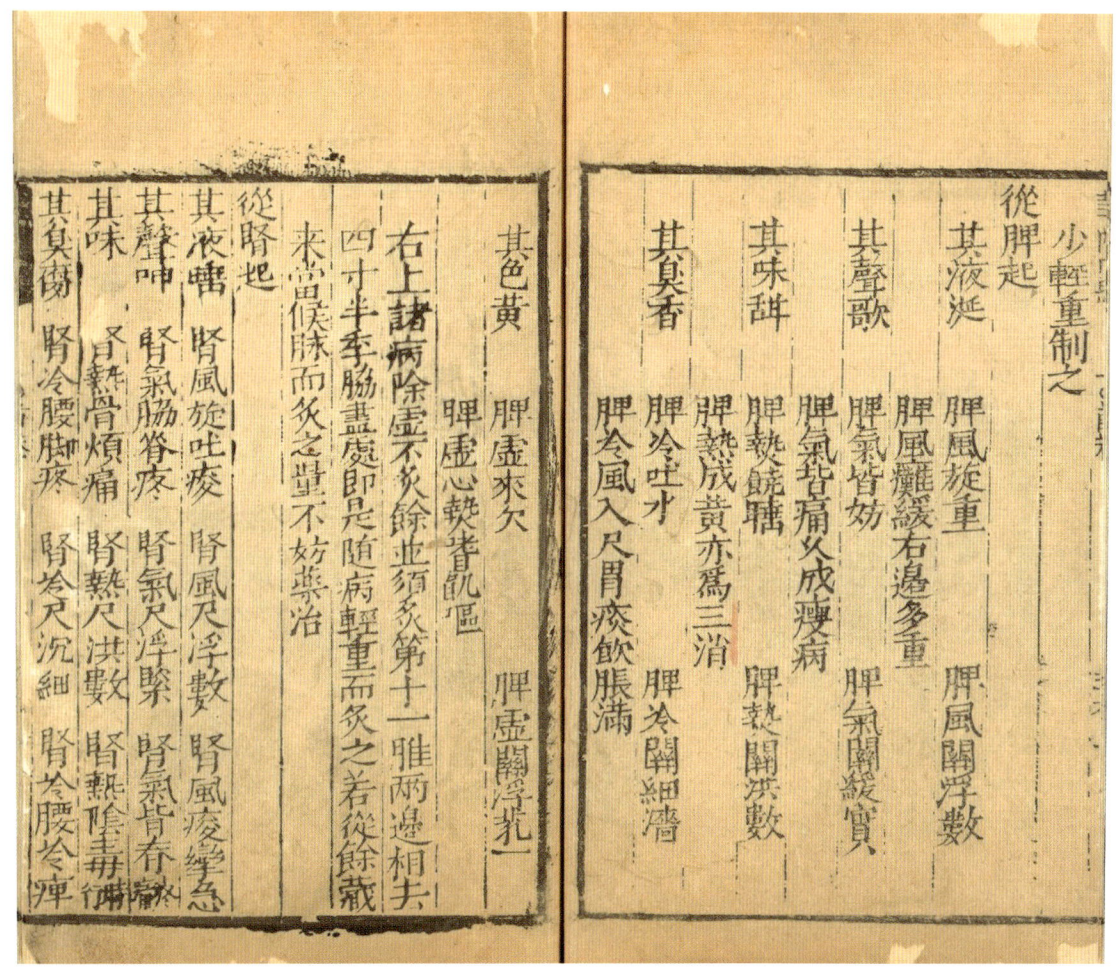

少轻重制之。

从脾起

其液涎，脾风旋重。脾风关浮数，脾风瘫缓，右边多重。

其声歌，脾气皆妨。脾气关缓实，脾气皆痛，久成瘦病。

其味甜，脾热饶睡。脾热关洪数，脾热成黄，亦为三消。

其臭香，脾冷吐水。脾冷关细涩，脾冷风入尺，胃痰饮胀满。

其色黄，脾虚来欠。脾虚关浮芤，脾虚心热嗜饥呕。

右上诸病，除虚不灸，余并须灸第十一椎，两边相去四寸半，季胁尽处即是。随病轻重而灸之。若从余藏来，当候脉而灸之，量不妨药治。

从肾起

其液唾，肾风旋吐酸。肾风尺浮数，肾风酸挛急。

其声呻，肾气胁脊疼。肾气尺浮紧，肾气背脊疼痛。

其味咸，肾热骨烦痛。肾热尺洪数，肾热阴毒时行。

其臭腐，肾冷腰脚疼。肾冷尺沉细，肾冷腰冷痹。

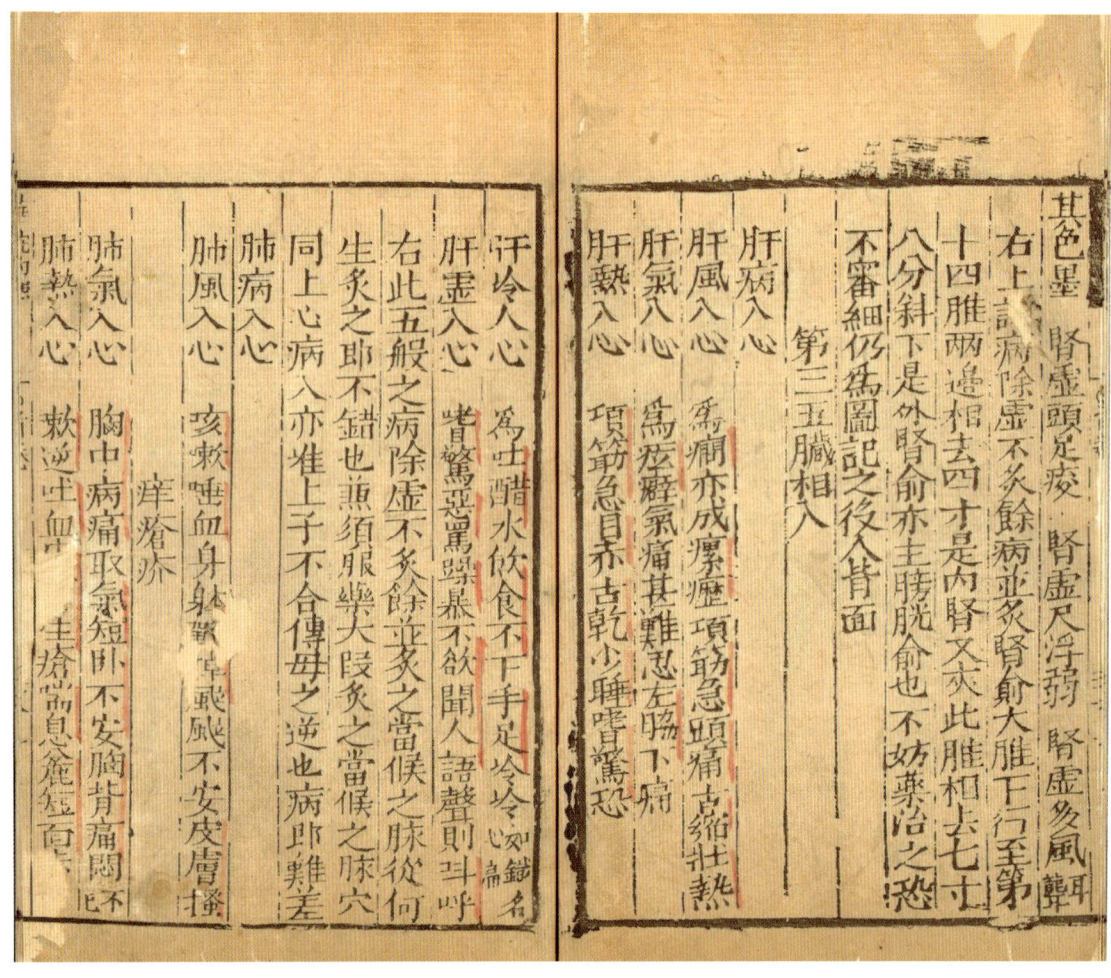

其色墨，肾虚，头足酸。肾虚，尺浮弱，肾虚多风，耳聋。

右上诸病，除虚不灸，余病并灸肾俞，大椎下行至第十四椎，两边相去四寸是内肾俞；又夹此椎相去七寸八分斜下是外肾俞，亦主膀胱俞也，不妨药治之。恐不审细，仍为图记之。后人背面。

第三明五脏相入

肝病入心

肝风入心，为痫。亦成瘰疬，项筋急，头痛，舌缩，壮热。

肝气入心，为痃癖气痛，甚难忍，左胁下痛。

肝热入心，项筋急，目赤舌干，少睡，嗜惊恐。

肝冷入心，为吐醋水，饮食不下。手足冷，冷如铁，名心痛。

肝虚入心，嗜惊，恶骂，躁暴不欲闻人语声，则叫呼。

上此五般之病，除虚不灸，余并灸之。当候之脉从何生，灸之即不错也，兼须服药。大段灸之当候之，脉穴同上。心病入，亦准上。子不合传母，之逆也，病即难差。

肺病入心

肺风入心，咳嗽唾血，身体战掉，飒飒不安，皮肤搔痒，疮疥。

肺气入心，胸中病痛取，气短，卧不安，胸背痛闷不已。

肺热入心，嗽逆吐血，皮肤生疮，喘息粗短，面赤。

①俞：原无，据上下文义补。
②明：原无，据目录改。

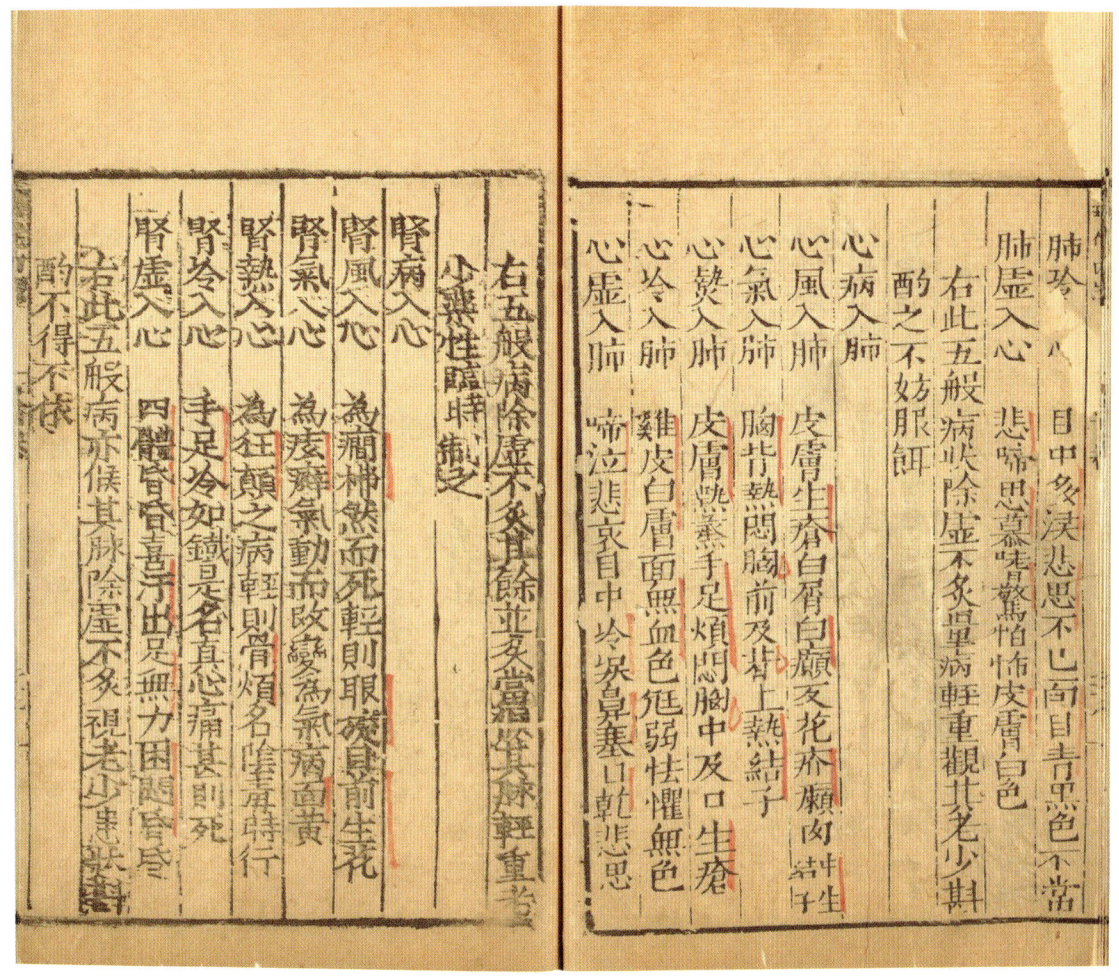

肺冷入心，目中多泪，悲思不已，面目青黑色不常。

肺虚入心，悲啼思慕，嗜惊怕怖，皮肤白色。

上此五般病状，除虚不灸。量病轻重，观其老少，斟酌之，不妨妨服饵。

心病入肺

心风入肺，皮肤生疮，白屑白癜，反花疥癞肉，中生结子。

心气入肺，胸背热闷，胸前及背上热结子。

心热入肺，皮肤热蒸，手足烦闷，胸中及口生疮。

心冷入肺，鸡皮白肤，面无血色，尪弱怯惧，无色。

心虚入肺，啼泣悲哀，目中冷泪，鼻塞口干，悲思。

上五般病，除虚不灸，其余并灸。当候其脉，轻重老少。药性临时制之。

肾病入心

肾风入心，为痫，拂然而死。轻则眼旋，目前生花。

肾风入心，为痃癖。气动而改变，为气病，面黄。

肾热入心，为狂颠之病。轻则骨烦，名阴毒时行。

肾冷入心，手足冷如铁，是名真心痛，甚则死。

肾虚入心，四体昏昏喜汗出，足无力，困闷昏昏。

上此五般病，亦候其脉，除虚不灸，视老少患状斟酌，不得不依。

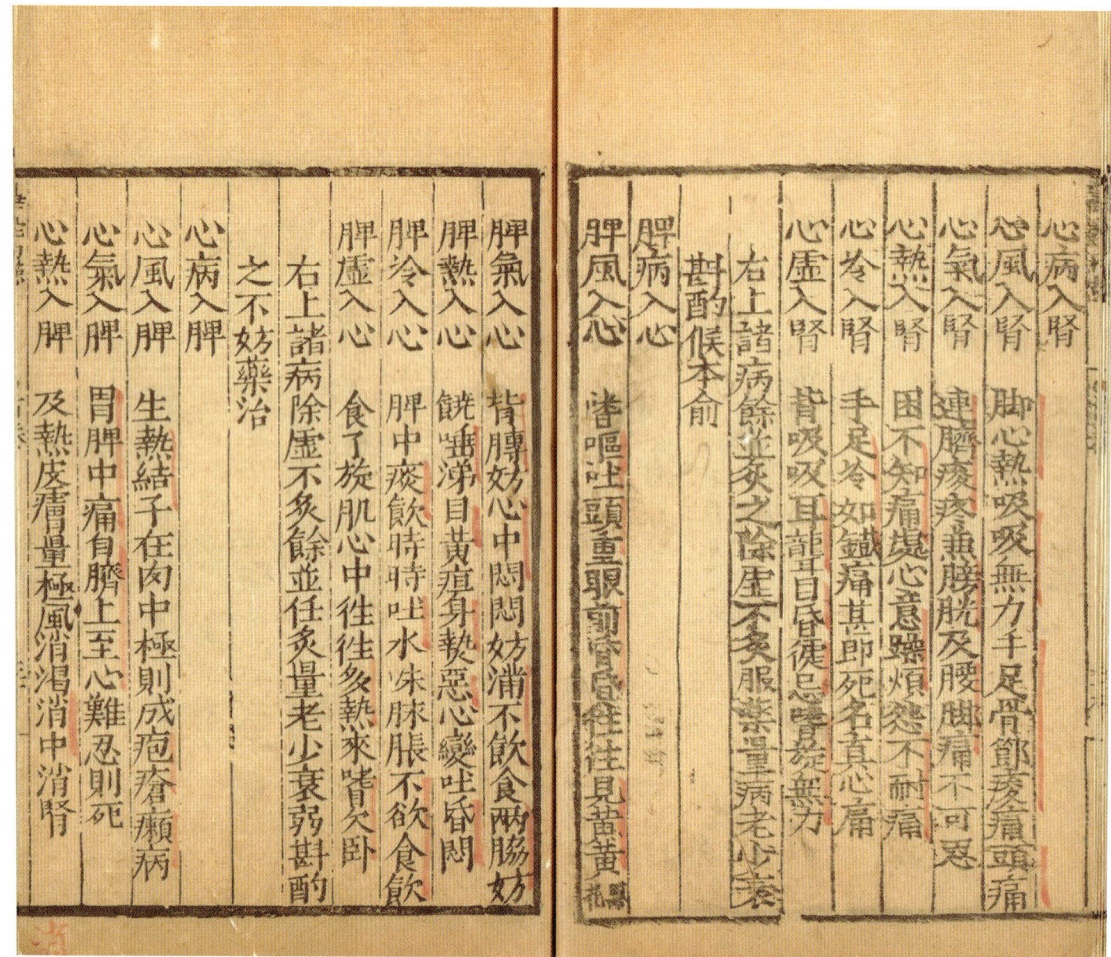

心病入肾

心风入肾，脚心热，吸吸无力，手足骨节酸疼，头痛。

心气入肾，连脐酸疼，兼膀胱及腰脚痛不可忍。

心热入肾，困不知痛处，心意躁烦怨，不耐痛。

心冷入肾，手足冷如铁，痛甚即死，名真心痛。

心虚入肾，背吸吸，耳聋目昏，健忘，嗜旋，无力。

右上诸病，余并灸之，除虚不灸。服药量病，老少衰斟酌，候本俞。

脾病入心

脾风入心，嗜呕吐，头重眼前昏昏，往往见黄黄黑花。

脾气入心，背膊妨，心中闷闷妨满，不饮食，两胁妨。

脾热入心，饶唾涕，目黄疸，身热恶心，变吐，昏闷。

脾冷入心，脾中痰饮，时时吐水味，脉胀不欲食饮。

脾虚入心，食了旋肌，心中往往多热，来嗜欠卧。

右上诸病，除虚不灸，余并任灸。量老少衰弱斟酌之，不妨药治。

心病入脾

心风入脾，生热结子在肉中，极则成疱疮，癞病。

心气入脾，胃脾中痛，自脐上至心，难忍则死。

心热入脾，及热，皮肤黄①，极风，消渴，消中，消肾。

①黄：原作"量"，据上下文义改。

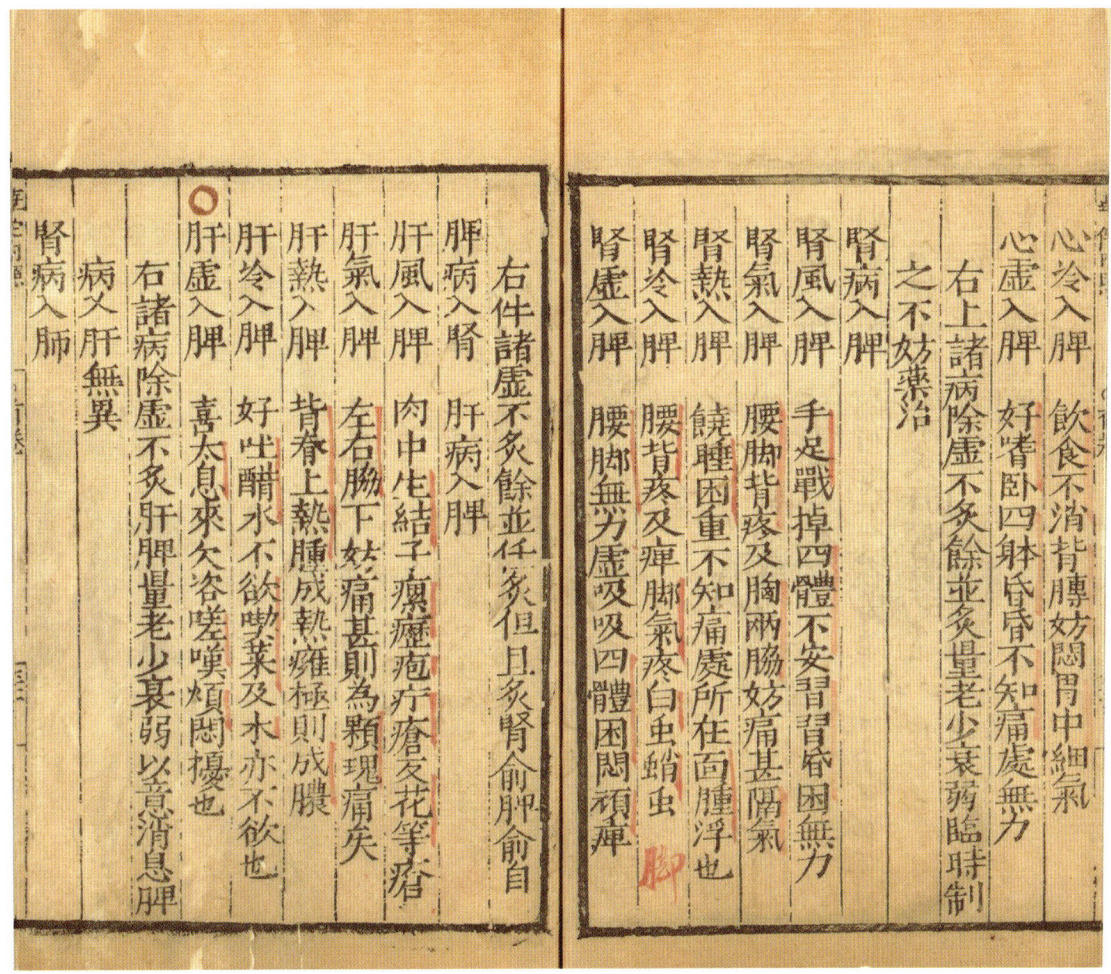

心冷入脾，饮食不消，背膊妨闷，胃中细气。
心虚入脾，好嗜卧，四体昏昏，不知痛处无力。
右上诸病，除虚不灸，余并灸。量老少衰弱临时制之，不妨药治。

肾病入脾

肾风入脾，手足战掉，四体不安，习习昏困无力。
肾气入脾，腰脚背疼，及胸两胁妨，痛甚隔气。
肾热入脾，饶睡困重，不知痛处所在，面肿浮也。
肾冷入脾，腰背疼及痹，脚气疼，白虫，蛸虫。
肾虚入脾，腰脚无力，虚吸吸，四体困闷，顽痹。
上件诸虚不灸，余并任灸。但且灸肾俞、脾俞自瘥[1]。

脾病入肾，肝病入脾

肝风入脾，肉中生结子，瘰疬，庖疔疮，反花等疮。
肝气入脾，左右胁下妨。痛甚则为颗块痛矣。
肝热入脾，背脊上热，肿成热痛，极则成脓。
肝冷入脾，好吐醋水，不欲吃菜，及水亦不欲也。
肝虚入脾，喜太息，来欠咨嗟，叹烦闷扰也。
上诸病，除虚不灸。肝脾量老少衰弱，以意消息。脾病入肝无异。

肾病入肺

[1]自瘥：原无，据康熙抄绘本补。

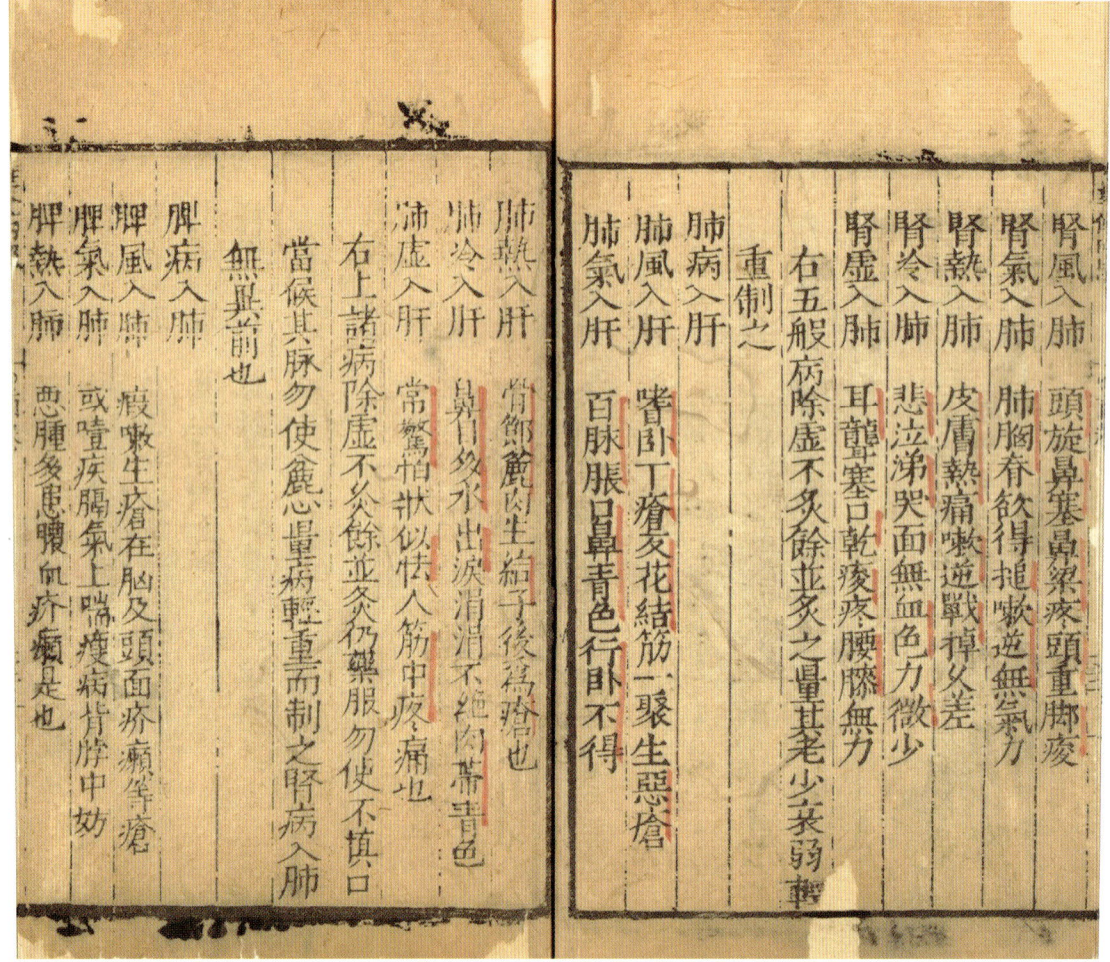

肾风入肺，头旋，鼻塞，鼻梁疼，头重，脚酸。

肾气入肺，肺胸脊欲得捶，嗽逆无气力。

肾热入肺，皮肤热痛，嗽逆战掉，久差。

肾冷入肺，悲泣涕哭，面无血色，力微少。

肾虚入肺，耳聋塞，口干，酸疼，腰膝无力。

上五般病，除虚不灸，余并灸之。量其老少、衰弱、轻重制之。

肺病入肝

肺风入肝，嗜卧，丁疮，反花，结筋，一聚生恶疮。

肺气入肝，百脉胀，口鼻青色，行卧不得。

肺热入肝，骨节粗，肉生结子，后为疮也。

肺冷入肝，鼻目多水，出泪涓涓不绝，肉带青色。

肺虚入肝，常惊怕，状似怯人，筋中疼痛也。

右上诸病，除虚不灸，余并灸。仍药服，勿使不慎口。当候其脉，勿使粗心，量病轻重而制之。肾病入肺，无异前也。

脾病入肺

脾风入肺，瘦嗽，生疮，在胸及头面，疥癞等疮。

脾气入肺，或噎疾，膈气上喘，瘦病，背脖中妨。

脾热入肺，恶肿，多患脓血疥癞是也。

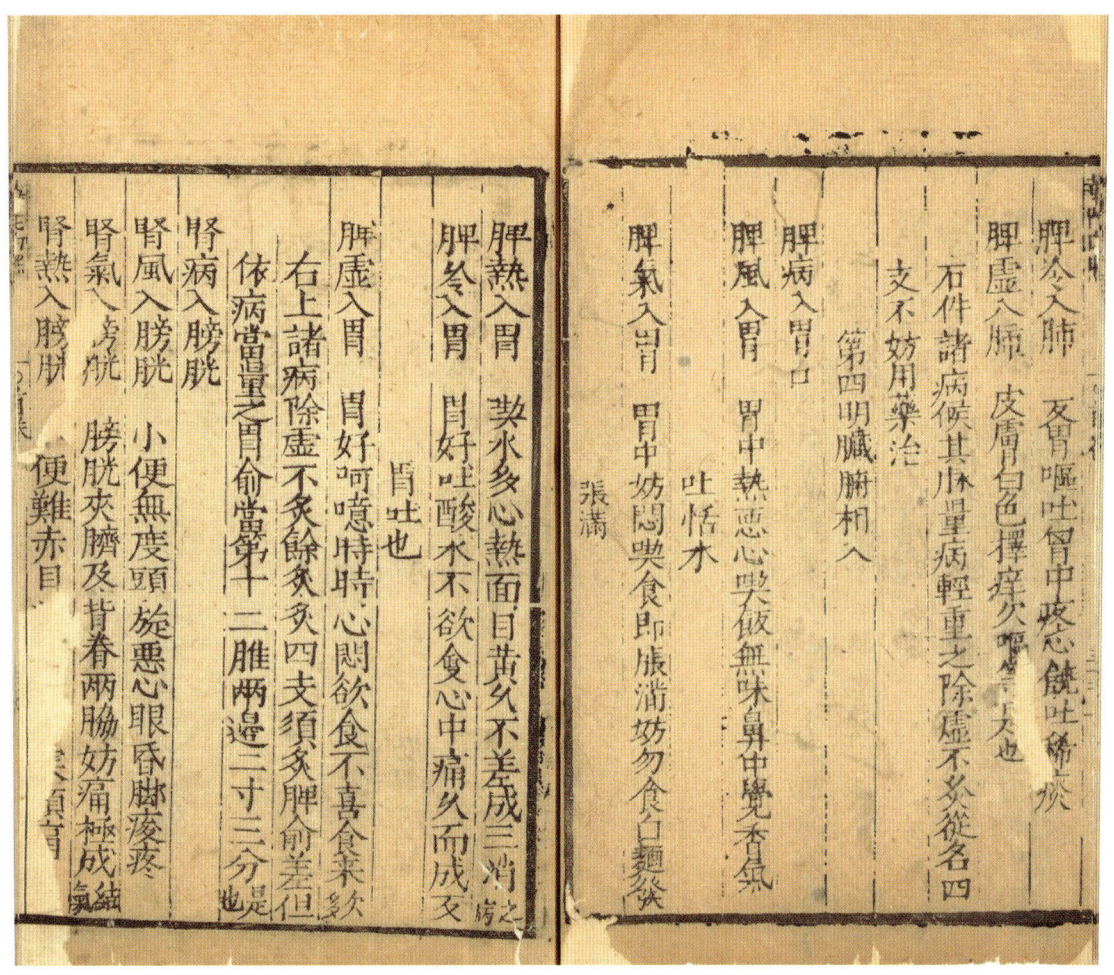

脾冷入肺，反胃呕吐，胸中疼，心饶，吐稀痰。

脾虚入肺，皮肤白色，搔痒，欠呕等是也。

上件诸病，候其脉，量病轻重之。除虚不灸，从名四肢，不妨用药治。

第四明脏腑相入

脾病入胃口

脾风入胃，胃中热，恶心，吃饭无味，鼻中觉香气，吐恬水。

脾气入胃，胃中妨闷，吃食即胀满妨，勿食白面，发张满。

脾热入胃，吃水多，心热，面目黄，久不差，成三消之病。

脾冷入胃，胃好吐酸水，不欲食。心中痛，久而成反胃吐也。

脾虚入胃，胃好呵噫，时时心闷，欲食不喜，食来欠多。

右上诸病，除虚不灸，余灸。灸四肢须灸脾俞，瘥。但依病，当量之胃俞，当第十二椎两边二寸三分是也。

肾病入膀胱

肾风入膀胱，小便无度，头旋恶心眼昏，脚酸疼。

肾气入膀胱，膀胱夹脐及背脊两胁妨痛极，成结气。

肾热入膀胱，小便难，赤目睛痛，皮肤寒，头痛。

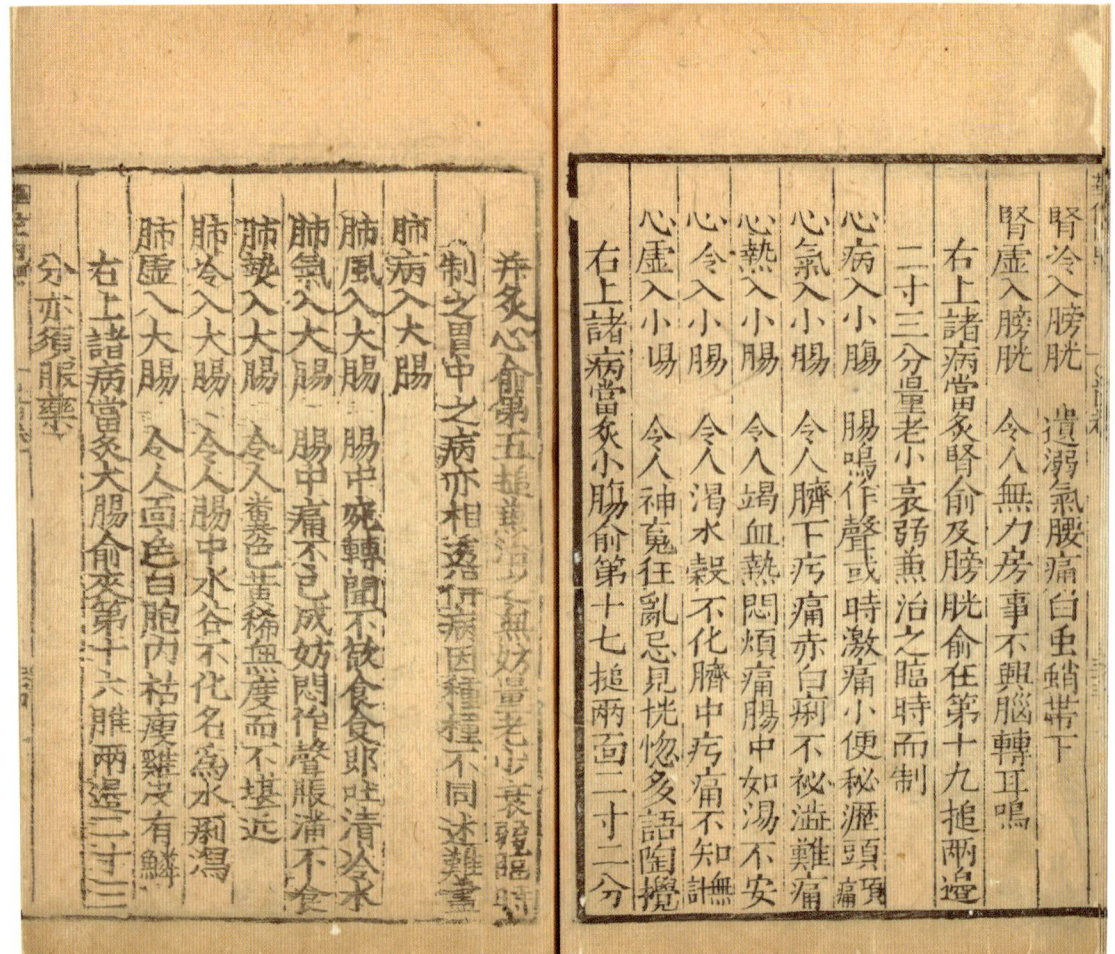

肾冷入膀胱,遗溺气,腰痛,白虫蛸,带下。

肾虚入膀胱,令人无力,房事不兴,脑转耳鸣。

右上诸病,当灸肾俞及膀胱俞,在第十九椎两边二寸三分。量老小衰弱兼治之,临时而制。

心病入小肠

心风入小肠[1],肠鸣作声,或时激痛,小便秘涩,头项痛。

心气入小肠,令人脐下疗痛,赤白痢,不秘涩难痛。

心热入小肠,令人竭,血热,闷烦痛,肠中如汤不安。

心冷入小肠,令人渴,水谷不化,脐中疗痛,不知无计。

心虚入小肠,令人神魂狂乱,忌见恍惚,多语陶搅。

右上诸病,当灸小肠俞,第十七椎两面二寸二分。并灸心俞,第五椎,兼治之无妨。量老少、衰弱临时制之。胃中之病,亦相透得。病因种种不同,述难尽。

肺病入大肠

肺风入大肠,肠中宛转,闻不欲食,食即吐清冷水。

肺气入大肠,肠中痛,不已成妨,闷作声,胀满不食。

肺热入大肠,令人粪色黄稀无度,而不堪近。

肺冷入大肠,令人肠中水谷不化,名为水痢泻。

肺虚入大肠,令人面色白,胞内枯瘦,鸡皮有鳞。

右上诸病,当灸大肠俞,夹第十六椎两边二寸三分,亦须服药。

[1] 心风入小肠:原无,据体例补。

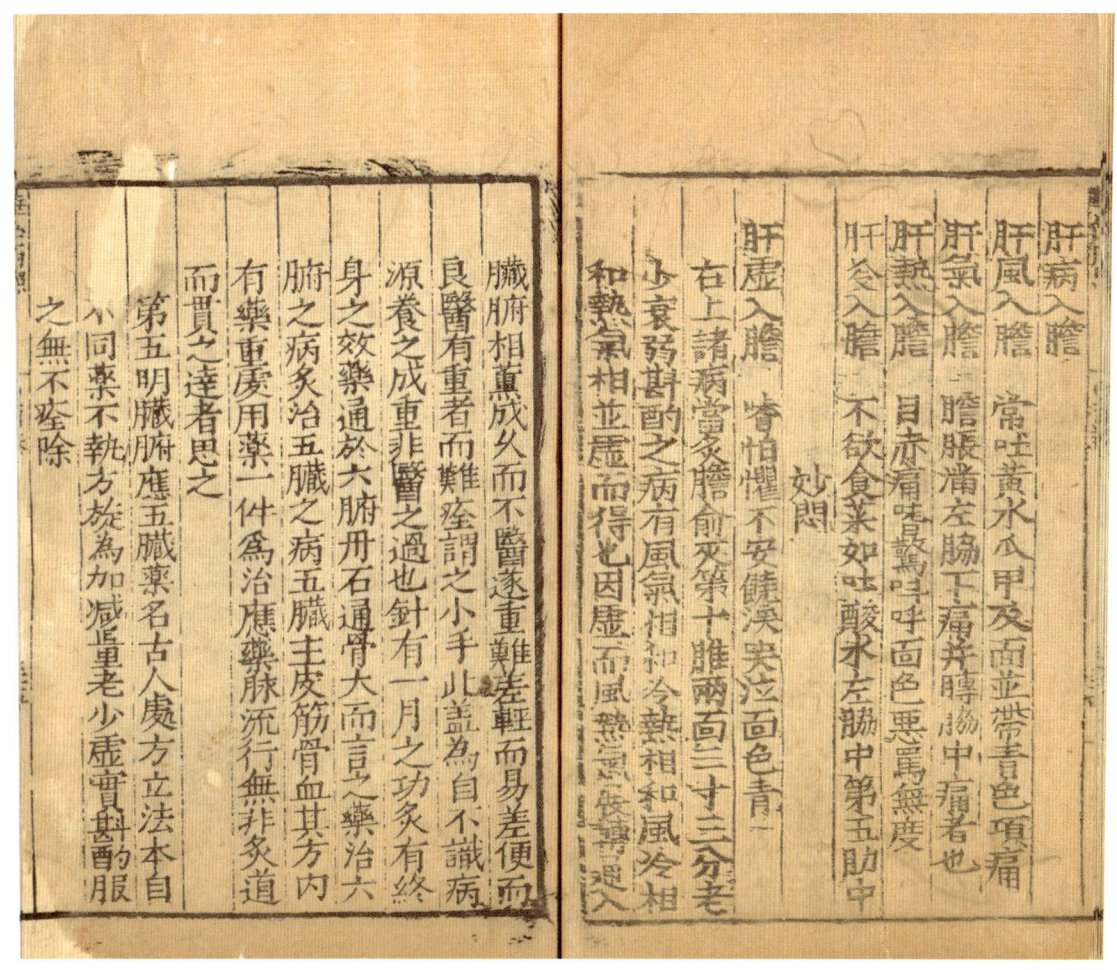

肝病入胆

肝风入胆，常吐黄水，爪甲及面并带青色，项痛。

肝气入胆，胆胀满，左胁下痛，并膊胁中痛者也。

肝热入胆，目赤痛，嗜惊叫呼，面色，恶骂无度。

肝冷入胆，不欲食菜，如吐酸水，左胁中第五肋中妨①闷。

肝虚入胆，嗜怕惧不安，饶泪哭泣，面色青。

右上诸病，当灸胆俞，夹第十椎两面三寸三分，老少衰弱斟酌之。病有风气相和，冷热相和，风冷相和，热气相并，虚而得也。因虚而风热气展转通入，脏腑相薰，成久而不医，遂重难差。轻而易差，便而良医。有重者而难痊，谓之小手。此盖为自不识病源，养之成重，非医之过也。针有一月之功，灸有终身之效，药通于六腑，丹石通骨。大而言之，药治六腑之病，灸治五脏之病，五脏主皮、筋、骨、血。其方内有药重处，用药一件为治，应药脉流行，无非灸道，而贯之，达者思之。

第五明脏腑应五脏药名

古人处方立法，本自不同，药不执方，旋为加减，量老少虚实，斟酌服之，无不痊除。

① 妨：原作"妙"，据胡文焕校刻本改。

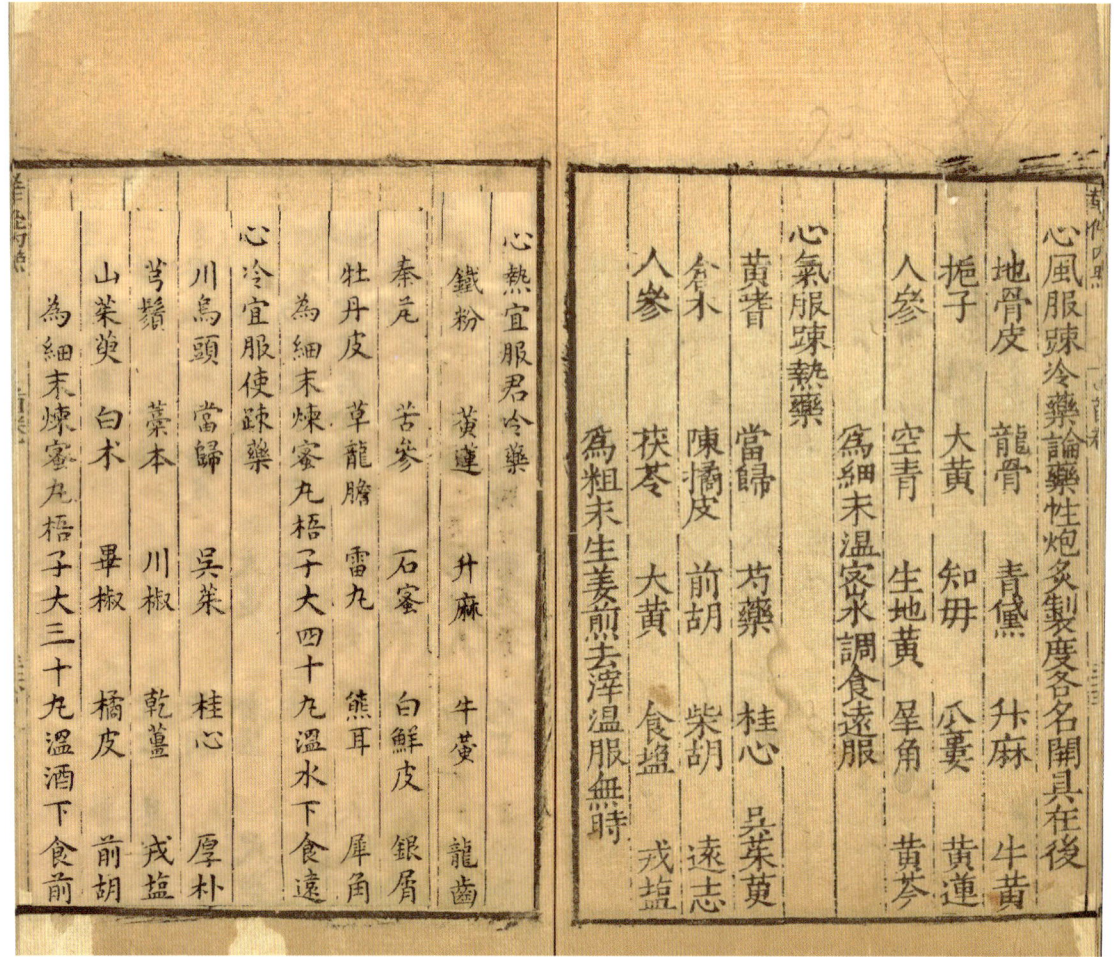

心风服疏冷药，论药性炮炙制度，各名开具在后。

地骨皮、龙骨、青黛、升麻、牛黄、栀子、大黄、知母、瓜蒌、黄连、人参、空青、生地黄、犀角、黄芩，为细末，温蜜水调，食远服。

心气服疏热药

黄耆、当归、芍药、桂心、吴茱萸、苍术、陈橘皮、前胡、柴胡、远志、人参、茯苓、大黄、食盐、戎盐，为粗末，生姜煎去渣，温服无时。

心热宜服君冷药

铁粉、黄连、升麻、牛黄、龙齿、秦艽、苦参、石蜜、白鲜皮、银屑、牡丹皮、草龙胆、雷丸、熊耳、犀角，为细末，炼蜜丸梧子大，四十丸，温水下，食远。

心冷宜服使疏药

川乌头、当归、吴茱、桂心、厚朴、芎䓖、藁本、川椒、干姜、戎盐、山茱萸、白术、毕椒、橘皮、前胡，为细末，炼蜜丸梧子大，三十丸，温酒下，食前。

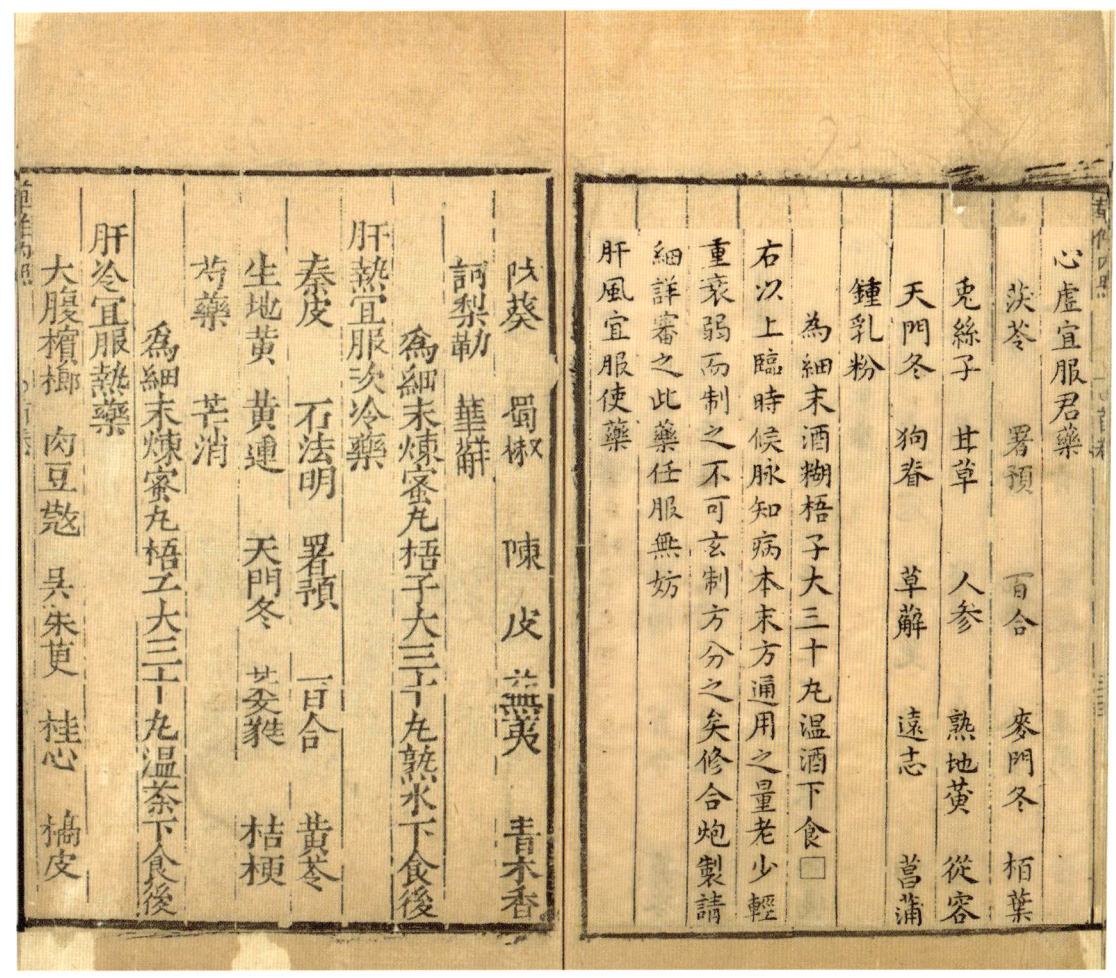

心虚宜服君药

茯苓、薯蓣、百合、麦门冬、柏叶、菟丝子、甘草、人参、熟地黄、苁蓉、天门冬、狗脊、草薢、远志、菖蒲、钟乳粉，为细末，酒糊梧子大，三十丸，温酒下，食□。

上以上临时候脉，知病本末，方通用之，量老少、轻重、衰弱而制之。不可玄制方分之矣，修合炮制，请细详审之，此药任服无妨。

肝风宜服使药

防葵①、蜀椒、陈皮、芫荑、青木香、诃黎勒、荜拨，为细末，炼蜜丸，梧子大，三十丸，熟水下，食后。

肝热宜服次冷药

秦皮、石决明、薯蓣、百合、黄芩、生地黄、黄连、天门冬、葳蕤、桔梗、芍药、芒硝，为细末，炼蜜丸梧子大，三十丸，温茶下，食后。

肝冷宜服热药

大腹槟榔、肉豆蔻、吴茱萸、桂心、橘皮、

---

① 防葵：此上胡文焕校刻本有"京三棱、鳖甲、吴茱萸、郁李仁、大黄"五味。

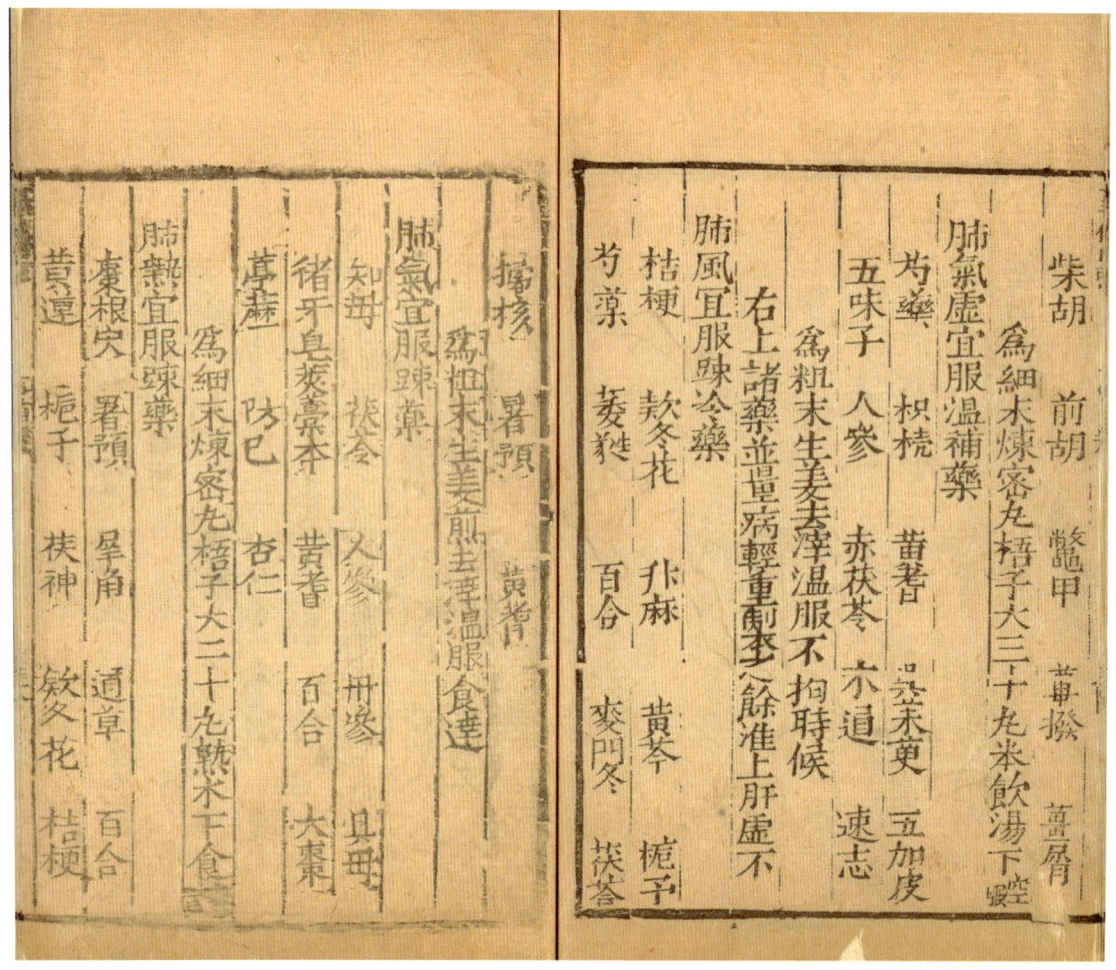

柴胡、前胡、鳖甲、荜拨、姜屑为细末，炼蜜丸，梧子大，三十丸，米饮汤下，空服。

肝气虚[1]宜服温补药

芍药、枳壳、黄耆、吴茱萸、五加皮、五味子、人参、赤茯苓、木通、远志，为粗末生姜去滓，温服，不拘时候。

右上诸药，并量病轻重制之，余准上，肝虚不叙。

肺风宜服疏冷药

桔梗、款冬花、升麻、黄芩、栀子、芍药、葳蕤、百合、麦门冬、茯苓、橘核、薯蓣、黄耆，为粗末，生姜煎，去滓，温服，食远。

肺气宜服疏药

知母、茯苓、人参、丹参、贝母、猪牙皂荚、藁本、黄耆、百合、大枣、葶苈、防己、杏仁，为细末，炼蜜丸，梧子大，二十丸，熟水下，食远。

肺热宜服疏药

枣根皮、薯蓣、犀角、通草、百合、黄连、栀子、茯神、款冬花、桔梗、

[1] 肝气虚：原作"肺气虚"，据上下文义改。

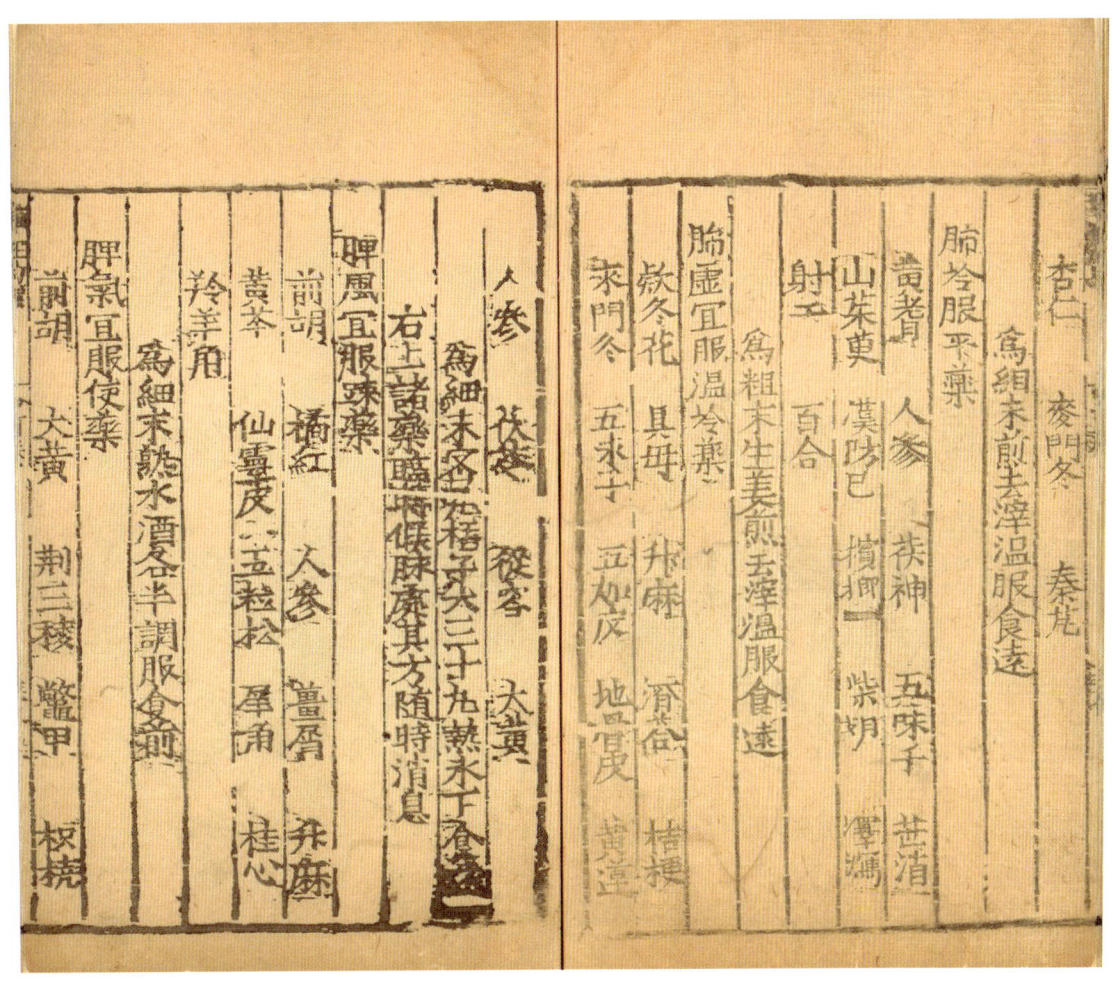

杏仁、麦门冬、秦艽，为细末，煎去滓，温服，食远。

肺冷服平药

黄耆、人参、茯神、五味子、芒硝、山茱萸、汉防己、槟榔、柴胡、泽泻、射干，百合，为粗末，生姜煎，去滓，温服，食远。

肺虚宜服温冷药

款冬花、贝母、升麻、百合、桔梗、麦门冬、五味子、五加皮、地骨皮、黄连、人参、茯苓、苁蓉、大黄，为细末，蜜丸梧子大，三十丸，热水下，食远。

右上诸药，临时，候脉处其方，随时消息。

脾风宜服疏药

前胡、橘红、人参、姜屑、升麻、黄芩、仙灵脾、五粒松、犀角、桂心、羚羊角，为细末，熟水酒各半调服，食前。

脾气宜服使药

前胡、大黄、荆三棱、鳖甲、枳壳、

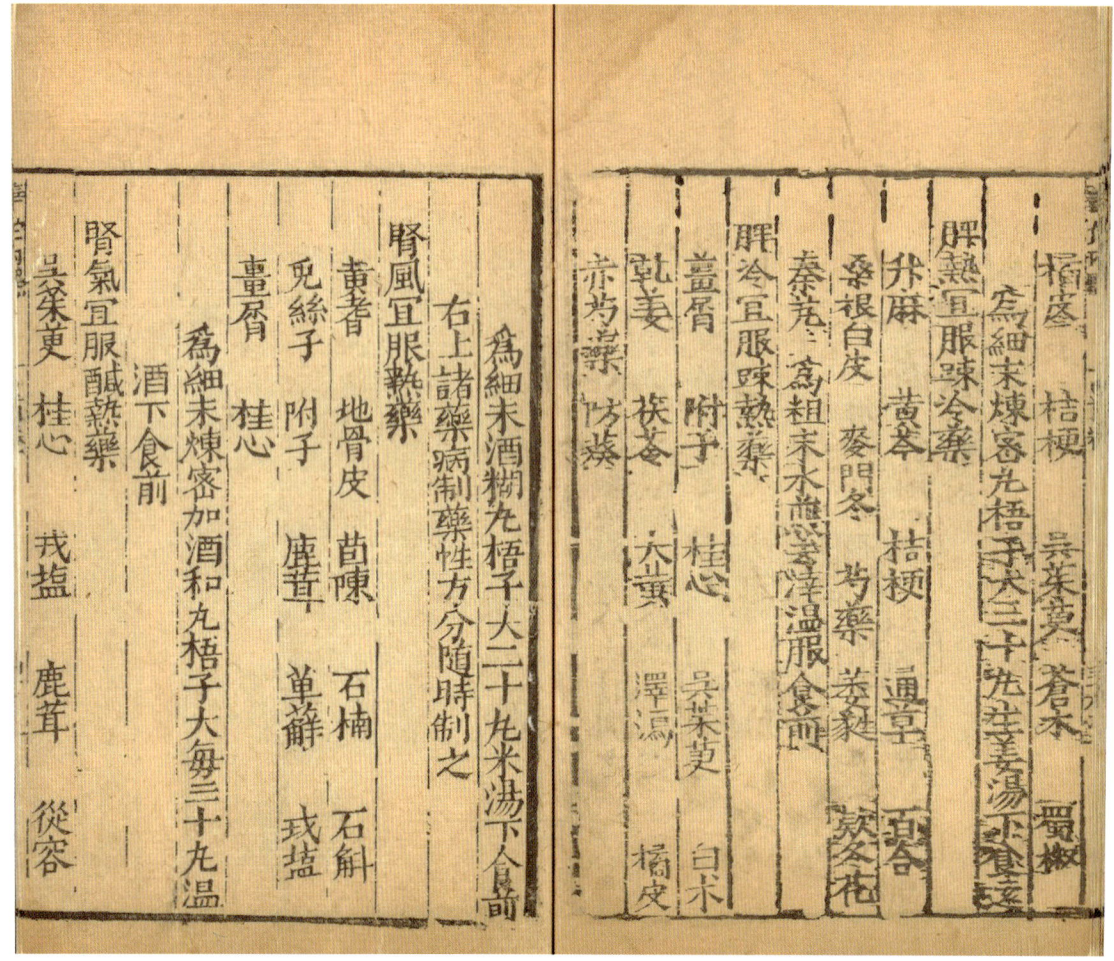

橘皮、桔梗、吴茱萸、苍术、蜀椒，为细末，炼蜜丸梧子大，三十丸，生姜汤下，食远。

脾热宜服疏冷药

升麻、黄芩、桔梗、通草、百合、桑根白皮、麦门冬、芍药、葳蕤、款冬花、秦艽，为粗末，水煎去滓，温服，食前。

脾冷宜服疏热药

姜屑、附子、桂心、吴茱萸、白术、干姜、茯苓、大黄、泽泻、橘皮、赤芍药、防葵，为细末，酒糊丸梧子大，二十丸，米汤下，食前。

右上诸药，病制药性方分，随时制之。

肾风宜服热药

黄耆、地骨皮、茵陈、石楠、石斛、菟丝子、附子、鹿茸、萆薢、戎盐、姜屑、桂心，为细末，炼蜜加酒和丸，梧子大，每三十丸，温酒下，食前。

肾气宜服咸热药

吴茱萸、桂心、戎盐、鹿茸、苁蓉、

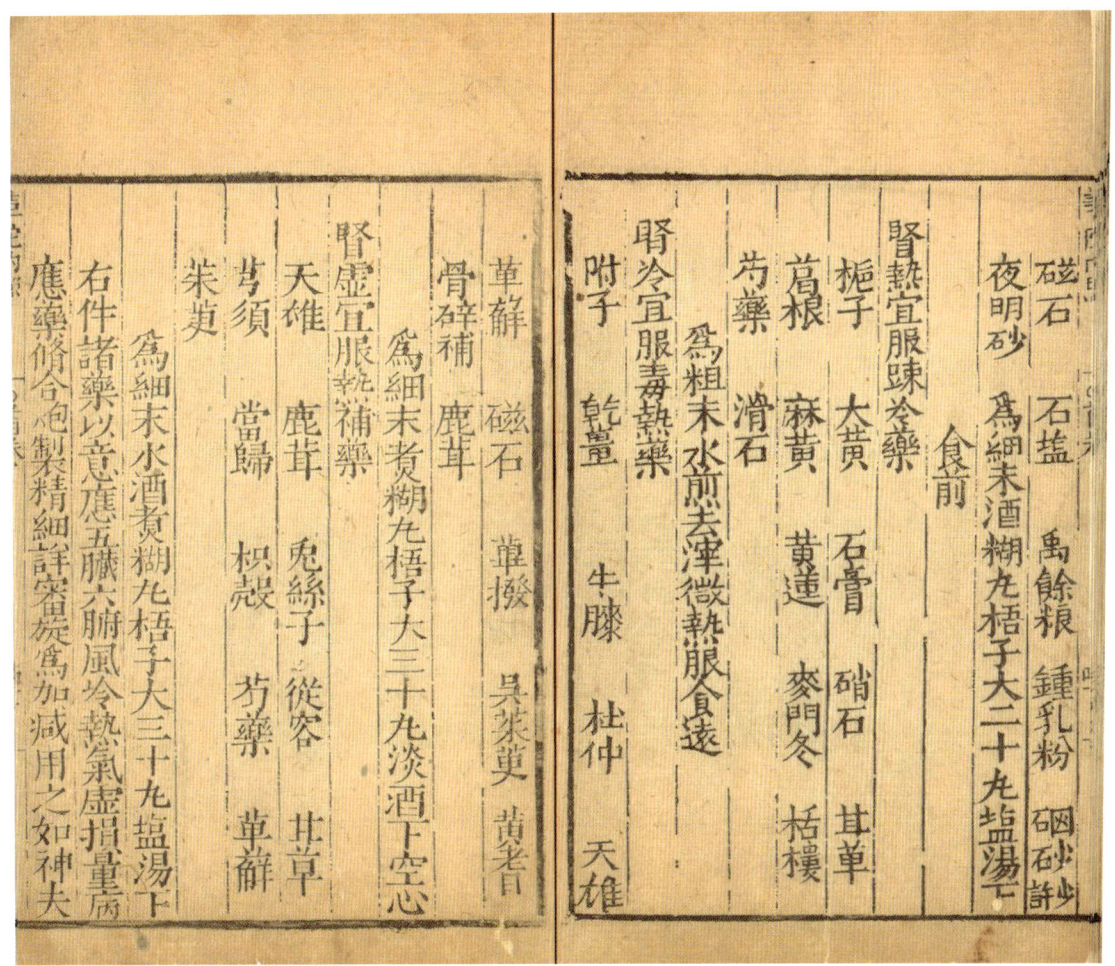

磁石、石盐、禹余粮、钟乳粉、硇砂少许、夜明砂，为细末，酒糊丸，梧子大，二十丸，盐汤下，食前。

肾热宜服疏冷药

栀子、大黄、石膏、硝石、甘草、葛根、麻黄、黄连、麦门冬、栝蒌、芍药、滑石，为粗末，水煎去滓，微热服，食远。

肾冷宜服毒热药

附子、干姜、牛膝、杜仲、天雄、萆薢、磁石、筚拨、吴茱萸、黄耆、骨碎补、鹿茸，为细末，煮糊丸，梧子大，三十丸，淡酒下，空心。

肾虚宜服热补药

天雄、鹿茸、菟丝子、苁蓉、甘草、芎须、当归、枳壳、芍药、萆薢、茱萸，为细末，水酒煮糊丸，梧子大，三十丸，盐汤下。

上件诸药，以意应五脏六腑，风冷热气，虚损，量病应药，修合炮制，精细详审，旋为加减，用之如神。夫

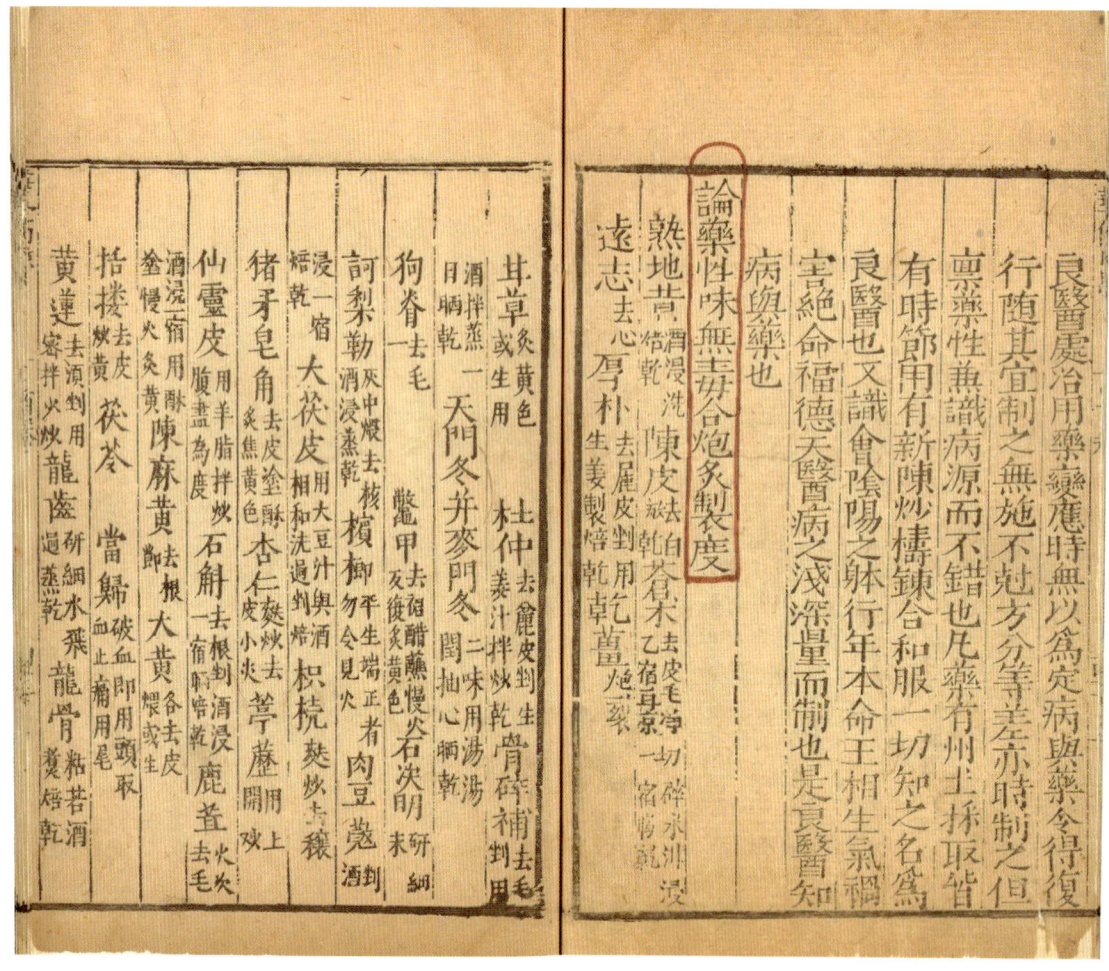

良医处治,用药变应时无以为定,病与药令得复行,随其宜制之,无施不克。方分等差,亦时制之。但禀药性,兼识病源,而不错也。凡药有州土,采取皆有时节,用有新陈,炒、捣、炼、合、和、服,一切知之,名为良医也。又识会阴阳之体,行年本命,王相生气,祸害绝命,福德天医,病之浅深,量而制也,是良医知病与药也。

论药性味无毒合炮炙制度

熟地黄酒浸洗焙干　陈皮去白晒干　苍术去皮毛净,切碎,米泔浸一宿,再凉一宿,晒干　远志去心　厚朴去尘、皮,剉,用生姜制焙干　干姜炮制　甘草炙黄色或生用　杜仲去尘,皮剉,生姜汁拌炒干　骨碎补去毛剉,用酒拌,蒸一日晒干　天门冬并麦门冬二味用汤汤润,抽心晒干　狗脊去毛,剉,酒浸一宿晒干①　鳖甲去裙,醋蘸,慢火反复炙黄色　石决明研细末　诃梨勒灰中煨,去核,酒浸蒸干　槟榔平生端正者,勿令见火　肉豆蔻剉,酒浸一宿,焙干　大腹皮用大豆汁与酒相和,洗过剉焙　枳壳麸炒去瓤　猪牙皂角去皮,涂酥,炙焦黄色　杏仁麸炒去皮小尖　葶苈用上开炒　仙灵皮用羊脂拌,炒脂尽为度　石斛去根剉,酒浸一宿,晒,焙干　鹿茸火次去毛,酒浸一宿,用酥涂,慢火炙黄　陈麻黄去根节　大黄各去皮,煨或生　栝楼去皮炒黄　茯苓　当归破血,即用头取血止,痛用尾　黄连去须,剉,用蜜拌少炒　龙齿研细,水飞过,蒸干　龙骨粘舌,酒煮,焙干

① 剉,酒浸一宿晒干:原作"一",据康熙抄绘本改、补。

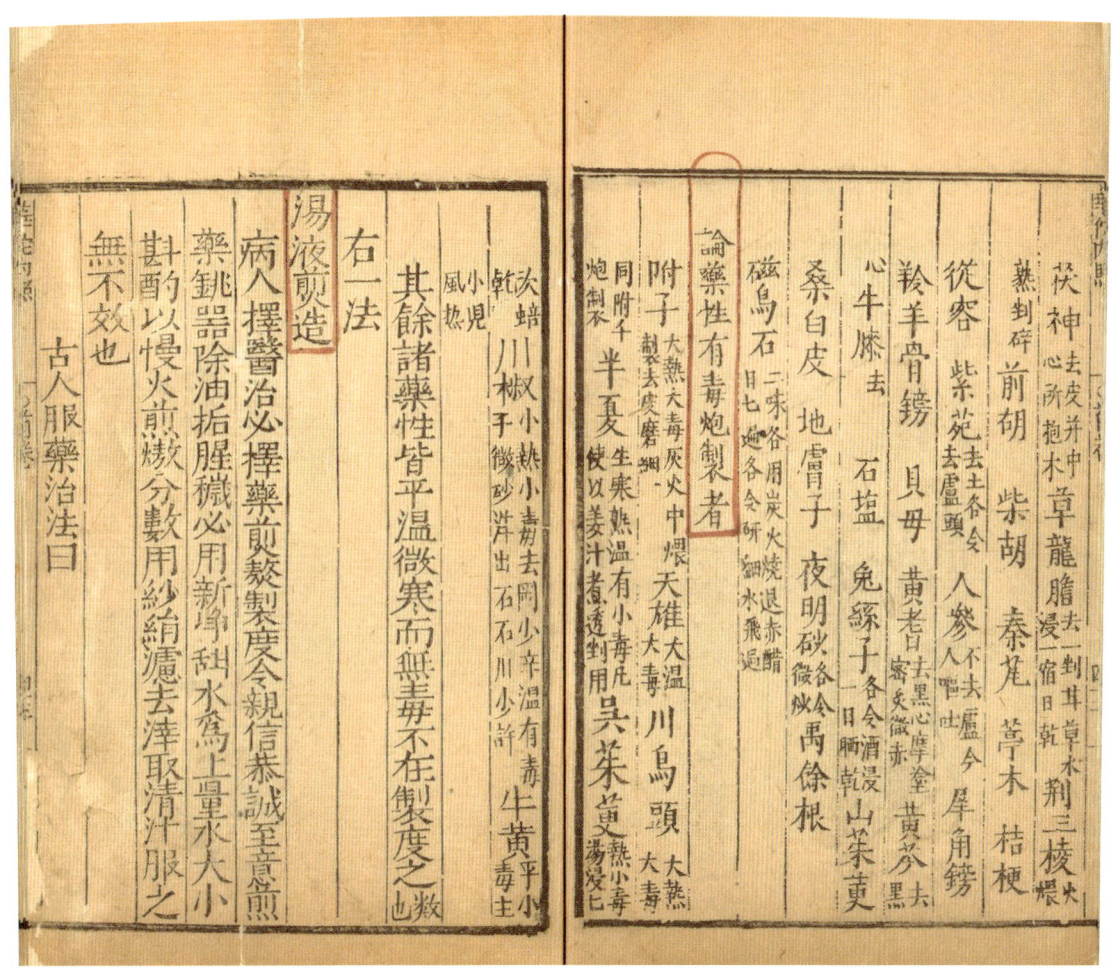

茯神去皮并中心所抱木　草龙胆去一剉,甘草水浸一宿,日干　荆三棱火煨熟,剉碎　前胡　柴胡　秦艽　藁本　桔梗　苁蓉　紫苑去土,各令去芦头　人参不去芦令人呕吐　犀角镑　羚羊角镑　贝母　黄耆去黑心,摩涂蜜,炙微赤　黄芩去黑心　牛膝去　石盐　菟丝子各令酒浸一日,晒干　山茱萸　桑白皮　地肤子　夜明砂各令微炒　禹余粮　磁乌石二味,各用炭火烧通①赤,醋蘸②七遍,各令研细,水飞过。

论药性有毒炮制者

附子大热大毒,灰火中煨,制,去皮,磨细　天雄大温大毒　川乌头大热大毒,同附子炮制　半夏生寒熟温,有小毒。凡使以姜汁煮透,剉用　吴茱萸热,小毒,汤浸七次,焙干　川椒小热小毒,去子,微炒,汗出　硇砂辛温有毒,用少许　牛黄平,小毒,主小儿风热。

其余诸药,性皆平温,微寒而无毒,不在制度之数也。

上一法

汤液煎造

病人择医治,必择药煎熬,制度令亲信恭诚至意。煎药铫器,除油垢腥秽,必用新净甜水为上。量水大小,斟酌以慢火煎熬分数,用纱绢滤去滓,取清汁服之,无不效也。

古人服药治法曰

---
① 通:原作"退",据康熙抄绘本改。
② 蘸:原作"日",据康熙抄绘本改。

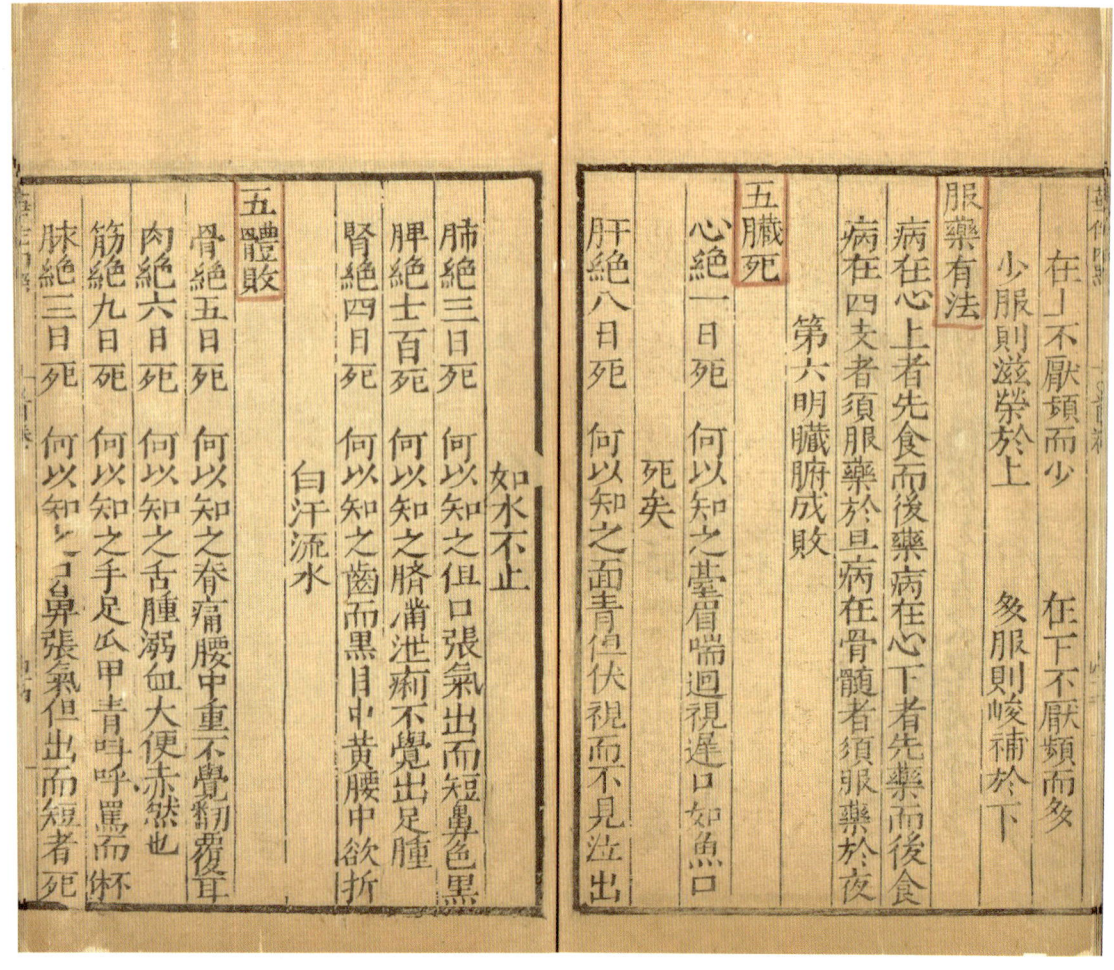

在上,不厌频而少;在下,不厌频而多。少服,则滋荣于上;多服,则峻补于下。

服药有法

病在心上者,先食而后药;病在心下者,先药而后食。病在四肢者,须服药于旦;病在骨髓者,须服药于夜。

第六明脏腑成败

五脏死

心绝一日死,何以知之?台眉喘,回视迟,口如鱼口死矣。

肝绝八日死,何以知之?面青,但伏视而不见,泣出如水不止。

肺绝三日死,何以知之?但口张气出而短,鼻色黑。

脾绝十二日死,何以知之?脐满,泄痢不觉出,足肿。

肾绝四日死,何以知之?齿面[1]黑,目中黄,腰中欲折,白汗流水。

五体败

骨绝五日死,何以知之?脊痛,腰中重,不觉翻覆耳。

肉绝六日死,何以知之?舌肿,溺血,大便赤,然也。

筋绝九日死,何以知之?手足爪甲青,叫呼骂而不休。

脉绝三日死,何以知之?口鼻张,气但出而短者死。

①面:原作"而",据康熙抄绘本改。

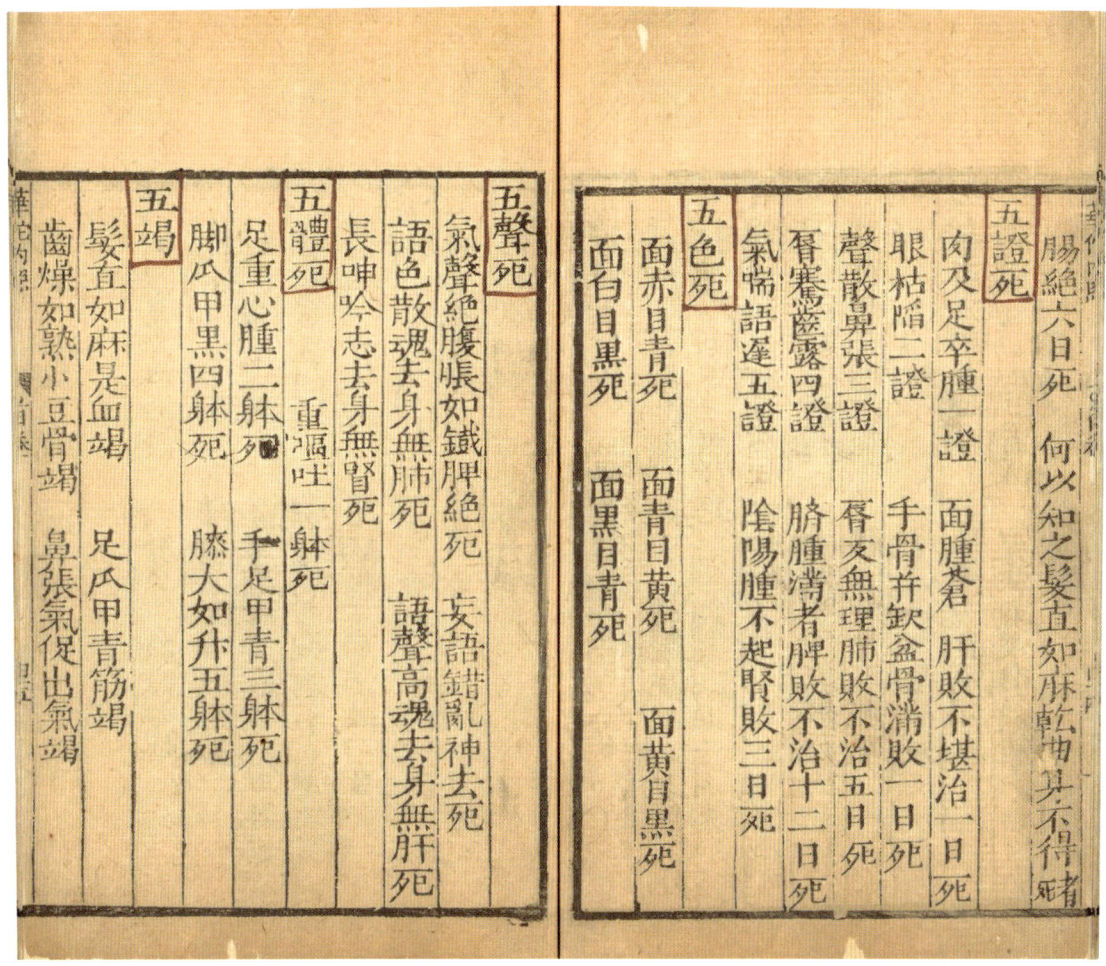

肠绝六日死，何以知之？发直如麻干，曲身不得者死。

五证死

肉及足卒肿一证。面肿苍黑①，肝败不堪治，一日死。

眼枯陷二证。手骨并缺盆骨满，败，一日死。

声散鼻张三证。唇反无理，肺败不治，五日死。

唇骞齿露四证。脐肿满者，脾败不治，十二日死。

气喘语迟五证。阴阳肿不起，肾败，三日死。

五色死

面赤目青死，面青目黄死，面黄目黑死，面白目黑死，面黑目青死。

五声死

气声绝，腹胀如铁，脾绝死。妄语错乱，神去死。语声散，魂去身，无肺死。语声高，魂去身，无肝死。长呻吟，志去身，无肾死。

五体死

重呕吐，一体死。足重心肿，二体死。手足甲青，三体死。脚爪甲黑，四体死。膝大如升，五体死。

五竭

发直如麻，是血竭。足爪甲青，筋竭。齿燥如熟小豆，骨竭。鼻张气促出，气竭。

---

①黑：原无，据康熙抄绘本补。

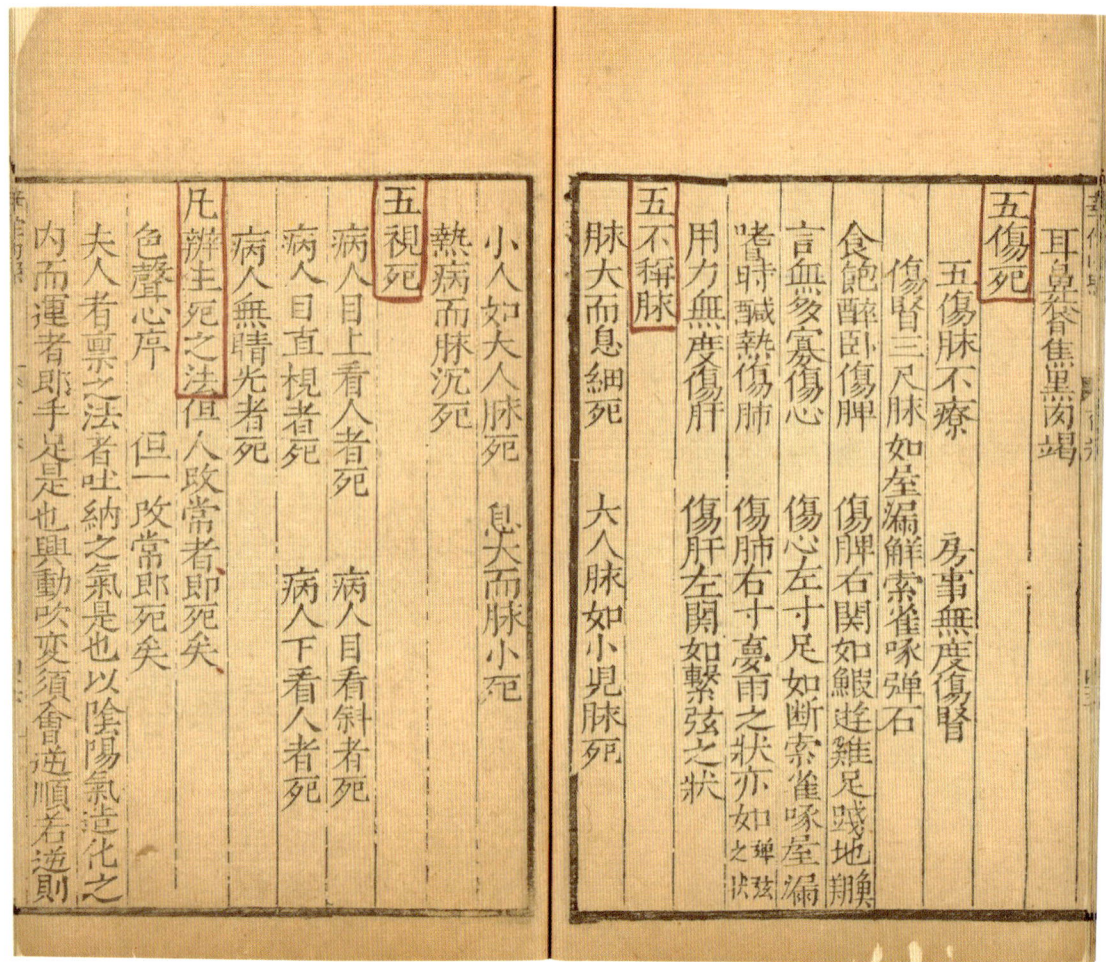

耳鼻唇焦黑，肉竭。

五伤死

五伤脉不疗。房事无度伤肾。伤肾，三尺脉如屋漏、解索、雀啄、弹石。

食饱醉卧伤脾。伤脾，右关如虾游、鸡足践地、鱼翔。

言无多寡伤心。伤心，左寸足如断索、雀啄、屋漏。

嗜食①咸热伤肺。伤肺，右寸梦雨之状，亦如弹弦之状。

用力无度伤肝。伤肝，左关如系弦之状。

五不称脉

脉大而息细死。大人脉如小儿脉死。小人如大人脉死。息大而脉小死。热病而脉沉死。

五视死

病人目上看人者死。病人目看斜者死。病人目直视者死。病人下看人者死。病人无睛光者死。

凡辨生死之法，但人改常者即死矣。

色、声，心、序，但一改常即死矣。

夫人者，禀之法者，吐纳之气是也。以阴阳气，造化之内，而运者，即手足是也。兴动吹变，须会逆顺，若逆则

---

①食：原作"时"，据康熙抄绘本改。

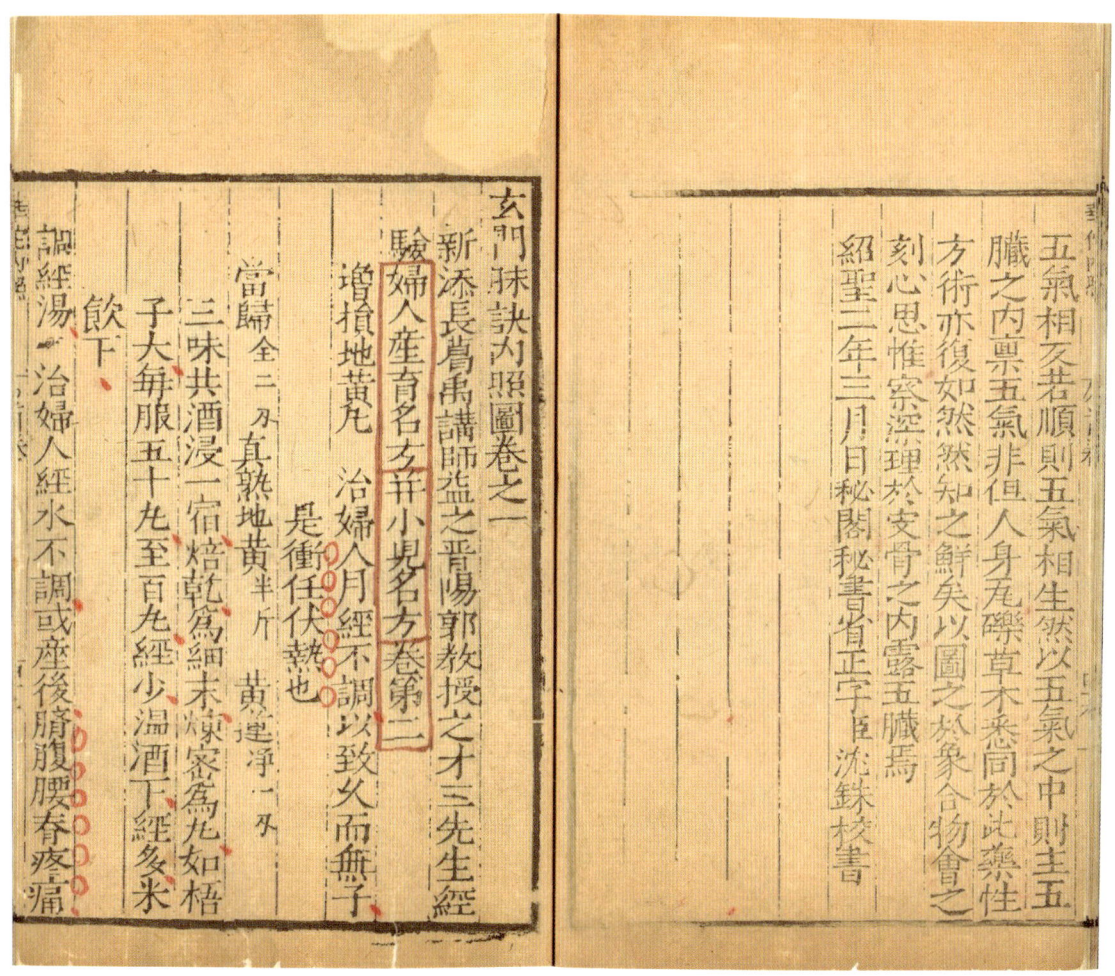

五气相反，若顺则五气相生。然以五气之中，则主五脏之内禀，五气非但人身，瓦砾草木悉同于此。药性方术亦复如然。然知之鲜矣！以图之于象，合物会之，刻心思惟，察深理于皮骨之内，露五脏焉。

绍圣二年三月日秘阁秘书省正字　臣　沈铢　校书

玄门脉诀内照图卷之一

新添长葛禹讲师益之晋阳郭教授之才三先生经验妇人产育名方并小儿名方卷第二

增损地黄丸：治妇人月经不调以致久而无子，是冲任伏热也。

当归全二两　真熟地黄半斤　黄连净一两

三味共酒浸一宿，焙干为细末，炼蜜为丸如梧子大，每服五十丸至百丸，经少温酒下，经多米饮下。

调经汤：治妇人经水不调，或产后脐、腹、腰、脊疼痛

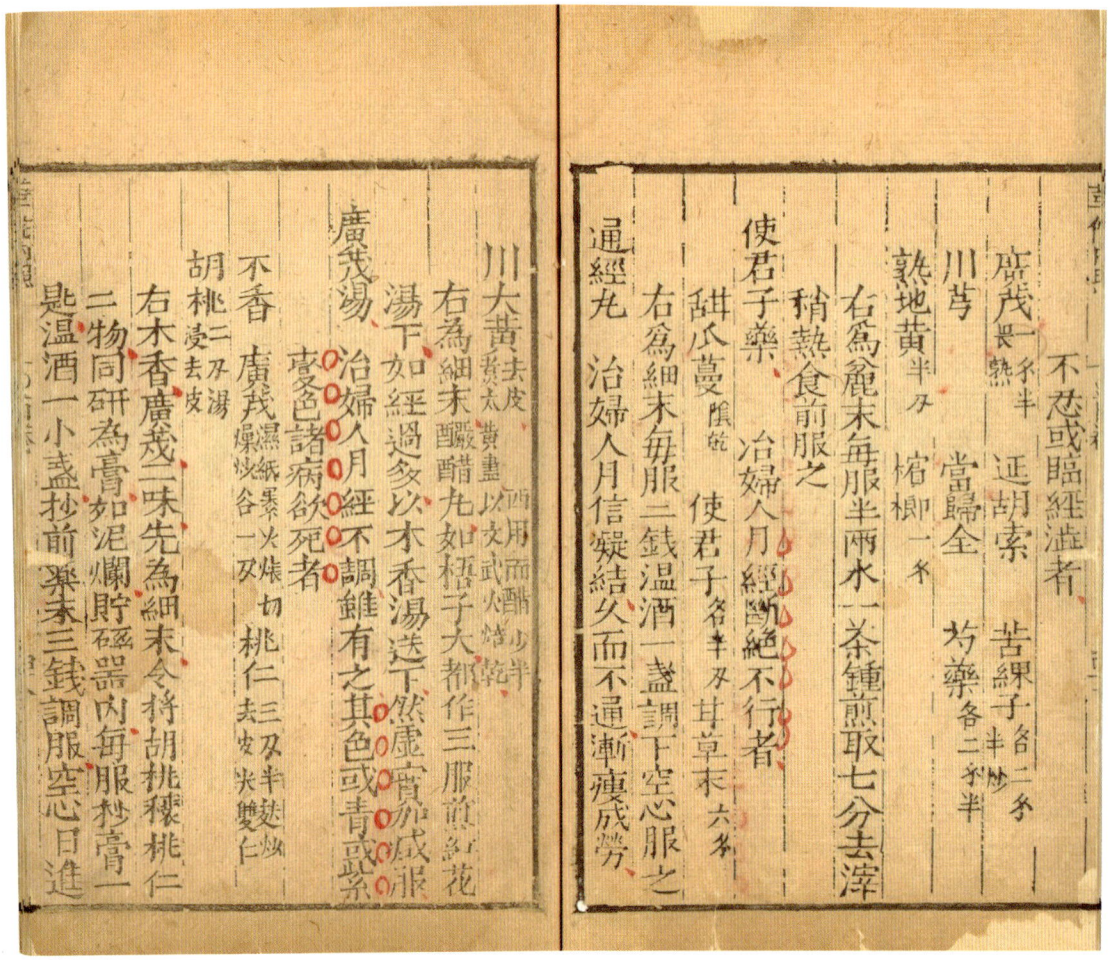

不忍，或临经涩者。

广茂一钱半，煨熟　延胡索　苦楝子各二钱半，炒　川芎　当归全　芍药各二钱半　熟地黄半两　槟榔一钱

上为尘末，每服半两，水一茶钟，煎取七分，去滓，稍热，食前服之。

使君子药：治妇人月经断绝不行者。

甜瓜蔓阴干　使君子各半两　甘草末六钱

上为细末，每服二钱，温酒一盏调下，空心服之。

通经丸：治妇人月信凝结，久而不通，渐瘦成劳。

川大黄去皮剉一两，用酽醋少半，煮大黄尽以文武火焙干

上为细末酽醋丸，如梧子大，都作三服煎，红花汤下，如经过多，以木香汤送下，然虚实加减服。

广茂汤：治妇人月经不调，虽有之，其色或青、或紫变色，诸病欲死者。

木香　广茂湿纸裹，火煨，切，燥炒，各一两　桃仁三两半，麸炒，去皮尖双仁　胡桃二两，汤浸去皮

上木香、广茂二味，先为细末，令将胡桃瓤、桃仁二物，同研为膏如泥烂，贮磁器内，每服抄膏一匙，温酒一小盏，抄前药末三钱，调服，空心日进

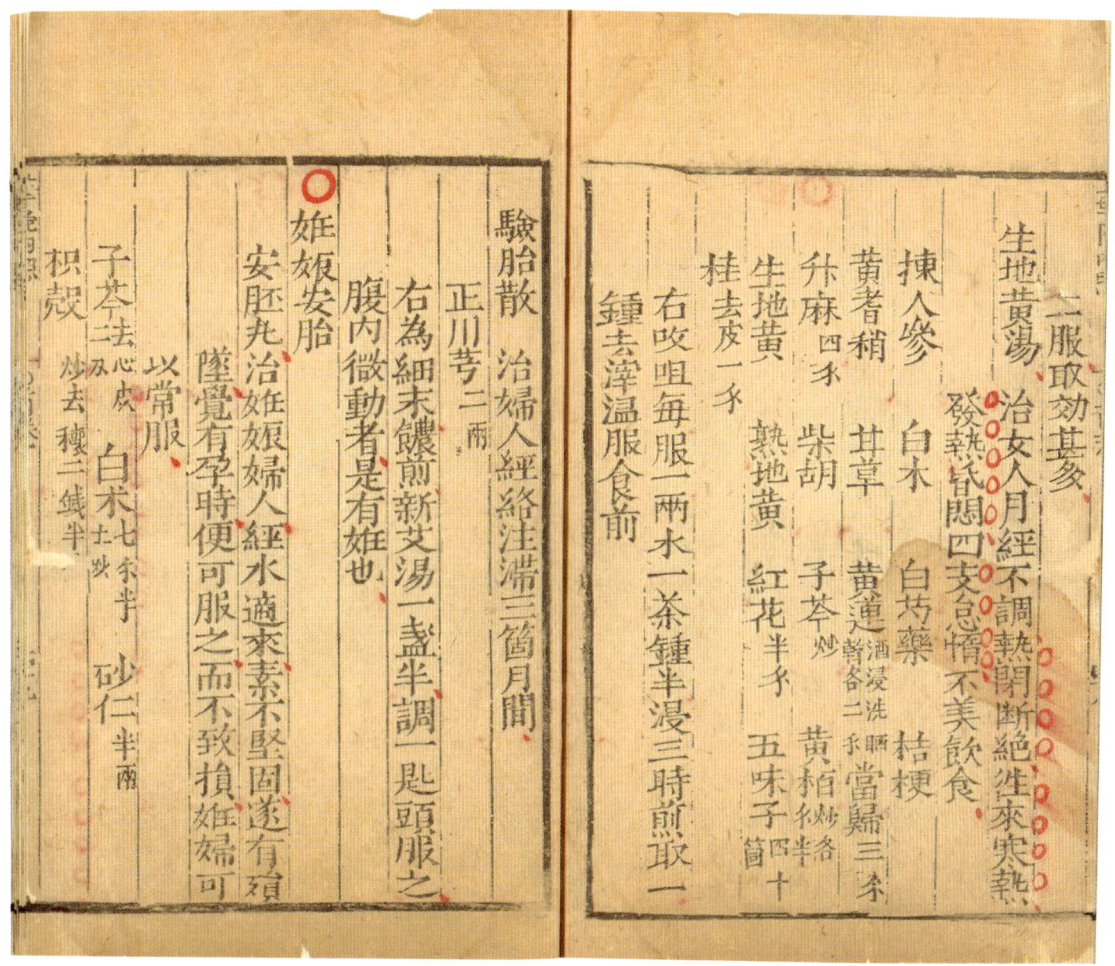

二服，取效甚多。

生地黄汤： 治女人月经不调，热闭断绝，往来寒热，发热昏闷，四肢怠惰，不美饮食。

陈人参　白术　白芍药　桔梗　黄耆梢　甘草　黄连酒浸洗，晒干，各二钱　当归三钱　升麻四钱　柴胡　子芩炒　黄柏炒，各钱半　生地黄　熟地黄　红花半钱　五味子四十个　桂去皮，一钱

上㕮咀，每服一两，水一茶钟半，浸三时，煎取一钟，去滓，温服，食前。

验胎散： 治妇人经络注滞三个月间。

正川芎二两

上为细末浓煎新艾汤一盏半，调一匙头服之，腹内微动者是有妊也。

妊娠安胎

安胎丸： 治妊娠妇人经水适来，素不坚固，遂有殒坠，觉有孕时，便可服之而不致损妊妇，可以常服。

子芩去心皮，二两　白术七钱半，土炒　砂仁半两　枳壳炒，去瓤，二钱半

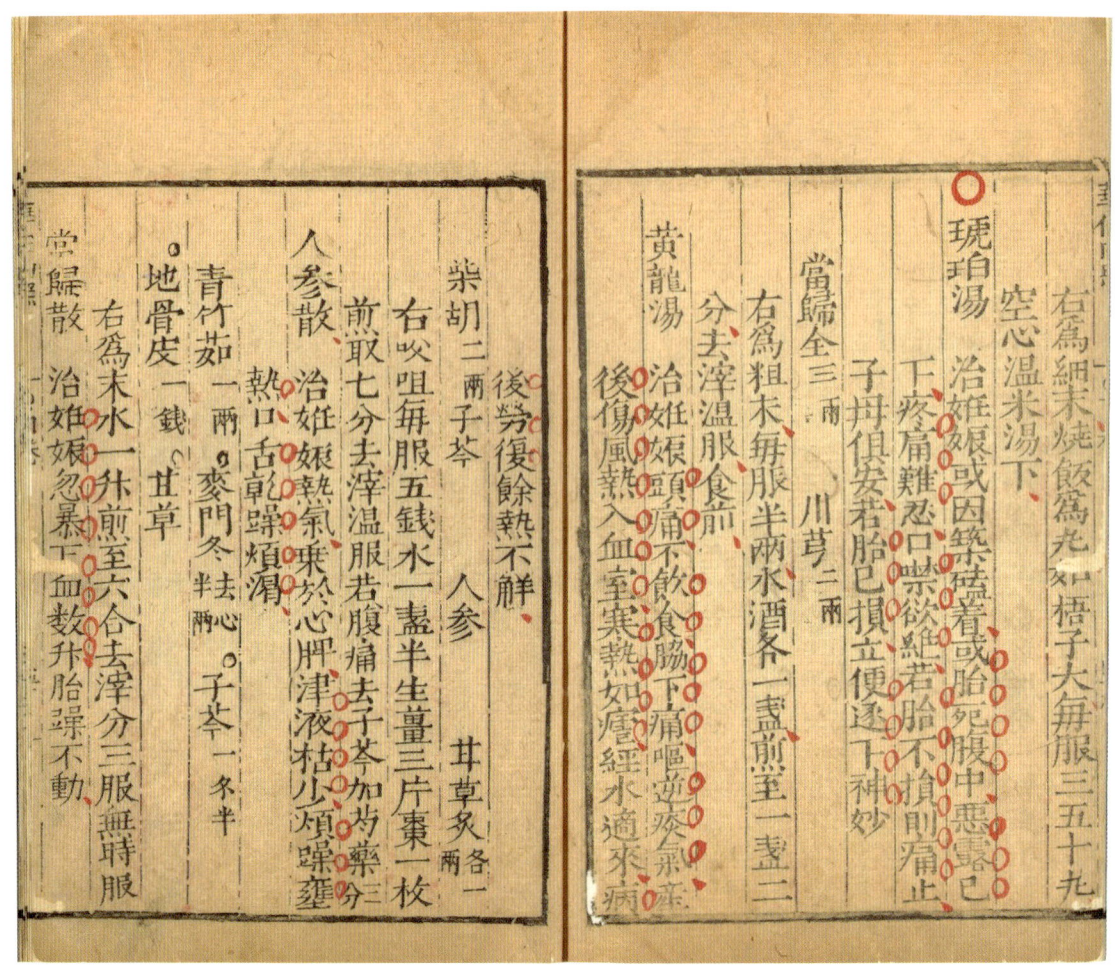

上为细末，烧饭为丸，如梧子大，每服三五十丸，空心温米汤下。

琥珀汤：治妊娠，或因筑磕着，或胎死腹中，恶露已下，疼痛难忍，口噤欲绝。若胎不损，则痛止，子母俱安。若胎已损，立便逐下，神妙。

当归全，三两　川芎二两

上为粗末，每服半两。水酒各一盏，煎至一盏二分，去滓，温服，食前。

黄龙汤：治妊娠头痛，不饮食，胁下痛，呕逆痰气，产后伤风，热入血室，寒热如疟，经水适来，病后劳复，余热不解。

柴胡二两　子芩　人参　甘草炙，各一两

上㕮咀，每服五钱，水一盏半，生姜三片，枣一枚，煎取七分，去滓，温服。若腹痛，去子芩加芍药三分。

人参散：治妊娠热气乘于心脾，津液枯少，烦燥壅热，口舌干燥，烦渴。

青竹茹一两　麦门冬去心，半两　子芩一钱半　地骨皮一钱　甘草

上为末，水一升，煎至六合，去滓，分三分服，无时服。

当归散：治妊娠，忽暴下血数升，胎躁不动。

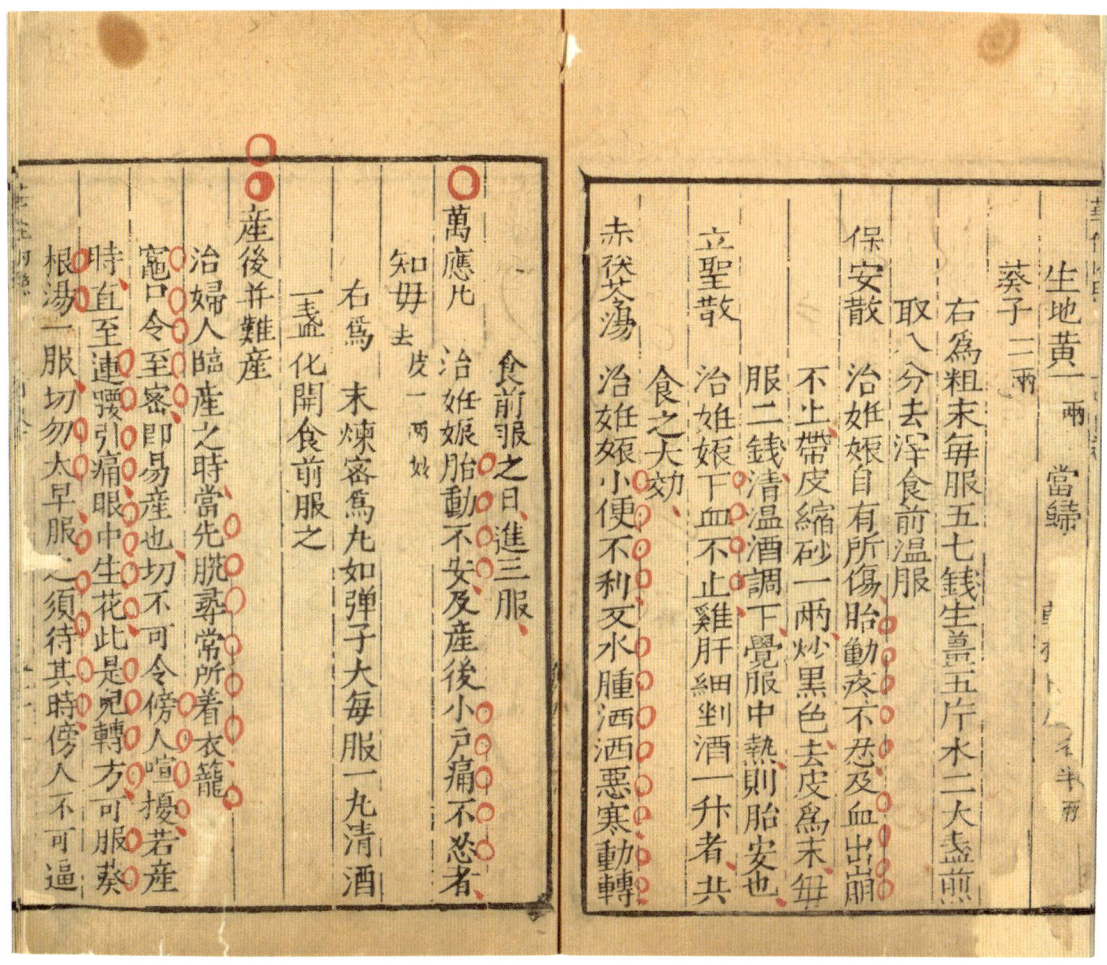

生地黄一两　当归　干榆白皮各半两　葵子二两

上为粗末，每服五七钱，生姜五片，水二大盏，煎取八分，去滓，食前温服。

保安散：治妊娠，目有所伤，胎动疼不忍，及血出崩不止。带皮缩砂一两，炒黑色，去皮为末，每服二钱，清温酒一盏调下，觉腹中热，则胎安也。

立圣散：治妊娠下血不止，鸡肝细剉，酒一升者，共食之，大效。

赤茯苓汤：治妊娠小便不利，及水肿，洒洒恶寒，动转。食前服之，日进三服。

万应丸：治妊娠胎动不安及产后小户痛不忍者。

知母去皮，一两，炒

上为细末，炼蜜为丸，如弹子大，每服一丸，清酒[1]一盏化开，食前服之。

产后并难产

治妇人临产之时，当先脱寻常所着，衣笼灶头及灶口，令至密即易产也，切不可令旁人喧扰，若产时直至连腰引痛，眼中生花，此是见转方可服，葵根汤一胀，切勿太早，服之须待其时，旁人不可逼

---

[1]清酒：《卫生宝鉴》卷十八作"温酒"。

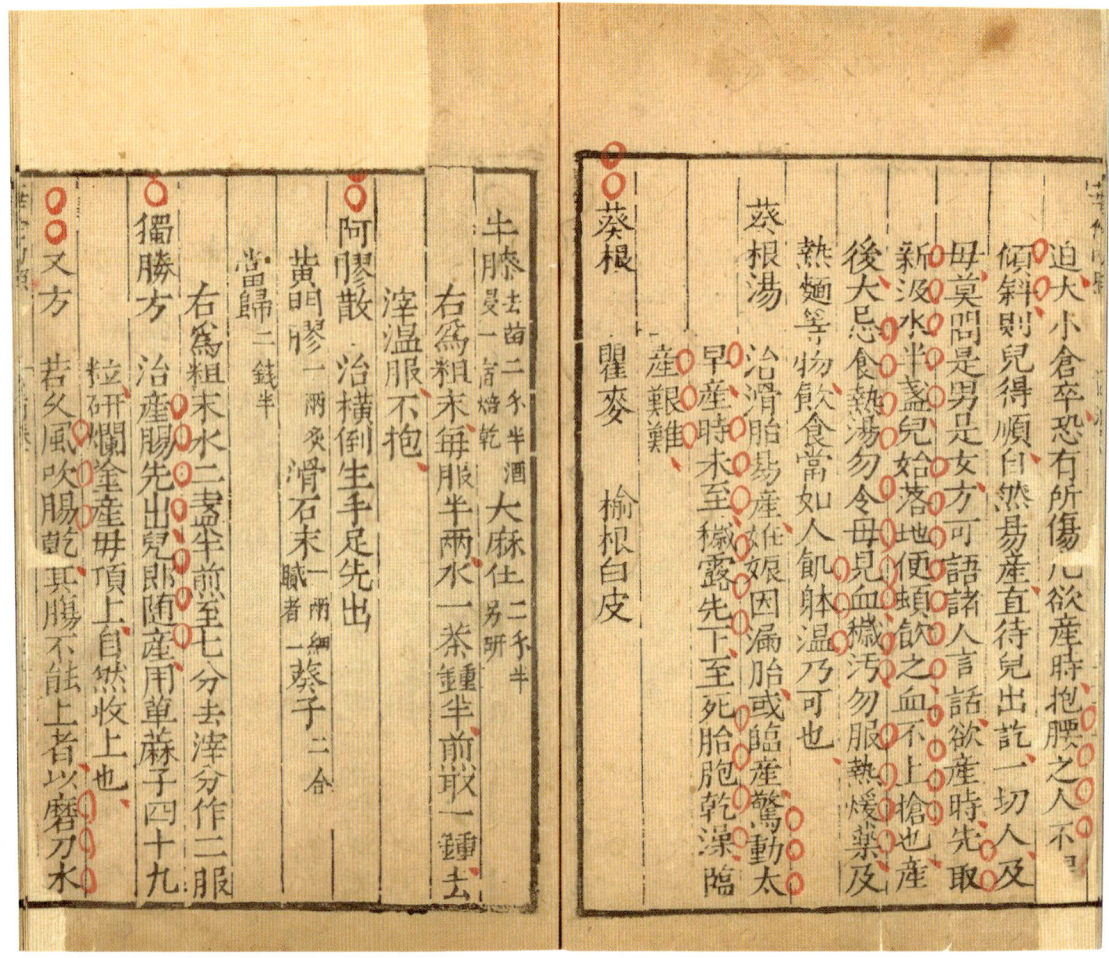

迫，大小仓卒，恐有所伤，几欲产时，抱腰之人不可倾斜，则儿得顺自然易产，直待儿出，讫一切人及母莫问是男是女，方可语诸人言话，欲产时先取新汲水半盏，儿始落地，便顿饮之血不上抢也，产后大忌食热汤，勿令母见血秽污，勿服热暖药及热面等物，饮食当如人肌体温乃可也。

葵根汤：治滑胎易产，妊娠因漏胎或临产，惊动太早，产时未至，秽露先下，至死胎胞干燥，临产艰难。

葵根　瞿麦　榆根白皮　木通半两，剉①　牛膝去苗，二钱半，酒浸一宿，焙干　大麻仁二钱半，另研

上为粗末，每服半两，水一茶钟半，煎取一钟，去滓，温服不抱。

阿胶散：治横倒生，手足先出。

黄明胶一两，炙　滑石末一两，细腻者　葵子二合　当归二钱半

上为粗末，水二盏半，煎至七分，去滓，分作二服。

独胜方：治产肠先出，儿即随产，用蓖麻子四十九粒，研烂涂产母顶上，自然收上也。

又方：若久风吹肠干，其肠不能上者，以磨刀水

---

①木通半两剉：此五字底本缺字，据《太平圣惠方》卷七十七补。又，此前三味药剂量，《圣惠方》作"各一两"。

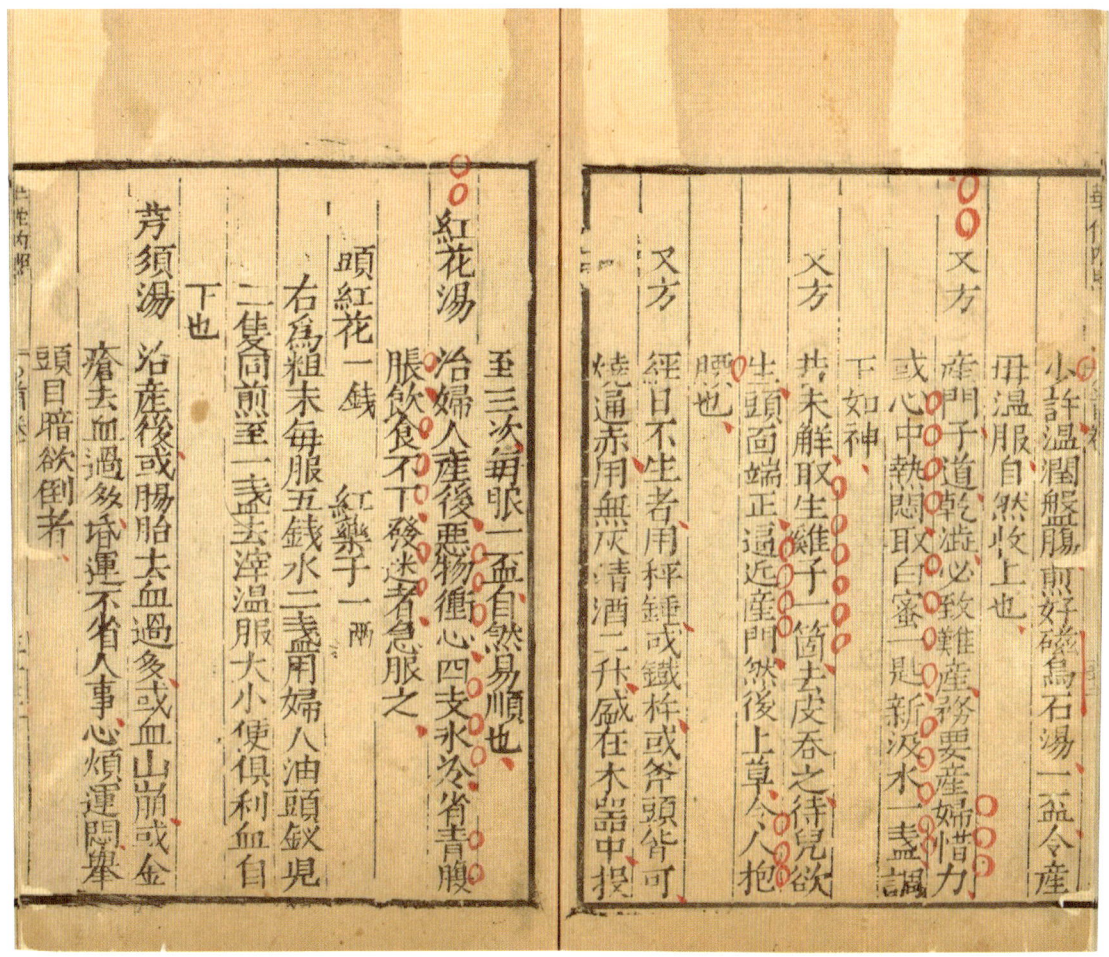

少许，温润盘肠，煎好磁乌石汤一盃，令产母温服，自然收上也。

又方：产门子道干涩，必致难产，务要产妇惜力或心中热闷，取白蜜一匙，新汲水一盏，调下如神。

又方：若未解取生鸡子一个，去皮，吞之，待见欲生，头面端正，逼近产门，然后上草，令人抱腰也。

又方：经日不生者，用秤锤、或铁杵、或斧头皆可烧通赤，用无灰清酒二升，盛在木器中，投至三次，每服一盃，自然易顺也。

红花汤：治妇人产后恶物冲心，四肢水冷，省青腹胀，饮食不下，发迷者急服之。

头红花一钱　红叶子一两

上为粗末，每服五钱，水二盏，用妇人油头钗儿两双，同煎至一盏，去滓，温服，大小便俱利，血自下也。

芎须汤：治产后或肠胎去血过多、或血山崩、或金疮去血过多，昏运，不省人事，心烦运闷，举头目暗欲倒者。

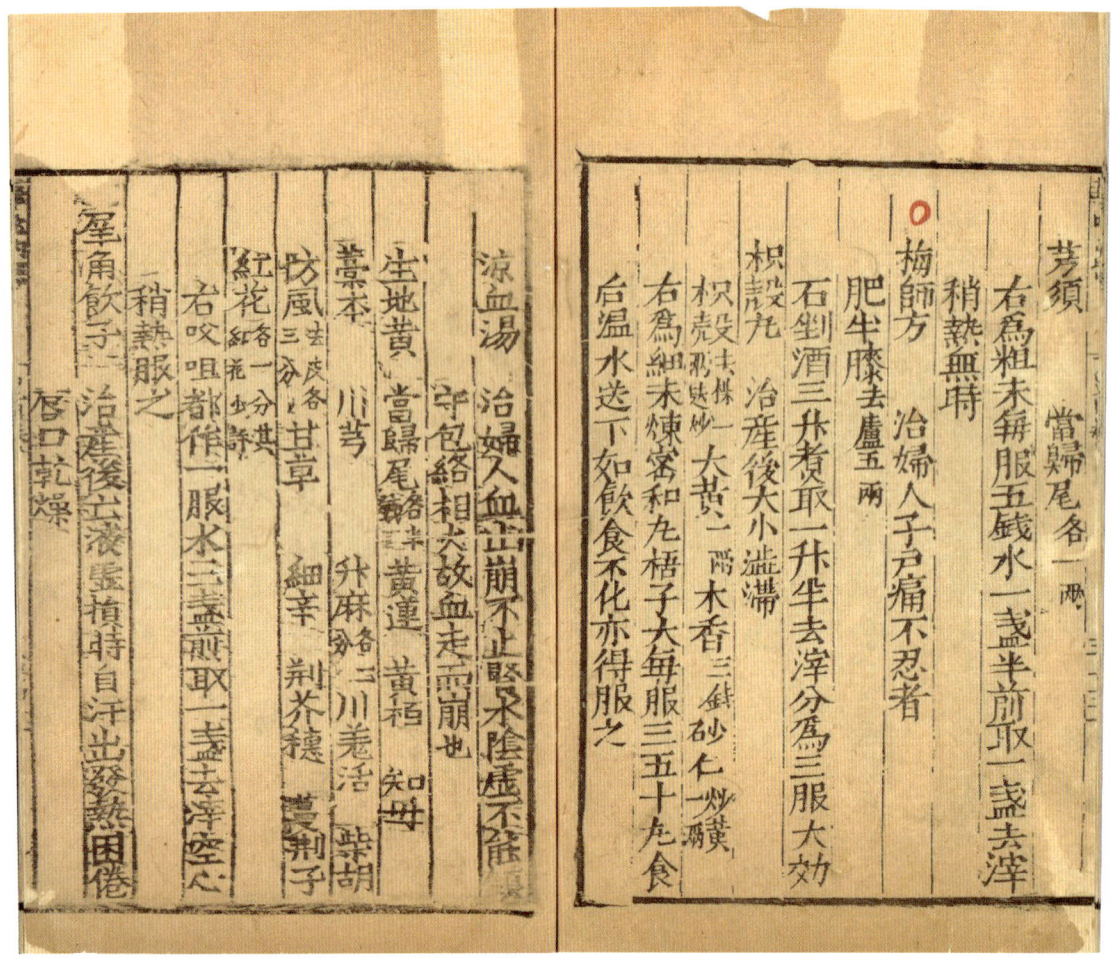

芎须　当归尾各一两

上为粗末，每服五钱，水一盏半，煎取一盏，去滓，稍热无时。

梅师方：治妇人子户痛不忍者。

肥牛膝去芦，五两

上剉，酒三升，煮取一升半，去滓，分为三服，大效。

枳壳丸：治产后大小涩滞。

枳壳去芦，一两，麸炒　大黄一两　木香三钱　砂仁炒黄，一两

上为细末，炼蜜和丸，梧子大，每服三五十丸，食后温水送下，如饮食不化，亦得服之。

凉血汤：治妇人血山崩不止，肾水阴虚不能镇守，包络相火，故血走而崩也。

生地黄　当归尾各半钱　黄连　黄柏　知母　藁本　川芎　升麻各二分　川羌活　柴胡

防风去皮，各三分　甘草　细辛　荆芥穗　蔓荆子　红花各一分，其红花少许。

上㕮咀，都作一服，水三盏，煎取一盏，去滓，空心稍热服之。

犀角饮子：治产后亡液虚损，时自汗出，发热困倦，唇口干燥。

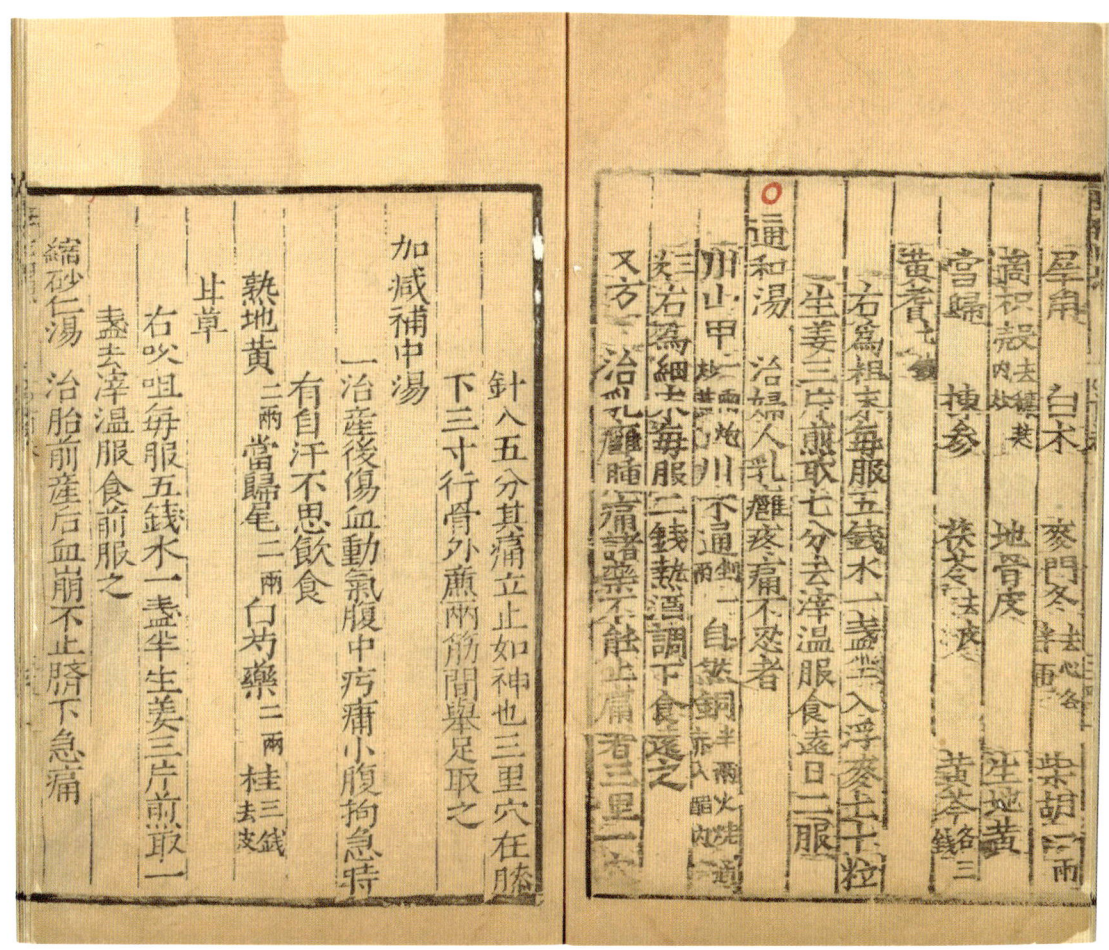

犀角　白术　麦门冬去心,各半两　柴胡一两　商枳壳去瓤,麸内炒　地骨皮　生地黄　当归　揀参　茯苓去皮　黄芩各三钱　黄耆七钱

上为粗末，每服五钱，水一盏半，入浮麦七十粒，生姜三片，煎取七分，去滓，温服，食远日二服。

通和汤：治妇人乳痛，疼痛不忍者。

穿山甲一两,炮炒黄　川木通剉,一两　自然铜半两,火烧通赤,入醋内三次

上为细末，每服二钱，热酒调下，食远之。

又方：治乳痈肿痛，诸药不能止痛者，三里一穴，针入五分，其痛立止，如神也。三里穴在膝下三寸，行骨外廉两筋间，举足取之。

加减补中汤：治产后伤血动气，腹中疠痛，小腹拘急，时有自汗，不思饮食。

熟地黄二两　当归尾二两　白芍药二两　桂三钱,去皮　甘草

上㕮咀，每服五钱，水一盏半，生姜三片，煎取一盏，去滓，温服，食前服之。

缩砂仁汤：治胎前产后血崩不止，脐下急痛。

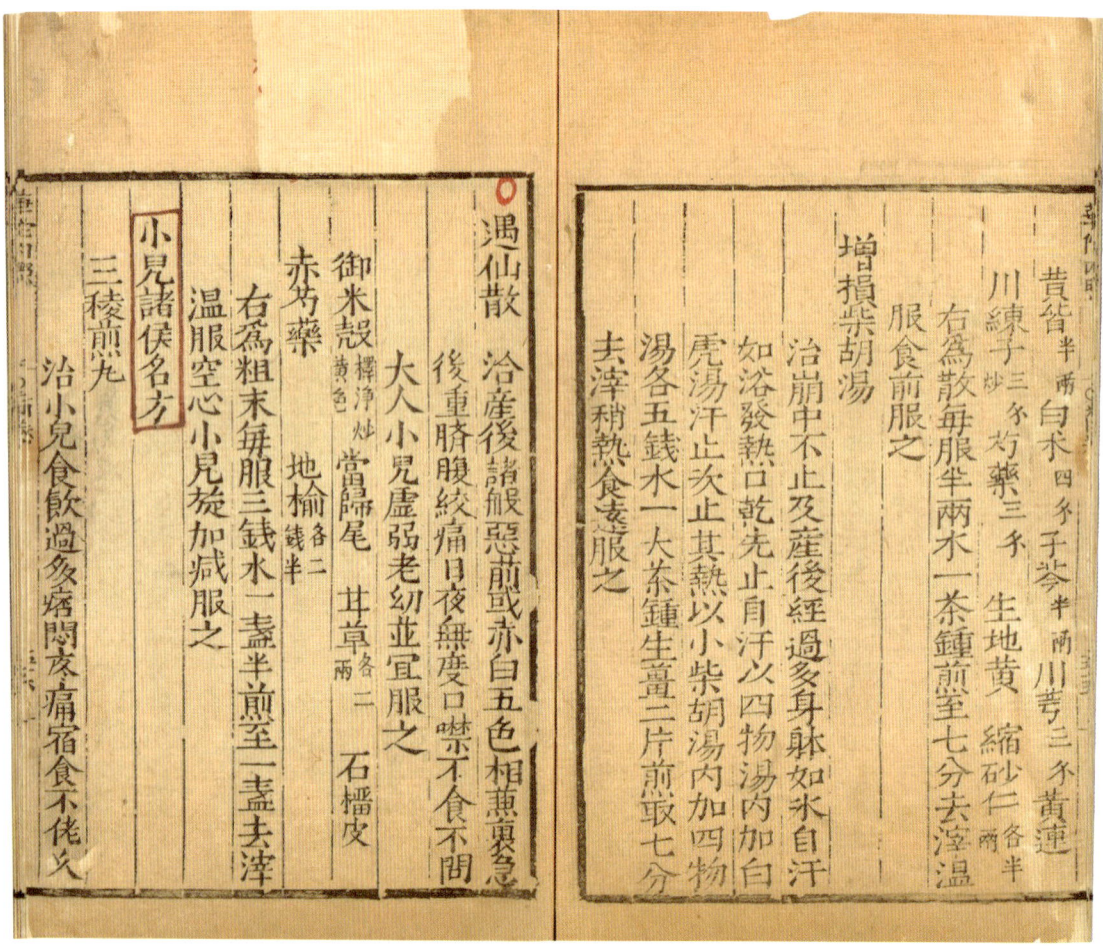

黄耆半两　白术四钱　子芩半两　川芎三钱　黄连　川楝子三钱，炒　芍药三钱　生地黄　缩砂仁各半两

上为散，每服半两，水一茶钟，煎至七分，去滓，温服，食前服之。

增损柴胡汤：治崩中不止及产后经过多，身体如水，自汗如浴，发热口干，先止自汗，以四物汤内加白虎汤，汗止。次止其热，以小柴胡汤内加四物汤各五钱，水一大茶钟，生姜二片，煎取七分，去滓，稍热，食远服之。

遇仙散：治产后诸般恶前，或赤白五色相兼，里急后重，脐腹绞痛，日夜无度，口噤不食，不问大人、小儿、虚弱、老幼，并宜服之。

御米壳择净，炒黄色　当归尾　甘草各二两　石榴皮　赤芍药　地榆各二钱半

上为粗末，每服三钱，水一盏半，煎至一盏，去滓，温服空心，小儿旋加减服之。

小儿诸候名方

三棱煎丸：治小儿食饮过多，痞闷疼痛，宿食不化，久

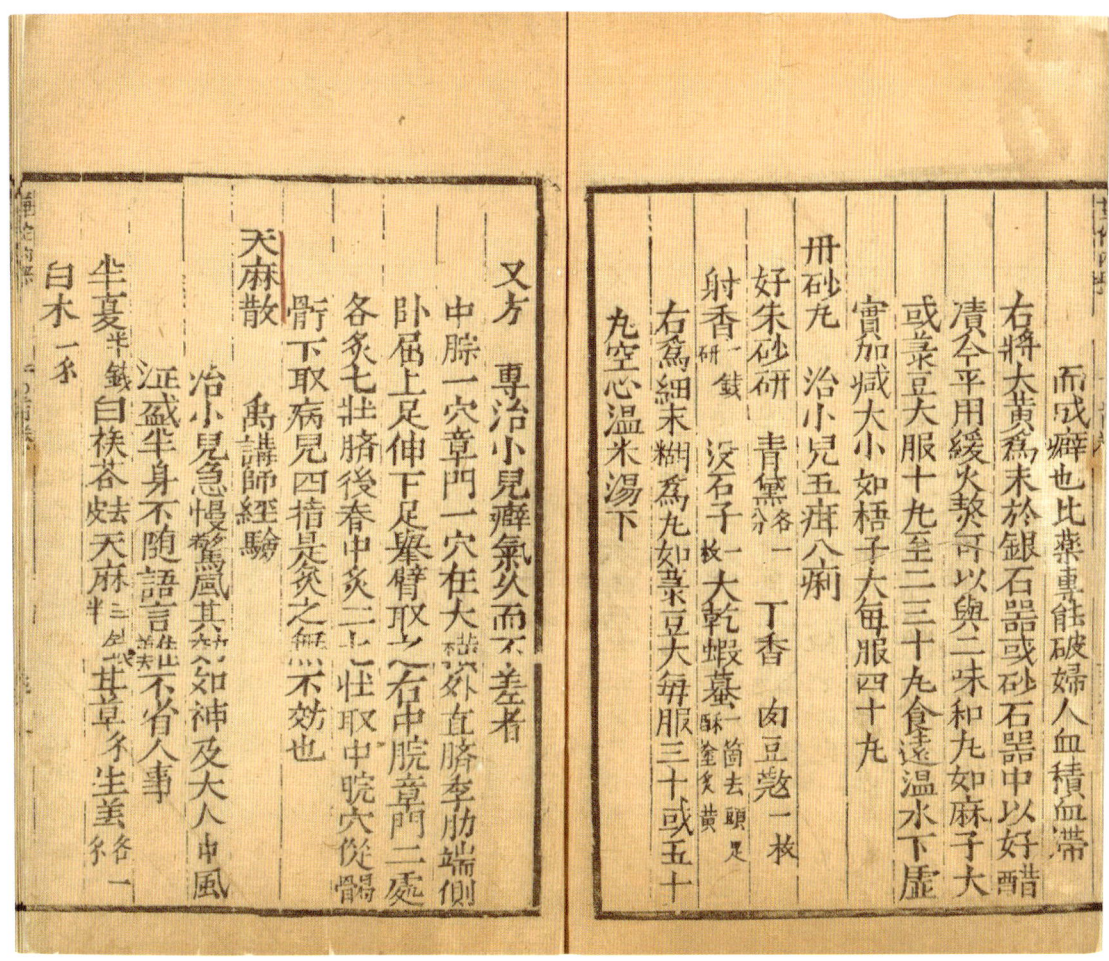

而成癖也，此药专能破妇人血积血滞。

上将大黄为末，于银石器，或砂石器中，以好醋渍，令平，用缓火熬，可以与二味和丸，如麻子大或绿豆大。服十丸至二三十丸，食远温水下。虚实加减。大小如梧子大，每服四十丸。

丹砂丸：治小儿五疳八痢。

好朱砂研　青黛各一分　丁香　肉豆蔻一枚　麝香一钱，研　没石子一枚　大干虾蟇一个，去头足，酥涂，炙黄

上为细末，糊为丸如绿豆大，每服三十或五十丸，空心温米汤下。

又方：专治小儿癖气，久而不差者。

中脘一穴，章门一穴，在大横外直脐，季肋端侧卧，屈上足，伸下足，举臂取之，上中脘、章门二处各灸七壮，脐后脊中灸二七壮，取中脘穴，从鸠骬下，取病儿四指，是灸之，无不效也。

天麻散：禹讲师经验。治小儿急慢惊风，其效如神，及大人中风涎盛，半身不遂，语言难，不省人事。

半夏半钱　白茯苓去皮　天麻三钱半　甘草一钱　生姜各一钱　白术一钱

上件一处，用水一盏，入磁器内煮，令小干，将数味药焙干为细末，每服一钱半，煎生姜、枣儿，汤半盏调下，无时，大人三钱。

五液散：治小儿呕逆吐泻，霍乱不安，烦躁不得睡，及腹胀，小便赤涩，烦渴闷乱，或伤寒疟病，皆效。

桂府滑石四两，烧过　藿香叶半两　丁香一钱

上为细末，每服一钱，清泔水半盏调下，或冷服之，大小霍乱吐泻，水打腾茶清调下三钱，立效。

无价散：专治小儿实热喘急不止欲死者。

辰砂二钱半　甘遂一钱半，微黄，切　轻粉半钱

上为细末，每服一钱，用温水少许，上滴小油一点，抄药在上，沉下去，却将水灌之，立效如神。

经验方：治疹痘疮后眼内生翳膜者。

白菊花　绿豆皮　谷精草去根，各半两

上为细末，每服抄一大钱，干柿一个，生粟米泔一盏，熬米泔尽，将柿去核食之，一日可食三枚，无时病浅者二十日，远者一月必效。

猪尾膏：治疮子倒靥黑陷。

小猪尾刺血三点，入生脑子少许，令研新水调

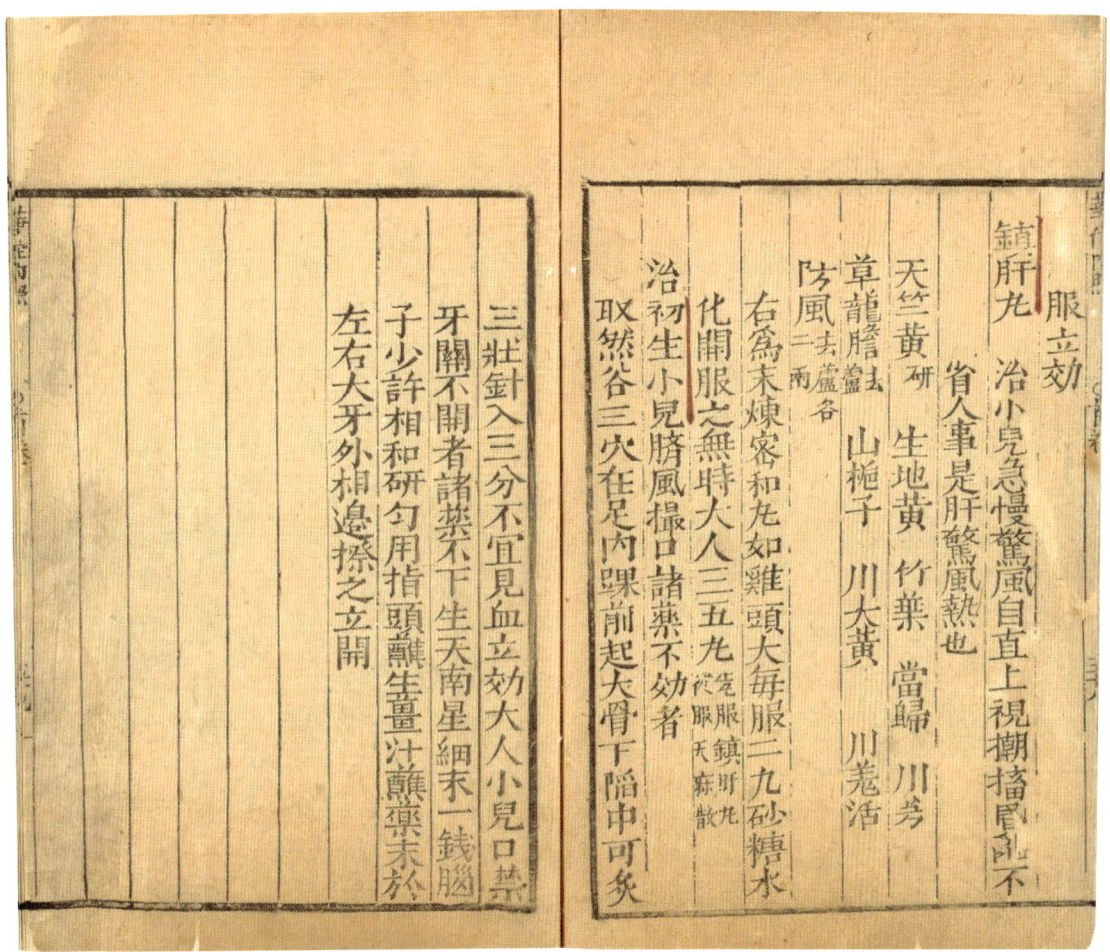

服，立效。

镇肝丸：治小儿急慢惊风，目直上视，抽搐昏乱，不省人事，是肝惊风热也。

天竺黄研　生地黄　竹叶　当归　川芎　草龙胆去芦　山栀子　川大黄　川羌活　防风去芦，各二两

上为末，炼蜜和丸，如鸡头大，每服二丸，砂糖水化开服之，无时，大人三五丸。先服镇肝丸，次服天麻散

治初生小儿脐风、撮口，诸药不效者。

取然谷三穴，在足内踝前，起大骨下陷中，可灸三壮，针入三分，不宜见血，立效。大人、小儿口噤牙关不开者，诸药不下，生天南星细末一钱，脑子少许，相和研匀，用指头蘸生姜汁，蘸药末于左右大牙外相边，擦之立开。

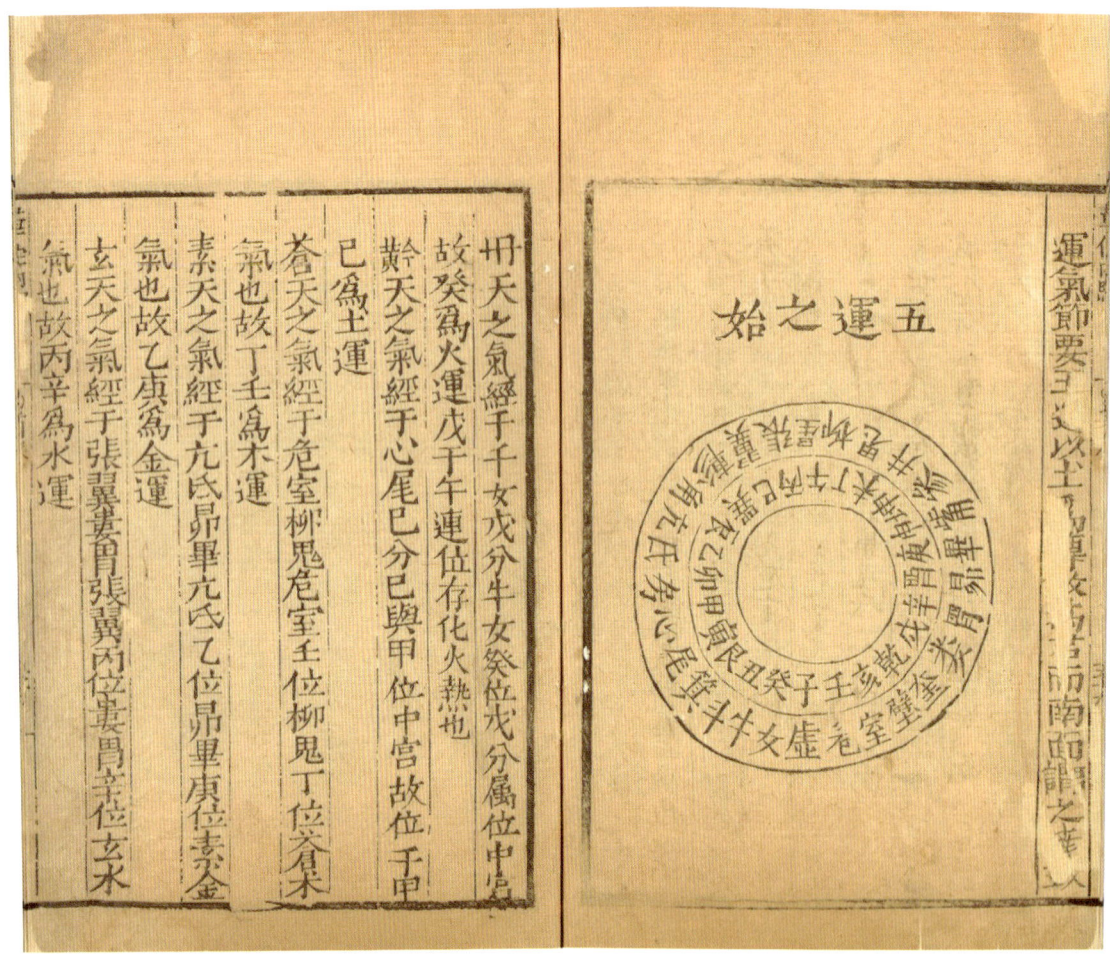

运气节要五运,以土为尊,故为君,而南面谓之政。

五运之始

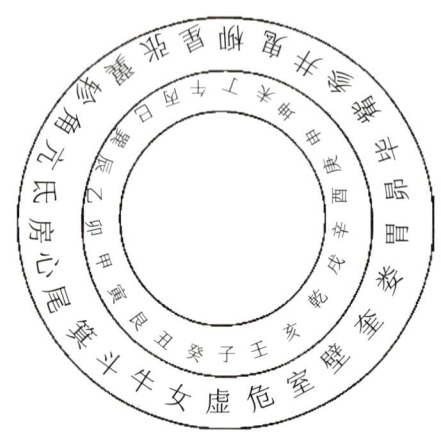

丹天之气,经于牛[1]女戊分,牛女癸位,戊分属位中宫,故癸为火运,戊于午连位,存化火热也。

黅天之气,经于心尾己分。己与甲位中宫,故位于甲己为土运。

苍天之气,经于危室柳鬼,危室壬位,柳鬼丁位,苍木气也,故丁壬为木运。

素天之气,经于亢氐昴毕。亢氐乙位,昴毕庚位,素金气也,故乙庚为金运。

玄天之气,经于张翼娄胃。张翼丙位,娄胃辛位,玄水气也,故丙辛为水运。

①牛:原作"千",据《素问·五运行大论》引《太始天元册》改。

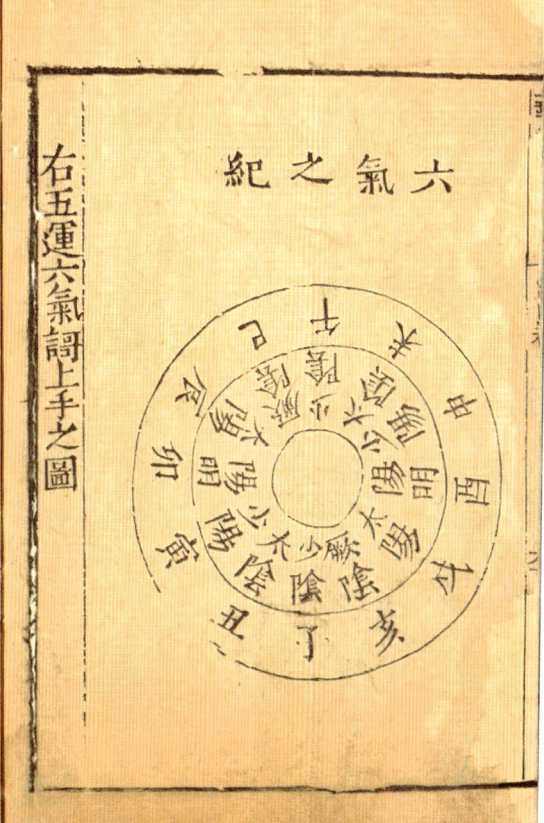
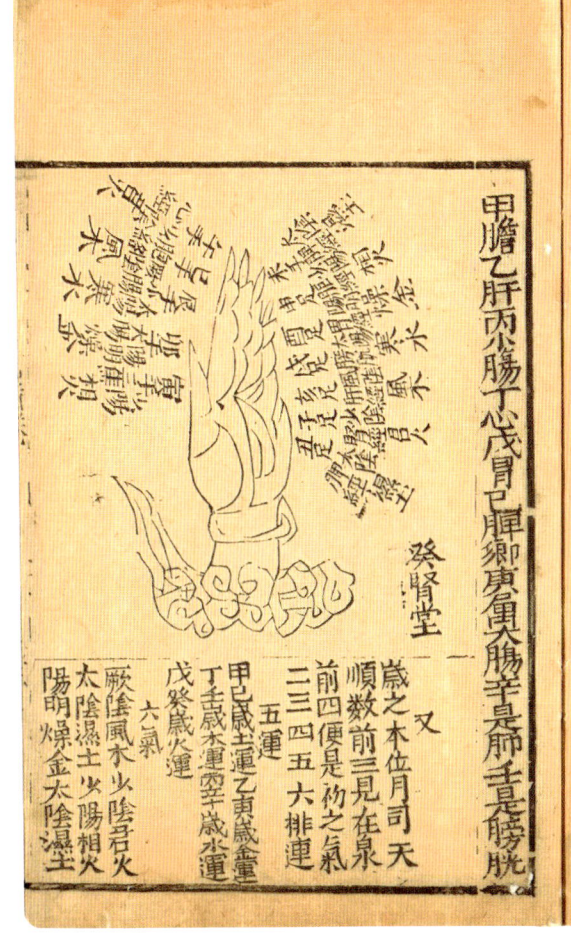

六气之纪

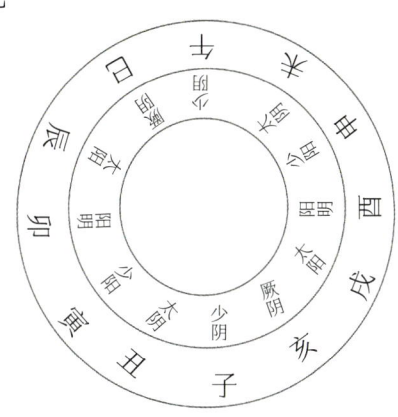

上五运六气歌上手之图

甲胆乙肝丙小肠，丁心戊胃己脾乡。庚属大肠辛是肺，壬是膀胱癸肾堂。

又，岁之本位，月司天顺数前三，见在泉前四，便是初之气，二三四五六排连。

五运：甲己岁，土运；乙庚岁，金运；丁壬岁，木运；丙辛岁，水运；戊癸岁，火运。

六气：厥阴风木、少阴君火、太阴湿土、少阳相火、阳明燥金、太阳寒水[1]。

---

[1] 太阳寒水：原作"太阴湿土"，与前文重复，据胡文焕本改。

十干

甲、丙、戊、庚、壬，五者皆阳干；乙、辛、己、丁、癸，五者皆阴干。

十二支

甲、子、辰、寅、午、戌，六者皆阳支；巳、酉、丑、亥、卯、未，六者皆阴支。阳支配阳干，二阳用事，其气当盛，故运行为太过；阴支配阴干，二阴用事，其气常衰，故运行为不及。

太过有余

土运甲岁，水运丙岁，火运戊岁，金运庚岁，木运壬岁。

不及不足

土运己岁，水运辛岁，火运癸岁，金运乙岁，木运丁岁。

岁会谓运，与岁相会

木运临卯，丁卯是也；火运临午，戊午是也；土运临四季，甲辰、甲戌，己丑、己未是也；金运临酉，乙酉是也；水运临子，丙子是也。

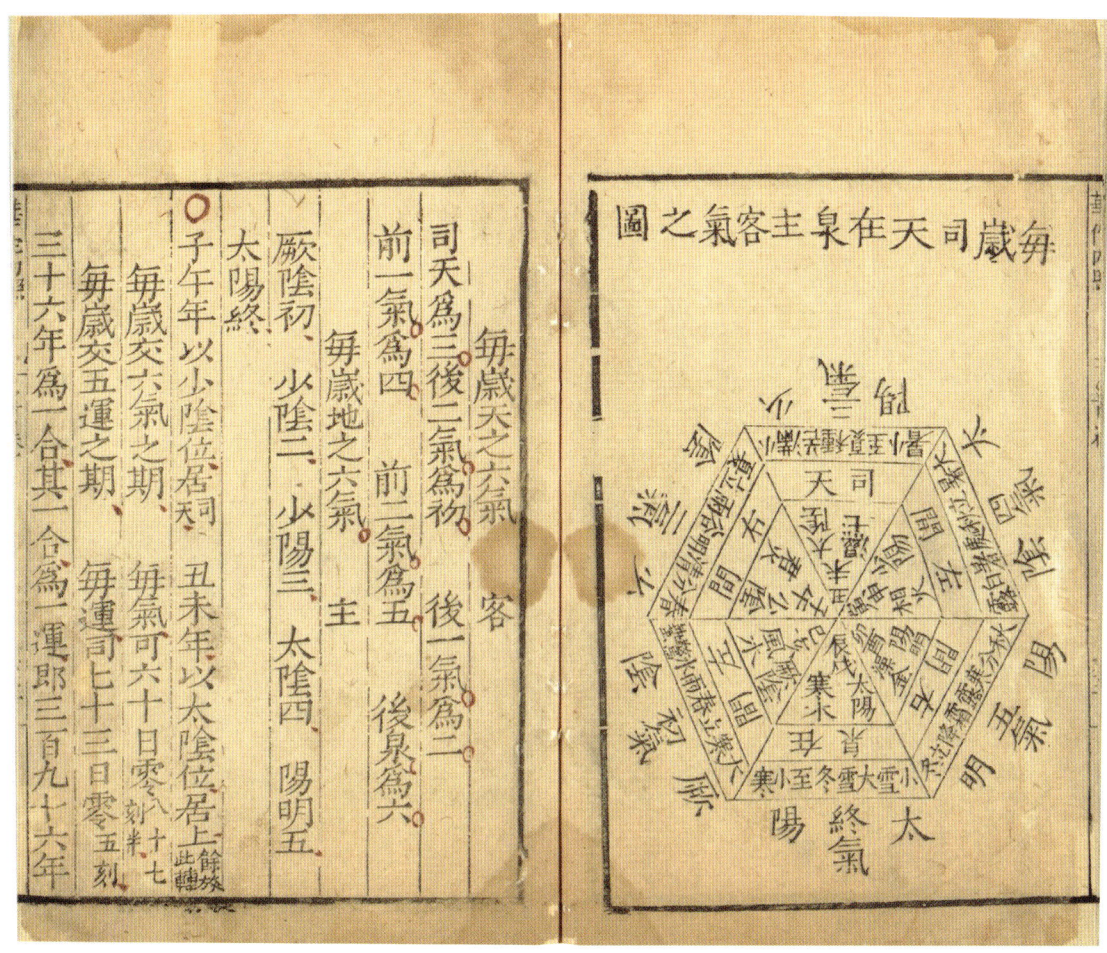

每岁司天在泉主客气之图

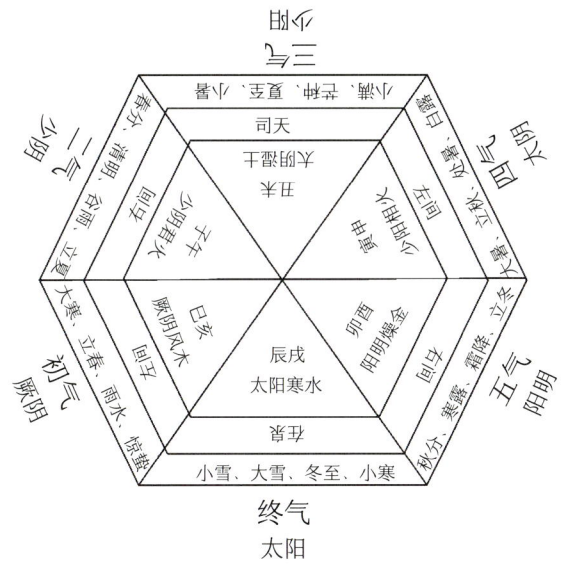

每岁天之六气　客

司天为三后二气为初，后一气为二。

前一气为四，前二气为五，后泉为六。

每岁地之六气　主

厥阴初　少阴二　少阳三　太阴四　阳明五　太阳终

子午年以少阴，位居司天。

丑未年以太阴，位居上余，仿此。转。

每岁交六气之期。

每气可六十日零八十七刻半。

每岁交五运之期。

每运司七十三日零五刻。

三十六年为一合，其一合为一运，即三百九十六年

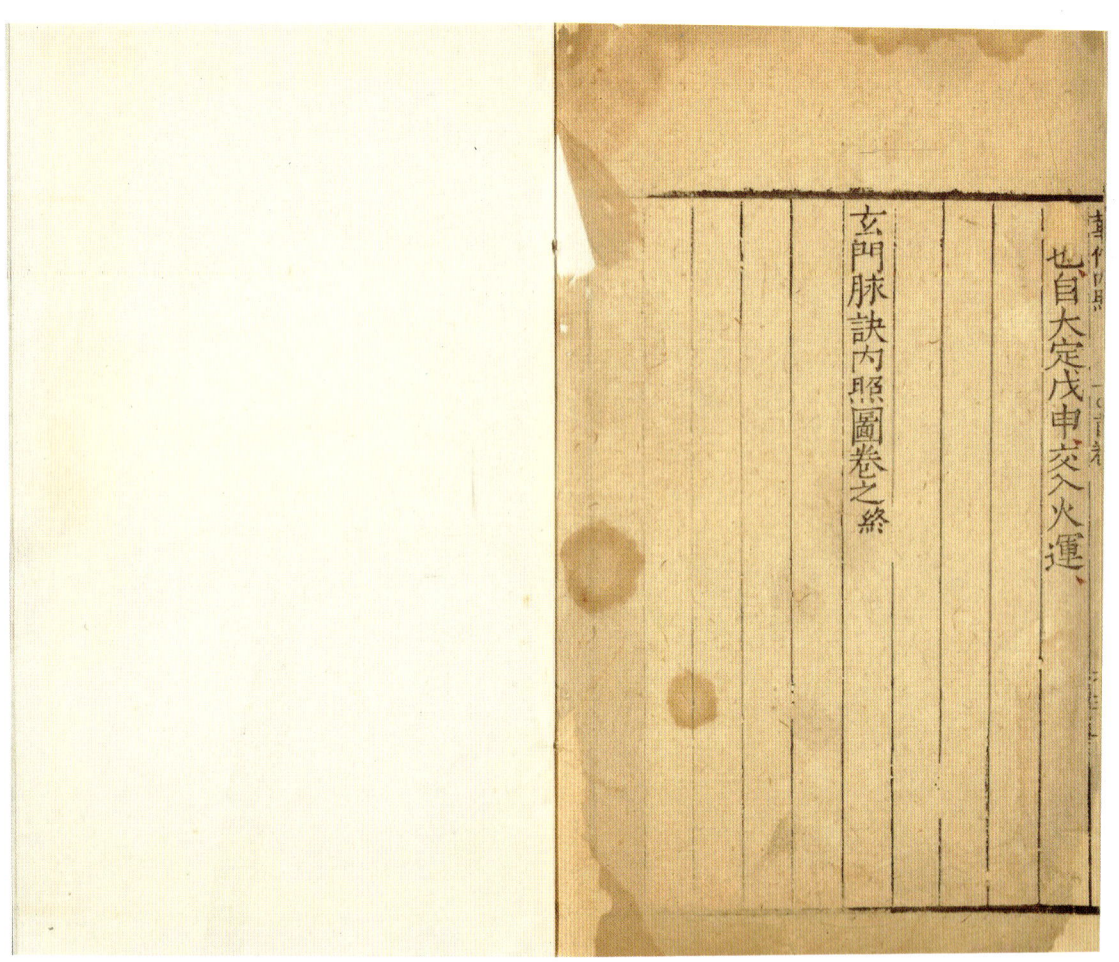

也,自大定戊申交入火运。

玄门脉诀内照图卷之 终